系統看護学講座

別巻

# 臨床薬理学

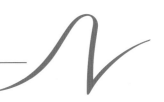

■編集

| | | |
|---|---|---|
| 井上　智子 | 国際医療福祉大学大学院教授 |
| 窪田　哲朗 | つくば国際大学教授 |

■執筆

| | | | | | |
|---|---|---|---|---|---|
| 井上　智子 | 国際医療福祉大学大学院教授 | 保田　晋助 | 東京医科歯科大学大学院教授 |
| 荒井　俊行 | 荒井東京法律事務所所長 | 窪田　哲朗 | つくば国際大学教授 |
| 堀　　雄史 | 薬局フォーリア学術部長 | 太田　克也 | 恩田第2病院院長 |
| 川上　純一 | 浜松医科大学医学部附属病院薬剤部教授 | 織田　健司 | 東京海上日動メディカルサービス株式会社第一医療部長 |
| 大谷　典生 | 聖路加国際病院救命救急センター長 | 宮島　美穂 | 東京医科歯科大学大学院講師 |
| 井上　　泉 | 東京海洋大学保健管理センター教授 | 原　　恵子 | 原クリニック院長 |
| | | 赤座　実穂 | 東京医科歯科大学大学院講師 |
| 角　　勇樹 | 東京医科歯科大学大学院教授 | 宮内　克己 | 順天堂大学医学部附属順天堂東京江東高齢者医療センター特任教授 |
| 木村　元紀 | しろかねたかなわクリニック院長 |
| 笹野　哲郎 | 東京医科歯科大学大学院教授 | 宮﨑　哲朗 | 順天堂大学医学部附属浦安病院准教授 |
| 小山　高敏 | ふれあい鎌倉ホスピタル内科部長 | 高須　　清 | 順天堂大学医学部附属浦安病院助教 |
| 前北　隆雄 | 和歌山県立医科大学准教授 | 橋本　　学 | 国立がん研究センター東病院麻酔科科長 |
| 朝比奈靖浩 | 東京医科歯科大学大学院教授 |
| 菅野　義彦 | 東京医科大学主任教授 | 小池　竜司 | 東京医科歯科大学ヘルスサイエンスR&Dセンター教授 |
| 土居健太郎 | 日本バプテスト病院糖尿病内科主任部長 | 中根　　実 | 武蔵野赤十字病院腫瘍内科部長 |

**医学書院**

系統看護学講座　別巻　臨床薬理学

発　行　2017年1月6日　第1版第1刷
　　　　2023年2月1日　第1版第7刷
　　　　2024年1月6日　第2版第1刷Ⓒ

編　者　井上智子・窪田哲朗

発行者　株式会社　医学書院
　　　　代表取締役　金原　俊
　　　　〒113-8719　東京都文京区本郷 1-28-23
　　　　電話　03-3817-5600(社内案内)
　　　　　　　03-3817-5657(販売部)

印刷・製本　三報社印刷

# はしがき

### ● 発刊の趣旨

　看護職にとって「与薬」が重要な責務の一つであることは論を俟たない。しかし，看護師のヒヤリハット事象の最多が「誤薬」であることもまた事実である。この事態に看護職はもちろんのこと，施設の安全管理者も手をこまねいているわけではなく，さまざまな医療安全対策を講じている。

　一方で，教育での取り組みはどうであろうか。看護基礎教育において「与薬」は主に基礎看護学の基礎看護技術において取り扱われるが，そこで教授されるのは主として「与薬方法」，つまり「どのような手順と方法で薬剤を投与するか」であり，「与薬内容」，すなわち「どのような薬剤を投与するか」ということについては，薬理学や成人看護学などの各領域での学習に期待されているのが実情であろう。これらに昨今の医薬品の多様さと薬物治療の複雑さが相まって，「与薬」教育の難しさは増すばかりである。

　ところで看護教員としてこのような物言いは不謹慎かもしれないが，現状の看護教育での「薬理学」と，臨床現場との乖離，誤解を恐れずに言えば，「薬理学」が日常の看護実践に役立ちにくいことを常々感じていた。ここで言いたいことは現在の「薬理学」教育の否定ではなく，製品化された薬剤を扱う臨床現場で通用する知識と技術の不足，つまり基礎と臨床を繋ぐ別科目，「看護臨床薬理学」の不在である。

　折しも 5 年にわたる論議の末，2015（平成 27）年より特定行為研修制度がスタートした。特定行為は研修を受けた看護師が手順書に従って実施するものであるが，医師の個別・具体的指示があれば研修を受けていない看護師が実施する状況も十分にありうる。本書は，この特定行為にまつわる論議に触発されて企画されたことは事実であるが，その通底には上記のような，長年にわたる看護教育における「臨床薬理学」不在の認識があった。そして，多くの医学・薬理学の専門家が，編者のこのあやふやな概念の具現化に手を貸して下さり，執筆に挑んで下さったおかげで，2017 年，本書の初版は発刊に至った。

### ● 改訂の趣旨

　今改訂では，より実践的な視点を意識し，臨床看護実践に役立てるという基本方針は初版を踏襲しつつ，さらなる学びやすさを追求して，次の 3 つの観点において見直しを行った。

　1 つ目は，章構成の見直しである。「序章 臨床薬理学と看護師」「第 1 章 薬物治療の基礎」「第 2 章 対症療法薬の臨床薬理学」の構成は初版を踏襲し，情報の更新と内容の見直しを行った。初版の第 3 章・第 4 章で展開していた病態・疾患については，項目を組み直し，「第 3 章 主要疾患の臨床薬理学」「第 4 章 全身状態の管理にかかわる臨床薬理学」として再編成した。また，外来がん薬物療法の普及を鑑み，第 4 章に新たに「がん薬物療法における有害事象のマネジメント」を加えた。

　2 つ目は，医療安全対策に関する記述の強化である。インスリン製剤の単位の誤認や徐放性製剤の粉砕投与，2 槽型輸液バッグの隔壁未開通といった与薬に伴う医療問題，とり

わけ看護師が臨床で遭遇しやすい事象・事例について，コラム「plus」として取り上げて各所に挿入した。さらに，誤薬による医療訴訟により看護師が実際に刑事責任を問われた裁判例についても，「plus」として取り上げた。これらにより，医療安全対策についてより実践的に学ぶことが可能となり，さらに看護師として薬物療法に携わる際の義務と責任についても考えることができるテキストとした。

　3つ目は，薬剤・処方例の見直しである。新薬を加え，最新のガイドラインにそった事例・処方例に差し替えた。初版同様，医薬品の写真をふんだんに取り上げ，また高齢患者や在宅医療に関する事例を積極的に取り上げた。

　結果として本書は，基礎教育はもとより，卒後・継続教育にも役立つものとなったと密かに自負している。そして編者のさらなる願いは，看護学生から新人看護師，そしてベテラン看護師の域に達しても，本書が常に臨床看護師の側にあって繙いてもらえる図書となることである。それによって，「与薬」に関する看護職の役割の拡大に対応し，今以上の安全・安心な医療はもちろんのこと，患者の生活や思いにそった「与薬」，さらには患者主体の服薬行動の育成も目指していってほしい。

　改訂にあたっては，看護師の与薬行為について，臨床実践とそれを裏付ける基礎的な知識の両方の習得を目指すという困難な方針について，各領域の第一人者の方々に改めてご理解いただき，「plus」のご執筆ならびに記述の改善にご尽力をいただいた。さらに，看護師の与薬行為と医療安全について，法的な視点から学べるものとなったのは，看護職の力強い援軍である荒井俊行弁護士に加わっていただけたことが大きい。最終的に患者の体内に薬剤を送り込む役割を担うのは圧倒的に看護師であることが多く，ひとたび事故が発生した際には，たとえそれが医師の指示であったとしても，看護職も責任を問われることがある。患者の安全は言うまでもないが，看護職が自身の身を守るためにも，法的知識は不可欠なのである。

　本書が，「与薬」に携わる看護職の良き教材となることを願いつつ，編者を代表してここに謝意を表する次第である。

2023年11月

編者を代表して

井上智子

# 目次

## 序章 臨床薬理学と看護師

井上智子・荒井俊行

1 看護師と薬理学・薬剤学・
臨床薬理学 ……………………… 井上智子 2

2 薬物療法における看護師の役割 ………… 2

3 薬物療法における看護師の役割の拡大 … 3

4 看護における臨床薬理学 …………………… 4

plus　薬剤の誤投与における看護師の
刑事責任 ……………………… 荒井俊行 5

## 第1章 薬物治療の基礎

堀雄史・川上純一

A 医薬品の取り扱い ………………………… 8

1 医薬品の基礎知識 ………………………… 8

1 医薬品の定義と種類 ……………………… 8

2 医薬品の剤形(剤型) ……………………… 9

column　一般用医薬品 …………………… 9

3 医薬品の規格(含量・単位) …………… 9

4 医薬品に関する法律と管理 ………… 13

5 医薬品の用法(服用のタイミング) …… 13

2 医薬品の体内動態と薬物相互作用 …… 15

1 薬物動態の基礎 ……………………… 15

2 投与経路の違いによる血中濃度の
変化と初回通過効果 ………………… 17

3 代謝と排泄 ……………………………… 17

4 薬物の相互作用とハイリスク患者 …… 18

3 医薬品の処方と調剤 ……………………… 20

1 処方箋の記載内容 …………………… 20

column　電子処方箋・リフィル処方箋 … 20

2 診療の流れと調剤 …………………… 22

4 医薬品の適正使用 ……………………… 22

1 医薬品の適正使用の定義 …………… 22

2 必ず確認すべき情報 ………………… 23

B 薬物治療の実際 …………………………… 23

1 患者と薬物治療 ………………………… 23

1 薬物治療の流れ ……………………… 23

2 薬物治療の開始前に看護師がとくに
確認すべき項目 ………………………… 24

3 薬剤投与の際に看護師が注意すべき
項目 ……………………………………… 26

2 薬物治療の評価 ………………………… 26

1 服薬状況の確認 ……………………… 26

2 薬物治療の効果の判定 ……………… 28

3 副作用の早期発見と適切な対応 …… 29

3 安全管理 ………………………………… 30

1 薬剤の誤投与を防ぐための
確認事項 ………………………………… 30

2 病院内でおこりやすい医薬品に
よるインシデントとその対策 ……… 31

◆ 医薬品の取り違え …………………… 31

◆ 患者への誤投与 ……………………… 31

plus　徐放性製剤の粉砕投与 …………… 35

◆ とくにリスクが高い医薬品
(要注意薬) …………………………… 36

3 外来・在宅における医薬品の
安全管理 ………………………………… 37

plus　在宅医療における医薬品の
ヒヤリハット事例 ……………………… 37

4 医療安全対策 ………………………… 38

# 第2章 対症療法薬の臨床薬理学

大谷典生・井上泉・角勇樹・木村元紀

## A 解熱鎮痛薬，副腎皮質ステロイド薬
大谷典生 **40**

**1** 鎮痛薬と抗炎症薬 ……………………… 40

**2** 解熱鎮痛薬 ……………………………… 41

**1** 疼痛の病態生理 ……………………… 41

**2** 解熱鎮痛薬の種類 …………………… 42

◆非ステロイド性抗炎症薬
（NSAIDs）………………………… 42

◆アセトアミノフェン ……………… 44

**3** 薬物療法の基本 ……………………… 44

◆薬物治療の方針 …………………… 44

◆代表的な処方例 …………………… 47

処方例　急性腰痛症のAさん ……… 47

処方例　胃潰瘍の既往のあるBさん …… 47

処方例　喘息の既往のあるCさん …… 47

**4** 薬物療法における看護師の役割 …… 48

**3** 副腎皮質ステロイド薬 ………………… 49

**1** 副腎皮質ステロイドホルモンの
機能 …………………………………… 49

**2** 副腎皮質ステロイド薬の
臨床薬理学 …………………………… 49

**3** 副腎皮質ステロイド薬の使用上の
注意 …………………………………… 51

◆ステロイド離脱症候群 …………… 51

◆長期使用に伴う有害事象と看護師
の役割 ………………………………… 52

## B 制吐薬 ……………………… 井上泉 **54**

**1** 悪心・嘔吐の病態と分類 ……………… 54

**2** 薬物療法の基本 ………………………… 55

◆薬物治療の方針 …………………… 55

◆制吐薬の種類と作用機序 ………… 55

◆代表的な処方例 …………………… 55

処方例　胃炎により頻回の悪心を訴える
Aさん（80歳，女性）………………… 55

処方例　乗り物酔いで悪心を訴える
Bさん ………………………………… 55

**3** 薬物療法における看護師の役割 ……… 56

## C 便秘治療薬 …………………………… **57**

**1** 便秘の病態と分類 ……………………… 57

**2** 薬物療法の基本 ………………………… 57

◆薬物治療の方針 …………………… 57

◆便秘治療薬の種類と作用機序 …… 58

◆代表的な処方例 …………………… 60

処方例　慢性便秘症のAさん
（83歳，女性）………………………… 60

処方例　過敏性腸症候群で便秘と下痢を
繰り返すBさん ……………………… 61

処方例　直腸下部に貯留した便を自力で
排出できず，排便時に過度の努責を
必要とする排便困難を主訴に受診した
Cさん ………………………………… 61

**3** 薬物療法における看護師の役割 ……… 61

## D 下痢治療薬 …………………………… **62**

**1** 下痢の病態と分類 ……………………… 62

**2** 薬物療法の基本 ………………………… 62

◆薬物治療の方針 …………………… 62

◆下痢治療薬の種類と作用機序 …… 63

◆代表的な処方例 …………………… 64

処方例　慢性の下痢を訴えるAさん
（26歳，男性）………………………… 64

処方例　抗悪性腫瘍薬による下痢を訴える
Bさん ………………………………… 64

**3** 薬物療法における看護師の役割 ……… 64

## E 鎮咳・去痰薬 ………………… 角勇樹 **65**

**1** 咳・喀痰の病態と分類 ………………… 65

**2** 薬物療法の基本 ………………………… 66

◆鎮咳・去痰薬の分類 ……………… 66

◆薬物治療の方針 …………………… 67

◆代表的な処方例 …………………… 67

処方例　間質性肺炎のAさん ……… 67

処方例　ウイルス性感冒のBさん …… 68

処方例　細菌性気管支炎のCさん …… 68

**3** 薬物療法における看護師の役割 ……… 68

## F 鎮静薬 ………………………… 大谷典生 **70**

**1** 鎮静薬を必要とする病態 ……………… 70

**2** 薬物療法の基本 ………………………… 71

◆ 神経の興奮のしくみと鎮静薬 ……… 71
◆ 鎮静薬の種類 ……… 72
◆ 鎮静薬の投与方法の原則 ……… 73
◆ 代表的な処方例 ……… 73
処方例　脳出血で救急搬送された A さん ……… 73
■3 薬物療法における看護師の役割 ……… 74
**G 睡眠薬** ……………………………………木村元紀 **77**
■1 睡眠障害の病態と症状 ……… 77

■2 薬物療法の基本 ……… 78
◆ 薬物治療の方針 ……… 78
◆ 睡眠薬の種類と特徴 ……… 78
◆ 代表的な処方例 ……… 80
処方例　入眠困難の A さん ……… 80
処方例　不安が強い B さん ……… 80
処方例　海外出張から帰国した C さん ……… 80
■3 薬物療法における看護師の役割 ……… 81

# 主要疾患の臨床薬理学

笹野哲郎・小山高敏・角勇樹・前北隆雄・朝比奈靖浩・菅野義彦・土居健太郎・
保田晋助・窪田哲朗・太田克也・織田健司・宮島美穂・原恵子・赤座実穂

**A 循環器系・血液疾患の薬物療法** …………… **84**
1 高血圧症 ……………………… 笹野哲郎 84
■1 病態と症状 ……… 84
■2 薬物療法の基本 ……… 85
◆ 治療の方針と目標 ……… 85
◆ 治療薬の種類と作用機序 ……… 85
◆ 代表的な処方例 ……… 88
処方例　合併症のない若年性高血圧の
初回治療を受ける A さん ……… 88
処方例　軽度の心不全を合併した B さん ……… 88
■3 薬物療法における看護師の役割 ……… 88
2 急性冠症候群 ……… 89
■1 病態と症状 ……… 89
■2 薬物療法の基本 ……… 90
◆ 治療の方針と目標 ……… 90
◆ 治療薬の種類と作用機序 ……… 91
◆ 代表的な処方例 ……… 93
処方例　急性心筋梗塞でステント留置術を
受けた A さん ……… 93
処方例　労作性狭心症で血清コレステロール
も高値の B さん ……… 93
■3 薬物療法における看護師の役割 ……… 93
3 心不全 ……… 94
■1 病態と症状 ……… 94
■2 薬物療法の基本 ……… 96
◆ 薬物治療の方針と目標 ……… 96
◆ 治療薬の種類と作用機序 ……… 96
◆ 代表的な処方例 ……… 100

処方例　心筋梗塞の既往があり，気管支炎
を契機に強い呼吸困難を訴えて入院した
A さん ……… 100
処方例　頻脈性心房細動が持続して下腿
浮腫を訴える B さん ……… 100
処方例　心筋梗塞の既往と高血圧があるが，
自覚症状がない C さん ……… 100
■3 薬物療法における看護師の役割 ……… 100
4 不整脈 ……… 101
■1 病態と症状 ……… 101
■2 薬物療法の基本 ……… 103
◆ 治療の目標 ……… 103
◆ 治療の方針 ……… 103
◆ 抗不整脈薬の分類と薬物治療 ……… 103
◆ 代表的な処方例 ……… 105
処方例　発作性心房細動で強い動悸発作を
訴える A さん（50 歳，男性）……… 105
処方例　心筋梗塞の既往があり，心室頻拍
に対して植込み型除細動器の植込み術を
受けている B さん（68 歳，男性）……… 105
処方例　慢性心房細動で労作時に動悸と
息切れを訴える C さん（60 歳，男性）…… 105
■3 薬物療法における看護師の役割 …… 105
5 抗血小板療法・抗凝固療法 … 小山高敏 106
■1 病態と症状 ……… 106
■2 薬物療法の基本 ……… 108
◆ 抗血栓療法と抗血栓薬 ……… 108
◆ 代表的な処方例 ……… 110

処方例　心筋梗塞の再発予防治療を行う
Ａさん ……………………………………… 110

処方例　閉塞性動脈硬化症があり，動脈
血栓症の予防治療を行うＢさん ………… 110

処方例　維持透析中で心房細動があり，
心原性脳塞栓の予防治療を行うＣさん … 110

処方例　深部静脈血栓症の予防治療を行う
Ｄさん ……………………………………… 110

3 薬物療法における看護師の役割 ……… 111

**B 呼吸器疾患の薬物療法** …………… 角勇樹 112

1 気管支喘息 …………………………………… 112

1 病態と症状 ……………………………… 112

2 薬物療法の基本 ………………………… 113

◆治療の目標 …………………………… 113

◆治療薬の種類と作用機序 ………… 113

◆吸入療法 ……………………………… 115

◆代表的な処方例 …………………… 116

処方例　咳喘息のＡさん ………………… 116

処方例　中等症喘息のＢさん …………… 117

3 薬物療法における看護師の役割 ……… 118

2 慢性閉塞性肺疾患（COPD）…………… 119

1 病態と症状 ……………………………… 119

2 薬物療法の基本 ………………………… 120

◆治療の目標と方針 ………………… 120

◆治療薬の種類と作用機序 ………… 120

◆代表的な処方例 …………………… 121

処方例　軽症 COPD のＡさん ………… 121

処方例　中等症 COPD のＢさん ……… 121

3 薬物療法における看護師の役割 ……… 122

**C 消化器疾患の薬物療法** …………………… 123

1 胃・十二指腸潰瘍 ……………… 前北隆雄 123

1 病態と症状 ……………………………… 123

2 薬物療法の基本 ………………………… 123

◆治療の目標と方針 ………………… 123

◆治療薬の種類と作用機序 ………… 124

◆代表的な処方例 …………………… 126

処方例　NSAIDs 服用中に胃潰瘍を発症
したＡさん ………………………………… 126

処方例　*H. pylori* 感染のＢさん ……… 126

3 薬物療法における看護師の役割 ……… 127

2 胃食道逆流症 ……………………………… 128

1 病態と症状 ……………………………… 128

2 薬物療法の基本 ………………………… 129

◆治療の目標と方針 ………………… 129

◆代表的な処方例 …………………… 130

処方例　重症逆流性食道炎のＡさん …… 130

処方例　軽症逆流性食道炎のＢさん …… 130

処方例　逆流性食道炎の再発・再燃を繰り
返すＣさん ………………………………… 130

3 薬物療法における看護師の役割 …… 131

3 慢性肝炎 ………………………… 朝比奈靖浩 132

1 病態と症状 ……………………………… 132

2 薬物療法の基本 ………………………… 133

◆B 型慢性肝炎の治療 ……………… 134

◆C 型慢性肝炎の治療 ……………… 134

◆自己免疫性肝炎の治療 …………… 135

◆代表的な処方例 …………………… 135

処方例　B 型慢性肝炎の初回治療を受ける
Ａさん ……………………………………… 135

処方例　HBV 感染により肝硬変にいたった
Ｂさん ……………………………………… 135

処方例　C 型慢性肝炎のゲノタイプ 1 型の
Ｃさん ……………………………………… 135

処方例　C 型慢性肝炎の再治療を行う
Ｄさん ……………………………………… 136

処方例　自己免疫性肝炎と診断された
Ｅさん ……………………………………… 136

3 薬物療法における看護師の役割 …… 136

**D 腎疾患の薬物療法** …………… 菅野義彦 138

1 慢性腎臓病（CKD）……………………… 138

1 病態と症状 ……………………………… 138

2 薬物療法の基本 ………………………… 139

◆治療の目標 …………………………… 139

◆治療の方針 …………………………… 139

◆代表的な処方例 …………………… 141

処方例　糖尿病に伴う CKD のＡさん
（CKD ステージ G1〜3）………………… 141

処方例　糖尿病性腎症で末期腎不全の
Ｂさん（CKD ステージ G4〜5）……… 142

3 薬物療法における看護師の役割 …… 142

2 透析患者における薬剤管理 …………… 143

1 腎機能と薬物 …………………………… 143

◆腎機能と薬物の代謝・排泄 ……… 143
◆人工透析によりもたらされる
　　症状 ……………………………… 144

2 薬物療法の基本 ………………… 145
◆治療の目標 ……………………… 145
◆治療の方針 ……………………… 145

3 代表的な処方例 ………………… 147

処方例　合併症の少ない透析患者の
A さん ……………………………… 147

処方例　糖尿病，高血圧，狭心症，
腰椎圧迫骨折を合併した B さん … 147

4 薬物療法における看護師の役割 ……… 148

E 代謝疾患・膠原病の薬物療法 ……… 149

1 糖尿病 ……………………… 土居健太郎 149

a 糖尿病の一般的な薬物治療 ……… 149

1 病態と症状 ……………………… 149

2 薬物療法の基本 ………………… 149
◆治療の目標 ……………………… 149
◆治療の方針 ……………………… 150

3 治療薬の種類と作用機序 ……… 151
◆経口血糖降下薬 ………………… 151
◆注射薬 …………………………… 153
◆代表的な処方例 ………………… 154

処方例　2 型糖尿病で食事療法・運動療法
だけでは血糖コントロールが改善しな
かった A さん …………………… 154

処方例　2 型糖尿病で肥満を伴い，腎機能
は正常な B さん（50 代）………… 154

処方例　20 代で 1 型糖尿病を発症した
C さん ……………………………… 155

4 薬物療法における看護師の役割 ……… 155

b インスリンの投与量の調整 ……… 157

1 病態に応じた対応とインスリン
投与量の調整 …………………… 157
◆投与量の調整が必要な場面 …… 157
◆インスリン使用患者における
　　低血糖症への対応 …………… 157

2 病態に応じたインスリンの投与量の
調整 ……………………………… 160
◆事例と処方例 …………………… 160

処方例　強化インスリン療法中の
D さん ……………………………… 160

処方例　独居高齢者で訪問看護・介護を
受けている E さん ……………… 160
◆インスリンを投与する前の
　　確認事項 ……………………… 161
◆インスリンを投与したあとの
　　観察事項 ……………………… 161

plus　インスリンバイアル製剤を取り
扱う際の注意事項 ………………… 162

2 脂質異常症 ……………………… 163

1 病態と症状 ……………………… 163

2 薬物療法の基本 ………………… 164
◆治療の目標と方針 ……………… 164
◆治療薬の種類と作用機序 ……… 165
◆代表的な処方例 ………………… 168

処方例　冠動脈疾患のリスクが高い
高 LDL-C 血症の A さん ………… 168

3 薬物療法における看護師の役割 ……… 168

3 骨粗鬆症 ………………………… 169

1 病態と症状 ……………………… 169

2 薬物療法の基本 ………………… 169
◆治療の目標と方針 ……………… 169
◆治療薬の種類と作用機序 ……… 170
◆代表的な処方例 ………………… 171

処方例　65 歳で圧迫骨折の既往のある
A さん ……………………………… 171

処方例　ビスホスホネート薬を服用してい
ても骨密度が低下している B さん（72 歳，
女性，大腿骨近位部骨折の既往あり）…… 171

3 薬物療法における看護師の役割 ……… 172

4 関節リウマチ …… 保田晋助・窪田哲朗 172

1 病態と症状 ……………………… 172

2 薬物療法の基本 ………………… 174
◆治療の目標と方針 ……………… 174
◆治療薬の種類と作用機序 ……… 174
◆代表的な処方例 ………………… 176

処方例　関節リウマチの治療中の A さん … 176

3 薬物療法における看護師の役割 ……… 177

plus　メトトレキサートの過剰投与に
伴う骨髄抑制 ……………………… 178

**F 精神疾患の薬物療法** ……………… **179**

1 精神および神経症状にかかわる
薬物 ……………………… 太田克也 179
   1 向精神薬の分類 ………………… 179
   2 向精神薬の副作用 ……………… 179
   3 アドヒアランスの重要性 ……… 180
   column ドパミン過感受性精神病 … 180

2 うつ病・うつ状態 ……… 織田健司 181
   1 病態と症状 ……………………… 181
   2 薬物療法の基本 ………………… 181
      ◆治療の目標 ………………… 181
      ◆治療薬の種類と作用機序 … 182
      ◆治療の方針 ………………… 183
      ◆代表的な処方例 …………… 184
   処方例 中等度うつ病の A さんの
   維持療法 ………………………… 184
   処方例 単独の抗うつ薬では改善しない
   B さんの増強療法 ……………… 184
   処方例 双極症の経過中における
   抑うつエピソードのある C さん ……… 185
   3 薬物療法における看護師の役割 ……… 185

3 抗精神病薬の臨時投与 ……… 太田克也 186
   1 抗精神病薬の臨時投与が必要となる
   病態 ……………………………… 186
   2 臨時投与に用いられる抗精神病薬の
   種類と作用機序 ………………… 187
   3 病態に応じた抗精神病薬の臨時投与
   とその判断基準 ………………… 189
      ◆事例と処方例 ……………… 189
   処方例 緊急に鎮静が必要な統合失調症の
   A さん ……………………………… 189
   処方例 内服が可能な認知症の B さん … 190
   処方例 急に通院を中断した統合失調症の
   C さん …………………………… 190
      ◆抗精神病薬を臨時投与する前の
      確認事項 ………………… 191
      ◆抗精神病薬を臨時投与したあとの
      観察事項 ………………… 191
   4 抗精神病薬による重大な副作用と
   その対応 ………………………… 192

4 抗不安薬の臨時投与 ……… 宮島美穂 193

1 抗不安薬の臨時投与が必要となる
病態 ……………………………… 193
2 臨時投与に用いられる抗不安薬の
種類 ……………………………… 193
3 病態に応じた抗不安薬の臨時投与と
その判断基準 …………………… 194
   ◆事例と処方例 ……………… 194
処方例 急性骨髄性白血病の発症に伴い
不安を訴える A さん …………… 194
処方例 動悸や息苦しさを訴える B さん … 195
   ◆抗不安薬を臨時投与する前の
   確認事項 ………………… 195
   ◆抗不安薬を臨時投与したあとの
   観察事項 ………………… 196
4 抗不安薬による重大な副作用と
その対応 ………………………… 196

**G 神経疾患の薬物療法** ……………… **197**

1 てんかん ………………… 原恵子 197
   1 病態・症状と分類 ……………… 197
   2 薬物療法の基本 ………………… 198
      ◆治療の方針 ………………… 198
      ◆治療薬の種類と作用機序 … 199
      ◆抗てんかん発作薬の選択 … 199
      ◆代表的な処方例 …………… 201
   処方例 口部自動症を複数回みとめ，
   高齢でてんかんを発症した A さん
   （70 代，女性）………………… 201
   処方例 10 代後半に若年ミオクロニー
   てんかんを発症した B さん
   （30 代，男性）………………… 202
   処方例 てんかんの焦点起始発作が
   群発する C さん ………………… 202
   3 薬物療法における看護師の役割 ……… 202

2 パーキンソン病・パーキンソン
症候群 …………………… 赤座実穂 205
   1 病態と症状 ……………………… 205
   2 薬物療法の基本 ………………… 206
      ◆治療の目標 ………………… 206
      ◆治療薬の種類と作用機序 … 206
      ◆治療の方針 ………………… 207
      ◆代表的な処方例 …………… 208

処方例　レボドパを使用して早期治療を行うＡさん ……… 208

処方例　ドパミン受容体刺激薬による早期治療を行う若年のＢさん ……… 208

処方例　進行期の追加治療を受けるＣさん ……… 209

3 薬物療法における看護師の役割 ……… 209

3 アルツハイマー型認知症 ……… 210
　1 病態と症状 ……… 210
　2 薬物療法の基本 ……… 211

◆ 治療の目標と方針 ……… 211
◆ 代表的な処方例 ……… 212

処方例　中核症状の進行予防を目的とするＡさん ……… 212

処方例　中等症のアルツハイマー型認知症のＢさん ……… 213

処方例　BPSD の症状を改善したいＣさん ……… 213

3 薬物療法における看護師の役割 ……… 213

# 全身状態の管理にかかわる臨床薬理学

第4章

宮内克己・宮﨑哲朗・髙須清・前北隆雄・橋本学・大谷典生・小池竜司・中根実

A 持続点滴中の薬剤の投与と調整 ……… 216
　1 循環動態にかかわる持続点滴が必要な病態 ……… 宮内克己 216
　2 持続点滴中のカテコールアミンの投与量の調整 ……… 宮﨑哲朗 218
　　1 カテコールアミンの投与を要する主要疾患と病態 ……… 218
　　2 カテコールアミンの種類・投与量とその調整の方法 ……… 219
　　3 病態に応じたカテコールアミンの投与量の調整 ……… 220
　　　◆ 事例と処方例 ……… 220
　　処方例　拡張型心筋症による急性左心不全のＡさん ……… 220
　　処方例　肺炎による敗血症性ショックを発症したＢさん ……… 221
　　処方例　心筋炎によるショックを発症したＣさん ……… 221
　　　◆ カテコールアミンを投与する前の確認事項 ……… 221
　　　◆ カテコールアミンを投与したあとの観察事項 ……… 222
　　plus　ルートの側管からの薬液投与時の注意 ……… 222
　　4 カテコールアミンの投与に伴う重大な副作用とその対応 ……… 223

3 持続点滴中の降圧薬の投与量の調整 ……… 223
　1 降圧薬の持続点滴を要する主要疾患と病態 ……… 223
　2 降圧薬の種類・投与量とその調整の方法 ……… 224
　3 病態に応じた降圧薬の投与量の調整 ……… 225
　　◆ 事例と処方例 ……… 225
　処方例　高血圧性心不全のＡさん ……… 225
　処方例　不安定狭心症を発症したＢさん … 226
　処方例　褐色細胞腫により高血圧緊急症を発症したＣさん ……… 226
　　◆ 降圧薬を投与する前の確認事項 … 227
　　◆ 降圧薬を投与したあとの観察事項 ……… 228
　4 降圧薬の投与に伴う重大な副作用とその対応 ……… 228

4 持続点滴中の利尿薬の投与量の調整 … 229
　1 利尿薬の持続点滴を要する主要疾患と病態 ……… 229
　2 利尿薬の種類・投与量とその調整の方法 ……… 230
　3 病態に応じた利尿薬の投与量の調整 ……… 231
　　◆ 事例と処方例 ……… 231
　処方例　急性心筋梗塞による急性左心不全を発症したＡさん ……… 231

処方例　高血圧性心不全を発症した
Ｂさん ……………………………… 231

処方例　心不全治療中に低カリウム血症を
発症したＣさん ………………… 232
　◆利尿薬を投与する前の確認事項 … 232
　◆利尿薬を投与したあとの観察
　　事項 …………………………… 232
4 利尿薬の投与に伴う重大な副作用と
　その対応 ………………………… 233

5 持続点滴中の糖質・電解質輸液の
　投与量の調整 …………………高須清 234
1 体液の浸透圧と輸液 …………… 234
2 輸液製剤の種類・投与量と
　その調整方法 …………………… 234
3 病態に応じた糖質・電解質輸液の
　投与量の調整 …………………… 236
　◆事例と処方例 ………………… 236
処方例　低ナトリウム血症のＡさん ……… 236
処方例　低カリウム血症のＢさん ………… 237
plus　カリウム製剤の誤投与の防止 ……… 237
　◆糖質・電解質輸液を投与する前の
　　確認事項 ……………………… 238
　◆糖質・電解質輸液を投与したあと
　　の観察事項 …………………… 239
4 糖質・電解質輸液の投与に伴う
　重大な副作用とその対応 ……… 239

6 脱水症状に対する輸液による補正 … 240
1 脱水の病態生理と対応 ………… 240
2 脱水に使用される輸液製剤の種類・
　投与量とその調整の方法 ……… 242
3 病態に応じた輸液の投与量の調整 … 242
　◆事例と処方例 ………………… 242
処方例　熱中症で救急外来を受診した
Ａさん …………………………… 242
処方例　腎盂腎炎による高ナトリウム
血症のＢさん …………………… 242
　◆脱水時に輸液を投与する前の
　　確認事項 ……………………… 243
　◆脱水時に輸液を投与したあとの
　　観察事項 ……………………… 244

4 脱水時の輸液に伴う重大な副作用と
　その対応 ………………………… 244

7 持続点滴中の高カロリー輸液の
　投与量の調整 ………………前北隆雄 245
1 持続点滴による高カロリー輸液の
　投与を要するおもな疾患 ……… 245
2 高カロリー輸液製剤の種類 …… 245
3 病態に応じた高カロリー輸液の
　投与 ……………………………… 247
　◆事例と処方例 ………………… 247
処方例　クローン病で腸管狭窄をきたした
Ａさん …………………………… 247
処方例　在宅静脈栄養法（HPN）を受ける
Ｂさん …………………………… 248
　◆高カロリー輸液を投与する前の
　　確認事項 ……………………… 249
plus　バッグ型キット製剤の隔壁未開通
事故の防止 ……………………… 250
4 高カロリー輸液の投与に伴う
　重大な副作用とその対応 ……… 251

B 術後ならびに呼吸管理にかかわる薬物
　の投与と調整 …………………… 252
1 硬膜外カテーテルによる鎮痛薬の投与
　と投与量の調整 ………………橋本学 252
1 硬膜外麻酔の目的 ……………… 252
2 硬膜外麻酔薬の種類・投与量と
　その調整の方法 ………………… 252
3 病態に応じた硬膜外麻酔薬の投与と
　投与量の調整 …………………… 254
　◆事例と処方例 ………………… 254
処方例　直腸がんで開腹下低位前方切除を
行ったＡさん（1日目） ………… 254
処方例　病棟帰室1時間後に痛みを訴える
Ａさん …………………………… 255
処方例　術後2日目で悪心を訴える
Ａさん …………………………… 255
処方例　術後3日目で右大腿前部に
感覚鈍麻を訴えるＡさん ……… 256
　◆硬膜外カテーテルから鎮痛薬を
　　投与する前の確認事項 ……… 256

plus　誤接続防止コネクタの導入 ………… 257

◆硬膜外カテーテルから鎮痛薬を
投与したあとの観察事項 ………… 258

4 硬膜外鎮痛に伴う重大な副作用と
その対応 ………… 258

2 人工呼吸管理中の患者に対する
鎮静薬の投与量の調整 ……… 大谷典生 258

1 人工呼吸管理中の鎮静 ……………… 258

2 人工呼吸管理中に使用する鎮静薬の
種類・投与量とその調整の方法 ……… 260

3 病態に応じた鎮静薬の投与と投与量
の調整 ………… 262

◆事例と処方例 ……………… 262

処方例　重症肺炎で人工呼吸管理中の
A さん ………… 262

処方例　脳挫傷で意識障害のある B さん … 262

◆人工呼吸管理中に鎮静薬を投与
する前の確認事項 ………… 263

◆人工呼吸管理中に鎮静薬の
投与量を変更したあとの
観察事項 ………… 263

C 感染徴候がある者に対する薬物の
臨時投与 ……… 小池竜司 264

1 細菌感染症 ………… 264

2 臨時投与に用いられる抗菌薬
の種類 ………… 264

3 病態に応じた抗菌薬の臨時投与と
その判断基準 ………… 267

◆事例と処方例 ………… 267

処方例　在宅医療においてカテーテル関連
尿路感染症（CA-UTI）を引きおこした
A さん ………… 267

処方例　開胸手術後に手術部位感染症
（SSI）を引きおこした B さん ………… 267

処方例　長期療養型病院へ入院中に医療・
介護関連肺炎（NHCAP）を引きおこした
C さん ………… 268

◆抗菌薬を臨時投与する前の
確認事項 ………… 268

◆抗菌薬を臨時投与したあとの
観察事項 ………… 269

4 抗菌薬による重大な副作用と
その対応 ………… 269

D がん薬物療法における有害事象の
マネジメント ……………… 中根実 270

1 がん薬物療法と有害事象 ………… 270

2 がん薬物療法に伴う悪心・嘔吐
（CINV） ………… 271

◆CINV の病態と分類 ………… 271

◆CINV に用いられる制吐薬と
処方例 ………… 271

処方例　乳がん術後の補助療法で CINV の
発症が予測される A さん ………… 272

◆看護師の役割 ………… 273

3 発熱性好中球減少症（FN） ………… 273

◆発熱性好中球減少症の病態と
症状 ………… 273

◆発熱性好中球減少症の治療と
処方例 ………… 273

処方例　外来治療後に発熱した B さん … 273

◆看護師の役割 ………… 274

4 皮膚障害 ………… 274

◆がん薬物療法による皮膚障害の
病態 ………… 274

◆皮膚障害の予防・治療と処方例 … 274

処方例　カペシタビンにより手足症候群を
発症した C さん ………… 274

処方例　レゴラフェニブ水和物による
手足皮膚反応を発症した D さん ………… 276

◆看護師の役割 ………… 276

5 抗がん薬の血管外漏出 ………… 276

◆抗がん薬の血管外漏出による
皮膚障害の病態 ………… 276

◆抗がん薬の血管外漏出の予防と
看護師の役割 ………… 278

処方例　パクリタキセルの血管外漏出を
おこした E さん ………… 279

6 免疫関連有害事象（irAE） ………… 279

◆免疫チェックポイント阻害薬と
　irAE ……………………………………… 279

◆irAE への対処と看護師の役割 …… 280

•**索引** …………………………………………………………………………………………… 281

# 序 章

## 臨床薬理学と看護師

# 1　看護師と薬理学・薬剤学・臨床薬理学

　健康に問題をかかえる人々はもとより，今日では多くの人が日々医薬品を摂取している。薬物療法において看護師が行う「与薬」とは，医師により処方された薬剤を，患者の体内に直接的に，あるいは説明や指導などを通して間接的に体内に導入・吸収させる行為である。与薬に際しては，薬剤の効果が最大限に発揮され，有害事象(副作用)を予防，あるいは早期発見できるように，観察・ケアを行うことが重要となる。

### ▌与薬と薬理学
　与薬にはさまざまな知識・技術を必要とする。病態生理学や看護学全般，そして薬理学の知識が不可欠であろう。看護基礎教育に求められる薬物療法に関連する項目は，疾病に対する薬物療法のあり方，薬物の体内動態・薬理作用・効果・有害事象(副作用)，与薬前後の観察事項などであるが，現行の薬理学ではこれらを薬力学と薬物動態学から解説することが多く，実際の臨床で用いられている薬剤投与(処方)を中心とした展開ではない。

### ▌薬理学から薬剤学，臨床薬理学へ
　それでは看護師の与薬に関して必要な科目は薬剤学なのだろうか。薬剤学という科目は薬学部には存在するが，その内容は，薬剤の形状，包装設計，創薬・製剤などが中心である。今後，看護職の役割が拡大していくことも視野に入れて，よりよい「与薬」の学習のために必要なものは，今日の臨床現場で行われている薬物療法と，そこで扱う医薬品を中心に展開した知識と技術，すなわち看護のための臨床薬理学であろう。

# 2　薬物療法における看護師の役割

### ▌薬物療法にかかわる医療職
　薬物療法には，医療職では主として医師・薬剤師・看護師がかかわっており，それぞれにはおもに以下のような役割がある。
　①**医師の役割**　患者の診察と診断，薬物療法の選択と患者への説明，同意の取得，処方(処方箋(せん)の交付)を行う。
　②**薬剤師の役割**　処方に基づく調剤を行い，処方内容に疑義があるときは医師への照会を行う。処方薬の販売(手渡し)時には患者への服薬指導を行う。また，処方薬を病棟などへ配布し，病棟薬剤師は入院患者への服薬指導を行う。
　③**看護師の役割**　医師より処方に関する指示を受ける。患者情報や処方薬，指示内容などを確認し，患者への与薬を行う。必要時には医師・薬剤師との連携をはかる。

### ▌与薬における看護師の役割
　看護師が与薬を行う際には，①適切な与薬，②薬剤管理，③患者への説明と指導，といった技術が求められる。

　①**適切な与薬**　適切な与薬とは，薬剤を正確かつ安全に，効果が最大限に発揮されるように患者の体内に導入することをさす。また与薬には，投与前後の適切なアセスメントと，薬物療法の効果判定が不可欠である。

　②**薬剤管理**　患者個々に処方された薬剤は，患者に手渡して患者の管理のもとに服用・使用する場合と，医療者が管理して与薬時間ごとに患者に配り，服薬・使用を確認するなどの方法がある。

　③**患者や家族への説明と指導**　与薬に際しては，患者への事前説明が不可欠である。薬物療法が開始される際には，医師や，必要時には薬剤師からの説明がある。看護師は，それらをふまえたうえで直接患者への与薬行為を行うことになる。また，患者や家族に対して，薬剤の管理方法や服用方法などについての指導を行うことも，看護師の重要な役割である。

# 3 薬物療法における看護師の役割の拡大

## ▎看護師による診療の補助行為の範囲の拡大

　近年の在宅医療の推進や医師の偏在といった社会情勢を背景に，看護師による診療の補助行為の範囲が拡大される傾向にあり，これは薬物療法においても同様である。鎮痛剤などの事前指示による与薬や，血糖値に応じたインスリン投与単位の決定など，すでに臨床現場において看護師により頻繁に行われているものも多い。

　なお，2015（平成27）年10月にスタートした「特定行為に係る看護師の研修制度❶」は，指定研修機関で研修を受けた看護師であれば，医師の手順書❷の範囲内において，医師の判断を待たずとも一定の診療の補助行為にあたることができるというものである。与薬に関するものとしては，「持続点滴中の高カロリー輸液の投与量の調整」や「インスリンの投与量の調整」，「抗不安薬の臨時の投与」などがあるが，これらは医師の個別・具体的指示があれば研修を受けていない看護師も実施可能であり，一般の看護師が実施する機会は十分にありうる。

## ▎看護師の役割の拡大に期待されること

　薬物療法における看護師の役割の拡大に期待されるものには，在宅医療の推進とともに，チーム医療の充実がある。看護師は，医療機関はもとより，地域や在宅，産業保健や学校など，さまざまな施設や場所で働いている。日常生活や職場・学校における服薬や自己注射の技術支援，さらには超高齢社会への対応や，慢性疾病とともに生きる人々の自己管理・調整のための効果的な患者指導や相談のあり方など，薬物療法において看護師が果たす役割の可能性は多岐にわたる。

　看護師は可能な限りの役割を果たしつつ，治療と療養，生活行動を支援する医療職として，そしてチーム医療の発展に貢献するキーパーソンとして，期待されている。

---

NOTE

**❶特定行為に係る看護師の研修制度**
　この制度における特定行為とは，診療の補助であり，看護師が手順書により行う場合には，実践的な理解力，思考力および判断力ならびに高度かつ専門的な知識および技能がとくに必要とされるもので，38の行為が指定されている。

**❷手順書**
　医師（歯科医師）が看護師に診療の補助行為を行わせるために指示として作成する文書（電磁記録）のことである。①対象となる患者の病状の範囲，②診療の補助の内容，③特定行為の対象となる患者，④確認すべき項目，⑤医師（歯科医師）との連絡体制，⑥報告の方法などを含む。

# 4 看護における臨床薬理学

## ▋ 臨床薬理学の学び方

　看護師としての役割が拡大し，責任が増していくなかで，社会に期待される役割を果たしていくためには，これまでの学習に加えて，さらなる知識と技術の習得が必須であろう。看護基礎教育では，与薬に関連する学習項目として，基礎看護学における与薬技術や薬理学はもとより，病理学・病態生理学などの看護学を支える基礎的科目や，成人看護学などの専門科目が設定されている。臨床薬理学を学ぶ本書では，これらの知識を統合し，各症状・各疾患の薬物療法に特化して，看護師が身につけておくべき基本知識を述べている。

　臨床薬理学の学習の目標は，患者の病態と症状だけでなく，患者が受ける薬物療法の目的や医師による薬剤の処方の意図，主要な副作用とその徴候を把握したうえで与薬にあたれる知識を身につけることである。

　たとえば，薬物療法の目的・目標を正確に認識することにより，薬物療法を受ける患者のアセスメントや効果の判定をより正確に行うことが可能となり，これは誤薬をなくすことにもつながる。また，治療に用いられる主要な薬剤を把握し，いくつもの同種・同効の薬剤のなかから医師がどのような観点で薬剤を選択しているのかを知ることで，より効果的な服薬指導・服薬支援が可能となる。効果がみられなかったり，患者の服薬コンプライアンス（●26ページ）が不良であったりする場合には，薬剤量の調整や剤形の変更を医師に提案すれば，よりよい医療の提供にもつながる。さらに，取り扱う薬剤の主要な副作用とその徴候を理解しておくことにより，副作用の早期発見・早期対応の技術向上にも役だてることができる。

## ▋ 薬物療法における看護師の責務と法的責任

　看護師の役割が拡大していくなかで，薬物療法における安全・安心の確保は看護職にとっての喫緊の課題である。これまでより一段階も二段階もふみ込んだ医薬品の知識と薬物療法の知識を携えて，患者の治療と療養・日常生活行動がわかる看護師ならではの役割を発展させていくことも，看護師の重要な責務である。その意味からも，臨床薬理学は，看護基礎教育のみならず，臨床看護師となったあとも，継続して学びつづける必要のある学問領域である。

　与薬とは，患者の体内に薬物を送り込む行為であり，患者の取り違えや投与法・用量などのミスは患者の生命に直結する。事実，看護師が関与した医療事故で最も多いのは与薬に関連したものであり，なかには裁判に発展して看護師の責任が問われた事例も数多くある（●plus）。

　たとえば，事例1のように，治療薬と消毒薬を取り違え，患者を死亡にいたらせ，看護師の罪が問われた裁判がある。この裁判では，薬剤を準備した看護師と投与した看護師の双方が有罪となった。

　また，事例2では，希釈が必要な薬剤をそのまま投与したことで患者が死

| plus | 薬剤の誤投与における看護師の刑事責任 |
|---|---|

　薬剤の誤投与により重大な有害事象が発生した場合，関与した看護師は刑事責任を問われる場合もある。看護師が投与薬剤を誤った事例〔事例1〕と，投与方法を誤った事例〔事例2〕に関する刑事事件について紹介する。引用部分の用語などは判決のままである。

**〔事例1〕投与薬剤を誤った事例**
（東京地判平成12年12月27日：判例時報1771号：p.168）
**● 事案の概要**　手術を受けた入院患者に抗生剤を点滴したあと，引きつづき血液凝固防止剤を点滴するにあたって，看護師Aは，血液凝固防止剤入りの注射器と消毒液入りの注射器とを取り違えて患者の床頭台に準備した。そして，看護師Bは，床頭台に準備された薬剤の確認をせず，取り違えられた消毒液を患者に点滴したために，患者を死亡させた。
**● 判決要旨**
①薬剤を取り違えた看護師Aについて
・「患者に投与する薬剤を準備するにつき，薬剤の種類を十分確認して準備すべき業務上の注意義務」違反で，禁錮1年，執行猶予3年
・血液凝固防止剤入りの注射器には黒マジックで「ヘパ生」と書かれていたのに，不注意にも誤ってこれに消毒液である旨のメモ紙をセロハンテープではりつけ，なにも書かれていない消毒液入りの注射器のほうを血液凝固防止剤入りであると取り違えて患者の病室の床頭台に置いて準備したというものであり，Aは「薬液を取り違えてはならないという，基本的な注意義務を怠ったものであって，通常は考えられない初歩的な過誤を犯したものである」とされた。
②確認を怠って投与した看護師Bについて
・「患者に薬剤を投与するにつき，薬剤の種類を十分確認して投与すべき業務上の注意義務」違反で，禁錮8月，執行猶予3年
・患者に血液凝固防止剤を点滴するにあたり，床頭台に置かれていた注射器を確認すれば，本来，血液凝固防止剤入りの注射器にあるべき「ヘパ生」の記載がないので，血液凝固防止剤ではないことに気づくはずであった。ところが，Bは「自分で準備した薬剤でもないのに，その何であるかを確認しないまま被害者に点滴するという，これまた基本的な注意義務を怠ったものである」とされた。
③病院の体制上の問題との関係について
・弁護側は，本件は病院の業務遂行についての体制上の不備に起因するところがあって，看護師の責任を考えるうえで考慮すべきと主張した。これに対して，

裁判所は，「誤薬事故をなくすために，関係者が業務遂行体制を日々改善し，そのための努力を怠ってはならないことは言うまでもないことであるが，医師から投与を指示された薬剤を取り違えないことは，いついかなる場合においても，看護婦の患者に対する基本的な義務であり，怠ることの許されない義務であると言わなければならない」と判示した。

**〔事例2〕投与方法を誤った事例**
（大津地判平成15年9月16日：飯田英男『刑事医療過誤II』[増補版]．p.132，判例タイムズ社，2006）
**● 事案の概要**　急性骨髄性白血病患者に医師の指示を受けて塩化カリウム製剤を点滴投与するにあたり，先輩看護師Xは，ペアを組んだ新人看護師Yに具体的かつ明確に投与方法を指示指導せず，新人看護師Yも，その投与方法等の確認を怠って，希釈せずにこれを投与したために，患者を死亡させた。
**● 判決要旨**
①先輩看護師Xについて
・「投与方法を具体的かつ明確に指示すべき業務上の注意義務」違反で，禁錮1年，執行猶予3年。
・Xは，塩化カリウム製剤の投与方法および危険性を知りながら，これを自己の指導する看護師Yに十分説明せず，しかも，「同看護師から投与方法について確認を求められたのに，これについても十分な対応をしなかったために，同看護師に投与方法を誤らせたもので，医療の現場にあって，人の生命を預かる者として基本的な注意義務を怠ったもの」であって，その過失は大きいとされた。
②新人看護師Yについて
・「XやA医師らに質問するなどしてその投与方法を確認した上で同注射液を投与すべき業務上の注意義務」違反で，禁錮8月，執行猶予3年。
・Yは，塩化カリウム製剤を他の薬液と混合希釈して投与する方法をさす表現として指示された「混注」の意味を理解できず，Xに投与方法をたずねたが，Xは「うん。」と答えてうなずいただけで，Y自身も「その応対振りについて，Xに質問が聞こえていなかったか，十分に伝わらなかったのかも分からないとの認識」であった。その上，「Xから口頭で薬液投与を指示されただけで，注射箋の内容も確認しておらず，自己の同薬液についての知識も看護師としての経験も十分でなかった」ことなどからしても，Yには，「さらにXやA医師らに対し投与方法等を確認すべき義務があったというべきである」とされた。

亡し，裁判となった。この事例では，「混注❶」の意味がわからなかった新人看護師が，先輩看護師に意味をたずねたが，先輩看護師からは十分な答えが得られなかった。それにもかかわらず，新人看護師は薬剤内容や処方箋の確認を行わずに患者に投与してしまった。この裁判では，投与した新人看護師だけではなく，新人に十分な指導や説明を行わなかった先輩看護師も有罪となっている。

　薬物療法においては，たとえ医師の処方が間違っていたり，用法・用量，投与方法などの指示が不適切で患者に有害事象が発生した場合でも，医師のみならずその薬物を投与した看護師の責任が問われることがある。看護師には，医師の指示内容に不明な点や疑問点などがあれば，医師や薬剤師などに確認して，薬剤の誤投与や誤注射を防ぐべき注意義務がある。

　「診療補助業務」の「補助」の意味は，看護師の立場から医師を補助するのではなく，医師が行う医行為の一部を看護師が代行するもので，その際に求められる知識や技術のレベルは，医師が行う場合とかわらない。さらに医師の処方した薬剤の性質や危険性，投与方法や技術に十分精通しておらず，安全に与薬を実施することがむずかしいと自身が思うのであれば，内容や投与方法について必ず医師に確認し，場合によっては「医師の指示」といえども，勇気をもって明確に拒否する必要がある。

　看護師は，医師と同様に患者の安全に対する責任を負っている。薬物療法における最終実施者として，患者の安全を第一に考え，その責任を果たす行動をとることが求められる。

**参考文献**
1. 荒井俊行編著：看護師の日常業務で知っておきたい法的ポイントQ & A. pp.91-93, 新日本法規出版, 2022.
2. 荒井俊行・井上智子・高瀬浩造・平林明美：裁判例から読み解く　看護師の法的責任. pp.77-83, 日本看護協会出版会, 2010.

**NOTE**
❶臨床で用いられている略称で，注射薬の混合調整の意味である。

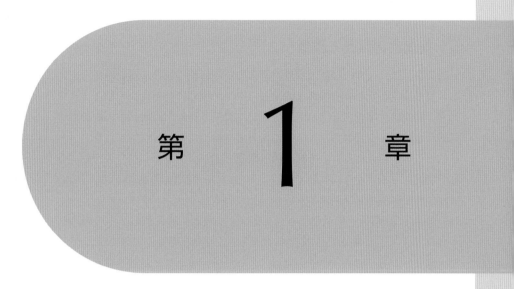

第 **1** 章

薬物治療の基礎

## A 医薬品の取り扱い

## 1 医薬品の基礎知識

### 1 医薬品の定義と種類

　医薬品とは，人体の診断・治療・予防のために使用される物質の総称である。製薬会社が新しい治療薬を開発し，厚生労働省に製造販売の承認申請を行った薬物は，審査を経て，医薬品として認可される。医薬品のなかでも，医師などによって使用され，医師の処方箋や指示によって使用されることを目的として供給されるものを**医療用医薬品**とよぶ。一方，一般の人が薬局などで購入し，みずからの判断で使用するものは**一般用医薬品**（●column）といい，医療用医薬品とは区別する。

● **一般名と販売名**　それぞれの医薬品は，一般名と販売名の2つの名称をもつ（●表1-1）。**一般名**は，特定の効能をもつ薬物に与えられる公式な名称で，薬物はこの一般名で厚生労働省によって医薬品として登録される。新薬が開発・承認された際には，開発元の製薬会社に対して，その医薬品の特許と独占的に製造・販売する権利が与えられる。**先発医薬品**は，開発元の製薬会社が独占販売期間中に販売を開始した医薬品のことであり，**販売名❶**は製薬会社が医薬品を販売するためにつけた名称である。

● **ジェネリック医薬品**　先発医薬品の独占販売期間の満了後に，有効成分・分量・用法・用量・効能・効果が先発品と同一のものとして新たに製造販売される医薬品は，**ジェネリック医薬品（後発医薬品）**とよばれる❷。ジェネリック医薬品の販売名は，「一般名＋会社名等」とする通知が，厚生労働省から出されている（●表1-1）。

● **バイオ医薬品とバイオシミラー**　インスリン製剤や抗体医薬品といった高分子化合物医薬品などのように，有効成分がタンパク質由来の医薬品は，**バイオ医薬品**とよばれる。すでに承認された先行バイオ医薬品と同等・同質の品質，安全性および有効性を有する医薬品として開発される医薬品は，**バイオシミラー（バイオ後続品）**とよばれる。

　医薬品を扱う際，教育・研究の場では一般名を使用することがほとんどで

**NOTE**
❶商品名ともよばれる。
❷先発医薬品の特許を有している会社から許諾を受けて製造販売されるジェネリック医薬品のことを，オーソライズドジェネリック（AG）とよぶ。有効成分だけでなく，原薬・添加物・製法なども先発医薬品と同一とされているが，実際にはさまざまなタイプのものがある。AGは，ジェネリック医薬品の開発や流通などの面から課題も残されている。

●表1-1　一般名・販売名の例

| 薬効分類名 | 一般名 | 先発医薬品 | ジェネリック医薬品・バイオシミラー |
|---|---|---|---|
| 消化器機能異常治療剤 | メトクロプラミド | プリンペラン® 細粒2% | メトクロプラミド細粒2%「ツルハラ」 |
| β-ラクタマーゼ阻害剤配合抗生物質製剤 | タゾバクタム・ピペラシリン | ゾシン® 静注用4.5 | タゾピペ® 配合静注用4.5「明治」 |
| ヒト型抗ヒトTNFαモノクローナル抗体製剤 | アダリムマブ（遺伝子組換え） | ヒュミラ® 皮下注40mgペン0.4mL | アダリムマブBS皮下注40mgペン0.4mL「MA」 |

ある。臨床では，各医療機関で採用されている商品の名称で取り扱われるため，先発医薬品の販売名で扱われることもあるが，一般名を販売名とするジェネリック医薬品の流通拡大に伴い，一般名での取り扱いも増えてきた。

## 2 医薬品の剤形（剤型）

医薬品は，その疾患や症状，患者の特性に応じて，最も効果的に作用するよう，さまざまな**剤形（剤型）**のものが開発されている（◯表 1-2）。製剤化された形状とその製法によって，剤形の名称は決められている。

それぞれの剤形に応じて正しく使用しなければ，目的とする効果が得られないばかりか，副作用の原因にもなる。たとえば，後述する徐放性の錠剤や腸溶性の製剤❶をかみ砕いて服用すると，体内での崩壊・溶解速度が変化して，薬物の吸収速度に影響を及ぼしたり，医薬品が胃酸で変性して薬効を失うこともある（◯35 ページ）。また，舌下錠やバッカル錠は口腔粘膜から吸収されるよう設計されているが，誤って飲み込んだ場合，消化管からは薬効成分が吸収されず，効果が得られないことがある。

**NOTE**
**❶腸溶性の製剤**
　内服後に胃内では崩壊せず，小腸・大腸で有効成分が溶出するように設計された医薬品のことである。

## 3 医薬品の規格（含量・単位）

医薬品に含まれる薬物の量や単位を，その医薬品の**規格**という。同じ成分の医薬品でも剤形によって含有量が異なったり，含有量は同じでも放出速度の違うものなどがある。

### ▌成分量と製剤量

とくに散剤と注射剤は**成分量（原薬量）**と**製剤量**の違いに注意する必要がある[1]。たとえば，抗精神病薬であるリスペリドン細粒 1％を製剤として 1 g はかり取ったものには，成分（原薬）であるリスペリドンが 10 mg 含まれている。医師が処方入力するオーダーエントリーシステムにおいて，薬物量の単位を，成分量と製剤量のどちらに設定するかは施設により異なるため，誤入力が生じやすい。また，持参薬❷から院内処方に切りかわる際の事故も多い。

**NOTE**
**❷持参薬**
　患者が自宅で服用していた薬剤を，入院時に院内に持参したもの。

---

**column　一般用医薬品**

　一般用医薬品は，一般の人がみずからの判断で使用できるよう，効果や効能は一般の人が判断できる症状の呼称，たとえば，胃痛，胸焼け，もたれ，むかつきなどが対象として記される。消費者への情報提供の必要性から，第一類，第二類，第三類に分けられる。

　なお，医療用から一般用に移行して間もない医薬品や劇薬（◯13 ページ）などは，要指導医薬品として一般用医薬品とは別に指定されており，薬剤師が対面で情報提供・指導を行ってから販売しなければならない。これらは OTC（over the counter）医薬品ともよばれる。

---

1）日本医療機能評価機構：医療安全情報 No.9 製剤の総量と有効成分の量の間違い．2007 年 8 月．

○表 1-2　さまざまな剤形とその特徴

| 剤形 | | 特徴 | |
|---|---|---|---|
| 内用剤 | 裸錠 | 粉末の原薬を添加物とともに加圧して固形にした製剤である。 | エビリファイ®錠*1 |
| | フィルムコーティング錠 | 味やにおいのマスキング，遮光や防湿，胃腸障害などの副作用の軽減，胃酸に対する成分の保護などのために，裸錠をフィルムでおおった製剤である。粉砕可能な製剤と粉砕不可の製剤がある。 | ボルタレン®錠*2 |
| | 口腔内崩壊錠，OD 錠 | 口腔内で崩壊 oral disintegrant（OD）するように設計された製剤である。錠剤が大きくても服用しやすい。口腔粘膜からは吸収されないため，嚥下して内服させる。 | エビリファイ®OD 錠*1 |
| | チュアブル錠（咀嚼錠） | 口内でかんでもしゃぶっても服用できる。 | モンテルカストチュアブル錠*3 |
| | カプセル剤 | 粉末や液状の薬剤をカプセルに充填した製剤である。 | ボルタレン®SR カプセル*2 |
| | 散剤・顆粒剤 | 薬物を粉末や微粒状にした製剤である。患者の年齢や体重に合わせて投与量を微調整でき，数種類を混合して 1 剤にすることができる。 | エビリファイ®散*1 |
| | シロップ剤，懸濁剤など | 液剤である。懸濁剤は沈殿が生じることがあるため，計量や服用の前には，よく振る。 | エビリファイ®内用液*1 |
| 外用剤 | 舌下錠 | 舌下に挿入して口腔粘膜から吸収させる。硝酸薬や花粉症治療薬がある。 | シダキュア®スギ花粉舌下錠*4 |
| | バッカル錠 | バッカル部位（臼歯の歯茎と頬の間）に挿入して口腔粘膜から吸収させる。 | イーフェン®バッカル*5 |
| | トローチ | 口内で崩壊させ，口腔などの粘膜に殺菌・収斂などの局所作用をもたらす。 | SP トローチ*6 |
| | 吸入剤（吸入薬） | 薬剤が，加圧式定量噴霧式吸入器（pMDI）やドライパウダー吸入器（DPI）に装填されているものや，ネブライザを用いて吸入するものがある（◖116 ページ）。 | メプチン®吸入液ユニット*1 |

◦**表1-2 （続き）**

| 剤形 | | | 特徴 |
|---|---|---|---|
| | 坐剤(坐薬) | | 薬物に基剤を加えて一定の形状に成形したものである。肛門内に挿入して使用する。腟坐剤もある。<br><br>ボルタレン®サポ®*2 |
| | 軟膏・クリーム剤 | | 半固形状で，皮膚に塗布する外用剤である。基剤により，油脂性・乳剤性・水溶性・懸濁性に分類され，同一成分でも使用する部位により使い分ける。<br><br>ボルタレン®ゲル 1%*2 |
| 外用剤 | 貼付剤 | 局所吸収型 | 貼布剤(貼布薬)ともいう。医薬品を布やプラスチック製フィルムなどにのばし，皮膚に粘着させて用いる。鎮痛消炎薬など，おもに局所作用を期待する。<br><br>ボルタレン®テープ*2 |
| | | 全身吸収型 | 皮膚から薬剤を浸潤させて循環血流へ届ける。局所作用を期待する貼布剤に対し，経皮吸収型貼付剤は全身的な作用を目的とする。オピオイド薬や，硝酸薬，アルツハイマー型認知症治療薬などがある。<br><br>リバスチグミンテープ*3 |
| | 液剤 | | 点眼剤，点鼻剤，点耳剤，含嗽剤，腸注液,腸注フォーム，消毒剤，噴霧剤などがある。点耳剤は室温に戻してから使用する。含嗽剤は水に希釈して使用する製剤が多い。腸注フォームは，直腸内に噴射するクリーム状の泡沫で，潰瘍性大腸炎治療薬として承認された。<br><br>リンデロン®点眼・点耳・点鼻液 0.1%*7 |
| 注射剤(注射薬) | | | 血管内または皮下や筋肉などに注射して，体内に直接適用する。そのまま使用するもののほか，輸液などに溶解・懸濁して用いるものもある。アンプルやバイアル，バッグに密封された状態で販売されている。注射器(シリンジ)に封入され，投与や混合が簡単に行える製剤(プレフィルドシリンジ製剤)も販売されている。 |

a.ガラスアンプルの例（エフェドリン注*8）

b.プラスチックアンプル（ポリエチレンアンプル）の例(KCL補正液*9)

c.バイアルの例（エビリファイ®持続性水懸筋注用*1）

d.バッグ製剤(エルネオパ®NF2号輸液*9)

e.プレフィルドシリンジ製剤の例（エビリファイ®持続性水懸筋注用シリンジ*1）

(写真提供：*1大塚製薬株式会社，*2ノバルティス ファーマ株式会社，*3ニプロ株式会社，*4鳥居薬品株式会社，*5大鵬薬品工業株式会社，*6 Meiji Seika ファルマ株式会社，*7塩野義製薬株式会社，*8日医工株式会社，*9株式会社大塚製薬工場)

### 速放性製剤と徐放性製剤

　医薬品によっては，薬効の発現時間が異なる**速放性製剤**と**徐放性製剤❶**がそれぞれ販売されているものもある（▶表 1-3）。速放性製剤は，製剤から薬物がとけ出す速度が速く，短時間で効果があらわれる。これに対して徐放性製剤は，薬物がゆっくりとけ出すように特殊な加工が施してある。24 時間の血中薬物濃度を一定に保ち，服用回数を減らすことができる。

　たとえばオキノーム®散とオキシコンチン®錠はどちらもオキシコドン塩酸塩水和物の製剤であるが，オキノーム®散は速放性製剤，オキシコンチン®錠は徐放性製剤である（▶図 1-1）。患者の状況に応じて組み合わせて使用される。一般的に，オキシコンチン®錠を 1 日 2 回定期的に服用しながら，突出痛（▶41 ページ）の緩和に対してオキノーム®散が臨時で追加投与される。このように，臨時で追加投与することをレスキューとよび，投与される薬物は，レスキュー薬とよばれる。

**NOTE**

**❶徐放性製剤**
　一部の徐放性製剤の販売名には，徐放性であることを示す記号が付与されている（▶表 1-3）。
・L, LA：long acting（長時間作用）の意味。
・S, SR：sustained release（持続性放出），slow release（ゆっくり放出）の意味。
・CR：controlled release（制御された放出）の意味。
・R：retard preparation（遅れて効果をあらわす）の意味。

**▶表 1-3　速放性製剤と徐放性製剤の例**

| 薬効分類 | 医薬品 | |
|---|---|---|
| | 速放性製剤 | 徐放性製剤 |
| 高血圧・狭心症治療薬 | ニフェジピンカプセル | ニフェジピン L 錠（1 日 2 回）<br>ニフェジピン CR 錠（1 日 1 回） |
| 麻薬性鎮痛薬 | オキシコドン塩酸塩水和物散（オキノーム®散） | オキシコドン塩酸塩水和物徐放錠（オキシコンチン®錠） |
| 麻薬性鎮痛薬 | モルヒネ塩酸塩内用液剤 | モルヒネ硫酸塩水和物徐放錠<br>モルヒネ塩酸塩水和物徐放性カプセル |
| 抗てんかん薬 | バルプロ酸ナトリウム錠 | バルプロ酸ナトリウム徐放錠 A |

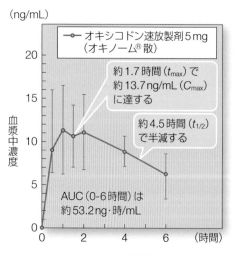
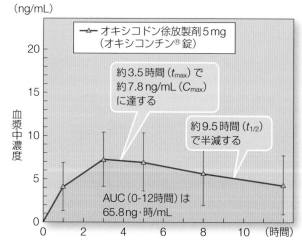

**▶図 1-1　オキシコドン塩酸塩水和物の速放性製剤と徐放性製剤の血漿中濃度推移**
（塩野義製薬株式会社：医薬品インタビューフォーム　オキノーム散，改訂 16 版．p.27，図Ⅶ-2，2023 年 3 月による，一部改変）

## 4 医薬品に関する法律と管理

医薬品は適切な使用により疾病に効果がある一方で，不適切な使用により，人体に重大な害をもたらすものも少なくない。よって，各種法律により規制され，管理が徹底されている。

### ▌毒薬・劇薬

医薬品は，「医薬品，医療機器等の品質，有効性及び安全性の確保等に関する法律」(医薬品医療機器等法，薬機法)において，**毒薬，劇薬**および**普通薬**に分類される。原則として注射での致死量が，体重 1 kg あたり 20 mg 以下のものが毒薬であり，体重 1 kg あたり 200 mg 以下のものが劇薬とされており，それぞれ表示方法❶が決められている。毒薬・劇薬はほかの医薬品などと区別して貯蔵・陳列し，さらに毒薬はかぎの施されている場所に保管しなければならない。

### ▌麻薬・向精神薬・覚せい剤原料

麻薬・向精神薬は，薬物濫用を引きおこし，また不正入手などにより犯罪につながることもあるため，その取扱いは「麻薬及び向精神薬取締法」により厳しく規制されている。麻薬の保管管理は麻薬以外の医薬品と区別し，かぎをかけた堅固な設備(金庫)内に貯蔵する必要がある。さらに，残液や空になったバイアルも回収し，施設の麻薬管理者に返却する。麻薬の廃棄や事故の際には，麻薬管理者から都道府県知事への届出が必要である。

一部のパーキンソン病治療薬など，覚せい剤原料に該当する医薬品については，「覚醒剤取締法」により，その取扱いが厳しく規制されている。

◻ **NOTE**
❶**表示方法**
　毒薬には黒地に白枠，白文字でその品名および「毒」と表示し，劇薬には白地に赤枠，赤字でその品名および「劇」と表示しなければならない。

毒 | 販売名

劇 | 販売名

## 5 医薬品の用法(服用のタイミング)

それぞれの医薬品の効果の最適な発現と副作用の軽減のためには，服用のタイミングが重要である(◉表 1-4)。

● **食後服用**　基本的に内服薬は，薬物による胃腸障害を予防して，かつ服用忘れを防ぐ目的で，食後に服用するものが多い。

● **空腹時・食前服用**　食事により吸収が阻害されたり促進されたりするものは，空腹時に服用する。経口の抗悪性腫瘍薬は食事の影響を受けるものが多い(◉図 1-2)。

● **インスリンの自己注射**　自己注射用のインスリン製剤には，速効型と超速効型があり，それぞれ作用発現時間が異なるため(◉154 ページ，表 3-19)，注射時間が異なる。

● **決められた時間**　免疫抑制薬やオピオイド薬，抗てんかん発作薬など，血中濃度の維持が重要となる薬剤は，食事に関係なく決められた時間に服用する。

● **休薬期間・服用間隔**　抗悪性腫瘍薬や免疫抑制薬，抗リウマチ薬のなかには休薬期間が定められた薬剤がある(◉表 1-5)。また，ビスホスホネート製剤のように，同一医薬品でも，規格(成分含有量)により服用間隔が異なるものもある。

◉**表1-4　服用のタイミングが特殊な薬剤の例**

| 薬剤 | | タイミング | 薬効, 服用方法とその理由 |
|---|---|---|---|
| アレンドロン酸錠 | | 起床時 | 骨粗鬆症治療のためのビスホスホネート薬である（◉170ページ）。食事などの影響で吸収が阻害される。また, 食道炎や食道潰瘍が報告されているため, 服用の際は以下の点を指導する。<br>• 起床時に水で服用する。<br>• 朝食は服用後30分以上空けてから食べる。<br>• 服用後30分は横にならない。 |
| ボグリボース錠 | | 食直前 | 糖尿病治療のためのα-グルコシダーゼ阻害薬である（◉153ページ）。小腸に作用して糖質の吸収を遅らせることにより, 食後の高血糖を抑制するため, 食事を摂取する時間に近づけて服用する。 |
| エルロチニブ塩酸塩 | | 空腹時 | 抗悪性腫瘍薬である。食後に服用した場合, 空腹時の投与に比べて血中濃度が2倍近く上昇する。食事の1時間前から食後2時間までの間は服用を避ける。 |
| イトラコナゾール | 内用液 | 空腹時 | 抗真菌薬である。内用液製剤はカプセル製剤に比べてバイオアベイラビリティ（◉15ページ）が向上している。両製剤ともに吸収過程で食事の影響を受ける。 |
| | カプセル | 食直後 | |

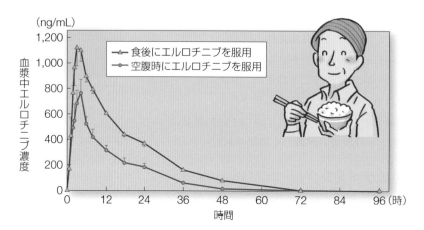

◉**図1-2　抗悪性腫瘍薬であるエルロチニブ塩酸塩の食事による血漿中濃度の変化**

（Ling, J. et al.：Effect of food on the pharmacokinetics of erlotinib, an orally active epidermal growth factor receptor tyrosinekinase inhibitor, in healthy individuals. *Anticancer Drugs*, (19)：209-216, 2008 をもとに作成）

◉**表1-5　休薬期間が定められた薬剤の例**

| 薬剤 | | 用法の例 |
|---|---|---|
| リセドロン酸Na錠<br>（骨粗鬆症治療薬） | 2.5 mg | 毎日服用する。 |
| | 17.5 mg | 1週間に1回服用する。 |
| | 75 mg | 月1回服用する。 |
| メトトレキサートカプセル<br>（抗リウマチ薬） | | 初日から2日目にかけて12時間間隔で1～3回投与し, その後休薬する。これを1週間ごとに繰り返す（◉182ページ）。 |
| テモゾロミド<br>（抗悪性腫瘍薬） | | 初発では, 1日1回42日間の連日経口投与のあと, 4週間休薬する。その後は, 1日1回5日間の連日経口投与のあと, 23日間休薬する*。 |

* ほかの抗悪性腫瘍薬と併用する際は, これと異なるスケジュールで投与することがある。

# 2 医薬品の体内動態と薬物相互作用

## 1 薬物動態の基礎

### 薬物の血中濃度

　全身に作用する薬物は吸収されたあと，循環血液によって作用部位や代謝・排泄を担う臓器に移行する。したがって血液中の薬物濃度は薬理作用の指標であるとともに，消失速度の指標にもなる。濃度測定には血清または血漿が用いられることが多い❶。

　薬物を投与したあとに得られる**最高血中濃度($C_{max}$)をピーク値**，それに達する時間を**最高血中濃度到達時間($t_{max}$)**という。また，薬物を反復投与したときに達する**定常状態**における**最低血中濃度($C_{min}$)をトラフ値**という（▶図 1-3）。

### 初回通過効果とバイオアベイラビリティ

　たとえば，同じ薬物で同一の含量の注射剤と錠剤がある場合に，それぞれ静脈内注射した場合と経口投与した場合とを比べると，循環血液に入る薬物の割合が異なる。経口投与された薬物の場合，消化管内でその製剤から成分が溶出して吸収され，門脈血に入って肝臓を通過してから循環血中に移行する。その過程で，投与された薬物の一部が吸収されなかったり，吸収されても消化管壁や肝臓を通過する際に代謝を受けて，薬効を失う場合もある。胃や小腸から吸収された薬物が血中に入り，門脈を経て肝臓を通過する際に，肝臓の酵素により代謝されることは，**初回通過効果**とよばれ，投与後に循環血液に入る薬物の割合は**バイオアベイラビリティ** bioavailability（**生物学的利用能**）として評価する必要がある。

　バイオアベイラビリティを算出するには，薬物の血中濃度の時間推移のグラフを用いて，各薬物の**血中濃度-時間曲線下面積** area under the blood concen-

�⎯ NOTE
❶赤血球成分への移行が高い免疫抑制薬などの一部の薬物では全血が用いられる場合もある

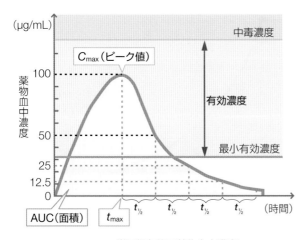

**a. 単回投与後の薬物血中濃度**

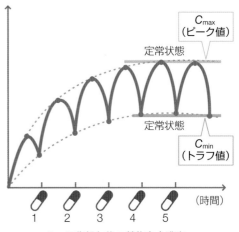

**b. 反復投与後の薬物血中濃度**

▶**図 1-3　薬物の血中濃度をあらわす用語**

tration-time curve（**AUC**）を計算し，それらの割合を求める（●図 1-3-a）。

### ▍消失半減期

　一般的に，体内からの薬物の**消失速度**は，その時点での血中濃度に比例する。たとえば，血中濃度が 1/2 になれば消失速度も 1/2 に低下するし，投与量を 2 倍にすれば血中濃度も 2 倍に上昇する。このような状況では，どの時点でも血中濃度が 1/2 に消失するまでの時間は薬物ごとに一定であり，この時間を**消失半減期（$t_{1/2}$）**という（●図 1-3-a）。

　血中濃度が薬効強度の直接的な指標になる薬物の場合，消失半減期が長ければ薬効は持続し，短ければ薬効を保つために頻回な投与が必要になる。消失半減期の 4～5 倍の時間が経過すれば，体内からの薬物はほとんど消失して薬効も失われていると考えられる[❶]（●図 1-4）。また，投与開始から血中濃度が定常状態になるまでの時間も同様に，消失半減期の長い薬物ほど時間や日数を要することになる。

### ▍治療薬物モニタリング

　薬物治療の効果や副作用に関する因子をモニタリングすることにより，各患者に個別化した薬物投与を行うことを**治療薬物モニタリング** therapeutic drug monitoring（**TDM**）という。一般に，薬物の血中濃度を測定してその結果に基づき，また臨床所見とも対比しながら用法・用量を精密に管理する。

　TDM が必要なのは，①血中の有効濃度と中毒濃度（●図 1-3-a）が近接していて狭い濃度範囲での管理が必要な薬物，②薬物動態の個人差が大きい薬物などである。また，③薬物間相互作用や肝・腎機能の変化により薬物動態が変動する可能性のある場合，④服薬状況（●27 ページ）が疑わしい場合，⑤薬効の直接的な判定がむずかしい薬物などでも，TDM が有用である。

● **採血のタイミング**　薬物の血中濃度は投与のタイミングに伴って変動するため，採血のタイミングが重要となる。多くの薬物の TDM 測定では，血

🗐 NOTE

❶代謝能力と比べて代謝を受ける薬物量が多い場合，つまり代謝に飽和がみられる場合には，血中濃度に関係なく一定速度でしか消失しない状況になる。このような状況では消失半減期の概念は成立せず，血中濃度が一度高値に上がってしまうと，下がるまでに日数を要する。

　また，わずかな増量でも血中濃度は増量割合以上に上昇するため，その投与量の設定には精密な管理が必要となる。

　このような動態を示す代表的な薬物として，抗てんかん発作薬のフェニトインがある（●200 ページ）。

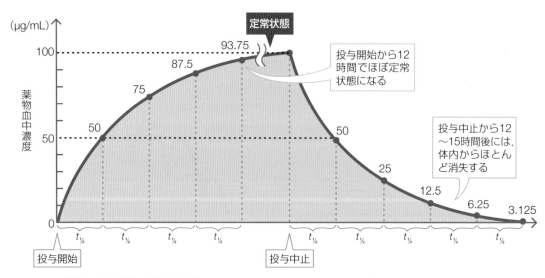

●**図 1-4　薬物の血中濃度と消失半減期**
$t_{1/2}$ が 3 時間の薬物を点滴静脈内注射した場合の血中濃度を模式的にあらわしたものである。

液と組織との間での分布が平衡に達していて濃度の変化も少ないトラフ値が用いられる❶。薬物を連続投与している際には，投与直前に採血することでトラフ値が得られる（◐図 1-3-b）。

（◐図 1-3-b）

## 2 投与経路の違いによる血中濃度の変化と初回通過効果

### 全身作用型と局所作用型

薬剤には，全身での作用を目的としたものと，局所での作用を目的としたものがある。多くの注射剤や内用剤は全身作用型である。経口投与された薬剤は，吸収過程を経て初回通過効果を受けたのちに全身循環血中に達する。注射剤は静脈内投与であれば循環血中に薬物が直接入り，血中濃度もすぐに上昇する。

一方で，外用薬の一種である吸入剤は，特定部位のみへの作用を期待する局所作用型薬剤である。たとえば，喘息治療に用いられる吸入ステロイド薬は，気管支に直接作用する。副腎皮質ステロイド薬の全身投与と比較して，投与部位以外での副作用を軽減することが可能になる（◐114 ページ）。

外用剤のなかには，全身作用型のものもある（◐11 ページ）。たとえば，解熱鎮痛薬のジクロフェナクナトリウム坐剤（ボルタレン® サポ®，◐11 ページ，表 1-2）や，喘息患者に用いる気管支拡張薬のツロブテロールテープ，狭心症などのコントロールに用いる硝酸イソソルビドテープ，疼痛緩和に用いるフェンタニルクエン酸塩テープ，アルツハイマー型認知症治療薬のリバスチグミンテープ（◐11 ページ，表 1-2）などは，いずれも全身作用を目的とした薬剤である。これらの坐剤と貼付剤では，薬物はそれぞれ直腸粘膜と皮膚から吸収され，ほとんど初回通過効果を受けずに全身循環血中に入る。

## 3 代謝と排泄

### 肝臓での代謝

● **シトクロム P450（CYP）**　水溶性の高い薬物は未変化体として尿中に排泄されやすいが，脂溶性の高いものはそのままでは排泄されにくく，水溶性の化合物へ代謝されてから排泄される。この代謝反応において，酸化を担う**酵素がシトクロム P450（CYP）**である。CYP には多数の種類があり，CYP で代謝される医薬品の約半数が CYP3A4 により，ついで CYP2D6 により代謝される。CYP の各種類は基質特異性が低く，1 種類の CYP が多くの薬物の代謝を担っている。CYP には遺伝子多型❷があり，薬物代謝能の個人差の要因になる。

● **肝臓での代謝に影響を及ぼす因子**　薬物のなかには，CYP を阻害するものや，長期投与により CYP の発現を誘導するものもある。たとえば，降圧薬の 1 つであるカルシウム拮抗薬（◐86 ページ）のアゼルニジピンは，おもに CYP3A4 で代謝される。グレープフルーツジュースは，フラノクマリン類などといった CYP3A4 を阻害する成分を含んでいる（◐図 1-5）。アゼルニジピンをグレープフルーツジュースで服用した場合，血中濃度（$C_{max}$）が約 2.5 倍も上昇することが報告されている（◐図 1-6）。そのため，降圧作用が増強さ

❶ NOTE
❶アミノグリコシド系抗菌薬では，ピーク値が薬効，トラフ値が腎機能障害の指標になるため，ピーク値とトラフ値がモニタリングされる。

❷ NOTE
❷遺伝子多型
　同じタンパク質の遺伝子でも，個人によってその遺伝子配列に変異をもつ場合がある。このように，遺伝子にバリエーションが生じたものを遺伝子多型という。
　CYP は遺伝子多型を有する酵素であり，同じ医薬品を使用しても，人によって代謝速度や効果，副作用が異なる場合がある（◐109 ページ）。

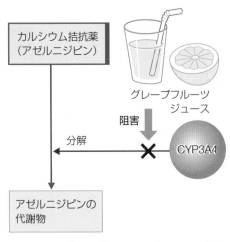

**◎図1-5　グレープフルーツジュースによる CYP3A4 の阻害作用**

グレープフルーツジュースに含まれる成分が，CYP3A4 による分解を不可逆的に阻害する。これにより，カルシウム拮抗薬が分解されないため効果が増強される。

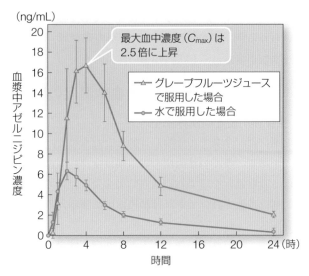

**◎図1-6　グレープフルーツジュースがアゼルニジピンの血中濃度に及ぼす影響**

（第一三共株式会社：カルブロック錠添付文書，第2版，2021年7月改訂による，一部改変）

れるおそれがあることから，アゼルニジピンの服用中はグレープフルーツジュースを飲用しないよう，指導する必要がある。

### ▌尿中排泄

体内に入った薬物のうち，比較的水溶性の高いものはおもに尿中に排泄される。腎臓には糸球体濾過，尿細管分泌，尿細管再吸収の機能があり，血中の薬物もこれらの過程を経て排泄にいたる。

●**腎排泄速度に影響を及ぼす因子**　腎排泄型の薬物は，消失速度が腎機能に依存するため，腎機能の低下している患者や高齢者では，用法・用量の調整が必要となる。

## 4　薬物の相互作用とハイリスク患者

添付文書に示されている薬物の体内動態のデータは，臨床試験において健常成人に薬剤を単独で投与した場合のものである。しかし実際には，ほかの薬剤と併用されたり，基礎疾患があったり，患者が高齢であったりするため，患者に投与された薬物動態は個々に異なってくる。

### ▌薬物の相互作用

複数の薬剤を併用した場合に，薬効が減弱・増強されたり，有害作用が生じたりすることを**薬物相互作用**という。薬物相互作用は，吸収・分布・代謝・排泄の各過程および作用部位においておこりうる。

●**吸収過程**　ニューキノロン系抗菌薬は，マグネシウムイオン（$Mg^{2+}$）などの多価陽イオンと特異的に結合してキレート❶を形成し，吸収が著しく阻害される。

●**分布**　多くの薬物は，血中では血漿タンパク質であるアルブミンと結合している。体内で薬効を示すのは，結合せずに遊離している薬物分子による。

☐NOTE
❶キレート
化合物が，多価陽イオンと強固に結合したものをキレートという。キレート形成により，薬効が発揮されなくなる。一部の抗菌薬や骨代謝治療薬で問題となる。

複数の薬物が併用されることにより，血中での薬物の遊離型が増加し，薬効が増強することがある。ワルファリンカリウム（経口抗凝固薬）とアスピリンなどの解熱鎮痛薬の併用などで問題となる。

● **代謝過程**　薬物相互作用は，代謝過程に関連するものが多い。

①**酵素誘導**　薬物代謝の重要な酵素であるCYPは，酵素誘導❶によりその活性が増大する。フェノバルビタールは酵素誘導を引きおこす代表的な薬物で，フェノバルビタールの1回投与により，数日にわたってCYPが誘導されて代謝活性が増大し，これに伴い，睡眠導入薬であるトリアゾラムなどのさまざまな薬物の消失半減期が短縮することになる。

②**代謝阻害**　アゾール系抗真菌薬であるイトラコナゾールは，多くの分子種のCYPに対して阻害作用を示す。イトラコナゾールとの併用で，CYPで代謝されるトリアゾラムなどのさまざまな薬物の消失半減期が延長する。

● **排泄過程**　痛風治療薬であるプロベネシドや，抗リウマチ薬であるメトトレキサートのように，尿細管分泌により排泄される薬物は，併用によりそれぞれの排泄が阻害される。

━ NOTE

❶**酵素誘導**
　薬物の投与により，特定の酵素の生合成が誘導されることを酵素誘導とよぶ。

### 薬物動態からみたハイリスク患者

薬物の体内動態の視点からみると，以下のような病態をもつ患者は薬物のハイリスク患者となりうる（○図1-7）。

①**吸収の障害**　嚥下障害のある患者や，胃瘻・腸瘻・経鼻経管による栄養投与を行っている患者，消化管摘出術後の患者。

②**分布の障害**　極度の肥満，腹水・胸水などが存在する患者。

③**代謝の障害**　肝機能障害のある患者や，薬物代謝酵素などに遺伝子多型をもつ患者。

④**排泄の障害**　腎機能障害のある患者。

とくに高齢者の多くはこの条件を複数満たし，薬物の体内動態の個人差が

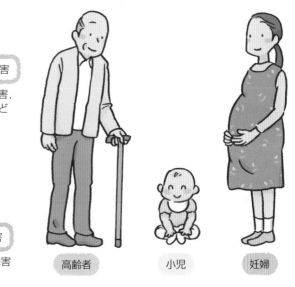

○**図1-7　薬物動態からみたハイリスク患者**

大きい。小児や妊婦では，薬物動態への影響因子が成人とは異なる。また，アレルギー体質の患者では，過敏症を発症することがあるため，ハイリスク患者として注意が必要である。

# 3 医薬品の処方と調剤

患者の治療に薬剤が必要となる場合，医師は処方箋を作成して交付し，薬剤師は処方箋に基づき調剤を行う❶。その際，薬剤師は，処方箋の内容に疑わしい点がある場合は，交付した医師にその点を確かめたあとでなければ調剤してはならない❷。こうして薬物治療における安全性を確保する。調剤された薬剤は，患者や看護師に交付される（◉図1-8）。

**NOTE**
❶これを医薬分業という。
❷これを「疑義照会の義務」という。

## 1 処方箋の記載内容

保険医療における処方箋の様式・記載事項は，「医師法」施行規則第21条によって，「患者の氏名，年齢，薬名，分量，用法，用量，発行の年月日，使用期間及び病院若しくは診療所の名称及び所在地又は医師の住所を記載し，記名押印又は署名しなければならない」と定められている。また処方箋には期限❸が決められている。

処方箋には，院外処方箋と院内処方箋，麻薬処方箋，注射薬処方箋などがある。また近年では，電子処方箋やリフィル処方箋の活用も進められている（◉column）。

● **院外処方箋**　外来患者が病院外の薬局で調剤を受けるための処方箋である。保険診療による場合には，「保険医療機関及び保険医療療養担当規則」第23条に定められた様式に準じた様式を用いる必要がある。

● **院内処方箋**　病院や診療所内において調剤される処方箋で，使用期間や病院の所在地，保険者番号などの記載事項が省略されている。

● **麻薬処方箋**　麻薬が処方される場合の処方箋で，上記の記載事項に加えて，患者の住所と麻薬施用者番号を備考欄に記載する必要がある（◉図1-8-b）。院外処方箋と院内用のものがある。

**NOTE**
❸処方箋は交付日を含めて4日間有効である。4日をこえて処方箋を有効とする場合は，医師が年月日を記載する必要がある。使用期間を過ぎた処方箋は無効となるため，年末や連休時には注意する必要がある。

---

**column　電子処方箋・リフィル処方箋**

オンライン資格確認等システム（マイナンバーカードの保険証利用）が義務化され，本システムを活用した電子処方箋の導入が進められている。電子処方箋とは，電子的に処方箋の運用を行うしくみであり，複数の医療機関や薬局で直近に処方・調剤された薬剤の情報を参照したり，それらを活用して重複投薬を確認したりすることが可能になる。

また，症状が安定している患者について，医師の処方により医師および薬剤師の適切な連携のもと，一定期間内に処方箋を反復利用できるしくみが，2022年4月より院外処方箋に設けられた。ここで用いられる処方箋を，リフィル処方箋という。

## a. 注射薬処方の流れ（院内の場合）

① 診察・検査・診断

▼

② 処方入力（処方箋作成）

▼

③ 薬剤部にて処方箋を出力，
処方監査・薬剤調製・鑑査

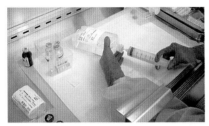

※一部薬剤（化学療法薬，
中心静脈栄養など）では
無菌調製を行う。

▼

④ 病棟などへの交付

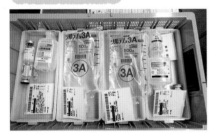

注射薬は原則的に患者ごと，さらに1回分ずつ
分けられる。薬剤部より薬剤情報などが添付
されることもある。

▼

⑤ 病棟での確認・患者への説明・注射

## b. 内服薬処方の流れ（院外の場合）

① 診察・検査・診断
② 処方入力（処方箋作成）

▼

③ 外来窓口で患者が処方箋を受け取る

▼

④ 薬局にて処方監査・薬剤調製・鑑査

▼

⑤ 患者への交付・服薬指導

〈院外麻薬処方箋の例〉

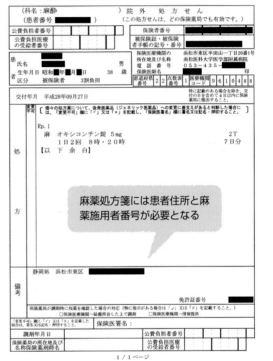

麻薬処方箋には患者住所と麻
薬施用者番号が必要となる

〈電子カルテ画面の例〉

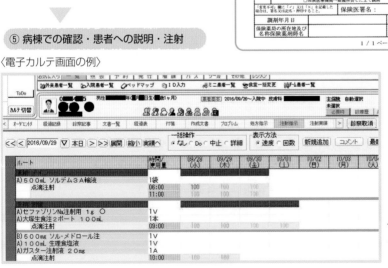

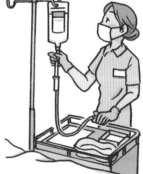

薬剤部で調剤された薬剤を病棟で受け取る。看護師が投与を行う場合，電子カルテなどの投与指示と薬剤を確認し
ながら，患者への説明と注射を行う。患者への説明には病棟薬剤師がかかわることも多い。

**◉図1-8　診療の流れと調剤**

● **注射薬処方箋**　注射薬処方箋には法的な規定がない。しかし，投与方法，投与経路，投与速度，投与日時(時間)などの記載が必要となる。院外処方箋と院内用のものがある。

## 2　診療の流れと調剤

● **外来診療**　外来診療においては，診察の際に交付された院外処方箋を患者本人やその家族，介護人が薬局に持ち込む(◯図 1-8-b)。薬局の薬剤師は，患者からの情報を収集し，処方監査，薬剤の取りそろえや混合(薬剤調製)，調製した薬剤の鑑査を行い，患者などに対して医薬品の情報提供と服薬の指導，さらには使用状況の確認や有効性・安全性の評価を行う。この一連の薬剤師の業務を**調剤**とよぶ。

● **入院診療**　入院診療においては，近年では電子カルテを用いて処方がなされることが多い。医師により処方オーダーが入力され，薬剤部門で処方箋受付がなされ，処方監査・薬剤調製・鑑査が行われる(◯図 1-8-a)。薬剤部門では，内服薬の調剤やがん化学療法薬の処方監査およびミキシング❶など，安心・安全な医療の提供のため，業務が細分化されているところが多い。こうして調剤された薬剤は病棟へ交付される。病棟においては，病棟薬剤師が服薬指導や薬剤管理を行うところもあるが，患者への説明や使用，使用後のアセスメントには，看護師が大きな役割を果たす(◯26 ページ)。

● **直接指示**　緊急時などに対応するため，病棟などに配置薬(ストック薬，◯31 ページ)がある場合，医師が看護師に対して，処方箋を作成せずに指示書により薬剤投与の指示を出すこともある❷。看護師は指示書により薬剤を取りそろえ，混合や投与を行うが，薬剤の取り違えだけでなく，投与速度などの投与内容の確認においても細心の注意が必要となる。また，この場合でも，投与した内容について，診療録などに記録を残す必要がある。

# 4　医薬品の適正使用

## 1　医薬品の適正使用の定義

　医薬品の適正使用とは，「的確な診断に基づき，患者の症候にかなった最適の薬剤，剤形と適切な用法・用量が決定され，これに基づき調剤されること，ついで患者に薬剤についての説明が十分理解され，正確に使用された後，その効果や副作用が評価され，処方にフィードバックされるという一連のサイクルの実現」と定義されている[1]。医薬品の適正使用は，薬物治療に関するチーム医療が，患者の安全を第一優先として連携・協働することにより推進される。処方する医師，調剤を行う薬剤師とともに，看護師が患者や医薬品に関する情報を共有することが重要である。

**NOTE**

❶ミキシング

　複数の種類の注射薬を混合する作業をミキシングとよぶことがある。とくに中心静脈を経由して投与される注射剤や抗がん薬を混合する際には，薬剤部門において無菌調製が行われることも多くなってきている。病棟や在宅において看護師が行う場合には，必要に応じて無菌操作や曝露対策を適切に行うとともに，配合変化，混合忘れなどに，細心の注意をはらう必要がある。

❷処方箋の交付義務を定めた「医師法」第 22 条には，「病状の短時間ごとの変化に即応して薬剤を投与する場合」「治療上必要な応急の措置として薬剤を投与する場合」など，処方箋交付を必要としない場合の規定が定められている。

---

1 ）厚生省薬務局企画課：21 世紀の医薬品のあり方に関する懇談会報告. 1993.

## 2　必ず確認すべき情報

### ▌医療用医薬品添付文書

　医療用医薬品添付文書（添付文書）は医療用医薬品の情報を提供する基本的な情報源である。医薬品医療機器等法第52条に基づき，医薬品の適用を受ける患者の安全を確保して適正使用をはかるために，医師などに対して必要な情報を提供する目的で，製薬企業により作成される❶。添付文書の内容のうち，医薬品投与や安全管理にかかわる項目は以下の通りである。

● **禁忌**　患者の症状，原疾患，合併症，既往歴，家族歴，体質，併用薬剤などからみて，投与すべきでない患者についての情報である。赤枠内に黒字で記載される。

● **警告**　致死的なもの，きわめて重篤かつ非可逆的な副作用が発現する場合，副作用の発現によりきわめて重大な事故につながる可能性があって，とくに注意を喚起する必要がある場合に記載されている。副作用の防止やモニタリングのために最も注意すべき内容である。赤枠内に赤字で記載されている。

● **効能・効果，用法・用量**　承認を受けた医薬品の効能または効果，用法および用量が記載されている。ここに記載されていない疾患・病状に対して使用したり，記載以外の用量・用法で使用した場合は保険適用外となり，保険診療としては認められない。ただ実際には，国内外の使用実績をもとに「適用外使用」も行われることがある。

　そのほか，「重要な基本的注意」，「相互作用」，「副作用（重要な副作用およびその他の副作用）」，「適用上の注意」などの項目に注意をはらう。

　警告や使用上の注意に関して，重要で緊急的な情報伝達が必要な場合には，製薬企業から，緊急安全性情報（イエローレター）や安全性速報（ブルーレター）❷が発出される。

**NOTE**
❶添付文書は，医薬品医療機器総合機構（PMDA，●38ページ）のWebページから検索することができるほか，添付文書閲覧アプリ「添文ナビ®」を使用することで閲覧できる。

**NOTE**
❷緊急安全性情報（イエローレター）は，緊急に安全対策上の措置をとる必要があると判断された場合に作成される。安全性速報（ブルーレター）は，緊急安全性情報に準じ，一般的な使用上の注意の改訂情報よりも迅速な安全対策措置をとる必要があると判断された場合に作成される。なお，どちらも必要に応じて患者向けの資料が作成される。

# B　薬物治療の実際

# 1　患者と薬物治療

## 1　薬物治療の流れ

　患者の薬物治療には，多職種が横断して関与している（●図1-9）。医師は患者の診察および，血液検査や画像検査などの検査結果から診断を行い，薬物治療の必要性を判断する。薬物治療が必要と判断されれば，処方する医薬品とその用法・用量を処方箋に記入する。薬剤師は処方箋の内容を監査し，調剤を行う。

　看護師は，投与前の医薬品と患者の確認，患者への説明，投与，投与後の

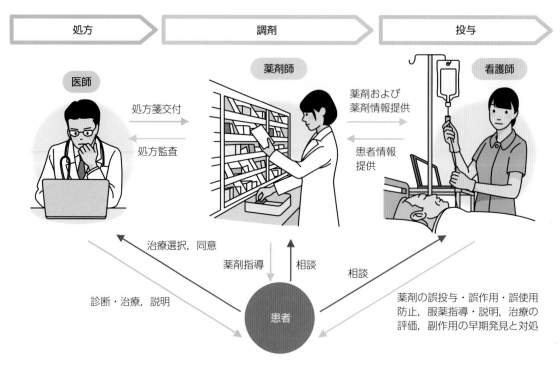

| 処方 | 調剤 | 投与 |

◯**図1-9 多職種が横断してかかわる薬物治療**

効果・副作用の確認などを，ほかの医療従事者と協働して行う❶。

　治療開始後は，適切な時期に効果があらわれていて副作用がないこと，もしくは忍容可能であることが確認されると，薬物治療は継続される。効果がなかったり，忍容できない副作用があらわれたりした場合，その薬物治療は中止され，ほかの薬物治療への変更が考慮される。

## 2 薬物治療の開始前に看護師がとくに確認すべき項目

　看護師は，患者と接する時間が最も長い職種である。患者を十分に観察するとともに，患者の薬物治療に関する情報を入手し，他職種とともに，安全で効果的な薬物療法が行えるよう，以下の内容を確認する。

### ▎禁忌薬剤の確認

● **薬剤アレルギー**　使用する薬剤によっては，薬剤アレルギー（薬物アレルギー）が引きおこされることがあり，そのほとんどが同一薬剤あるいは同種薬剤の投与によって再発するとされる。皮疹などの軽度な症状もあれば，スティーヴンス–ジョンソン症候群（皮膚粘膜眼症候群，SJS）や中毒性表皮壊死症（TEN，ライエル症候群）のような致命的なものもある❷。

　過去の検査や治療において，薬剤アレルギーをおこしたことがないかどうか，患者に十分に確認することが重要である。薬剤アレルギーの既往があった場合は，原則的にはその薬剤の使用は回避し，必要な場合は代替薬を用いることになる。とくにヨード（ヨウ素）造影剤や抗菌薬，リドカインなどの局所麻酔薬，アスピリンなどの非ステロイド性抗炎症薬（NSAIDs）によるアレ

🔲NOTE
❶多くの医療機関においては，一定の疾患治療を同じプロセスでケアするためのクリニカルパスが導入されている。使用薬剤や開始のタイミングなどが標準化されて，医療者間だけではなく，患者とも共有されている。

🔲NOTE
❷スティーヴンス–ジョンソン症候群（SJS）は，全身の皮膚紅斑と口腔・粘膜の出血性びらんを示すものであり，中毒表皮壊死症（TEN）は，SJSよりもさらに広範囲の紅斑や，体表面積の10％をこえる水疱，表皮剝離，びらんを呈するものである。ともに重症であり，生命の危機となる。

○**表1-6　該当する病態の患者に投与すべきでない薬剤の例**

| 病態 | 投与すべきではない薬剤 | 想定される有害事象 |
|---|---|---|
| 手術，侵襲を伴う検査 | 経口避妊薬，月経困難症治療薬 | 血栓症 |
| ヨード造影剤投与前(造影CT検査など) | ビグアナイド系糖尿病薬(緊急に検査を行う必要がある場合を除く) | 糖尿病薬の排泄遅延による乳酸アシドーシス |
| パーキンソン病 | ハロペリドール(抗精神病薬) | 筋強剛 |
| 重度の腎不全 | メトホルミン塩酸塩(経口血糖降下剤)<br>レボセチリジン塩酸塩(アレルギー性疾患治療剤)<br>エスワン配合剤(代謝拮抗剤)<br>ビジクリア® 配合錠(経口腸管洗浄剤) | 腎不全の悪化 |

ルギーの既往があれば，同種薬剤の使用も回避する。

● **病態による禁忌**　患者の病態によっては投与できない薬剤がある[1]（○表1-6）。禁忌薬剤の誤投与により，患者が重篤な状態に陥ることもあるため，投与前には必ず確認する。

● **術前中止薬**　手術などの観血的医療行為を行う際，出血などのリスクを軽減するために，手術予定日より前に投与を中止する必要のある薬剤がある。経口抗凝固薬のワルファリンカリウムや，抗血小板作用のあるアスピリンやクロピドグレル硫酸塩などが該当する。これらの薬剤の服用を把握しておらず，適切に中止されなかったために，予定した手術・検査が延期となった事例も報告されている[2]。

### すでに服用している医薬品やサプリメントの確認

新たな薬物治療を開始する際には，すでに服用している医薬品やサプリメントなどを確認して，現時点での薬物治療の効果と副作用を評価し，新たに処方される薬剤との薬物相互作用を未然に回避することが重要である。他科受診の有無や，すでに処方されている薬剤の服薬遵守状況を確認する。

これらの情報は患者の「お薬手帳」にまとめられていることが多いため，活用する。

### 治療方針の把握

薬物治療の目的・方針と目標を把握し，患者に適切な薬剤が適切に使用されているかについて，つねに確認する。

### 医薬品の情報の把握

医薬品添付文書の禁忌・警告欄を把握し，該当しないことを確認する。ついで，重要な基本的注意などを確認する。

### 服薬指導

薬物治療の開始時には，薬物投与の目的について説明し，用法・用量について指導する。また，予想される副作用についても事前に伝え，適切な対処法を説明する。

1）日本医療機能評価機構：医療安全情報 No.86 禁忌薬剤の投与. 2014年1月.
2）日本医療機能評価機構：医療安全情報 No.149 薬剤の中止の遅れによる手術・検査の延期. 2019年4月.

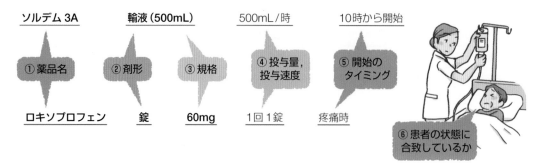

◯**図1-10　薬剤投与の指示が出た際に看護師が留意すべき点**

### 副作用の早期発見

投与後の副作用症状の早期発見のために，投与される薬剤によりおこりうる副作用とその徴候を事前に把握しておくことが重要である。

## 3 薬剤投与の際に看護師が注意すべき項目

医師による薬剤投与の指示を受けた際には，薬名・分量・用法を確実に確認することが重要である（◯図1-10）。さらに，指示内容が患者の状態にそっているかについても確認を行う。注意すべき観点は以下の通りである。

● **薬品名**　指示において，医薬品名，剤形，規格（含量，単位）が特定できることを確認する。規格は，1つの規格のみ採用している医療機関においては省略されがちだが，他院で採用している規格と異なっていた場合，誤った処方がなされる危険性があるため，医師に規格の記入を促す。

● **分量**　医師による指示は，通常は1回量であらわされる。指示された投与量・投与速度が，添付文書に記載されている用法および用量と大きく乖離<sup>かいり</sup>していないことを確認する。異なる場合は，当該患者の病態や過去の投与量などより，必要性・安全性を考慮して医師に確認する。

● **用法**　疼痛時や発熱時などの服用時点の指示が妥当であること，また投与間隔に問題がないことを，添付文書により確認する。

# 2 薬物治療の評価

## 1 服薬状況の確認

● **アドヒアランス**　医療者は従来，「医療者の指示に患者がどの程度従うか」というコンプライアンス（遵守）の概念のもとで患者を評価してきた。したがってその評価は医療者側にかたより，医薬品の服用を規則正しくまもらないノンコンプライアンスの問題は患者側にあると考えられていた。しかし現在では，患者自身の治療への積極的な参加が治療成功の重要な要素であるとの考え方，すなわちアドヒアランスの概念が重要とされている。

アドヒアランスを規定するおもな要因は，①治療内容，②患者側因子，③医療者側因子，④患者・医療者の相互関係とされている。

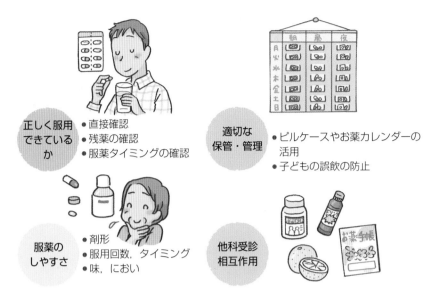

正しく服用
できている
か
● 直接確認
● 残薬の確認
● 服薬タイミングの確認

適切な
保管・管理
● ピルケースやお薬カレンダーの
活用
● 子どもの誤飲の防止

服薬の
しやすさ
● 剤形
● 服用回数，タイミング
● 味，におい

他科受診
相互作用

● **図1-11　服薬状況を確認するときのポイント**

　薬物治療において，患者の服薬状況の確認は見逃されがちであるが，重要なポイントである。服薬アドヒアランスを良好に維持するためには，その治療法は患者にとって実行可能か，服薬を妨げる因子があるとすればそれはなにか，それを解決するためにはなにが必要かといったことについて，医療者が患者とともに考え，相談しながら決定していく必要がある。とくに在宅療養においては，患者や介護者が高齢である場合も多いため，看護師は患者の服薬状況を把握し，正確な服薬を支援する必要がある。

　服薬状況を確認するときのおもな観点は，以下の通りである（● 図1-11）。

### ▌正しく服用できているか

　入院中であれば，服薬しているところを直接確認するか，医薬品の包装を残しておいてもらって事後に確認することが可能である。外来や在宅療養においては，処方日・処方日数をもとに，処方薬の残数を計算することにより服用歴を確認し，さらに服用タイミングについては患者に直接確認する。

　● **ポリファーマシー**　多剤服用のうち，害をなすものをとくに，ポリファーマシーとよぶ。ポリファーマシーは，単に服用する薬剤数が多いことではなく，それに関連して薬物有害事象のリスク増加，服薬過誤，服薬アドヒアランス低下などの問題につながる状態をさす。とくに高齢者では，生活習慣病に加えて老年症候群が蓄積し，治療薬や症状を緩和するための薬剤の処方が増加し，多剤服用になりやすい傾向にある。

### ▌適切な保管・管理

　交付された薬袋には，氏名，用法・用量，調剤日などの多くの情報が記されている。多数の薬剤が処方されている患者は，多くの薬袋から薬剤を取り出すのがめんどうになるため，服用のタイミングごとに仕切られたピルケースやお薬カレンダーなどを活用して管理することをすすめることもある。また，医薬品は，高温多湿にならず，太陽光があたらない場所で保管するよう

指導する。

● **子どもによる医薬品の誤飲事故防止**　子どもによる医薬品の誤飲事故が増加傾向にあることが，消費者庁より指摘されている[1]。医薬品を誤飲すると，場合によっては入院を要するような重篤な健康被害を生じるおそれがある。子どもの手の届かない場所や見えない場所に保管し，服用後はそのまま放置せずにもとの安全な場所にかたづけるといった配慮が必要である。

### ▍服用のしやすさ

　服用に困難が生じるとコンプライアンスの低下をまねき，服用の不遵守につながる。看護師は，患者がかかえるノンコンプライアンスの原因を判断し，必要に応じて医師・薬剤師とともに協議し，適切な処方を提案する。とくに以下のような問題がないかを確認し，改善を検討する。

● **剤形**　とくに小児や嚥下機能の低下した高齢者などでは，錠剤・カプセルの大きさによっては内服が困難な場合がある。散剤や液剤などへの変更を検討する。内服を補助するゼリーも市販されている。

● **服用回数**　食間などのように，とくに飲み忘れが生じやすいタイミングや，一度に多くの内服薬を飲まなければならないタイミングがある。とくに1日1回内服する薬剤は朝食後に処方されることが多いため，朝食後に服用する薬剤が多くなる。このような場合は，用法や薬剤の変更を処方医師に提案し，患者の服薬アドヒアランスを向上させる必要がある。

● **味やにおい**　毎日服用する薬剤において，患者にとって味やにおいが受け入れづらいものはノンコンプライアンスの原因になりやすい。最近では，剤形や規格を工夫して，服用のしやすさを利点とするジェネリック医薬品も多数販売されている。患者の状況に応じて，それらを活用するとよい。

### ▍他科受診，相互作用

　他科での処方内容が考慮されず，薬効が重複したり，薬物相互作用を生じる薬剤が処方されることがある。かかりつけ薬局やお薬手帳を活用して，薬剤師による処方内容の確認や，処方薬の一元管理を行うことが望ましい。

　また，サプリメントや市販薬の服用についても，薬物治療や病態に影響を及ぼす危険性があるため，看護師は患者から聞きとった情報を医師・薬剤師に提供することが重要である。サプリメントなどの摂取については，医師には伝えづらいと感じる患者もいるため，看護師は患者に対して，情報伝達のメリットや，医師などがそれを知ることの必要性などを伝える。

## 2　薬物治療の効果の判定

　薬物治療を行った際には，医薬品の効果の発現について，継続的に評価を行う必要がある。

### ▍医薬品の効果の発現とその期間

　服用した医薬品の効果が発現する時期は，医薬品によりさまざまである。

---

1）消費者安全調査委員会：消費者安全法第23条第1項の規定に基づく事故等原因調査報告書【概要】──子供による医薬品誤飲事故. 消費者庁, 2015-12-18（http://www.caa.go.jp/policies/council/csic/report/report_007/）（参照2023-04-06）.

一般的に薬物が一定の血中濃度に達したときに効果が発現されるため，静脈内投与のほうが経口投与に比較して効果の発現がはやい。効果発現時期は，添付文書などの臨床成績欄で見積もることができる❶。

　また，薬物治療の効果は一過性であり，継続して服用することがほとんどである。たとえば，降圧薬を服用すれば血圧は低下するが，服用しなかったり服用を忘れたりすると，血中濃度が有効濃度を下まわったり，薬物と標的受容体との結合率が低下したりして，血圧は上昇する。

### 他覚的な評価と自覚的な評価

　薬物治療の効果の判定方法には，他覚的な評価と自覚的な評価がある。他覚的な評価とは，臨床検査値・バイタルサイン・画像検査の結果などであり，自覚的な評価とは，患者自身が痛みやかゆみなどの程度を評価するものである。

　他覚的評価を薬物治療の前後などで比較することにより，薬物治療の効果が判定できる。他覚的な評価方法の1つが薬物血中濃度の測定による治療薬物モニタリング(TDM)である❷。

　痛みは自覚的な評価を要するが，ペインスケールなどを用いて患者に質問することにより，比較が可能である。

### エンドポイント

　治癒や死亡などの医療における一定の価値や損失をもつイベントを，**エンドポイント**という。たとえば，降圧薬の真のエンドポイントは高血圧に起因する血管障害による死亡の予防である。ただし，血管障害が発現するかどうかをその患者の血圧降下の指標とすることはできないため，目標血圧値が設定される。これを**代替エンドポイント**という。多くの薬物治療において，臨床検査値などを用いた代替エンドポイントが設定されている。

## 3　副作用の早期発見と適切な対応

　医薬品を使用する限り，つねに副作用のリスクがあることを念頭においておく必要がある。副作用の徴候を見逃さないことが，重要なポイントとなる。

### 初期症状のアセスメント

　主要な副作用の初期症状を把握したうえで，投与後の患者の状態を観察する。患者にも副作用の徴候を説明して，気になる症状があれば医療者に伝えてもらうようにする。

### 臨床検査によるモニタリング

　血液毒性・腎機能障害および肝機能障害などが予想される薬剤は，投与中および投与後の副作用が発現すると想定される期間において，定期的に血液検査などを行う。たとえば抗血栓薬であるチクロピジン塩酸塩は，血栓性血小板減少性紫斑病(TTP)，無顆粒球症，重篤な肝機能障害などの重大な副作用が，おもに投与開始後2か月以内に発現し，死亡にいたる場合もある。添付文書の警告欄にある通り，投与開始後2か月間は，とくに副作用の初期症状の発現に十分留意し，原則として2週に1回，血球算定(白血球分画を含む)と肝機能検査を行う。

❶たとえば，手術で用いられる全身麻酔・鎮静用薬剤は，投与開始後に秒単位で効果が発現する。一方，アンギオテンシンⅡ受容体拮抗薬(●86ページ)による降圧作用は，投与を開始してから効果が発現するまで週単位を要する。

❷たとえば，抗てんかん発作薬の薬物治療の目標は「てんかん発作がないこと」であるが，いつ発作がおこるかは推定できず，また多くの抗てんかん発作薬が過量投与により複視・ふらつき・めまいなどの副作用を生じるという問題がある(●204ページ)。よって，てんかんの薬物治療では，薬物血中濃度を測定し，濃度を治療域に保つことが目標とされる。

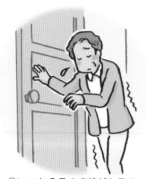
①いつからその症状があるの
か。どの薬物によるものか。

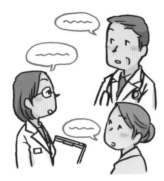
②薬剤変更などの検討

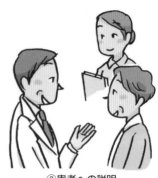
③患者への説明

⚫図 1-12　副作用が発生した場合の対応

### ▌副作用が発現した場合の対応

　医薬品には多かれ少なかれ**有害作用（副作用）**がある。患者がこの副作用に
どれだけ耐えられるかの程度のことを**薬物の忍容性**という。副作用が発生し
たとしても，患者が十分に耐えられる程度のものであれば，その薬物は「忍
容性が高い（よい）薬物」となり，逆に耐えられないほどの副作用が発生する
ものは，「忍容性が低い薬物」となる。

　副作用が発現した場合は，次の手順で対応を行う（⚫図 1-12）。

（1）まず，いつからどのような症状があるのかを把握する。それにより被疑
　　薬（中止する薬剤の候補）を検討する。一部の医薬品では，副作用の発現
　　時期が添付文書に記載されている場合もある。

（2）次にその薬物治療が変更可能かを判断する。薬物治療の選択肢が限られ
　　ている場合は，その副作用が忍容可能か，あるいは支持療法によって制
　　御可能かという点も判断の参考となる。

（3）方針が決定すれば，患者への説明を行う。症状が医薬品による副作用で
　　あることや，被疑薬の内容，対応について説明する。

# 3 安全管理

　薬剤投与は，一般的には，①医師が処方し，②薬剤師が調剤し，③看護師
が投与するという，3 職種による医療行為である。それぞれの工程には，お
こりやすい間違いがある。各職種が役割意識をもち，自身がかかわる作業過
程の前後にどのような薬剤誤投与のリスクがひそんでいるかを認識し，その
リスクを先取りして防いでいく必要がある。一連の過程のなかで疑問や違和
感をもった際には，たとえ投与直前であったとしても，適切に対応できる医
療従事者に確認するなどして，薬物治療の安全を担保することが重要である。

## 1 薬剤の誤投与を防ぐための確認事項

　一般社団法人日本医療安全調査機構は，2015 年より開始された医療事故

調査制度に基づき，2022年に「医療事故の再発防止に向けた提言　第15号」として「薬剤の誤投与に係る死亡事例の分析」を公表した[1]。ここでは，9つの提言の1つ目として，「薬剤の処方から投与までの工程において，確認のタイミングを明確にし，患者への薬剤の適応を判断する妥当性チェックと薬剤名や患者名などを突き合わせる照合型チェックを行う」としている。

　**妥当性チェック**とは，患者の状態に対する処方内容が医学的・薬学的に適切であるかの確認である。**照合型チェック**とは，たとえば薬袋に記載された患者名・薬剤名などの確定情報を照らし合わせて確認することである（◉図1-13）。とくに看護師は投与の実施者であるため，2つの確認を確実に行うことが，薬剤誤投与の防止に直結する。

## 2 病院内でおこりやすい医薬品によるインシデントとその対策

　病院ではさまざまなインシデントが発生し，これらの事例の多くに医薬品が関与している。医薬品によるインシデントは患者の生命に直結するため，未然に防ぐ対策を講じる必要がある。

### ◆ 医薬品の取り違え

　医薬品には，医薬品名や規格，外観が類似したものがある（◉表1-7，図1-14）。こうした医薬品を取り違える事故は，処方・調剤・投与のどの過程でも生じうる。また，医薬品のパッケージは変更が行われることも多いため，外観に頼らず，必ず薬品名と規格を確認する。さらに，調剤インシデントもおこりうるため，薬剤の準備の際にはつねに確認作業を行う。

**●配置薬**　早急に投与が必要な場合や，夜間・休日などスタッフが少ない時間帯の投与に対応するため，薬剤部門ではなく病棟などに配置してある医薬品を，配置薬（ストック薬）という。医師が指示すると，指示を受けた看護師が配置薬を取り出し，照合型チェックと妥当性チェックを同時に行い，準備して投与を行うことになる。

　この場合，薬剤師による調剤・処方監査の過程が省かれることから，看護師自身が誤って準備・調整していたり，医師が間違った用法・用量を指示したりすると，誤投与が生じるリスクが高くなる。実施する看護師は，不明な点や疑問な点があった場合には，指示医や指示医以外の医師，薬剤師，取り扱いに慣れた看護師に問い合わせるなどして，自身の手順に誤りはないか，指示に間違いがないかについて，確認を行う必要がある。

### ◆ 患者への誤投与

　実際に患者に薬物投与を行う際には，看護師が薬剤投与の最終行為者として，患者や指示内容の確認といった照合型チェックだけでなく，医師の処方

---

1）日本医療安全調査機構医療事故調査・支援センター：医療事故の再発防止に向けた提言　第15号——薬剤の誤投与に係る死亡事例の分析. 2022.

妥当性チェック　患者の状態に対する処方内容が医学的・薬学的に適切であるかを確認する。
照合型チェック　確定情報を照らし合わせて確認する。

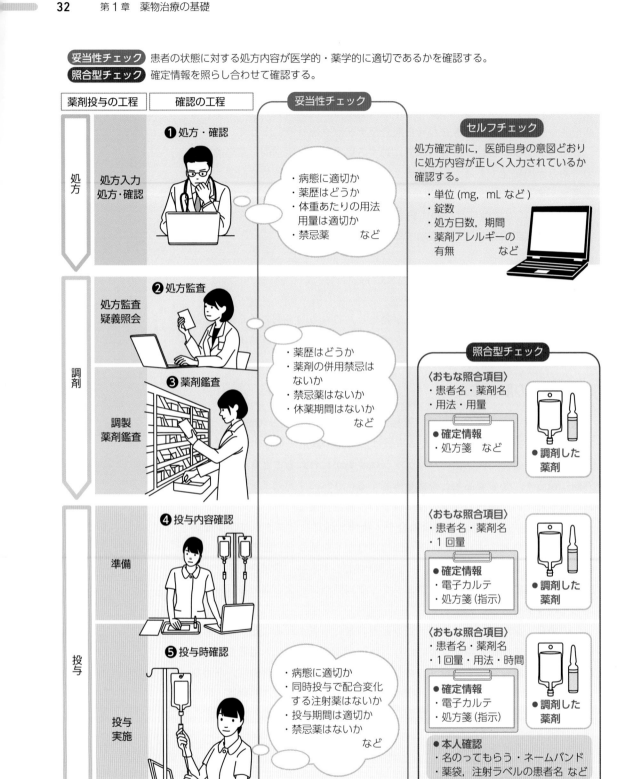

◉ **図1-13　妥当性チェックと照合型チェック**

（日本医療安全調査機構医療事故調査・支援センター：医療事故の再発防止に向けた提言第15号——薬剤の誤投与に係る死亡事例の分析．2022年1月をもとに作成，一部改変）

◌ 表1-7　類似販売名の医薬品の例

| 間違えやすい先発医薬品名 | 間違えやすいジェネリック医薬品名 |
|---|---|
| • テオドール®（気管支拡張薬）<br>• テグレトール®（てんかん治療薬） | • セファゾリン（セフェム系抗菌薬）<br>• セフトリアキソンナトリウム（セフェム系抗菌薬）<br>• セフカペンピボキシル（セフェム系抗菌薬）<br>• セフジトレンピボキシル（セフェム系抗菌薬） |
| • タキソール®（抗悪性腫瘍薬）<br>• タキソテール®（抗悪性腫瘍薬） | |
| • セロクエル®（抗精神病薬）<br>• セロクラール®（抗めまい薬） | • シプロフロキサシン（ニューキノロン系抗菌薬）<br>• レボフロキサシン（ニューキノロン系抗菌薬） |
| • マイスリー®（睡眠薬）<br>• マイスタン®（てんかん治療薬） | • フェンタニルクエン酸塩（麻薬）<br>• レミフェンタニル塩酸塩（麻薬） |

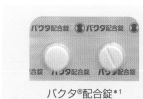
バクタ®配合錠*1
（抗菌薬）

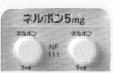
ネルボン®錠*2
（睡眠薬）

a. 経口薬

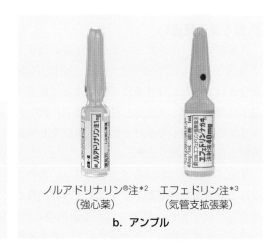
ノルアドリナリン®注*2　エフェドリン注*3
（強心薬）　　　（気管支拡張薬）

b. アンプル

◌ 図1-14　類似外観の医薬品の例

（写真提供：＊1塩野義製薬株式会社，＊2アルフレッサ ファーマ株式会社，＊3日医工株式会社）

内容および薬剤師の調剤内容が患者に対応したものかどうかを確認する妥当性チェックを行うことにより，以下の事故を未然に防ぐことができる。

### ▌用法・投与スケジュールの間違い

　たとえば，一部のがん化学療法や関節リウマチで処方されるメトトレキサートには休薬期間が指示されている。患者が持参した経口メトトレキサートについて，週に2日で計3回のみ服用するところを毎日服用させた場合，骨髄抑制による感染症などの重篤な状態に陥ることになる（◌178ページ）。1回量・1日量・休薬期間については，とくによく処方箋を確認する必要がある。抗がん薬は投与スケジュールが多岐にわたるため，レジメン❶登録およびレジメン単位での処方入力システムを準備する施設も多い。

### ▌処方入力の間違い

　たとえば，医師がサラゾスルファピリジン普通錠（潰瘍性大腸炎治療薬）を処方入力する際に，検索結果に表示されたサラゾスルファピリジン腸溶錠（抗リウマチ薬）を選択するなどのミスがおこりうる。また，持参薬[1]を新た

---

📄 NOTE

**❶レジメン**

　がん薬物療法の治療計画を総括的に示したものである。薬剤名，投与量，投与経路，投与時間，投与日，休薬期間，投与サイクルなどが記されている。

---

1）日本医療機能評価機構：医療安全情報 No.169 持参薬の処方内容を継続する際の処方・指示漏れ. 2020年12月.

に病院で継続処方する際に，薬品名・規格・数量・用法などを間違えて入力することもある。このようなミスが発生することを念頭におき，患者の継続処方が適切に指示されているかを，看護師が投薬前に再度確認することで，健康被害を未然に防ぐことが可能となる。

### █ アレルギーの既往がわかっている薬剤や禁忌薬剤の誤投与

　アレルギーの既往や禁忌がわかっているにもかかわらず，患者に当該薬剤を投与した事例が多く報告されている[1, 2]。診療記録などの決められた場所に情報の記載がなく，医療者間で情報が共有されていなかったことが，おもな原因としてあげられている。副作用歴・薬剤アレルギー歴は，治療法の選択において重要な情報になる。患者から確実に情報を聴取し，施設内・施設間における情報共有の方法について明確にすることが重要である。

### █ 投与量の間違い

　注射剤では，インスリン製剤の単位の読み誤りによる投与量の間違いが多く報告されている[3]（◉162ページ，plus）。インスリン製剤は1 mLに100単位含まれており，投与量は単位によって指示される。たとえば2単位という指示に対して誤って2 mL投与すると，200単位投与することになる。インスリンの投与指示を受けた際は，単位を必ず確認する。また計量する際には専用の注射器を用いる❶。

　また，手術時におけるアドレナリンの濃度間違いが多く報告されている。医師と看護師の確認が不十分なまま，高濃度のアドレナリン注射薬が皮下注射などで投与され，頻脈や高血圧が出現した事例が報告されている[4, 5]。またアドレナリン液は，止血を目的とした希釈混合や外用でも使用されるため，使用時に濃度と使用目的を共有すべきである。

### █ 点滴速度の間違い

　カリウム製剤は，急速静脈内投与が禁忌となっている。希釈せずにワンショット❷で静脈内注射をしてしまうと，不整脈や心停止をおこすおそれがあり，大変危険である[6]。投与方法・投与速度について必ず確認しなければならない（◉237ページ，plus）。

　また，輸液ポンプ・シリンジポンプの流量を誤って入力し，10倍の速度で薬剤を投与した事例も多数報告されている[7]。輸液ポンプの設定時には，流量の表示画面と指示を照らし合わせて指差しおよび声出し確認をするなど，各施設内で流量の確認方法を定めて，遵守することが重要である。

### █ 使用方法の間違い

● **投与経路の間違い**　正しい用法の指示があったにもかかわらず，薬剤の

**NOTE**

❶インスリン専用注射器は，目盛りが「単位」で表示されている。通常の注射器は目盛りがmLで表示されており，単位間違いが生じやすい。また，正しい用量をはかりとったとしても，デッドボリューム（間隙）が存在するために過量投与となってしまうため，必ず専用のシリンジを用いる。

❷ワンショット
　薬液を1回で投与する方法。

　1）日本医療機能評価機構：医療安全情報 No. 30 アレルギーの既往がわかっている薬剤の投与．2009年5月．
　2）日本医療機能評価機構：医療安全情報 No. 165 アラートが機能しなかったことによるアレルギーがある薬の投与．2020年8月．
　3）日本医療機能評価機構：医療安全情報 No. 66 インスリン含量の誤認，第2報．2012年5月．
　4）日本医療機能評価機構：医療安全情報 No. 108 アドレナリンの濃度間違い．2015年11月．
　5）日本医療機能評価機構：医療安全情報 No. 191 容器の取り違えによる高濃度のアドレナリンの局所注射．2022年10月．
　6）日本医療機能評価機構：医療安全情報 No. 98 カリウム製剤の投与方法間違い．2015年1月．
　7）日本医療機能評価機構：医療安全情報 No. 173 輸液ポンプ等の流量の10倍間違い．2021年4月．

投与経路を間違えた事例が多く報告されている[1]。医薬品の形状により，投与経路を間違えやすいものもある（◖表1-8）。パッケージに注意喚起がなされているものも多いため，医薬品名の確認とともに，投与経路も確認する。

● **徐放性製剤の粉砕・分割**　錠剤・カプセル剤を粉砕して投与すると，徐放性製剤が急速に吸収されて重大な副作用を生じる危険性がある（◖plus）。また，成分によっては，作業者が有毒な医薬品に曝露される危険性も生じる。経管投与への変更などにより，錠剤などが内服できなくなった場合は，薬剤師に相談して剤形の変更を考慮する。

◖**表1-8　投与経路が間違われやすい医薬品の例**

| 製剤外観 | 経口剤 バンコマイシン塩酸塩 0.5g サワイ | 下剤 ラキソベロン内用液 下剤 | メプチン吸入液0.3mL 要処方 目にいれない 禁注射 |
|---|---|---|---|
| 薬品名 | バンコマイシン塩酸塩散[*1] | ピコスルファートナトリウム内用液[*2] | メプチン® 吸入液ユニット[*3] |
| 剤形 | 内服用散剤 | 内服用液剤 | 吸入用液剤 |
| 効果 | 抗菌薬 | 便秘治療薬 | 気管支拡張薬 |
| 使用上の注意 | 必要量を水にとかし，液剤として経口投与する。注射薬と間違えやすい。 | 水などに必要量を滴下して内服する（◖60ページ）。点眼薬と間違えやすい。 | ネブライザを用いて吸入する（◖116ページ）。点眼薬と間違えやすい。 |

（写真提供：*1 沢井製薬株式会社，*2 帝人ファーマ株式会社，*3 大塚製薬株式会社）

---

**plus　徐放性製剤の粉砕投与**

　徐放性製剤は，投与回数をおさえたり，薬効を持続させたり，副作用を低減させることなどを目的として，有効成分の放出速度が調節された製剤である（◖図）。粉砕や分割して投与したり，患者がかみ砕いて服用したりしたため，血中濃度が急激に上昇するなどして，患者に重篤な有害事象がもたらされる事例が繰り返し報告されている[*1, 2]。

　患者が嚥下困難である場合や，経管栄養チューブや腸瘻カテーテルから投与する場合など，分割・粉砕が必要となる場合は，分割・粉砕が可能な薬剤かを薬剤師に問い合わせるか，添付文書で確認する必要がある。

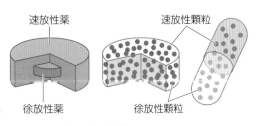

◖**図　徐放性製剤の模式図**

*1 医薬品医療機器総合機構：PMDA医療安全情報 No.65 徐放性製剤の取り扱い時の注意について．2023年3月．
*2 日本医療機能評価機構：医療安全情報 No.158 徐放性製剤の粉砕投与．2020年1月．

---

1）日本医療機能評価機構：医療安全情報 No.193 薬剤の投与経路間違い（第2報）．2022年12月．

● **多槽バッグ製剤の未開通**　輸液に用いられる多槽バッグ製剤において，隔壁が未開通のまま投与される事故が繰り返し報告されている[1]。多槽バッグ製剤を使用する際には，投与前の隔壁開通を忘れずに行う（◑250ページ，plus）。

### ▌施用する患者の取り違え

　同姓・同名の患者に注意する。また，目的とする患者に投与したはずが，手に持っていた薬剤は別の患者のものだった，という取り違えも発生しうる[2]。与薬時には，薬包などの氏名とネームバンドを必ず照合する。口頭で患者を確認する際は，患者に氏名を名のってもらい，薬包などの氏名と照合するなどにより，患者の取り違えを防ぐ。

## ◆ とくにリスクが高い医薬品（要注意薬）

　「医療法」および関連省令により，病院などは医薬品の安全使用のための業務に関する手順書の作成が求められている。その手順書のなかで，とくに安全管理が必要な医薬品を**要注意薬**として定めることとされている（◑表1-9）。これらの医薬品は，事故が発生してしまうと患者に及ぼす影響が大きいため，使用および管理は，とくに注意しなければならない。

◑表1-9　おもな要注意薬の例

| 1. 投与量などに注意が必要な医薬品 | 抗てんかん薬，向精神薬，ジギタリス製剤，糖尿病治療薬，テオフィリン製剤，抗がん薬，免疫抑制薬 |
|---|---|
| 2. 休薬期間の設けられている医薬品や服薬期間の管理が必要な医薬品 | メトトレキサート（免疫抑制薬），エスワン（代謝拮抗薬），カペシタビン（抗悪性腫瘍薬） |
| 3. 併用禁忌や多くの薬剤との相互作用に注意を要する医薬品 | イトラコナゾール（抗真菌薬），ワルファリンカリウム（抗凝固薬）など |
| 4. 特定の疾病や妊婦などに禁忌である医薬品 | リバビリン（抗ウイルス薬），エトレチナート（角化症治療薬）など |
| 5. 重篤な副作用回避のために，定期的な検査が必要な医薬品 | チクロピジン塩酸塩（抗血栓薬），チアマゾール（抗甲状腺薬）など |

〈注射薬に関する特記事項〉

| 1. 心停止などに注意が必要な医薬品 | カリウム製剤，抗不整脈薬 |
|---|---|
| 2. 呼吸抑制に注意が必要な注射薬 | 筋弛緩薬，麻酔導入・鎮静薬，オピオイド鎮痛薬，非麻薬性鎮痛薬，抗てんかん発作薬など |
| 3. 投与量が単位（Unit）で設定されている注射薬 | インスリン（100単位/mL），ヘパリン（1,000単位/mL） |
| 4. 漏出により皮膚障害をおこす注射薬 | 抗悪性腫瘍薬（とくに壊死性抗悪性腫瘍薬），強アルカリ性製剤，ガベキサートメシル酸塩（タンパク質分解酵素阻害薬），造影剤など |

---

1）医薬品医療機器総合機構：PMDA医療安全情報 No.61 二槽バッグ製剤（バッグ型キット製剤）の隔壁未開通事例について．2022年3月．
2）日本医療機能評価機構：医療安全情報 No.116 与薬時の患者取り違え．2016年7月．

## 3　外来・在宅における医薬品の安全管理

　外来や在宅療養においては，薬剤の管理は介護者が実施することも多い。医療機関内において頻度が高いインシデントは，在宅でも同様におこりうると想定して，事前のリスクアセスメントを行う。

●**投与経路の間違い**　形状により投与経路が間違われやすい医薬品（◯表1-8）については，患者や介護者に対して，使用を開始するときに十分に注意することを指導する。

●**PTP シートの誤飲**　薬剤を PTP シートから出すことなく服用し，食道などの消化管を傷つけてしまう事例が多数報告されている[1]。医療者や介護者が PTP シートを1錠ずつに切り離して患者に渡していることが，誤飲の原因の1つである。院内で看護師が患者に薬剤を渡すときには，PTP シートから取り出した薬剤を渡すなど，PTP シートの誤飲防止❶の工夫が必要である。また，自宅で薬剤を服用する際には，口に入れる前に薬杯などの容器に取り出すなど，PTP シートが口腔内に入らないような工夫を，患者や介護者に提案することも有用である。

●**混合忘れ，取り違え**　訪問看護などにおいて，医療従事者が取り扱う場合でも，注射薬の混合を忘れたり，配置薬の取り違えに気づかず投与したりするケースが報告されている（◯plus）。

●**処方確認の不十分**　処方内容について医師に問い合わせたにもかかわらず，疑問点が伝わらなかったため，処方が修正されずに誤投与が行われてしまうケースもある[2]。電話などによる医師・薬剤師への問い合わせの際には，疑問点を具体的に伝え，必ず疑問を解消してから投与する。

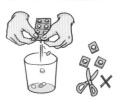

---

| plus | **在宅医療における医薬品のヒヤリハット事例** |
|---|---|

〔**事例1**〕**混合忘れ**[*1]

　A さんは胃がん患者で，定期的に訪問看護を受けていた。訪問看護師 O は，A さんの食事量が減っており，栄養および水分が不足していることをかかりつけ医に報告した。かかりつけ医より，乳酸リンゲル液250 mL 点滴の指示を口頭で受け，実施した。2日後に看護師 P が患者に同様の点滴を実施しようとしたところ，薬袋の中にビタミン $B_1$ 製剤 10 mg が1アンプルほど残っていた。かかりつけ医に確認すると，2日前に実施した点滴に混入すべきものであり，ビタミン $B_1$ の混合忘れが判明した。

〔**事例2**〕**誤った配薬**[*1]

　B さんは在宅療養中で吐きけを訴えており，食欲不振であった。かかりつけ医より点滴の指示があり，4回分の補充輸液と混注用のメトクロプラミド注射液（制吐薬）が準備された。かかりつけ医が訪問診療時にB さん宅に持参し，訪問看護師 Q に投与を指示して，自宅にて保管されていた。すでに2回の点滴が実施されたあと，別の看護師 R が訪問し，3回目の点滴を実施しようとした。看護師 R が薬液を確認したところ，メトクロプラミドではなく，誤ってビタミン $B_1$ 製剤が配薬されており，すでに誤投与がなされていたことが判明した。

*1 日本医療機能評価機構：医療事故/ヒヤリ・ハット報告事例検索をもとに作成

1）日本医療機能評価機構：医療安全情報 No. 82 PTP シートの誤飲（第3報）. 2021年8月.
2）日本医療機能評価機構：医療安全情報 No. 84 誤った処方の不十分な確認. 2013年11月.

## 4　医療安全対策

　全国の医療機関では，医療安全対策を目的として，医療事故を防ぐための院内管理体制の確立が求められている。病院などにおける医療安全の組織体制については，「医療法施行規則」第1条の11に，①医療安全管理のための指針の整備，②医療安全管理委員会の設置，③職員研修の実施，④事故報告などの改善のための方策の実施，が定められている。その④の方法として，職員から医療安全に関する自発的な事例報告（インシデントレポート）を受け取り，事例検討や再発防止対策を行っている施設がほとんどである。

　さらに，厚生労働省やその協力機関は，医療機関からの情報を収集して分析し，医療事故を未然に防ぐために，さまざまな情報発信を行っている。医療者は，つねに最新の情報を入手して活用し，安全な医療を提供しなければならない。

● **医療安全情報**　医薬品医療機器総合機構 Pharmaceuticals and Medical Devices Agency（PMDA❶）や日本医療機能評価機構❷は，医療機関から報告された医療事故情報などを分析している。また，医療事故の発生予防・再発防止を促進することを目的に，医療機関や国民に情報を周知するための報告書や**医療安全情報**を作成して発出している。それぞれの情報源において，薬剤の安全な使用に関する情報を得ることができる。

● **重篤副作用疾患別対応マニュアル**　副作用ごとの情報源として，厚生労働省から「重篤副作用疾患別対応マニュアル」が発信されている。ここには，早期発見と早期対応のポイント，副作用の概要，副作用の判別基準，判別が必要な疾患と判別方法，治療法および典型的症例が記載されている。また，「患者の皆様へ」として，患者や家族に伝えるべき副作用の概要，初期症状および早期発見・早期対応のポイントが一般的な言葉で記載されており，患者説明にも利用できる。

● **くすりのしおり**　くすりの適正使用協議会❸が編集している。患者に分かりやすい表現で要約した医薬品情報である。英語版も編集されている。

● **医薬品副作用被害救済制度**　医薬品副作用被害救済制度は，医薬品（医療用医薬品のほか，薬局などで購入できる一般医薬品も含む）を適正に使用したにもかかわらず，その副作用により入院治療が必要になるほど重篤な健康被害が生じた場合に，医療費や年金などの給付を行う公的な制度である。

　医薬品による健康被害を保障する制度としては，このほかに生物由来製品感染等被害救済制度や，予防接種健康被害救済制度がある。

NOTE

❶**PMDA**

　国民保健の向上に貢献することを目的に，2004年に設立された独立行政法人である。①健康被害救済，②医薬品や医療機器などの承認審査，③市販後における安全性に関する情報の収集・分析・提供（安全対策）の業務を中心に行っている。

❷**日本医療機能評価機構**

　医療機関の第三者評価を行い，医療機関が質の高い医療を提供していくための支援を行うことを目的として，1995年に設立された公益財団法人である。病院機能評価事業のほか，産科医療補償制度運営事業，EBM医療情報事業，医療事故情報収集等事業，薬局ヒヤリ・ハット事例収集・分析事業などの事業を行っている。

❸**くすりの適正協議会**

　国内の製薬企業が中心となって，1989年に設立された一般社団法人である。処方薬のリスクとベネフィットを患者向けに分かりやすく解説した「くすりのしおり」を作成して広く公表するほか，学校におけるくすり教育の推進など，一般向けの啓発活動も行っている。

第 **2** 章

対症療法薬の臨床薬理学

# A 解熱鎮痛薬，副腎皮質ステロイド薬

## 1 鎮痛薬と抗炎症薬

　一般に，解熱や鎮痛，抗炎症作用を目的として広く使用される解熱鎮痛薬には，さまざまな種類があり，それぞれ異なる機序により異なる薬効を示す（●図2-1）。

　鎮痛薬は**オピオイド鎮痛薬**と**非オピオイド鎮痛薬**に分類される。また，抗炎症薬は**副腎皮質ステロイド薬**と**非ステロイド性抗炎症薬** non-steroidal anti-inflammatory drugs（**NSAIDs**）に分類される。

● **鎮痛薬**　オピオイド鎮痛薬とは，モルヒネなどのケシ成分に由来する鎮痛薬や関連合成鎮痛薬など，オピオイド受容体に作用して効果を発揮する物質の総称である。オピオイドに解熱作用はない。

　一方，非オピオイド鎮痛薬とは，オピオイド以外の鎮痛薬をさすが，実際にはNSAIDsと**アセトアミノフェン**のことである。両者は解熱作用も合わせもつことから**解熱鎮痛薬**ともよばれ，非オピオイド鎮痛薬とほぼ同義である。ただし，アセトアミノフェンは抗炎症作用をもたないため，NSAIDsとは区別される。

● **抗炎症薬**　抗炎症作用をもつという視点においては，前述のとおり副腎皮質ステロイド薬とNSAIDsに分けられるが，NSAIDsは鎮痛作用も有するため非オピオイド鎮痛薬にも位置づけられる。

　副腎皮質ステロイド薬は，副腎皮質ホルモンの補充薬として本来さまざまな作用を有しているが，抗炎症作用を期待して利用することも多いため，抗炎症薬の１つとして本項で扱う（●49ページ）。

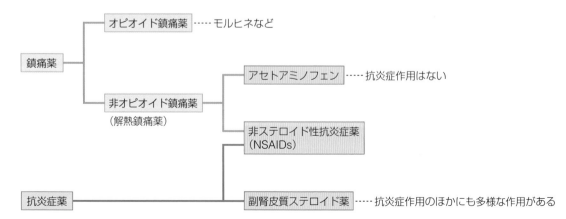

●**図2-1　鎮痛薬と抗炎症薬**

# 2 解熱鎮痛薬

## 1 疼痛の病態生理

### 疼痛の分類

　疼痛はその発症機序により，**侵害受容性疼痛・神経障害性疼痛・心因性疼痛❶**の 3 つに大きく分類される。

● **侵害受容性疼痛**　末梢組織が侵害刺激を受けて損傷すると，ブラジキニンなどの発痛物質が遊離する。発痛物質が侵害受容器❷に結合して，その刺激が脊髄を経て大脳に伝達されると**疼痛**が生じる（◯図 2-2）。熱刺激や冷温刺激，機械刺激，化学刺激などを侵害受容器が直接受けた際も疼痛は発生する。侵害受容性疼痛はさらに，**体性痛**と**内臓痛**に大きく分けられる（◯図 2-2, 表 2-1）❸。体性痛はさらに，皮膚や粘膜表面の痛覚が刺激されておこる**表在痛**と，関節や筋肉などの痛みである**深部痛**に分けられる。内臓痛は腸管などの過剰収縮・伸展や虚血によって生じる。

● **神経障害性疼痛**　疼痛は，痛みを伝える神経の直接的な損傷や疾患などによっても発生する。こうして発生した疼痛は，病態や発症機序が複雑な場合が多い。

### 痛みのパターンによる分類

　痛みは，1 日の大半を占める**持続痛**と，一過性の痛みの増強である**突出痛**の組み合わせで構成される。持続痛は「1 日のうち 12 時間以上持続する痛みとして患者によって表現される痛み」と定義される。一方，突出痛は「定期的に投与されている鎮痛薬で持続痛が良好にコントロールされている場合に生じる，短時間で悪化し自然消失する一過性の痛み」と定義される[1]。突

◻ **NOTE**

**❶心因性疼痛**
　器質的な病変ではなく，心理的原因に由来する痛みである。原因のわからない痛みと同義ではない。

**❷侵害受容器**
　組織に傷害を与える機械的・化学的な刺激や熱などの刺激を侵害刺激という。侵害刺激に特異的に応答する受容器を侵害受容器とよぶ。感覚器の 1 つである痛覚は，侵害受容器の 1 つである。

**❸**◯**表 2-1** はがん疼痛の分類であるが，本項では一般的な疼痛に対する薬物療法の解説を行う。

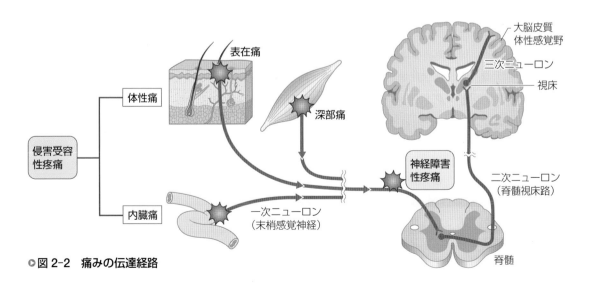

◯図 2-2　**痛みの伝達経路**

1）日本緩和医療学会：がん疼痛の薬物療法に関するガイドライン 2020 年版．金原出版，2020.

○表2-1 病態による疼痛の分類

| 分類 | 侵害受容性疼痛 | | 神経障害性疼痛 |
|---|---|---|---|
| | 体性痛 | 内臓痛 | |
| 障害部位 | 皮膚，骨，関節，筋肉，結合組織などの体性組織 | 食道，小腸，大腸などの管腔臓器。肝臓，腎臓など，被膜をもつ固形臓器。 | 末梢神経，脊髄神経，視床，大脳(痛みの伝達路) |
| 侵害刺激 | 切る，刺す，たたくなどの機械的刺激 | 管腔臓器の内圧上昇。臓器被膜の急激な伸展。臓器局所および周囲の炎症。 | 神経の圧迫，断裂 |
| 例 | 骨転移に伴う骨破壊。体性組織の創傷。筋膜や筋骨格の炎症。 | がん浸潤による食道，大腸などの通過障害。肝臓の腫瘍破裂など急激な被膜伸展。 | 神経根や神経叢といった末梢神経へのがんの浸潤。脊椎転移の硬膜外浸潤，脊髄圧迫。化学療法・放射線治療による神経障害。 |
| 痛みの特徴 | うずくような，鋭い，拍動するような痛み。局在が明瞭な持続痛が体動に伴って悪化する。 | 深くしぼられるような，押されるような痛み。局在が不明瞭。 | 障害神経支配領域のしびれ感を伴う痛み。電気が走るような痛み。 |
| 鎮痛薬の効果 | 非オピオイド鎮痛薬，オピオイドが有効。廃用による痛みへの効果は限定的。 | 非オピオイド鎮痛薬，オピオイドが有効だが，消化管の通過障害による痛みへの効果は限定的。 | 鎮痛薬の効果が乏しいときには，鎮痛補助薬の併用が効果的な場合がある。 |

(日本緩和医療学会ガイドライン統括委員会編：がん疼痛の薬物療法に関するガイドライン2020年版. 金原出版，p.23，2020による，一部改変)

出痛には，身体を動かしたとき生じる体動時痛や，排尿・排便・嚥下などに伴う痛み，消化管の攣縮（れんしゅく）に伴う痛み(疝痛（せんつう）)，姿勢の変化に伴う神経圧迫などによる痛みなどがある。

　鎮痛薬は，持続痛や想定される突出痛をコントロールするために処方が計画されるが，想定外の突出痛に対しては，基本処方を調整するまでの緊急避難薬(レスキュー薬)として，臨時追加の鎮痛薬を頓服（とんぷく）として処方することがある。その場合の頓服薬は速効性製剤が用いられる。

## 2 解熱鎮痛薬の種類

　前述のとおり，解熱鎮痛薬は，解熱作用と鎮痛作用をあわせもつ薬物で，大きく非ステロイド性抗炎症薬(NSAIDs)とアセトアミノフェンに分けられる。解熱鎮痛薬が対象とする病態は，おもに侵害受容性疼痛である。

### ◆ 非ステロイド性抗炎症薬(NSAIDs)

　非ステロイド性抗炎症薬(NSAIDs)は，副腎皮質ステロイド薬(○49ページ)以外で抗炎症作用・解熱作用・鎮痛作用を有する薬物の総称である。
● 抗炎症作用・鎮痛作用　組織が損傷を受けると，細胞膜のリン脂質からアラキドン酸が生成され，シクロオキシゲナーゼ cyclooxygenase(COX)の作用によりプロスタグランジン類❶が合成される。この一連の反応は，アラキドン酸カスケードとよばれる(○図2-3-a)。NSAIDsはこの過程のCOX活性を阻害する。最終産物のうち，発熱・疼痛を惹起（じゃっき）するプロスタグランジンE$_2$(PGE$_2$)の産生が抑制される結果，抗炎症・鎮痛効果が発揮される。さ

――NOTE
❶プロスタグランジン類
　アラキドン酸カスケードで生成されるおもなプロスタグランジン(PG)には，PGE$_2$，PGF$_{2\alpha}$，PGD$_2$，PGI$_2$(プロスタサイクリン)などがある。PG類のほかにも，トロンボキサンA$_2$(TXA$_2$)やロイコトリエン類などが合成される。

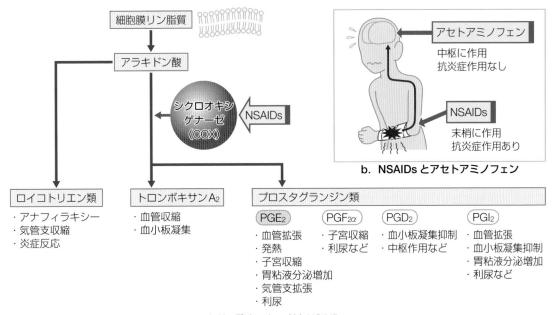

a．アラキドン酸カスケードとNSAIDs

**◎図2-3　アラキドン酸カスケードとNSAIDs・アセトアミノフェン**

らに NSAIDs には，末梢での COX 活性阻害作用のほかにも，組織での炎症を引きおこす炎症性サイトカイン❶の産生を抑制する作用もあるため，抗炎症作用も有する。

●**解熱作用**　発熱時にはさまざまなサイトカインの産生が促進され，視床下部にある体温調節中枢での $PGE_2$ 合成が亢進し，体温上昇にはたらく。NSAIDs は発熱時に産生される $PGE_2$ の合成を阻害することで，解熱作用をもたらす。

●**副作用**　プロスタグランジン類は，止血や胃酸分泌抑制，胃粘膜保護，腎血流の維持などの生理作用をもつ（◎図2-3-a）。COX の作用が阻害されると，プロスタグランジン産生抑制により，これらの機能を阻害するため，胃腸障害，血液系障害，腎機能障害などの副作用があらわれる。

①**胃腸障害**　プロスタグランジン産生の抑制により，$PGE_1$ による細胞膜の安定化，$PGE_2$ による胃粘液産生，$PGE_2$ と $PGE_1$ による胃粘膜血流増加といった作用も抑制される。胃粘膜保護作用が抑制されることから，結果として胃酸による胃粘膜傷害が前面に出ることになる。

②**止血困難**　アスピリンはほかの NSAIDs とは異なり，血小板に発現している COX-1 を非可逆的に阻害し，トロンボキサン $A_2$（$TXA_2$）の産生を阻害して血小板凝集を抑制する。その結果，血小板による一次止血の機能が抑制される。

③**アスピリン喘息**　COX-1 阻害作用の強い NSAIDs ほど過敏症状を誘発しやすい❷。アスピリン喘息はアスピリン以外の NSAIDs でも生じうる。

●**選択的 COX-2 阻害薬**　NSAIDs が阻害する COX には，COX-1 とCOX-2 の2種類がある。COX-1 は，刺激の有無にかかわらずほぼすべての

NOTE
❶**サイトカイン**
　免疫系にかかわるタンパク質の一種で，細胞間のシグナル伝達を担う分子のことである。細胞の増殖や分化，炎症や免疫反応を誘導する。代表的なサイトカインとして，インターフェロン（IF）やインターロイキン（IL）などがある。炎症に関与するものをとくに炎症性サイトカインとよぶ。

NOTE
❷**喘息誘発の機序**は，NSAIDs の COX 阻害によりアラキドン酸カスケードがロイコトリエン産生側に傾き，ロイコトリエン産生が亢進するためとされている。

組織に存在しているが，COX-2は刺激により炎症局所で誘導される。多くのCOX阻害薬は両方のCOXを阻害するが，セレコキシブに代表される選択的COX-2阻害薬は，COX-1と比べてCOX-2を数倍，選択的に阻害し，局所でのプロスタグランジン生産を阻害する。よって，COX-1阻害による胃腸障害・腎機能障害・血液障害などの副作用が少ないとされている。

## ◆ アセトアミノフェン

　アセトアミノフェンは，アスピリンと同等の解熱・鎮痛作用をもつが，抗炎症作用は非常に弱いことから，NSAIDsには分類されない。NSAIDsが末梢局所に作用するのに対し，アセトアミノフェンは直接中枢に作用して，疼痛の閾値（いきち）の上昇を引きおこして痛みを抑制し，かつ解熱作用がもたらされると考えられている（◐図2-3-b）。

## 3 薬物療法の基本

## ◆ 薬物治療の方針

### ▌解熱鎮痛薬の薬物動態と治療

　解熱鎮痛薬は，多様なものが開発されており，患者の状況に応じて使い分けられる❶。解熱鎮痛薬には基本的な系統がある（◐表2-2）。これをおさえたうえで，各薬剤の消失半減期，剤形（内服・坐剤・貼付剤など），プロドラッグ，徐放性・速放性といったドラッグデリバリーシステムについて正しく理解し，より効果的な薬物療法が実施されるよう，支援する。

● **消失半減期**　解熱鎮痛薬の消失半減期はさまざまである（◐表2-2，図2-4）。慢性疼痛に対しては，消失半減期（$t_{1/2}$）が長く効果の持続する薬剤を用いると内服回数を減らすことができ，アドヒアランスも良好となる。ただし，消失半減期の長い薬剤は，腎機能障害のある患者や高齢者など，薬物の排泄に遅延のある患者では副作用を生じやすい。

● **ドラッグデリバリーシステム drug delivery system（DDS）**　たとえば，ジクロフェナクナトリウム坐剤（ボルタレン® サポ®）とジクロフェナクナトリウムSR（ボルタレン® SR）は，消失半減期はさほどかわらないが，最高血中濃度到達時間（$t_{max}$）は，坐剤が約2.7時間，SR剤が約7時間で大きな差がある（◐図2-4）。ジクロフェナクナトリウム坐剤のように，消失半減期が短く血中濃度の上昇が速い薬物は，突出痛に対する臨時追加投与の頓服として用いやすい。

● **剤形**　ジクロフェナクナトリウム坐剤などのNSAIDsの坐剤は，肝臓での初回通過効果（◐15ページ）を受けずに，直腸から循環血流に直接入るため効果発現が速く，消化管障害が比較的少ない（◐表2-3）。しかし，薬物の一部は全身血流に入るため，全身作用を介したCOX阻害により消化管障害はおこりうる。貼布剤は局所作用をもたらすため，消化管障害などの副作用は少ないとされる❷。

● **プロドラッグ**　消化管で吸収されたあとに体内で代謝を受けて活性化す

▭**NOTE**
❶解熱鎮痛薬は，あくまで症状を隠すものであり，原因を治療するものではない。

▭**NOTE**
❷局所性作用を目的とした貼布剤などの外用剤でも，薬物の一部が全身血流に入って副作用をもたらすことも報告されている。たとえば，ケトプロフェンの貼布剤により，妊娠中期において羊水過少減少症がおきたり，妊娠末期において胎児に動脈管収縮がおこる危険性があることが報告されている。

◖**表 2-2　おもな解熱鎮痛薬の系統・種類と消失半減期($t_{1/2}$)**

| 系統 | | おもな薬剤 | 半減期（時間） |
|---|---|---|---|
| アセトアミノフェン | | アセトアミノフェン | 2.5 |
| NSAIDs | カルボン酸系 | セレコキシブ | 5〜9 |
| | | アスピリン | 0.25 |
| | | アスピリン・ダイアルミネート | 0.6 |
| | | ジクロフェナクナトリウム | 錠剤 1.2<br>徐放カプセル 1.5<br>坐剤 1.3 |
| | 酢酸系 | インドメタシン ファルネシル | 1.5 |
| | | スリンダク | 11〜15 |
| | プロピオン酸系 | イブプロフェン | 1.8 |
| | | ケトプロフェン | 坐剤 1.6 |
| | | フルルビプロフェン アキセチル | 5.8 |
| | | ロキソプロフェンナトリウム水和物 | 1.2 |
| | | オキサプロジン | 50 |
| | | ナプロキセン | 約 14 |
| | | プラノプロフェン | 5.4 |
| | オキシカム | アンピロキシカム | 42 |
| | | メロキシカム | 27 |
| | | ロルノキシカム | 2.5 |
| | 非酢酸系 | チアラミド塩酸塩 | 1.6 |

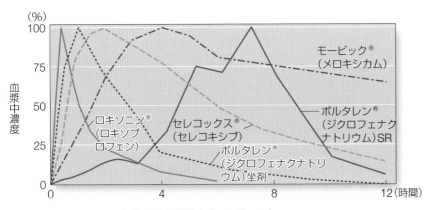

◖**図 2-4　NSAIDs の血漿中濃度推移（ピーク時の%）**
（龍原徹ほか：ポケット医薬品集 2023 年版. 南山堂，2023 による，一部改変）

るように設計された薬物をプロドラッグという。このような設計がされた
NSAIDs は，胃粘膜でのプロスタグランジン合成抑制による消化管障害は比
較的小さいとされている。

### ▋ 合併症・既往症をもつ患者への処方

　患者の高齢化・多様化に伴い，1 人の患者が多くの合併症・既往症をもっ

◦**表 2-3　NSAIDs の剤形とドラッグデリバリーシステム(DDS)による分類**

| 剤形・DDS | 目的・特徴 | おもな薬剤 |
|---|---|---|
| 徐放性製剤 | 効果持続 | ジクロフェナクナトリウム SR カプセルなど |
| 坐剤 | 胃腸障害軽減 | ジクロフェナクナトリウム坐剤など |
| 注射剤 | 速効性，作用が強力 | ケトプロフェン筋注など |
| プロドラッグ | 胃腸障害軽減 | ロキソプロフェンナトリウム，スリンダクなど |
| ターゲット療法 | 病変部位で作用増強 | フルルビプロフェン アキセチル |
| 経皮吸収剤 | 副作用軽減 | インドメタシンクリームなど |
| 貼布剤 | 副作用軽減 | ケトプロフェンテープなど |
| 皮膚外用剤 | 全身性の副作用軽減 | ジクロフェナクナトリウムゲルなど |

(後閑大・加藤実：非ステロイド性抗炎症薬(NSAIDs)NSAIDs の新展開．ペインクリニック 31：
S243-253，2010 による，一部改変)

ていることを考慮する必要がある。また，常用内服薬との併用による影響も
考慮しなければならない。アセトアミノフェンは副作用の発現頻度が低く，
通常使用量においては比較的安全に使用できると考えてよいが，過量内服で
は強い肝毒性を生じる危険性がある。

● **胃腸障害・消化性潰瘍患者**　胃腸障害を避けるため，プロドラッグ型や
プロピオン酸系薬，選択的 COX-2 阻害薬，坐剤，経皮吸収剤，貼布剤など
が選択される。胃腸障害の発現率の低下を目的として，ヒスタミン $H_2$ 阻害
薬やプロトンポンプ阻害薬(PPI)(◦124 ページ)などを併用することもある。

● **腎機能低下患者**　基本的にアセトアミノフェンが選択されることが多い。
NSAIDs であれば消失半減期の短い薬剤やスリンダク❶，またはプロピオン
酸系薬が選択される。加えて，定期的な腎機能検査が必要である。

● **肝機能低下患者**　体内で代謝されてから活性化するプロドラッグを避け，
坐剤，経皮吸収剤，貼布剤などが選択されることが多い。薬物投与開始後は，
定期的な肝機能検査を行うことが望ましい。

● **心疾患患者**　NSAIDs は極力使用せず，アセトアミノフェンを使用する
ことが推奨されている。NSAIDs を使用する場合は，短期間かつ少量投与に
とどめる。低用量のアスピリン投与では，心筋梗塞発症のリスクが低減する
(◦108 ページ)。

● **高齢者**　薬物の体内での蓄積やクリアランス低下を考慮し，半減期の短
い薬物を少量投与する。高齢者では胃腸障害出現のリスクが高くなるため，
プロドラッグや COX-2 選択性の高いもの，経皮吸収剤，貼布剤などが選択
される。

● **喘息患者**　基本はアセトアミノフェンで対応する。酸性の NSAIDs はア
スピリン喘息を誘発する危険性があるため避ける。塩基性の NSAIDs は比
較的安全とされる。

● **ワルファリン服用中の患者**　薬物相互作用を考慮し，NSAIDs はなるべ
く投与しないか，使用する場合は 1 日投与量の少ない薬物を選択する。

● **妊娠中の患者**　アセトアミノフェンが比較的安全とされる。

▭ NOTE
❶スリンダクはプロドラッ
グであり，腎臓でのプロス
タグランジン合成を抑制し
ないとされる。COX-2 選
択性が高い薬物を用いても，
腎機能障害の発現率は低減
しない。

## ◆ 代表的な処方例

### ▌急性腰痛症の A さん

> 背景　27歳, 男性, 特記すべき既往なし。以前より腰痛をみとめていたが, 重い荷物を持ち上げたのを契機に腰痛が増悪した。
>
> 処方　**ジクロフェナクナトリウム SR カプセル 37.5 mg**　1回1カプセル
> 　　　1日2回　朝・夕食後
> 　　　**ジクロフェナクナトリウム錠 25 mg**　1回1錠　疼痛時　頓服

　急性腰痛症の急性期は安静が基本だが, 仕事もあり, 十分な安静が期待できないと考えられる。また, 処方が不要になるまでには何週間かかる。アドヒアランスよく内服が継続できるように, 長時間作用型で強めの鎮痛効果が得られるジクロフェナクナトリウムの徐放製剤である SR カプセルが定期処方された。それでも十分な鎮痛効果が得られない場合のために, 短時間作用型の同薬剤が臨時投与薬として処方された。患者が必要に応じて, 臨時投与薬を定期処方薬に重ねて服用する。

### ▌胃潰瘍の既往のある B さん

> 背景　45歳, 男性, 胃潰瘍の既往あり。バイク走行中に転倒。診察の結果, 骨折はないが, 上下肢の打撲と擦過傷(きっか)がある。帰宅は可能だが強い疼痛を訴えている。
>
> 処方　**セレコキシブ錠 200 mg**　初回2錠, 以降1回1錠　1日2回　朝・夕食後

　胃潰瘍の既往があることから, 消化管系への副作用が少ない選択的 COX-2 阻害薬であるセレコキシブ, もしくはアセトアミノフェンが選択される。B さんには, 外傷の疼痛管理として抗炎症効果も期待して, セレコキシブが処方された。

### ▌喘息の既往のある C さん

> 背景　30歳, 女性, 喘息の既往あり。38.5℃の発熱を訴えて来院し, ウイルス性上気道炎と診断された。発熱がつらいので, 解熱剤を希望した。
>
> 処方　**アセトアミノフェン錠 500 mg**　1回1錠　頓服

　基本的に喘息の既往があれば, NSAIDs は避け, アセトアミノフェンの処方が妥当である。解熱剤を定期内服すると, 発熱の原因が別の疾患によるものであった場合, 発熱が隠されてしまい, 再診のタイミングが遅くなることが懸念される。解熱剤は頓服で使用し, 薬効が切れるたびに熱が上昇するようであれば, 医師の再診を受けるよう促す。

## 4 薬物療法における看護師の役割

### ▌鎮痛薬の投与前後の疼痛の評価

　鎮痛薬を使用する際には，投与前後の痛みの評価が必須である。痛みの強さは，治療効果の判定のためにも，初診時に評価しておくことが重要である。疼痛の評価法としてさまざまなスケールが開発されている。信頼性・妥当性ともに検証され，広く臨床の場で用いられているのは，数値的評価スケール numerical rating scale（**NRS❶**），視覚的アナログスケール visual analogue scale（**VAS❷**），口頭式評価スケール verbal rating scale（**VRS❸**），フェイススケール face pain scale（**FPS❹**）である。

　一般的にはその使いやすさから NRS がよく用いられている。施設で統一の評価スケールを決め，鎮痛薬の使用前後に客観的な疼痛評価を行い，薬物治療の効果を確認することが大切である。

### ▌薬剤禁忌事項の確認と重篤な副作用

　薬物に対するアレルギー歴や，既往歴，他院での処方薬，女性であれば妊娠の可能性など，医師が十分に聴取できていない可能性のある事項について，看護師が再確認を行う。また，以下の副作用の早期発見に努める。

● **胃腸障害**　NSAIDs による合併症は，消化管障害が最も多い（▶123 ページ）。胃腸障害の既往を十分に聞きとるとともに，NSAIDs 投与後は，胃腸管刺激症状や胃出血，消化性潰瘍の徴候に留意する。

● **腎機能障害**　腎機能障害のある患者では，腎血流量低下や糸球体濾過量低下により，急性腎不全を引きおこすことがある。また，塩類や水分の貯留により浮腫や高血圧が誘発されることがあるので，注意して観察する。

● **肝機能障害**　NSAIDs のなかには，投与開始 2 週間から 3 か月ぐらいの間に，肝炎を誘発するものがある。アセトアミノフェンの過量内服では強い肝毒性を生じる場合がある。

● **血液・造血系障害**　COX 阻害により，血小板でのトロンボキサン $A_2$ の合成が阻害されるため，出血傾向が生じる。また，好中球減少症や血小板減少症，再生不良性貧血をおこすことがある。インドメタシンは造血系障害をおこしやすいのでとくに注意する。

● **インフルエンザ脳症**　インフルエンザウイルスに感染して脳炎をおこした小児に，アスピリンやジクロフェナクナトリウムを投与すると死亡率が上昇するため，使用が禁止されている。インフルエンザウイルス感染症の解熱には，アセトアミノフェンが使用される。

● **アスピリン喘息**　アスピリンなどの酸性抗炎症薬により，抗アレルギー作用をもつプロスタグランジンの産生が抑制され，成人喘息患者の約 10% で喘息発作が引きおこされる。喘息やアレルギーの既往歴を確実に聞きとる。

**NOTE**

**❶NRS**
　痛みがまったくないのを 0，考えられるなかで最悪の痛みを 10 として，痛みの点数を問う。

**❷VAS**
　100 mm の線の左端を痛みなし，右端を最悪の痛みとした場合，痛みの程度をあらわすところに印をつけてもらい，長さをはかる。

**❸VRS**
　痛みの強さをあらわす言葉を順に並べて，現在の痛みをあらわしている言葉を選んでもらう。

**❹FPS**
　現在の痛みの程度に最も適合する顔を選んでもらう。3 歳以上の小児の痛みの自己評価において有用性が報告されている。

# 3　副腎皮質ステロイド薬

## 1　副腎皮質ステロイドホルモンの機能

　副腎皮質ステロイドとは，ステロイド骨格❶をもつ化合物のうち，副腎皮質❷で合成されるものである。

　生体内の副腎皮質ホルモンは，その作用から**電解質コルチコイド**（鉱質コルチコイド，ミネラルコルチコイド），**糖質コルチコイド**（グルココルチコイド），**性ホルモン**に大別される。

### ▌電解質コルチコイド

　生体内の重要な電解質コルチコイドであるアルドステロンは，腎臓において水とナトリウムイオン（Na⁺），カリウムイオン（K⁺）の調節を行う❸。Na⁺の再吸収と炭酸水素イオン（$HCO^{3-}$）の吸収を促進し，Na⁺再吸収に伴う水の再吸収を促進し，交換にK⁺と水素イオン（H⁺）の尿中排泄を促進する。

### ▌糖質コルチコイド

　糖質コルチコイドは脂溶性であり，細胞質にある糖質コルチコイド受容体に結合して作用する。コルチゾルやコルチゾンなどがある。

　①**糖質・脂質・タンパク質代謝の調節**　糖質コルチコイドは糖新生❹を促進する。筋肉と脂肪組織におけるグルコース取り込みを抑制し，インスリン抵抗性を誘導し，血糖値を上昇させる。また，タンパク質合成を抑制して分解を促進する。さらに，脂肪分解を促進し，遊離脂肪酸とグリセロールの産生を増加させる。

　②**免疫抑制・抗炎症作用**　投薬量によってはアラキドン酸代謝物の合成とさまざまな炎症性サイトカインの産生を抑制し，抗炎症作用を発揮する。また，T細胞とB細胞の増殖を抑制し，免疫抑制作用を発揮する。

　③**骨代謝の促進**　間葉系細胞から骨芽細胞への分化・増殖を促進する。

　④**皮膚・結合組織の抑制**　上皮細胞の増殖抑制，コラーゲンの産生抑制作用がある。

　⑤**中枢作用**　中枢神経系は糖質コルチコイドの標的臓器の1つであり，認知機能・睡眠・情動に影響をもたらす。

　⑥**成長・発達**　肺サーファクタントの合成を刺激し，肺の成熟を促す。

### ▌性ホルモン

　副腎の網状層で合成・分泌される副腎アンドロゲン（デヒドロエピアンドロステロン）は男性ホルモンの一種であり，末梢臓器でより強力なテストステロンに変換されたのち作用すると考えられている。また，タンパク質同化作用もあわせもつ。

## 2　副腎皮質ステロイド薬の臨床薬理学

　通常，副腎皮質ステロイド薬と称される薬剤は，合成糖質コルチコイド製剤のことである。作用時間や薬理作用の異なるさまざまなものがあり，病態

▭ NOTE

**❶ステロイド骨格**
　ステロイドとは，3つの6員環と1つの5員環がつながった構造（ステロイド骨格）をもつ化合物の総称である。共通した骨格の側鎖に結合する官能基の種類によって，多様な生理活性が示される。

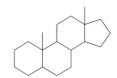

**❷**副腎皮質は大きく球状層・束状層・網状層の3層に分かれ，それぞれ異なったステロイドホルモンを産生する。

**❸**尿細管腔側ナトリウムイオンチャネル（ENaC）を介して，Na⁺を尿細管細胞に取り込み，基底膜側（血管側）のNa/K-AT-Pase（ナトリウムポンプ）でくみ出す，いわゆるNa⁺再吸収の経路を活性化させる。

**❹糖新生**
　アミノ酸やグリセロールなど，炭水化物以外の物質からグルコースを合成する経路のことである。

に応じて使い分けられる（◎表2-4）。

　副腎皮質ステロイド薬の薬効の程度は一般的に，糖質コルチコイド作用（**抗炎症力価**）と，電解質コルチコイド作用（**ナトリウムイオン貯留力価**，Na⁺貯留力価）の強さを，ヒドロコルチゾンを1としたときの比で示される。また，薬剤ごとに代謝される速度が異なるため，短時間作用型・中時間作用型・長時間作用型に分類することができる。

### 副腎皮質ステロイド薬の作用機序

　副腎皮質ステロイド薬は，容易に細胞膜を透過して細胞質に入り，ステロイドレセプターと結合して核の中まで入り，DNAに直接結合して，抗炎症タンパク質❶の発現を誘導する（◎図2-5）。一方で，ほかの転写因子と結合したステロイドレセプターは，炎症性サイトカインなどの化学伝達物質の発

NOTE
❶抗炎症タンパク質には，リポコルチン，IL-1レセプターアンタゴニスト，IκBなどがある。

◎表2-4　おもな副腎皮質ステロイド薬の種類と特徴

| 分類 | おもな薬剤 | おもな剤形 | 生物学的半減期* | 抗炎症力価 | Na⁺貯留力価 | 等価用量（mg） |
|---|---|---|---|---|---|---|
| 短時間作用型 | コルチゾン酢酸エステル | 錠剤 | S | 0.8 | 0.8 | 25 |
| | ヒドロコルチゾン | 錠剤，注射剤 | S | 1 | 1 | 20 |
| 中時間作用型 | プレドニゾロン | 錠剤，注射剤 | I | 4 | 0.8 | 5 |
| | メチルプレドニゾロン | 錠剤，注射剤 | I | 5 | 0.5 | 4 |
| | トリアムシノロンアセトニド | 注射剤 | I | 5 | 0 | 4 |
| 長時間作用型 | デキサメタゾン | 錠剤，注射剤 | L | 25 | 0 | 0.75 |
| | ベタメタゾン | 錠剤，注射剤 | L | 25 | 0 | 0.75 |

＊ S, I, Lは生物学的半減期を示す。「S」は短時間shortをあらわし，8〜12時間程度である。「I」は中時間intermediateをあらわし，12〜36時間程度である。「L」は長時間longをあらわし，36〜72時間程度である。

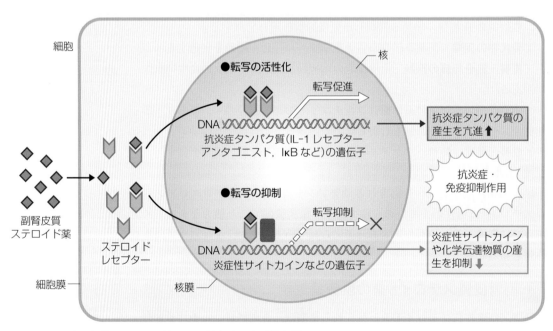

◎図2-5　副腎皮質ステロイド薬による抗炎症・免疫抑制作用

○表2-5　ステロイド外用薬の作用の強さによる分類

| 分類 | おもな薬剤 |
|---|---|
| A：最も強力 | クロベタゾールプロピオン酸エステル軟膏（デルモベート® 軟膏） |
| B：かなり強力 | ジフルプレドナート軟膏（マイザー® 軟膏） |
| C：強力 | ベタメタゾン吉草酸エステル軟膏（リンデロン®-V 軟膏） |
| D：中等度 | ヒドロコルチゾン酪酸エステル軟膏（ロコイド® 軟膏） |
| E：弱い | プレドニゾロン軟膏 |

現を抑制する。これにより，抗炎症作用・免疫抑制作用を発揮する。

### ▌副腎皮質ステロイド薬の剤形

　副腎皮質ステロイド薬にはさまざまな剤形のものがある。

● **経口薬**　最もよく使われているのがプレドニゾロン 5 mg の錠剤である。ベタメタゾンと抗ヒスタミン薬の配合錠は，蕁麻疹などの急性アレルギー疾患の際に使用される。

● **注射薬**　水溶性のヒドロコルチゾンは，ショック状態に対する救急処置などで静脈内注射または点滴による静脈内注射が行われる。注射用プレドニゾロンは，経口薬が服用できないときなどに用いられる。トリアムシノロンアセトニド懸濁液は，関節腔内注射に使われる。デキサメタゾンを脂肪乳剤化したデキサメタゾンパルミチン酸エステル注射液は，炎症巣のマクロファージに取り込まれ，局所で持続的な抗炎症作用を発揮することが期待され，関節リウマチに対して 2 週間に 1 回の静脈内注射が行われている。

● **外用薬**　各種の点眼薬，坐薬，吸入薬，皮膚用薬などがある。皮膚用のステロイド外用薬（軟膏，クリーム，ローション）は，作用の強さから A から E の 5 段階に分類されている（○表2-5）。激しい急性病変には A または B，それ以外には通常 C 以下を用いることが望ましい。ベタメタゾンリン酸エステルナトリウムを注腸用のディスポーザブル容器に充塡した注腸剤は，潰瘍性大腸炎に用いられる。

### ▌副腎皮質ステロイド薬のおもな臨床使用用途

　副腎皮質ステロイド薬は，副腎皮質ホルモン不足に対する補充としてのみではなく，その抗炎症作用・免疫抑制作用を期待して使用されることが多い（○表2-6）。また，内分泌疾患の診断に際しても使用される場合がある。

### 3 副腎皮質ステロイド薬の使用上の注意

　副腎皮質ステロイド薬は，慢性の病態に使用されることも多く，その投与が長期にわたることも少なくない。しかし，糖質コルチコイドにはさまざまな作用があるため，生理的分泌量を大幅にこえる副腎皮質ステロイド薬が投与されると，多種多様な副作用が発現しうる。

### ◆ ステロイド離脱症候群

　長期にわたって副腎皮質ステロイド薬が投与されると，視床下部-下垂体-

▶表2-6　**副腎皮質ステロイド薬が使用される代表的な病態**

| 副腎不全における補充療法 | • 急性副腎不全<br>• 慢性副腎不全：一次性，二次性<br>• 先天性副腎皮質過形成症 |
|---|---|
| 非内分泌疾患の治療 | • 自己免疫性疾患：全身性エリテマトーデス(SLE)，関節リウマチ，血管炎など<br>• 腎疾患：ネフローゼ症候群など<br>• アレルギー疾患：アナフィラキシーなど<br>• 呼吸器疾患：気管支喘息，慢性閉塞性肺疾患(COPD)，急性呼吸窮迫症候群(ARDS)など<br>• 感染症：新型コロナウイルス感染症(COVID-19)，髄膜炎など<br>• 眼疾患：眼内炎，術後炎症，虹彩炎など<br>• 皮膚疾患：炎症性皮膚疾患，天疱瘡など<br>• 消化管疾患：炎症性腸疾患など<br>• 肝疾患：自己免疫性肝炎など<br>• 悪性腫瘍：化学療法時の併用薬として<br>• 脳浮腫：脳浮腫の予防・治療薬として<br>• 臓器移植：移植片対宿主病(GVHD)予防の免疫抑制剤として<br>• サルコイドーシス<br>• 血小板減少症<br>• 早産<br>• 関節痛 |

副腎皮質系が抑制され，生理的な副腎皮質ホルモンの分泌が低下する場合がある。このような状況で副腎皮質ステロイド薬を急に減量・中止すると，本来副腎から分泌されるべき副腎皮質ホルモンの分泌が追いつかず，結果的に副腎不全に相当する症状を呈する。これをステロイド離脱症候群とよぶ。発熱や倦怠感，嘔吐，腹痛，関節痛，頭痛，傾眠傾向，低血圧，低ナトリウム血症，高カリウム血症などがみられ，重篤な場合はショック状態に陥る。

　また，外科手術や外傷などによる侵襲的ストレスを受けた際にはステロイドホルモンの必要量が増加するが，長期にわたり副腎皮質ステロイド薬を投与されている患者では，必要量の副腎皮質ホルモンが分泌されず，ステロイド離脱症候群に相当する副腎不全をおこす。投与されていた量がプレドニゾロン換算で5 mg/日以下ではほとんど心配ないが，それ以上を服用していた患者が全身麻酔の手術を受ける場合は，術前・術後にステロイド注射薬で補う必要がある。この補充は，**周術期ステロイドカバー**とよばれる。

## ◆ 長期使用に伴う有害事象と看護師の役割

● **感染症**　副腎皮質ステロイド薬の長期使用に伴う重要な副作用の筆頭は，易感染性，または潜在する感染症の再燃・増悪である。明らかな感染症があるにもかかわらず副腎皮質ステロイド薬による治療を開始せざるをえない病態，あるいは治療経過中に感染症を併発して副腎皮質ステロイド薬を中断できない場合は，感染症に対する有効な治療を併用しつつ慎重に投与を継続する必要がある。ステロイド治療中に結核菌やB型肝炎ウイルスなどの潜伏感染が顕在化することもあるので，ステロイド治療開始前にこれらを評価しておく必要がある。必要に応じて抗結核薬・抗真菌薬の予防的内服，インフ

ルエンザウイルス・肺炎球菌などに対する予防接種を行う。

　副腎皮質ステロイド薬の長期使用が想定される患者においては，過去の感染症罹患歴やワクチン接種歴，現在の処方内容をまとめておくとよい。

● **体水分量増加，電解質異常**　副腎皮質ステロイド薬は，そもそも糖質コルチコイド作用を目的に投与されることが多いが，投与により同時に電解質コルチコイド作用も発生する。低カリウム血症や，水分量増加に伴う高血圧を引きおこすことがある。患者の体重と，浮腫の程度の変化に気を配り，定期的な血液検査における電解質値の変化に留意する。

● **ステロイド精神病**　中等量以上の副腎皮質ステロイド薬の投与により，患者によっては精神症状があらわれることがあり，ステロイド精神病とよばれる。躁状態で落ち着きがなくなり，多弁・不眠になったり，反対にうつ状態になったりすることもあるので，日々の観察において患者の精神状態の変化に留意する必要がある。ステロイド精神病と判断された場合は，可能であれば早目に副腎皮質ステロイド薬を減量し，必要に応じて精神科医に助言を求め，抗精神病薬を使用する。

● **無菌性骨壊死，骨粗鬆症**　無菌性骨壊死は，大腿骨頭に好発する予測不可能な副作用である。歩行時の股関節痛，あるいは殿部から大腿，膝にかけての神経痛などで発症し，単純 X 線検査や MRI で診断される。上腕骨頭や脛骨近位端，椎骨などに生じることもある。発症のメカニズムは不明であるが，中等量以上の副腎皮質ステロイド薬投与が危険因子となる。

　骨粗鬆症は少量投与でも生じるため，長期間服用が予定される患者に対しては，骨塩定量などで評価しながら早めに対処することが大切である。股関節痛などの筋骨格系の痛みが観察された場合は，無理に荷重をかけることなく検査を優先する。

● **ミオパチー**　近位四肢の筋力低下を特徴とするミオパチーは，大量の副腎皮質ステロイド薬の服用患者で発生することがあり[1]，歩行に支障をきたすほど重症化することもある。転倒のリスクにもなるため，筋力低下症状の出現には留意する。

● **白内障**　白内障は，副腎皮質ステロイド療法の合併症としてよく知られている。その発症は，投与量と治療期間に関連している。小児ではとくにリスクが高い。治療を中止しても白内障が完全に消失しないことがあり，投与量の減量または投与中止にもかかわらず白内障が進行することがある。患者から物の見え方に言及した訴えがあった場合は，眼科診察へつなげる。

● **医原性クッシング症候群**　クッシング症候群は，副腎皮質からの糖質コルチコイド（コルチゾル）が過剰分泌される病態で，中心性肥満や満月様顔貌（がんぼう），皮膚線条といった特有の身体的特徴を呈し，さらに糖尿病，高血圧，骨粗鬆症などの重篤な内科的疾患を併存する。そもそもは原発性アルドステロン症など，副腎皮質からの副腎皮質ホルモンの過剰分泌によって生じる病態であるが，副腎皮質ステロイド薬の長期投与によっても同様の症状をきたす。本病態の症状・症候を把握し，それらが発生しうることを想定し，こまやかな観察により徴候をとらえることが大切である。

─NOTE
❶内因性クッシング症候群患者でもみとめられることがある。

# B　制吐薬

## 1 悪心・嘔吐の病態と分類

### 悪心・嘔吐の病態

● **嘔吐中枢**　**悪心**（嘔気，吐きけ）や**嘔吐**は，異物や毒物を摂取したときに，反射によって胃内容物を吐き出す運動で，生体防御反応の1つである。鼻腔，咽頭，食道，胃・消化管などに化学的・機械的刺激が加わると，その情報が延髄にある**嘔吐中枢**へ伝えられ，**嘔吐反射**がおこる。脳圧の増大や，内耳神経の刺激，視覚刺激や嗅覚刺激，不安や精神的緊張などによっても，嘔吐中枢は刺激される。

● **CTZ**　嘔吐中枢の背側にある第四脳室底には，**化学受容器引金帯** chemo-receptor trigger zone（**CTZ**）が存在する。CTZ には，ドパミンやセロトニンの受容体が存在し，ドパミンやセロトニンの刺激により嘔吐を生じる（◉図2-6）。誤って摂取した毒物や血中の生理活性物質などは，CTZ を直接刺激し，嘔吐を引きおこす。

● **消化管運動の障害**　消化管運動は自律神経により調節される。副交感神経の興奮によりアセチルコリンが放出されると，腸の平滑筋が収縮して蠕動運動がおこる。アセチルコリンの調節にはドパミンとセロトニンが関与している❶。セロトニン作用が阻害されたり，ドパミン作用が強まった状態では，アセチルコリンの量が減って消化管運動が減退し，むかつきや悪心の原因となる。

### 嘔吐の分類

嘔吐は原因となる疾患により，末梢性と中枢性に分類される。

● **末梢性嘔吐**　末梢臓器の疾患により嘔吐中枢が刺激され，嘔吐が生じる。迷走神経を介して嘔吐中枢を刺激する疾患には，急性胃粘膜障害，機能性ディスペプシア，消化性潰瘍，胃がん，感染性腸炎，食中毒，消化管閉塞，胆囊炎，膵炎などの消化器疾患がある。そのほかにも，狭心症や心筋梗塞な

**NOTE**
❶セロトニンはアセチルコリンの遊離を促進し，ドパミンはアセチルコリンの遊離を阻害する。

◉図 2-6　制吐薬の作用

どの心疾患，腎盂炎や尿管結石などの泌尿器疾患，子宮付属器炎や更年期障害などの婦人科疾患がある。一方，中耳炎やメニエール病，乗り物酔い(動揺病)といった耳鼻科疾患は，前庭神経を介して嘔吐中枢を刺激する。

● **中枢性嘔吐**　中枢性嘔吐は，脳腫瘍や脳血管障害などの脳圧亢進，低酸素血症や脳髄膜炎，片頭痛などの脳循環障害，モルヒネやジギタリス，アミノフィリン，抗悪性腫瘍薬❶などの薬物，精神的要因などが原因となる。脳幹や大脳皮質を介して嘔吐中枢が刺激されることにより生じる。

## 2　薬物療法の基本

### ◆ 薬物治療の方針

　原疾患に対する治療を行いつつ，患者の訴えの程度に応じて対症療法を行う。薬物が原因の場合は，薬物の減量や中止，変更が検討される。水分摂取が不可能な場合には末梢静脈ルートを確保し，補液を開始したうえで，制吐薬の使用を検討する。

### ◆ 制吐薬の種類と作用機序

　嘔吐に関する神経伝達には，セロトニン❷の受容体である5-HT₃受容体，ドパミンの受容体であるD₂受容体，ヒスタミンの受容体であるH₁受容体，ニューロキニン❸の受容体であるNK₁受容体などが関与している。制吐薬はこれらの受容体を遮断することで嘔吐を抑制するものが多い(●図2-6，表2-7)。中枢性嘔吐には，メトクロプラミドやドンペリドンなどのD₂受容体拮抗薬を使用する。消化管機能改善には，中枢作用の少ないイトプリド塩酸塩やモサプリドクエン酸塩水和物を用いる。

　悪心・嘔吐により，経口での投与が困難な場合もあるため，さまざまな剤形のものが販売されている。

### ◆ 代表的な処方例

#### ▌胃炎により頻回の悪心を訴えるAさん(80歳，女性)

> 処方　**ドンペリドン錠10 mg**　1回1錠　1日3回　毎食前

　軽症で経口摂取が可能な場合は，胃腸機能調整薬としてD₂受容体拮抗薬であるドンペリドンやメトクロプラミドが処方される。メトクロプラミドは血液脳関門の通過性が高く，錐体外路症状などの副作用があるため，小児や高齢者ではドンペリドンが処方されることが多い。内服が不可能な場合には，メトクロプラミドの注射薬や，ドンペリドンの坐剤などが用いられる。

#### ▌乗り物酔いで悪心を訴えるBさん

> 処方　**トラベルミン®配合錠**　1回1錠　頓服

---

**NOTE**

❶がん患者はもともと悪心・嘔吐があることが多いが，一部の抗悪性腫瘍薬により，さらに強い症状がもたらされることがある。また，鎮痛目的で投与される麻薬性のオピオイド鎮痛薬にも催吐作用がある。日本癌治療学会の『制吐剤適正使用ガイドライン』に基づいた，予防的制吐薬の使用が推奨される(●271ページ)。

---

**NOTE**

❷セロトニン
　セロトニンの化合物名は5-ヒドロキシトリプタミン 5-hydroxytryptamineといい，5-HTとあらわされる。そのほとんどが胃・腸管粘膜で生合成されており，消化器機能に重要な役割をはたしている。
　セロトニン受容体には複数の種類がある。5-HT₃受容体は末梢神経や中枢神経，心臓に分布する。5-HT₄受容体は，腸神経叢や海馬に存在する。

❸ニューロキニン
　ニューロキニン(NK)は，ペプチド性の神経伝達物質の一種である。嘔吐に関するニューロキニンAの受容体としては，NK₁型が知られている。

○表 2-7　おもな制吐薬の種類と特徴

| 分類 | おもな薬剤と剤形 | 作用・特徴 | 副作用 |
|---|---|---|---|
| D₂受容体拮抗薬 | メトクロプラミド（錠・シロップ・注） | 中枢に作用して制吐作用を示すとともに，胃のD₂受容体を遮断することにより，アセチルコリンの遊離を促進し，消化管の蠕動運動を促進する。 | 血液脳関門を通過しやすく，錐体外路症状が出現しやすい。 |
| | ドンペリドン（錠・OD・坐） | | 血液脳関門は通過しにくく錐体外路症状は出現しにくい。妊婦には禁忌。 |
| | イトプリド塩酸塩（錠） | D₂受容体拮抗作用に加えて，アセチルコリンエステラーゼ阻害作用ももつため，消化管でのアセチルコリンの作用を増強して消化管の蠕動運動を促進する。 | 脳関門は通過しにくく錐体外路症状は出現しにくい。 |
| 5-HT₄受容体作動薬 | モサプリドクエン酸塩水和物（錠・散） | 胃や大腸の神経叢に局在する5-HT₄受容体を刺激してアセチルコリン分泌を促し，消化管運動および胃排泄を促進する。 | 脳関門は通過しにくく錐体外路症状は出現しにくい。 |
| H₁受容体拮抗薬 | ジフェンヒドラミン塩酸塩・ジプロフィリン（配合錠・注） | 販売名はトラベルミン®である。動揺病による悪心に有効である。 | 抗コリン作用により眠けが生じやすい。緑内障，前立腺肥大には禁忌である。 |
| フェノチアジン系抗精神病薬 | プロクロルペラジン（錠・筋注） | 中枢性D₂受容体拮抗作用をもち，補助的に用いられる。とくにオピオイドによる嘔吐に有効である。 | 錐体外路症状の出現に注意する。 |
| ベンゾジアゼピン系抗不安薬 | クロチアゼパム（錠・細粒） | 作用がおだやかな抗不安薬。とくに精神的原因による嘔吐に有効である。 | 眠け，ふらつきに注意する。 |

　乗り物酔い（動揺病）は，乗り物から降りるとしだいに回復するが，症状の予防や緩和にはジフェンヒドラミンサリチル酸塩・ジプロフィリンの配合錠であるトラベルミン®が有効である。抗ヒスタミン薬の配合錠で，中枢に作用して耳性眩暈や悪心・嘔吐を抑制する。

　眠けが生じるため，服用後は運転をしないように伝える。緑内症と前立腺肥大の患者には禁忌である。

## ③ 薬物療法における看護師の役割

● **錐体外路症状の観察**　D₂受容体拮抗薬であるメトクロプラミドは，血液脳関門を通過しやすく，錐体外路症状が出現しやすい。無意識の反射的な四肢の動き，舌つづみ，しかめ面などのジスキネジアや，パーキンソン症候群などに注意する。錐体外路症状は，メトクロプラミド投与開始から3か月以内に出現することが多い。高齢者・腎不全患者・透析患者や，抗精神病薬・抗うつ薬などのドパミン受容体に作用する薬物を服用している場合は，とくに注意して観察する。そのほか，メトクロプラミドの長期投与では，乳汁分泌・無月経などをきたすことがある。ドンペリドンは，血液脳関門を通過しにくいため錐体外路症状などの副作用は少ないが，妊婦では使用禁忌である。生殖年齢の女性においては，妊娠の有無を丁寧に聞きとる。

● **眠け・ふらつきに注意**　抗ヒスタミン薬や，フェノチアジン系抗精神病薬は，鎮静作用が強いため，服用後は運転や機械操作を避けるよう伝える。

# C　便秘治療薬

## 1　便秘の病態と分類

● **慢性便秘症**　便秘とは，本来体外に排出すべき糞便を十分量かつ快適に排出できない状態をいう。慢性便秘症は，「慢性的に続く便秘のために，日常生活に支障をきたしたり，身体にも様々な支障をきたしうる病態」[1]と定義されており，一般的には6か月以前に発症して最近3か月間は症状が持続している状態である。

慢性便秘症は**一次性**のものと**二次性**のものに分けられる。またその原因から，腸の形態的変化を伴う**器質性便秘症**と，腸の形態的変化は伴わない**機能性便秘症**に分類される。

● **一次性便秘症**　機能性便秘症は，症状により，週3回未満の**排便回数減少型**と，排便時に努責や残便感がある**排便困難型**に分類される（○表2-8）。さらに病態から，大腸通過正常型・大腸通過遅延型・便排出障害に分類される。

一次性便秘症には，機能性便秘症のほか，非狭窄性器質性便秘症❶と便秘型過敏性腸症候群がある。

慢性的に腹痛や腹部不快感があり，便秘あるいは下痢などの便通異常を伴い，排便によって腹部症状が改善する病態を特徴とする腸機能障害を，**過敏性腸症候群** irritable bowel syndrome（**IBS**）という❷。便秘型過敏性腸症候群（便秘型 IBS）は，機能性便秘症と明確に区別するのが困難な疾患である。

● **二次性便秘症**　二次性便秘症にはおもに，狭窄性器質性便秘症❸，薬剤性便秘症，症候性便秘症❹がある。向精神薬や抗コリン薬，オピオイド薬には副作用として便秘があり，薬剤性便秘症の原因となる。

## 2　薬物療法の基本

### ◆ 薬物治療の方針

器質性便秘や基礎疾患を有する機能性便秘の場合は，原疾患に対する治療

□ NOTE

❶慢性偽性腸閉塞症や直腸瘤などが原因となる。

❷ 便 秘 型 や 下 痢 型（○63ページ），混合型，交代型など，さまざまなタイプがある。

❸大腸がんや腸管炎症，腹部手術による腸管狭窄，腸管癒着などが原因となる。

❹糖尿病や甲状腺機能低下症，強皮症，パーキンソン病などが原因となる。

○ **表2-8　機能性便秘症の分類**

| 症状分類 | 病態分類 | 原因 | 検査法 |
|---|---|---|---|
| 排便回数減少型 | 大腸通過遅延型 | 特発性 | 大腸通過時間検査など |
| | 大腸通過正常型 | 経口摂取不足など | 大腸通過時間検査など |
| 排便困難型 | | 硬便による排便困難・残便感など | 大腸通過時間検査・排便造影検査など |
| | 機能性便排出障害 | 骨盤底筋協調運動障害，腹圧（努責力）低下，直腸感覚低下など | 排便造影検査など |

（日本消化器病学会関連研究会慢性便秘の診断・治療研究会編：慢性便秘症診療ガイドライン 2017. 南江堂，2017 をもとに作成）

1）日本消化器学会：便通異常症診療ガイドライン 2023——慢性便秘症. 南江堂，2023.

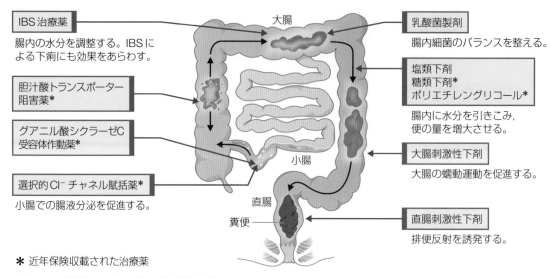

IBS 治療薬
腸内の水分を調整する。IBSに
よる下痢にも効果をあらわす。

胆汁酸トランスポーター
阻害薬*

グアニル酸シクラーゼC
受容体作動薬*

選択的Cl⁻チャネル賦括薬*
小腸での腸液分泌を促進する。

大腸

小腸

直腸

糞便

乳酸菌製剤
腸内細菌のバランスを整える。

塩類下剤*
糖類下剤*
ポリエチレングリコール*
腸内に水分を引きこみ,
便の量を増大させる。

大腸刺激性下剤
大腸の蠕動運動を促進する。

直腸刺激性下剤
排便反射を誘発する。

＊ 近年保険収載された治療薬

◎図2-7 排便のメカニズムと便秘治療薬

を優先させる。薬物が原因として疑われる場合には該当薬物の減量・中止・変更を考慮する。朝食後の排便習慣,排便時の良好な姿勢,規則正しい食生活,運動などの生活指導を行う。

薬物治療では,安価な塩類下剤が第一選択薬として用いられ,習慣性のある刺激性下剤は頓用とされる。塩類下剤が使えない場合や効果が不十分な場合には,近年保険収載された新しい機序の便秘症治療薬を検討する(◎図2-7)。排便回数や便形状の改善(平滑でやわらかいソーセージ状の便),患者主訴の低減が治療目標となるが,治療開始直後から自覚症状が完全に消失することはまれであり,症状が段階的に改善していくように治療を継続していくことが重要となる。これらの初期診療で便秘症が改善しない場合には,病態分類に基づいた専門的な検査・治療が考慮される。

### ◆ 便秘治療薬の種類と作用機序

腸内容の排泄を促したり,便を柔軟にしたりする薬物を**下剤**と総称する(◎表2-9)。なかでも作用がゆるやかなものを**緩下剤**とよぶ。

● **浸透圧下剤** 高浸透圧により腸管内の水分量を増加させて軟便にし,排便回数を増加させる。塩類下剤は,高齢者や腎機能障害患者では高マグネシウム血症のリスクが高いため,減量または他剤を考慮する。

● **新規作用機序の治療薬** 近年ではさまざまな機序の便秘治療薬が開発され,処方されている。

① **選択的クロライド(Cl⁻)チャネル賦活薬** ルビプロストンは,小腸粘膜の塩化物イオン(Cl⁻)チャネルを活性化することにより,小腸での水分分泌を促進し,便を膨張させて軟化させる。おもな副作用は投与初期の悪心で,若年女性に多い。水分貯留傾向の強い透析患者では除水効果も期待できる。

② **グアニル酸シクラーゼC受容体作動薬** リナクロチドは,小腸粘膜のグアニル酸シクラーゼ受容体に作用し,腸管内のCl⁻の濃度を高めることに

○ 表2-9　おもな便秘治療薬の種類と特徴

| | 分類 | おもな薬剤 | 作用，特徴，副作用 |
|---|---|---|---|
| 浸透圧下剤 | 塩類下剤 | 酸化マグネシウム | • 習慣性がない。大量の水分とともに服用すると効果的。<br>•【副作用】高マグネシウム血症。腎不全や透析患者には禁忌。 |
| | 糖類下剤 | ラクツロース経口ゼリー（ラグノス®NF） | • 浸透圧により腸内に水分を引き込み，軟便にする。<br>•【副作用】下痢 |
| | ポリエチレングリコール | マクロゴール4000・塩化ナトリウム・炭酸水素ナトリウム・塩化カリウム（モビコール® 配合内用剤LD） | • 浸透圧により腸内に水分を引き込み，軟便にする。<br>•【副作用】下痢 |
| 刺激性下剤 | 大腸刺激性下剤（腸管運動促進剤） | ピコスルファートナトリウム水和物 | • 大腸の粘膜や腸壁の神経を刺激して蠕動運動を促進するとともに，腸管内の水分吸収を抑制して便を軟化させる。<br>•【副作用】習慣性はあるが，副作用は比較的少ない。 |
| | | センノシド | • 大腸粘膜や腸壁の神経を刺激し，蠕動運動を促進する。<br>•【副作用】習慣性があり，長期投与により効果が減弱。 |
| | 直腸刺激性下剤（外用薬） | ビサコジル | • 坐剤。遅発性で，効果発現には約60分かかる。<br>•【副作用】耐性を生じる。 |
| | | 炭酸水素ナトリウム・無水リン酸二水素ナトリウム（新レシカルボン® 坐剤） | • 坐剤。二酸化炭素（炭酸ガス）により直腸内圧を上昇させ，排便を促進する。効果発現には約20〜30分かかる。<br>• 副作用が少ない。 |
| | | グリセリン浣腸液 | • 腸管壁を刺激するとともに，便を軟化する。短時間で効果が発現する。<br>•【副作用】直腸穿孔や，グリセリンによる溶血，腎不全に留意する。 |
| 新規薬剤 | 選択的クロライドチャネル賦活薬 | ルビプロストン | • 上皮機能変容薬。習慣性がない。<br>•【副作用】下痢など。投与初期の悪心は2週間ほどで軽快する。妊婦には禁忌。 |
| | グアニル酸シクラーゼC受容体作動薬 | リナクロチド | • 上皮機能変容薬。大腸痛覚を減弱させる作用があるため，腹痛などの症状がある患者に適する。習慣性がない。<br>•【副作用】下痢など |
| | 胆汁酸トランスポーター阻害薬 | エロビキシバット水和物 | • 習慣性がない。<br>•【副作用】腹痛，下痢など。ジゴキシン，ウルソデオキシコール酸，アルミニウム製剤などとの併用に注意する。 |
| その他 | 消化管運動賦活薬 | モサプリドクエン酸塩水和物 | • 腸管の蠕動運動を促進する。 |
| | 整腸薬 | ビフィズス菌製剤（ビオフェルミン®，ラックビー®） | • 腸内細菌のバランスを整える。<br>•【副作用】牛乳アレルギーには禁忌。 |
| | 漢方薬 | 大建中湯エキス | • 腸管の蠕動運動を促進する。腸管の血流を増加させる。<br>• 腹部膨満を伴う場合にとくに有効。 |
| | 膨張性下剤（IBS治療薬） | ポリカルボフィルカルシウム | • 高い吸水性により便形状を膨張，ゲル化させて便のかたさを調整する。消化管内容物輸送調節作用もある。<br>• 便秘，下痢のどちらにも有効。<br>•【副作用】高カルシウム血症 |
| | オピオイド使用による便秘に対する治療薬 | ナルデメジントシル酸塩 | • 腸管のオピオイド受容体に拮抗し便秘を改善する。<br>•【副作用】CYP3A4で代謝されるためフルコナゾール，リファンピシン，シクロスポリンなどと併用注意。 |

より，小腸での水分分泌を促進し，便をやわらかくする。おもな副作用は下痢で，ルビプロストンにみられた悪心や腹痛などの副作用が少ない。食後に服用すると下痢をおこしやすいため，食前や眠前などの空腹時に服用するよう指導する。無包装状態では薬物の安定性が低下するため，服用直前に包装から薬剤を取り出すよう指導する。

3 **胆汁酸トランスポーター阻害薬**　エロビキシバット水和物は，胆汁酸の再吸収にかかわる回腸末端の胆汁酸トランスポーターを阻害し，大腸内に流入する胆汁酸の濃度を高めることにより，大腸での水分分泌を促進し，便をやわらかくする。おもな副作用は腹痛と下痢である。重篤な肝疾患がある患者や胆道系の障害がある患者は，腸への胆汁酸分泌が低下しているため，効果が減少するおそれがある。

● **IBS治療薬**　過敏性腸症候群（IBS）の便秘型は，痙攣性便秘とされている。腸管の緊張をとるとともに，IBS治療薬などの腸管運動調整薬が有効である。

● **大腸刺激性下剤**　大腸の粘膜や腸壁の神経を刺激して，蠕動運動を促進することにより，排便を促す。センノシドには習慣性があり，長期投与により効果が減弱するため，頓用とし，漫然と使用してはならない。

## ◆ 代表的な処方例

### ▌ 慢性便秘症のAさん（83歳，女性）

> 処方 ルビプロストン（アミティーザ®）カプセル24μg　1回1カプセル　1日2回　朝・夕食後
> ラックビー®微粒N　1回1〜2包　1日3回
> ＊効果がない場合
> ピコスルファートナトリウム内用液❶0.75%　1回10〜15滴　1日1回　就寝前

便秘治療薬では塩類下剤である酸化マグネシウムを処方されることが多いが，Aさんは高齢者であり，酸化マグネシウム投与により高マグネシウム血症をおこすおそれがある。そのため，ルビプロストンを用いて小腸での分泌を高めることにより，便秘の改善を期待する。

効果不十分の場合，大腸刺激性下剤であるピコスルファートナトリウム水和物やセンノシドのいずれかを頓用として併用する。ピコスルファートナトリウム水和物は，センノシドよりも習慣性が低いとされており，また液剤であるため，症状の程度により用量を調整することが可能である。水などを入れた容器に必要量を滴下して服用する。

これらの刺激性下剤の作用は強力で，おもな副作用は腹痛と下痢である。刺激性下剤は漫然と連日使用しないよう指導する。

NOTE

❶ピコスルファートナトリウム内用液

コップに入れた水に滴下して，水とともに服用する。形状が点眼薬に類似しているため，誤って点眼しないよう，患者や家族に丁寧に服薬指導を行う。

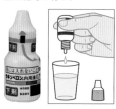

（写真提供：帝人ファーマ）

### ▌過敏性腸症候群で便秘と下痢を繰り返すＢさん

> **処方** ポリカルボフィルカルシウム(コロネル®)錠 500 mg　1回2錠　1日
> 　　　3回　毎食後

　ポリカルボフィルカルシウムは，胃内の酸性条件下でポリカルボフィルと
なり，腸管内の水分を吸収・保持して膨張し，便のかたさを調整して便量を
増大させる。便秘と下痢のどちらにも有効で，IBS 治療薬として用いられる。
過敏性腸症候群ではほかにも，抗コリン薬(メペンゾラート臭化物)，消化管
運動調整薬(トリメブチンマレイン酸塩)，選択的クロライドチャネル賦活薬
(ルビプロストン)なども用いられる。抗不安薬や抗うつ薬が処方されること
もある。

### ▌直腸下部に貯留した便を自力で排出できず，排便時に過度の努責を
### ▌必要とする排便困難を主訴に受診したＣさん

> **処方** 下記のいずれかを用いる。
> 1)新レシカルボン® 坐剤　1回1個　頓用　肛門内挿入
> 2)ビサコジル坐剤　1回1個　頓用　肛門内挿入
> 3)グリセリン浣腸液 50%　1回 60〜120 mL　1日1回　頓用　直腸
> 　内注入

　Ｃさんは排便困難型の慢性便秘である。炭酸水素ナトリウムを主成分とす
る新レシカルボン® 坐剤が第一選択薬である。直腸内で溶解し，約 110 mL
の二酸化炭素(炭酸ガス)を発生させることにより，直腸内圧を上昇させて排
便を促進する。効果発現には投与後約 20〜30 分必要であることを伝える。
　直腸刺激性下剤であるビサコジルは，効果発現までに 60 分以上必要であ
る。耐性を生じるため，連日使用しないよう指導する。
　グリセリン浣腸液は，左側臥位で膝をしっかり屈曲させて前傾姿勢を確保
したうえで，腸管壁を傷つけないよう，肛門から挿入する。

## 3　薬物療法における看護師の役割

● **服薬指導**　機能性便秘の治療の原則は，生活習慣の改善と規則的な排便
習慣の実践であり，それにより薬物治療の効果が高まることを説明する。ま
た機能性便秘では，治療開始直後は自覚症状が完全に消失しない場合が多く，
症状が段階的に改善していくように治療を継続していくことが重要であるこ
とを伝える。
● **高マグネシウム血症への注意**　マグネシウム製剤では，高マグネシウム
血症による倦怠感，悪心，脱力・四肢麻痺，低血圧，徐脈に留意する。とく
に腎機能障害や心機能障害のある患者での長期投与は避ける。高齢者では，
高マグネシウム血症をおこし，重篤な転帰をたどる例が報告されているので，
投与量を減量するとともに，定期的な血清マグネシウム濃度を測定するなど，
観察を十分に行い，慎重に投与することとされている。
● **大腸刺激性下剤の使い方**　大腸刺激性下剤は，長期投与により効果が減

弱し，下剤の使用量増加による悪循環から，結腸無力症に陥る危険性がある。そのため，可能な限り必要最小限の投与が望ましいことを説明する。

● **坐薬・浣腸の使い方**　立位前屈での使用は直腸穿孔のリスクがあるため，臥位での挿入を原則とする。

# D　下痢治療薬

## 1　下痢の病態と分類

　**下痢**は，水分を多く含む形のない状態の便が排泄されることをいう。排便回数は増加することが多い。通常，2週間以内に改善するものを**急性下痢**，4週間以上持続するものを**慢性下痢**とよぶ。

　病態により，分泌性下痢，浸透圧性下痢，滲出性下痢，蠕動運動性下痢に分類される。

● **分泌性下痢**　腸管内に水や電解質が過剰分泌されることで生じる。コレラ菌や病原性大腸菌，ロタウイルスの感染，ホルモン産生腫瘍，薬物などが原因となる。

● **浸透圧性下痢**　腸管内に存在する高浸透圧性物質により腸管内に水分が引き込まれて生じる。塩類下剤やラクツロースの投与，ソルビトールやキシリトールといった難消化性の甘味料の摂取，糖類・塩類の過剰摂取，経管栄養などが原因となる。また，腸管切除や腸管バイパス術後では，腸管の水分の吸収面積が減少し，腸管内浸透圧が上昇することにより，下痢となる。

● **滲出性下痢**　腸粘膜の炎症により粘液分泌が亢進して血液やタンパク質が腸管内へもれ出し，血便や粘液便が生じる。感染性腸炎，炎症性腸疾患，放射線腸炎などが原因となる。

● **蠕動運動性下痢**　腸蠕動の亢進や低下により生じる。甲状腺機能異常症，過敏性腸症候群(IBS)，糖尿病などが原因となる。

　そのほか，ストレスや喫煙・飲酒でも下痢は生じる。抗悪性腫瘍薬，抗菌薬，非ステロイド性抗炎症薬，プロトンポンプ阻害薬，降圧薬，抗不整脈薬，血糖降下薬，脂質異常症治療薬，認知症治療薬，抗不安薬，コルヒチンなどといった薬剤が下痢の原因であることも少なくない。

## 2　薬物療法の基本

### ◆　薬物治療の方針

　診断がついたら原疾患に対する治療を行う。薬物が原因として疑われる場合は，該当する薬剤の減量・中止・変更が検討される。下痢による脱水や衰弱が激しい場合や，患者の社会生活に支障をきたす場合などには，下痢治療薬が用いられる。

　急性下痢の多くは感染性腸炎であり自然に緩解する。腸管感染症による下

痢は有害物質を排除する生体の防御反応であり，止瀉薬を使用して排泄を抑制すると，病原体の排泄が遅延し，病状を悪化させる危険性があるので，みだりに用いない。とくに腸管出血性大腸菌 O157 や赤痢菌などによる重篤な感染性下痢では，止瀉薬は禁忌である。

## ◆ 下痢治療薬の種類と作用機序

● **止瀉薬**　下痢症状の改善をはかるための薬物を総称して，**止瀉薬**（**止痢薬**，**下痢どめ**）という（●表 2-10）。止瀉薬には，収 斂 薬や吸着薬，殺菌薬がある。収斂薬は，分泌液などのタンパク質と結合して腸管粘膜表面に不溶性の被膜を形成することにより，腸粘膜を保護する。吸着薬は，腸内の毒素や過剰な水分・ガスを吸着する。ロペラミド塩酸塩は，腸管のオピオイド受容体（●40 ページ）に作用し，腸管の運動や水・電解質の分泌を強力に抑制する腸管運動抑制薬である。

● **整腸薬**　整腸薬に含まれるビフィズス菌や乳酸菌は，乳酸や酢酸を産生し，腸内を酸性化することで病原菌の増殖や発育を抑制し，腸内細菌のバランスを整える。止瀉薬と併用されることが多い。

● **IBS 治療薬**　IBS の患者は，自律神経に関連した下痢を訴えることが多い（●57 ページ）。IBS 治療薬であるポリカルボフィルカルシウムは，消化管内で吸水して膨張することにより，消化管内容物の輸送を調節し，下痢を抑

●表 2-10　おもな下痢治療薬の種類とその特徴

| 分類 | おもな薬剤 | 作用・特徴・副作用 |
|---|---|---|
| 止瀉薬 | タンニン酸アルブミン | • 収斂薬。腸で徐々に分解されて作用するため，緩徐な収斂作用を示す。<br>• 【副作用】原料に乳性カゼインが使用されており，牛乳アレルギーの患者には禁忌である。他の薬の吸収抑制を生じる。 |
| | 天然ケイ酸アルミニウム | • 吸着薬。収斂作用もある。<br>• 【副作用】腎機能障害患者への持続投与は控える。他の薬物の吸収抑制を生じる。酵素やビタミン，ミネラルなども吸着するため，長期投与の場合は注意が必要である。 |
| | ベルベリン塩化物水和物・ゲンノショウコエキス（フェロベリン® 配合錠） | • 殺菌薬。腸内の塩基性条件下でフェノールとサリチル酸に分解されて，殺菌と腐敗抑制に作用する。<br>• 【副作用】便秘 |
| | ロペラミド塩酸塩 | • 腸管運動抑制薬。非発熱性，非血性の中等～重度の下痢に用いる。<br>• 血液脳関門を通過しないため，依存性はない。<br>• 【副作用】腸管出血性大腸菌 O157 や赤痢菌などによる重度感染性下痢には禁忌である。過剰投与でイレウスを併発する。 |
| 整腸薬 | ビフィズス菌製剤（ラックビー®，ビオフェルミン®），乳酸菌製剤（ビオフェルミン® R） | • 腸内細菌のバランスを整える。<br>• 副作用が少なく安全性が高い。 |
| IBS 治療薬 | ポリカルボフィルカルシウム | • 高い吸水性により便形状を膨張，ゲル化させて便のかたさを調整する。消化管内容物輸送調節作用もある。<br>• 便秘と下痢のどちらにも有効である。<br>• 【副作用】高カルシウム血症 |

えて便秘を改善する。

## ◆ 代表的な処方例

### ▌慢性の下痢を訴えるＡさん（26歳，男性）

> 処方 ビオフェルミン® 配合散　１回１〜２g　１日３回
> ロペラミド塩酸塩カプセル１mg　１回１カプセル　１日２回

　若年の慢性下痢で血便や体重減少がない場合，下痢型・交代型の過敏性腸症候群(IBS)の可能性がある。診断がつくまでは下痢の治療を優先させて様子をみる。ロペラミド塩酸塩は，腸管運動や水・電解質の分泌を強力に抑制する。麻薬に匹敵する効果を有するが，中枢神経系への副作用はなく，依存性が少ない。回数や量の多い下痢によく用いられるが，作用が強く，便秘をきたすことがあるので注意する。消化管運動を抑制するため，イレウスや腸管感染症，出血性腸炎には用いてはならない。

　ビオフェルミン® 配合散に含まれる乳酸菌は，腸管内で増殖して乳酸などを産生し，腸内環境を整える。

　軽度な下痢の場合，作用が緩徐なタンニン酸アルブミン，天然ケイ酸アルミニウム，フェロベリン® 配合錠のいずれかが用いられることが多い。

### ▌抗悪性腫瘍薬による下痢を訴えるＢさん

> 処方 半夏瀉心湯エキス顆粒　１回１〜２包(2.5〜5.0g)　１日３回　食間

　抗悪性腫瘍薬による早発性下痢(投与直後から翌日に発生)は，一過性で重症化しないが，遅発性下痢は重症化することがある。胃がんなどに用いられるイリノテカン塩酸塩による遅発性下痢には，漢方薬の予防投与が有効である。半夏瀉心湯は，悪心・嘔吐があり食欲不振で軟便または下痢の傾向のある患者に用いられる。その他の抗悪性腫瘍薬による下痢にはロペラミド塩酸塩が用いられることが多いが，遅発性下痢の予防は困難である。

## 3 薬物療法における看護師の役割

●**生活指導・服薬指導**　下痢の治療では，薬物療法と並行して生活指導や精神的支援なども重要となる。急性下痢の多くは自然に寛解することを伝えて，不安を取り除く。そのうえで，止瀉薬の使用は必要最低限にとどめるように説明する。また，定時的投与と頓用の違いを説明して，漫然と使用しないよう説明する。

●**脱水の予防**　下痢による脱水の程度と水分摂取状況に注意し，水分摂取を積極的に行うよう指導する。水分と同時に糖分や塩分の摂取を行うとより効果的である。水分摂取ができない場合には，輸液と電解質の補給が必要であり，症状が強い場合は入院治療が必要となる。

●**食事指導**　低残渣で刺激の少ないものを摂取するよう指導する。

# E 鎮咳・去痰薬

## 1 咳・喀痰の病態と分類

### 咳と痰の病態

咳（咳嗽）は，痰や異物，病原体を，喉頭・気管・気管支から出す反射であり，①息を吸う，②閉じた声門に対して息を吐こうとする，③開いた声門に対して急速に息を吐いて音を出す，といった順番でおこる。咳による気管中の空気の速度は 160 km/時以上であり，1 回の咳で 2 kcal 消費される。咳により筋肉や腱の損傷，肋骨骨折をきたす場合もある。

喀痰とは気道から吐き出される異常な分泌物で，唾液や鼻汁は含まれない。細胞成分および非細胞成分，肺由来ではない物質から構成される。喀痰などの分泌物を伴う咳を**湿性咳嗽**，喀痰を伴わない咳を**乾性咳嗽（空咳）**とよぶ。

呼吸により異物や病原体が吸い込まれるが，粘液と線毛の運動により，それらが肺胞まで侵入することを防いでいる（●図2-8）。粘液・漿液の分泌量は，神経系や炎症メディエータ，細菌の生成物などの影響を受けて増減する。粘液・漿液の分泌が亢進すると，喀痰の非細胞成分が増加する。喀痰の細胞成分には，マクロファージ・好中球・好酸球などの炎症細胞や赤血球，気管支上皮，がん細胞などがある。また，誤嚥した異物や病原菌など，肺由来ではない物質も喀痰の構成成分となる。喀痰の量は，疾患の重症度を反映することが多い。

### 咳の原因

咳受容体は，喉頭，気管・気管支分岐部，食道下部に多く存在する（●図2-9）。気道の炎症や刺激物質の吸入により，迷走神経や上喉頭神経を介して咳中枢や大脳皮質に信号が送られる。咳中枢は横隔膜などの筋肉の動きを調節して**咳反射**をおこさせる。咳は，反射経路のほかに高次大脳皮質からの制御も受けるため，意識して咳を抑えたり，咳をしたりすることも可能である。

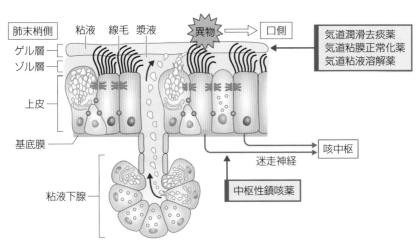

**●図 2-8　気道粘膜の構造と鎮咳・去痰薬**

線毛は気管支表面を広くおおっていて，順序よく波打つことにより侵入した異物を喉頭まで物理的に運び出す。線毛は 6 µm の厚さのゾル層（漿液層）に浸っていて自由に動くことができる。その上層には 5〜10 µm の厚みのゲル層（粘液）が存在し，異物をとらえる。

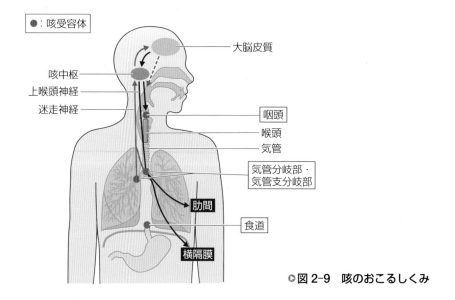

●図2-9　咳のおこるしくみ

## ▍ 咳の分類

　咳はその持続期間により，3週間以内の**急性咳嗽**，3～8週間の**遷延性咳嗽**，8週間以上の**慢性咳嗽**に分類される。急性咳嗽の原因は，感冒や気管支炎・肺炎，結核などの感染症が多い。慢性咳嗽の原因は，喘息，咳喘息❶，後鼻漏(副鼻腔炎)，気管支拡張症，降圧薬である ACE 阻害薬の副作用，逆流性食道炎，肺がんなど，感染症ではないことが多い。

　発症の原因によっては対症療法としての鎮咳・去痰薬の効果はない。咳や痰は生体の防御反応でもあるため，病状に合わせて投与しなければ，かえって病状を悪化させる場合もある。

## 2 薬物療法の基本

### ◆ 鎮咳・去痰薬の分類

　病原体や異物などを痰としてスムーズに喀出する作用のある薬物を**去痰薬**，咳反射を減らす薬物を**鎮咳薬**とよぶ(▷表2-11)。
● **気道潤滑去痰薬**　肺胞表面は，肺サーファクタント❷とよばれる表面活性物質でおおわれている。気道潤滑去痰薬は，肺サーファクタントの分泌を増やして気道の浄化を行う。肺サーファクタントが増えると，喀痰の粘性が下がり，さらさらしたものとなる。
● **気道粘膜正常化薬**　感染やタバコの煙などで傷害を受けた気管支上皮を回復させることにより線毛運動を正常化し，痰を正常化して気道浄化を行う。
● **気道粘液溶解薬**　粘性の強い喀痰を分解して喀痰を喀出しやすくして気道浄化を行う。有効性については議論がある。
● **中枢性鎮咳薬**　神経系に作用して，咳反射を減らす。麻薬性と非麻薬性に分類される。

　複数の作用をもつ鎮咳・去痰薬も多い。また気管支拡張薬などの喘息治療

□ **NOTE**

❶喘鳴が明らかでなく，咳嗽を主症状とする喘息のことである。

□ **NOTE**

❷Ⅱ型肺胞上皮細胞から肺サーファクタントとよばれる表面活性物質が分泌される。採血検査の項目であるSP-D や SP-A は，これに含まれる物質で，間質性肺炎の活動性の指標となる。

▶表2-11　おもな鎮咳・去痰薬の種類と特徴

| 分類 | | おもな薬剤 | 特徴，副作用 |
|---|---|---|---|
| 気道潤滑去痰薬 | | アンブロキソール塩酸塩<br>ブロムヘキシン塩酸塩 | 喀痰は増える感じがする。 |
| 気道粘膜正常化薬 | | フドステイン | 喀痰は増える感じがする。 |
| | | L-カルボシステイン | 副作用は比較的少ない。 |
| 中枢性<br>鎮咳薬 | 非麻薬性 | チペピジンヒベンズ酸塩 | 副作用は比較的少ない。 |
| | | デキストロメトルファン臭化水素酸塩水和物・クレゾールスルホン酸カリウム（メジコン®） | |
| | | ジメモルファンリン酸塩 | |
| | | エプラジノン塩酸塩 | |
| | | クロペラスチン塩酸塩 | |
| | 麻薬性 | コデインリン酸塩水和物 | さまざまな禁忌に注意する（▶68ページ）。 |
| | | オキシメテバノール | コデインリン酸塩とほぼ同等。 |

薬も鎮咳・去痰薬として分類される場合もある。

## ◆ 薬物治療の方針

　原疾患の治療が優先される。咳嗽が激しく，QOL が低下したり体力が消耗したりする場合には，対症療法として鎮咳薬が検討される。

　喀痰が貯留して咳が出る湿性咳嗽では，気道潤滑去痰薬や気道粘膜正常化薬が検討される。気管が刺激に敏感になり咳が出る乾性咳嗽では，中枢性鎮咳薬が検討される。咳喘息では一般的な鎮咳・去痰薬は無効で，気管支拡張薬や吸入ステロイド薬が検討される（▶116ページ）。

　副鼻腔炎や気管支拡張症では，気道潤滑去痰薬や気道粘膜正常化薬のほか，少量長期マクロライド療法❶が有効となる場合が多い。逆流性食道炎では，消化管運動機能改善薬や胃酸分泌抑制薬，酸中和薬が使用される。

　ACE 阻害薬などの薬物の副作用による咳嗽は，原因薬剤の服薬を中止する。間質性肺炎や肺がんでは中枢性鎮咳薬が検討される。

　誤嚥性肺炎は，咳反射が低下して異物を喀出できず，肺炎が引きおこされたものである。よって，中枢性鎮咳薬によりさらに咳反射を低下させることは，病状悪化につながる場合がある。気道潤滑去痰薬・気道粘膜正常化薬は気道浄化に役だつ。咳嗽反射を増やすために，あえて ACE 阻害薬を投与する場合もある。

## ◆ 代表的な処方例

### ▌間質性肺炎の A さん

> **処方** **コデインリン酸塩散 1%**　1 回 2 g（薬物量 20 mg）　1 日 3 回　毎食後
> **酸化マグネシウム 250 mg**　1 回 1 錠　1 日 3 回　毎食後

□ NOTE

**❶少量長期マクロライド療法**

　エリスロマイシンやクラリスロマイシンなどのマクロライド系抗菌薬を通常量より少なく長期間服用する治療法である。抗菌効果を期待するものではなく，免疫系に作用して鼻漏・後鼻漏などの自覚症状の改善を目的とするものである。長期投与においても副作用が少ないとされる。

間質性肺炎や肺がんなど，喀痰がほとんどなくて痰の詰まりの心配がない難治性咳嗽には，コデインリン酸塩などの麻薬性中枢性鎮咳薬がよい適応である。原末の麻薬処方では麻薬処方箋（◐20ページ）を必要とするが，100倍散では麻薬処方箋を必要としない❶。コデインリン酸塩散1%の1回2gはコデインリン酸塩の正味20 mgである。コデインリン酸塩は気道分泌を低下させて痰をかたくするため，痰の詰まりを引きおこすことがあり，処方の際には適切な病態の把握が必要となる。

コデインリン酸塩は，腸の蠕動運動を抑制することによる止瀉作用をもつ。便秘予防のため，塩類下剤である酸化マグネシウムや，ナルデメジントシル酸塩を同時に処方することが多い。

### ウイルス性感冒のBさん

> **処方** ジメモルファンリン酸塩錠10 mg　1回1錠　1日3回　毎食後
> カルボシステイン錠500 mg　1回1錠　1日3回　毎食後

感冒で喀痰が少なく，咳嗽による消耗が激しい場合には，非麻薬性中枢性鎮咳薬が対症療法として使用される。ウイルスによる気管支粘膜傷害の回復のために，気道粘膜正常化薬であるカルボシステインも処方される。カルボシステインには，錠剤，散剤，シロップ剤など，さまざまな剤形のものがあり，患者の病態に応じて使い分ける。

### 細菌性気管支炎のCさん

> **処方** アンブロキソール塩酸塩徐放OD錠45 mg　1回1錠　1日1回　食後
> カルボシステイン錠500 mg　1回1錠　1日3回　毎食後

細菌感染による気管支炎や肺炎では，喀痰が多く，貯留した喀痰を排出するために咳が誘発されることがある。この場合には，気道潤滑去痰薬や気道粘膜正常化薬などを使用して排痰を促す。

アンブロキソール塩酸塩には，さまざまな剤形のものがある。Cさんには，徐放性の口内崩壊錠（OD錠）が処方されている。OD錠は，1日1回の服用ですむ。

## 3 薬物療法における看護師の役割

### 投与時の注意事項

● **コデインリン酸塩の禁忌**　麻薬性中枢性鎮咳薬であるコデインリン酸塩の禁忌は，以下のとおりである。

(1) 呼吸抑制を増強するため，重篤な呼吸抑制のある患者には投与しない。

(2) 気道分泌を妨げるため，気管支喘息発作中の患者には投与しない。

(3) 昏睡に陥ることがあるため，重篤な肝機能障害のある患者には投与しない。

**NOTE**

❶「麻薬及び麻薬向精神薬取締法」では，コデインリン酸塩を麻薬として指定しているが，濃度が1%以下のものは家庭麻薬とされており，法律上の「麻薬」ではない。よって，コデインリン酸塩の濃度が100%である原末を処方する際には麻薬処方箋を必要とするが，濃度が1%である100倍散は麻薬処方箋を必要とせず，一般医薬品と同様に処方される。

（4）呼吸抑制や循環不全を増強するため，慢性肺疾患に続発する心不全の患者には投与しない。

（5）脊髄の刺激効果があらわれるため，痙攣状態(てんかん重積症，破傷風，ストリキニーネ❶中毒)にある患者には投与しない。

（6）呼吸抑制を増強するため，急性アルコール中毒の患者には投与しない。

（7）アヘンアルカロイド❷に過敏症のある患者には投与しない。

（8）治療期間の延長をきたすおそれがあるため，細菌性下痢のある患者には投与しない。

### ▌服薬の指導

● **気道潤滑去痰薬**　アンブロキソール塩酸塩などの気道分泌を増やす薬は，痰の量は増えるが，痰がやわらかくなって出しやすくなることを説明する。

● **麻薬性中枢性鎮咳薬**　麻薬性中枢性鎮咳薬は鎮咳効果が強い。薬局で売られている総合感冒薬にも含まれている場合がある。眠け・ふらつきなどが出現する場合があり，服用後に車の運転や高所での作業は行わないように指導する。また，悪心・嘔吐，発疹，全身の瘙痒感，眠け，眩暈(めまい)，目のかすみ，発汗，男性では尿が出にくくなるといった副作用がおこりうることを伝える。

コデインリン酸塩は止瀉作用がある。便秘予防のために下剤が同時に処方されている場合が多いが，それでも便秘になったり，下剤がききすぎて下痢になる場合もあることを伝える。

### ▌投与後の観察事項

気道分泌を増やす去痰薬では，喀痰量の増加を自覚するが，気道浄化により痰の詰まりを改善し，咳嗽を減らす。

非麻薬性中枢性鎮咳薬は，副作用は少ないが効果も弱い。麻薬性中枢性鎮咳薬は，鎮咳効果が強いが副作用も多い。咳嗽・喀痰は異物を除去するための生体防御であり，完全に除去するのは望ましくない。

● **有害事象の徴候**　非麻薬性中枢性鎮咳薬で副作用が問題となることは少ない。通常の薬剤と同様に，皮疹や発熱などがみられたら，つねに薬剤の副作用を疑い，医師に伝えて薬剤の中止を検討する。麻薬性中枢性鎮咳薬では，ふらつきや便秘がみられることがある。また，痰がかたくなり喀出困難になる場合がある。

● **重篤な副作用**　麻薬性中枢性鎮咳薬は，WHO方式がん疼痛除痛ラダー第2段階の鎮痛薬でもある。呼吸状態がわるい患者では，呼吸抑制や喀痰喀出困難を増悪させ，かえって呼吸不全を悪化させる危険性がある。また瘙痒感，悪心・嘔吐，眠け，ふらつきなどの精神症状が出現する場合がある。コデインリン酸塩には抗コリン作用があるため，口内乾燥感，瞳孔縮小，起立性低血圧，排尿障害，便秘・排尿困難，口渇が出現する場合がある。

NOTE

❶ **ストリキニーネ**
抑制性神経伝達物質であるグリシンを特異的に阻害し，強力な中枢興奮作用を示す。非常に毒性が強い物質で，毒物に指定されている。医療用としては，苦味健胃薬や痙攣誘発薬，グリシンα₁受容体拮抗薬，強精剤(ED治療薬)に用いられており，蓄積性がある。殺鼠剤や害獣駆除剤としても使用される。

❷ **アルカロイド**
窒素原子を含み塩基性を示す天然由来の有機化合物である。ケシから精製されるモルヒネやコデインなどのアルカロイドは，アヘンアルカロイドとよばれる。

# F　鎮静薬

## 1　鎮静薬を必要とする病態

### ▌鎮静の目的

　鎮静の目的は，患者の不安感をやわらげ，快適さを確保することである。また，治療・処置を安全に行うため，十分な安静を確保することが優先される場面もある。とくに意識障害を呈する患者や，せん妄を呈する患者，小児などにおいては，適時適正な鎮静深度を目ざすことが重要である。

### ▌鎮静深度の分類

　鎮静の深度は，大きく4段階に分類される（◐表2-12）。

　①**浅鎮静**　薬物の影響下にあるが，指示に対して従命動作が可能な状態である。認知機能や協調機能は低下しているが，呼吸・循環機能は正常を保っている。

　②**中等度鎮静**　薬物の影響で意識レベルは低下しているが，呼びかけ刺激で意図のある動作が可能な状態である。上気道確保のための用手操作や器具使用は不要であり，循環は保たれている。

　③**深鎮静**　薬物の影響のため容易には覚醒しない。繰り返し刺激や疼痛刺激により意図のある動作が可能な状態になる。さらに鎮静深度が深くなると，気道・呼吸のサポートが必要となる。

　④**全身麻酔**　薬物の影響のため，刺激により覚醒しない状態である。上気道閉塞や呼吸抑制がみられるため，場合により人工気道や人工呼吸管理が必要になる。また，サポートなしでは循環動態が破綻する危険性がある。

　鎮静レベルが高くなるにつれ，意識・気道・呼吸・循環が抑制される。意識ばかりを気にして気道・呼吸・循環の観察が不十分であると，患者の生命に危険が生じることになる。鎮静のレベルは個人差も大きいため，つねに患者の状態を把握し，評価することが最も重要である。

◐表2-12　鎮静深度の分類

| 鎮静深度 | 意識・応答レベル | 気道確保 | 呼吸 | 循環 |
| --- | --- | --- | --- | --- |
| 浅鎮静 | 呼名で正常反応 | 無影響 | 無影響 | 無影響 |
| 中等度鎮静 | 言葉での刺激に対し，意図のある動き | 影響は受けるが介入の必要なし | 十分である | 通常保持される |
| 深鎮静 | 連続刺激や疼痛刺激で意図のある動き | 介入が必要となる可能性がある | 不十分な可能性がある | 通常保持される |
| 全身麻酔 | 疼痛刺激を受けても覚醒しない | しばしば介入が必要となる | しばしば不十分 | 破綻する可能性あり |

## 2　薬物療法の基本

### ◆ 神経の興奮のしくみと鎮静薬

● **興奮の伝達**　興奮の刺激は，電気的な情報（活動電位）として神経細胞の軸索を通って神経終末まで伝導される（○図2-10-a）。刺激が神経終末に届くと，神経終末のシナプス小胞からシナプス間隙に向けて神経伝達物質が放出され，次の神経細胞の神経伝達物質受容体に作用することにより，刺激が伝達される。

　シナプスでの神経伝達は，細胞膜の膜電位[1]の変化により行われる。グルタミン酸やアセチルコリンなどの興奮性神経伝達物質により細胞膜の脱分極がおこり，新たな電気刺激が発生して興奮が伝わる。一方で，**γ-アミノ酪酸（GABA）**などの**抑制性神経伝達物質**は，細胞膜の過分極をおこすことにより，ほかの刺激があっても興奮しにくい状況となる。

● **GABA の増強**　GABA の受容体は複数あるが，そのなかでも鎮静薬の理

**─| NOTE**

**❶膜電位**
　細胞内外の陽イオンと陰イオンの濃度差により，細胞膜の内側と外側には電位差が発生する。これを膜電位とよぶ。なにも刺激のない状態では，細胞外が正（＋）に，細胞内が負（−）に帯電しており，このときの膜電位を静止電位という。

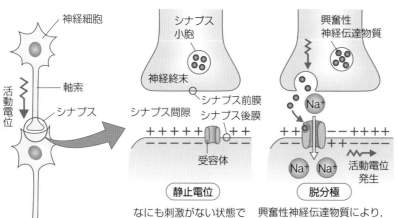

なにも刺激がない状態では，細胞外が正（＋），細胞内が負（−）に帯電している。

興奮性神経伝達物質により，陽イオンが流入して膜電位が変化し，新たな活動電位が発生して興奮が伝えられる。

抑制性神経伝達物質により，陰イオンが流入して過分極をおこし，興奮が伝わりにくくなる。

**a. 神経伝達物質による興奮の伝達**

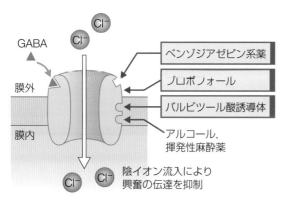

**b. GABA_A受容体に作用する薬物**

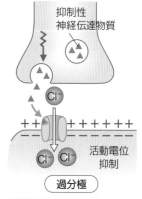

**c. α_2受容体作動薬**

○**図 2-10　興奮の伝達のしくみと鎮静薬**

解に重要なのは**GABA<sub>A</sub>受容体**である（●図2-10-b）。GABA が GABA<sub>A</sub>受容体に結合すると，塩化物イオン（Cl⁻）が流入して神経細胞の細胞膜が過分極し，興奮性伝達物質による神経伝達が抑制される。ベンゾジアゼピン系薬やプロポフォール，バルビツール酸誘導体薬は GABA<sub>A</sub>受容体に作用して Cl⁻の流入を促し，GABA の作用を増強する。これにより，眠け・健忘・注意力低下・集中力低下・反射運動能力低下などが生じる。

● **α<sub>2</sub>受容体作動薬**　自律神経系の神経伝達物質の受容体には，アドレナリン受容体とアセチルコリン受容体がある。このうち**アドレナリン受容体❶**は，神経伝達物質であるノルアドレナリンと副腎髄質ホルモンであるアドレナリンの両方により作動する。アドレナリン受容体のうち，**α<sub>2</sub>受容体**は，中枢神経において興奮の伝達を抑制することにより神経活動を調整している（●図2-10-c）。

### ◆ 鎮静薬の種類

　鎮静薬として，経口の抗精神病薬や抗不安薬，睡眠薬が使用されることもあるが，ここでは，純粋に鎮静薬として持続投与されることのある代表的な薬剤について述べる（●表2-13，表2-14）。

● **ミダゾラム**　短時間作用型のベンゾジアゼピン系鎮静薬である。作用発現時間は3〜5分と比較的速いが，単回投与時の消失半減期は2〜5時間である。また，脂溶性の高い薬物であるため，肥満患者では作用時間が遷延する可能性がある。一方，72時間をこえる長期投与では耐性が生じやすい。肝代謝型の薬物で，代謝産物は尿中排泄されるが，一部は中枢神経抑制作用をもつため，腎機能障害のある患者では作用が遷延するおそれがある。

● **プロポフォール**　超速効性で，分布・代謝ともに速いため，調節性にすぐれた鎮静薬である。分布容積が小さく，消失半減期は0.5〜1.0時間と短く蓄積性がほとんどない。脳圧の低下や脳血流の減少，脳代謝の抑制効果がある❷。鎮痛効果はない。肝代謝型であり，代謝産物は尿中排泄されるが，代謝産物に活性はない。投与時に血圧低下をおこすことがあるため，投与中の血圧の変動に留意する。高用量かつ長期間（4 mg/kg/時以上の量を48時間以上）の使用時には，代謝性アシドーシスや横紋筋融解症（●192ページ），高カリウム血症，心不全などをきたす**プロポフォール注入症候群**をきたす場合がある。

● **デクスメデトミジン塩酸塩**　中枢ならびに末梢に存在する α<sub>2</sub>受容体を活性化して鎮静作用を示す α<sub>2</sub>受容体作動薬である（●図2-10-c）。そのため，GABA<sub>A</sub>受容体に作用するベンゾジアゼピン系薬と併用することで，相乗的に鎮静効果をあらわす。分布容積は非常に大きいが，分布相半減期が6分，消失相半減期が2〜2.5時間と短い薬剤である。呼吸抑制作用がほとんどなく，患者が治療に協力可能な鎮静状態をつくり出すことができ，不安寛解作用ももつ。交感神経抑制作用により血圧と心拍数を低下させるため，注意が必要である。肝代謝型であり，重度の肝機能障害患者ではクリアランス低下の可能性がある。

**NOTE**

**❶アドレナリン受容体**
　アドレナリン受容体は，アドレナリン・ノルアドレナリン・イソプレナリンに対する反応性の違いにより，α受容体とβ受容体に分けられ，さらに機能の違いにより α<sub>1</sub>，α<sub>2</sub>，β<sub>1</sub>，β<sub>2</sub>に分けられる（●218ページ，図4-2）。

**NOTE**

**❷**抗痙攣作用も有するといわれているが，否定的な見解も存在する。

◖表 2-13　おもな鎮静薬（成人）

| 分類 | おもな薬剤 | 標準投与量 | 追加投与量 | 投与間隔 | 発現時間 | 作用持続時間 |
|---|---|---|---|---|---|---|
| ベンゾジアゼピン系鎮静薬 | ジアゼパム注射薬 | 【単回投与】5〜10 mg | 2.5 mg | 3 分 | 1〜2 分 | 0.5〜2 時間 |
| | ミダゾラム注射薬 | 【単回投与】1〜5 mg | 0.5〜1 mg | 3 分 | 3〜5 分 | 0.5〜2 時間 |
| | | 0.03〜0.18 mg/kg/時 | —— | 持続投与 | —— | —— |
| イソプロピルフェノール誘導体 | プロポフォール1%静注 | 0.3〜3 mg/kg/時* | —— | 持続投与 | —— | —— |
| $\alpha_2$受容体作動薬 | デクスメデトミジン静注液 | 0.2〜0.7 µg/kg/時 | —— | 持続投与 | —— | —— |

＊　麻酔用量としては 4〜10 mg/kg/時まで。

◖表 2-14　おもな鎮静薬（小児）

| おもな薬剤 | 経路 | 標準投与量 | 初回投与量に対する追加投与量 | 発現時間 | 作用持続時間 |
|---|---|---|---|---|---|
| ジアゼパム | 静注 | 0.1 mg/kg | 25% | 1〜2 分 | 30 分〜2 時間 |
| ミダゾラム | 静注 | 0.05〜0.1 mg/kg | 5% | 1〜3 分 | 30 分〜2 時間 |
| | 経口 | 0.5〜0.75 mg/kg | 50〜100% | 20〜30 分 | 60〜90 分 |
| | 直腸 | 0.5〜1.0 mg/kg | 50〜100% | 5〜10 分 | 30〜60 分 |
| | 経鼻 | 0.2〜0.3 mg/kg | 50〜100% | 5〜10 分 | 30〜60 分 |
| 抱水クロラール | 直腸 | 50〜75 mg/kg を極量とし，1 g の単回投与 | 50〜100% | 20〜30 分 | 2〜6 時間 |
| ペントバルビタールカルシウム | 静注 | 2〜6 mg/kg | 50〜100% | 1〜5 分 | 1 時間 |

## ◆　鎮静薬の投与方法の原則

　鎮静薬の投与の原則として，鎮痛薬と鎮静薬の作用の違いを理解し，使用目的を明確に区別する必要がある。すなわち，「不安を減少させ，眠けを促す目的」の鎮静薬と，「痛み・苦痛を緩和する目的」の鎮痛薬を使い分けることが推奨されている。薬剤投与時の留意点は以下のとおりである。

（1）静脈内投与を基本とする。

（2）作用発現時間を考慮し，十分に時間をおいて用量を調整する。

（3）薬物相互作用の観点から，鎮痛薬と鎮静薬の両方を用いた場合は，適宜用量を削減する。

## ◆　代表的な処方例

### ▊　脳出血で救急搬送された A さん

　**背景**　60 歳，男性，体重 70 kg。意識障害により救急搬送された。脳出血と診断されたが，症状が進行して舌根沈下が出現した。救急外来で緊急気管挿管のうえ，集中治療室（ICU）へ入室し，人工呼吸器での呼吸管理を企画

している。

**処方**　〈救急外来での気管挿管時〉

**フェンタニル注射液 0.1 mg**　静注

**ミダゾラム注**　5 mg を静注

〈ICU での維持・管理期〉

**フェンタニル注射液 0.1 mg**　点滴静注　50 μg/時

**プロポフォール静注 1%**　点滴静注　210 mg/時（3 mg/kg/時）で開始

フェンタニルなどのオピオイド鎮痛薬は，まずは気管挿管時に十分な鎮痛を得るために使用される。そのうえで，救急外来において，急激な血圧変化を避けつつ，ボーラス bolus 投与❶での管理可能な薬剤としてミダゾラムが選択された。A さんの場合，すぐに覚醒させる必要もないため，あえて半減期の短い薬物を選ぶ必要はない。

ICU に移動してからは，持続投与においてより調節性の高い鎮静薬として，プロポフォールが用いられた。ICU では，ある一定期間，鎮静管理を行ったあと，ねらった時間に意識状態の確認をしていく必要がある。プロポフォールは，持続投与を中断したあと，比較的すみやかに薬効が切れる薬剤であるため，ICU における維持・管理に用いやすい。

**NOTE**
❶ボーラス投与
　急速静脈内投与（急速静注）のことである。

## 3　薬物療法における看護師の役割

鎮静を行う際には，鎮静前・鎮静中・鎮静後の観察と評価が重要である。

### ■ 鎮静前の確認事項

● **気道管理の困難性の評価**　鎮静時に呼吸困難が生じた場合は換気補助が必要になる。気道に構造的な異常がある患者は気道閉塞の危険性が増加するため，処置前に評価する必要がある（○表2-15）。

● **鎮静前の確認事項**　以下の8つの項目についても，確認・観察する。

①**鎮静の目的・体位**　どのような検査・処置を行い，どの程度の侵襲・苦痛が予想されるのか，それに見あう鎮静薬の種類と量はどの程度であるかを，本人の体格・年齢・基礎疾患を考慮して評価する。また，鎮静過量となった際は，多くの場合，気道・呼吸に異常が生じるため，鎮静時の患者の体位を事前に確認する。気道確保の障害となるような体位をとる必要がある場合は，十分に注意をはらい，気道トラブルが発生した際にどのような体位変換を行

**○表2-15　気道管理の困難性と関連する因子**

| | |
|---|---|
| **病歴** | 過去の麻酔や鎮静に関連する問題，喘鳴，いびき，睡眠時無呼吸，関節リウマチ，強直性脊椎炎，染色体異常 |
| **体格** | 著しい肥満 |
| **頸部** | 短頸，頸部伸展制限，頸部腫瘤，頸椎疾患，頸部外傷，顔貌奇形，甲状-オトガイ間が短い |
| **口** | 開口制限（<3 cm），歯がない，矯正器具，巨舌症，扁桃肥大，さし歯 |
| **顎** | 小顎症，下顎後退 |

うか，事前に想定しておく．

　**②目標鎮静深度**　目的により，目標とする鎮静深度が異なる（◉70ページ，表2-12）．苦痛を取り除き，快適性を担保するためだけであれば浅鎮静を目標とするが，安全担保のために中等度～深鎮静が必要となる場合もある．

　**③アレルギー情報，薬物への異常反応の有無**　薬物アレルギーによるアナフィラキシーが生じると，気道トラブルや呼吸障害が発生する❶．鎮静薬の使用前に，十分にアレルギー歴の聴取を行うことが重要である．

　**④バイタルサイン**　鎮静前のバイタルサインの確認には，①鎮静前のバイタルサインが不安定でないことの確認，②鎮静中・鎮静後のバイタルサインの変化をとらえるうえでの基準値を知る，という2つの大きな目的がある．

　**⑤気道評価**　鎮静深度が深くなると，一般的に気道・呼吸の問題が生じるリスクも高くなる．気道確保・人工呼吸が必要となった場合，それに支障をきたす状況がないかを事前に判断しておき，必要な準備をしておく．

　**⑥心電図**　一部の鎮静薬は徐脈や心ブロックをきたすことがある．従前の心電図で心疾患がないことを確認し，麻酔中は心電図モニタを装着して監視する．

　**⑦最終経口摂取**　鎮静中に嘔吐がみられ，気道の保護が十分にできない状況で誤嚥が生じた場合，呼吸状態が悪化する．待機的施術の場合は，最終飲食から十分な時間をとる必要がある．最終経口摂取は，飲料水であれば施術2時間前まで，母乳摂取は4時間前まで，人工乳・牛乳固形物は6時間前までとされている[1]．

　**⑧説明と同意**　鎮静にあたっては，可能な限り本人に対して，危険性・利益・限界・ほかの選択肢などについて説明し，施術の同意を得ることが大切である．

### ▌鎮静中の確認事項

　鎮静中には，鎮静深度・気道・呼吸・循環を確認し，適切な鎮静深度にあるかをつねに観察する．

　**①鎮静深度**　鎮静施術前に目標とする鎮静深度を明確にし，つねに鎮静深度が深くなりすぎないかを観察する．

　**②気道**　舌根沈下などの上気道閉塞の出現を注意深く観察する．気道の問題が生じるようであれば，鎮静深度の調整，拮抗薬の投与，気道確保用デバイスの使用などを検討する．

　**③呼吸**　胸郭の動きを適時視認し，聴診も併用しつつ呼吸状態のモニタリングを行う．鎮静中はパルスオキシメータの装着が必須であるが，あわせて呼気中の二酸化炭素濃度のモニタリングも推奨される．

　**④循環**　禁忌を示さない限り，血圧・心拍数を5分おきに測定する．可能であれば持続心電図モニタの装着を行う．

　鎮静中に鎮静深度が深くなりすぎたために医学的問題が生じた場合は，鎮

**NOTE**
❶鎮静そのものが気道・呼吸のリスクであるため，鎮静薬により薬物アレルギーが発生した場合は，対応に苦慮する場合がある．

1）日本麻酔科学会：術前絶飲食ガイドライン．2012（http://www.anesth.or.jp/.les/download/news/20120712.pdf）（参照2023-05-19）．

静深度の調整を優先して対処する。

### ▌鎮静後の確認事項

　鎮静薬の持続投与終了後，もしくは単回投与後は，最終投与(投与終了)時刻，拮抗薬使用の有無，覚醒の程度について観察する。

　**①最終投与(投与終了)時刻**　薬物使用状況の把握の一貫として最終投与時刻を確認する。鎮静薬の最終投与時刻からの経過時間を把握し，薬物の消失半減期を考慮した観察を行うことが大切である。

　**②拮抗薬使用の有無**　ベンゾジアゼピン系薬の拮抗薬としてフルマゼニル，オピオイド鎮痛薬の拮抗薬としてナロキソン塩酸塩があるが，それぞれの作用持続時間は，フルマゼニルが30〜90分，ナロキソン塩酸塩が30〜60分と，消失半減期が短い。鎮静薬と競合することにより拮抗作用を発揮するため，拮抗薬の薬効が消失した際に再鎮静がかかることがある。拮抗薬を使用して覚醒した場合，拮抗薬の使用後2時間は経過観察を行う。

　**③覚醒の程度**　鎮静・鎮痛の回復判断および，外来での鎮静処置後の退院判断については，客観的な指標による評価を行う。経過観察の場合には，十分なモニタリング装置や蘇生器具，酸素投与について，実行可能な環境を整えておく。退院時は，単独で患者を帰宅させず，付き添いを必要とし，緊急連絡先を教えておく。鎮静を施行する施設では，回復および退院の基準が作成されていることが望ましい(◑表2-16)。

**● 鎮静中の患者のモニター**　鎮静薬の投与においては，適切な鎮静深度が保たれているか，バイタルサインの変化がないかについて，厳重に観察する必要がある❶。鎮静薬が過量になってしまった場合，一般的には循環障害をきたすよりも前に舌根沈下に伴う気道閉塞，呼吸抑制に伴う低酸素血症が生じるため，とくに気道・呼吸に対する観察・管理を厳密に行いつつ，投与量を調整する必要がある。気道・呼吸に問題が生じた際には，適切な介入や蘇生を行う必要がある。

❶アメリカ麻酔学会のガイドラインにおいても，鎮静中は患者をモニターするための専従の鎮静担当者を配置するべきであると強調されている。

◑**表2-16　鎮痛・鎮静の回復および退院基準**

| 一般的な原則 | 退院に関するガイドライン |
|---|---|
| • 中等度鎮静もしくは深鎮静における回復および退院に関する医学的管理は，手技の実施者または医師の責任である。<br>• 回復室は十分なモニタリング装置や蘇生器具を設置し，ただちに使用可能な状態にある。<br>• 中等度鎮静および深鎮静を行った患者に対しての観察の期間と頻度は，鎮静の程度，患者の全般的な状態，鎮静薬・鎮痛薬が投与されて行われた処置の特性によって，そのつど異なる。呼吸抑制リスクがなくなるまで酸素化の指標を監視する必要がある。<br>• 意識レベルとバイタルサイン，必要ならば酸素飽和度を定期的に記録する。<br>• 退室基準が満たされるまで，モニター類に精通し合併症を認知しうる看護師などが付き添う。<br>• 退室基準が満たされるまで，合併症に対処しうる医療者がただちに対応できる環境にいる必要がある。 | • 患者は意識清明で見当識もしっかりしていること。<br>• バイタルサインが安定しており，許容範囲内であること。<br>• スコア化して評価するシステムは退院基準の適合の証拠として役だつ。<br>• 拮抗薬を使用した場合，再鎮静が発生しないように十分な時間(2時間以上)観察を行うべきである。<br>• 外来患者は家まで付き添い，術後の合併症を報告できる責任ある成人とともに退院すべきである。<br>• 外来患者および患者の付き添い人には，術後の食事や内服，活動，緊急時の連絡先の電話番号を書いた紙面を渡す。 |

# G 睡眠薬

## 1 睡眠障害の病態と症状

### 睡眠と覚醒の機序と睡眠障害

　睡眠と覚醒の調節には，①生体現象を 24 時間周期で駆動する概日リズム（サーカディアンリズム）調節系，②覚醒時の疲労に対する休息としての睡眠を確保する恒常性調節系，③情動調節系，の 3 つが関与すると考えられている（○図 2-11）。

　メラトニンは松果体から分泌され，睡眠や体内時計に関与するホルモンである。夜に多く分泌され，体温を下げたり体内時計を同調させたりして，脳とからだを睡眠に誘導する作用があると考えられている。ヒトは本来 25 時間程度の生理的なリズムをもつが，太陽の光を朝に浴びると，メラトニンの分泌が抑制され，約 24 時間の概日リズムに補正される。

　また，覚醒時間の長さは，睡眠の長さと質に影響を及ぼす。たとえば，断眠[1]の翌日には長く深い睡眠となる。これは，**睡眠の恒常性維持機構**とよばれる。ストレスや不安，うつ病などによる情動の変化は，過覚醒となって正常な睡眠がとれないなど，睡眠-覚醒のリズムやバランスに影響を及ぼす。

● **睡眠障害の分類**　おもな睡眠障害には，不眠症，概日リズム睡眠・覚醒障害，睡眠呼吸障害などがある[2]。

### 不眠症の病態

　**不眠症** insomnia とは，睡眠障害国際分類第 3 版（ICSD-3）の診断基準を要約すると，入眠困難，睡眠維持困難，早朝覚醒などを本人または周囲の人がみとめ，それに関連して日中にも疲労，注意力・集中力の低下，社会生活上・職業上において支障をきたすことが，週 3 日以上，3 か月以上継続することである。

□ NOTE

❶ **断眠**
　睡眠のすべて，または一部を奪うこと。まったく眠らせない全断眠と，入眠させたあと，一定時間後に覚醒させて睡眠時間を短縮させる部分断眠がある。
❷ 睡眠障害の分類には，ICSD-3 のほか，国際疾病分類第 11 版（ICD-11）など，いくつかの方法がある。

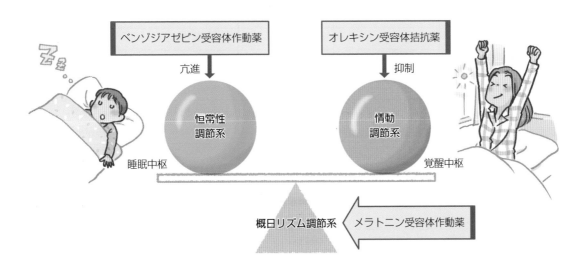

○図 2-11　**睡眠-覚醒の調節機構と睡眠薬**

● **原因**　不眠症の原因としては，次の5つがあげられる。

① **身体的 physical 原因**　身体の痛み，皮膚瘙痒感，頻尿など。

② **薬理学的 pharmacological 原因**　降圧薬，副腎皮質ステロイド薬など。

③ **生理学的 physiological 原因**　騒音，光，旅行など。

④ **精神医学的 psychiatric 原因**　統合失調症，うつ病，不安症など。

⑤ **心理学的 psychological 原因**　喪失体験，仕事上のミスなど。

不眠症の原因は，これらの頭文字をとって，**5つのP**とよばれる。

## 2　薬物療法の基本

### ◆ 薬物治療の方針

まずは，十分な症状評価を行い，そのうえで治療の必要性を評価し，睡眠衛生指導を行う❶。不眠症の原因の5つのPがあればそれらに介入し，原因が改善することで，睡眠薬を必要としないケースも多い。また，睡眠障害に対する認知行動療法 cognitive-behavioral treatment for insomnia（CBTI）などの非薬物療法も一般的に行われており，一定の効果がみとめられている。こういった評価と介入を行っても効果がない場合，薬物治療の開始となる。

### ◆ 睡眠薬の種類と特徴

#### ▊ 治療薬の種類と作用機序

不眠症の治療薬は，作用機序により，次の3つに分類される（●表2-17）。

● **ベンゾジアゼピン系薬・非ベンゾジアゼピン系薬**　ベンゾジアゼピン系薬は，抑制系神経伝達経路であるGABA_A受容体のベンゾジアゼピン結合部に結合して，GABAによる神経系の抑制機能を増強する（●71ページ，図2-

**NOTE**
❶ これまで，「寝られない」という訴えの患者に対して，医師が安易に睡眠薬を処方することが少なからずあり，その結果，患者が不適切な服薬をしてしまったり，依存を生じたり，中止時に離脱症状を生じたりすることもあった。そのため，日本睡眠学会によりガイドラインが作成され，現代においては，治療方針はこれに基づいて計画することとされている。

● **表2-17　おもな睡眠薬の種類と特徴**

| 分類 | おもな薬剤 | 消失半減期（時間） | おもな特徴と副作用・注意点 |
|---|---|---|---|
| ベンゾジアゼピン系薬 | トリアゾラム | 2.9 | 超短時間作用型。前向性健忘と奇異反応，とくに飲酒との併用時に注意が必要。 |
| | ブロチゾラム | 約7 | 短時間作用型。 |
| | フルニトラゼパム | 21.2±4.9 | 中時間作用型。日本では頻用されるが，悪用されることがあるため，アメリカなどには持ち込みが禁止されている。 |
| | フルラゼパム塩酸塩 | 23.6 | 長時間作用型。もちこし効果に注意。 |
| 非ベンゾジアゼピン系薬 | ゾルピデム酒石酸塩 | 1.78〜2.30 | 超短時間作用型。筋弛緩作用が少ない。前向性健忘と奇異反応には注意。 |
| | ゾピクロン | 5.08±1.62 | 超短時間作用型。唾液腺より再分泌されるために，苦味が残ることがある。 |
| オレキシン受容体拮抗薬 | スボレキサント | 10.0±1.0 | 覚醒物質であるオレキシン受容体への結合を可逆的に阻害する。 |
| メラトニン受容体作動薬 | ラメルテオン | 0.94±0.18 | ベンゾジアゼピン受容体に作用しないため，効果は弱いが副作用は少ない。概日リズム障害に効果が期待される。 |

10-b）。非ベンゾジアゼピン系薬は，ベンゾジアゼピンとは構造は異なるが，GABA$_A$受容体のベンゾジアゼピン結合部に結合して作用を発揮する。

● **オレキシン受容体拮抗薬**　オレキシンは，視床下部外側野とその周辺に発現している神経ペプチド❶であり，睡眠と覚醒，食行動，自律神経系の調整などにかかわっている。オレキシン受容体拮抗薬は，オレキシンが受容体へ結合することを阻害し，覚醒に関する中枢を特異的に抑制することで，脳を覚醒状態から睡眠状態へ移行させる。よって，本来の眠りに近い睡眠をもたらすとされている。

● **メラトニン受容体作動薬**　メラトニン受容体作動薬は，メラトニン受容体を刺激して，メラトニン作用を発揮し，より自然に近い睡眠を誘導する。

### ▌おもな副作用

● **離脱症状**　身体依存を生じやすい薬剤を長期に使用し，減薬や断薬を行った際にあらわれる症状を離脱症状という。投薬の前にはなかった症状も含めて強くあらわれることがある。ベンゾジアゼピン系薬の身体依存が形成されてから減量・断薬すると，深刻な睡眠障害のほか，不安の増強，振戦，発汗，集中困難，動悸，頭痛，幻覚といったさまざまな症状があらわれる。

● **反跳現象**　継続的な薬物治療を行っていた場合に，投薬を中断したことにより，投薬開始以前よりも症状が強くあらわれることを反跳現象とよぶ。とくにベンゾジアゼピン系薬では，薬剤の中止により，一次的に不眠の症状が強くあらわれることがある。

● **もちこし効果**　睡眠薬を服用した翌日に，眠けが残ったり，ふらついたりすることを，もちこし効果という。

### ▌治療薬の選択

　不眠症は，症状が生じる時間帯によって，入眠困難・中途覚醒・早朝覚醒・熟眠感の欠如，などに分類される。また，睡眠薬は，超短時間作用型・短時間作用型・中時間作用型・長時間作用型といった，効果の発現時間でも分類される。たとえば，寝つきまでに時間がかかるけれども，いったん寝てしまえば朝まで寝られるような入眠困難の患者には，超短時間もしくは短時間作用型の薬剤を処方する。一方，寝つきはよいが朝早く起きてしまう早朝覚醒の患者には，中時間もしくは長時間作用型の薬剤を処方する。

　理想的な睡眠薬の条件は，上記の①入眠困難への効果，②睡眠維持困難への効果に加えて，③日中の機能の改善，④耐性・依存性や離脱症状が少ない，⑤翌日へのもちこし効果が少ないといった点も重要となる。患者の状態によって薬物の作用・副作用の出現は異なるため，十分な効果が得られなかったり，副作用が目だつ場合は，いくつかの薬剤を試みることもある。

### ▌服薬期間と減薬・中止

　不眠症の薬物療法においては，薬剤の選択や量の調節に数日から数週間を要することもある。不眠の原因が改善・消失することで，症状も改善・消退するのが一般的であり，服薬期間はおおむね数日から数か月である。

　また，治療の終結，つまり減薬と中止についても注意が必要である。減薬は，不眠の原因がなくなり，本人も睡眠薬の減薬および終了に同意した際に

▢NOTE
❶神経伝達に関与するペプチドを総称して，神経ペプチドという。

開始される。なかには数か月から数年にわたって睡眠薬を服薬する患者もおり，そうした患者が突然服薬をやめると，反跳性の不眠や不安・動悸といった自律神経症状が出現することがある。そのため，あらかじめ治療の開始時には，服薬の方法や期間を患者と共有することも大切である。

## ◆ 代表的な処方例

### ▋ 入眠困難のA さん

> 背景　19歳，男性。大学の柔道部に所属している。練習中に腓骨を骨折し，整形外科に入院となった。固定術も終了し，退院に向けてリハビリテーションを始めた。病院の消灯時間は21時であり，同室患者のいびきにより，なかなか入眠できない。
>
> 処方　ゾルピデム酒石酸塩錠5 mg　1回1錠　頓用

　ふだんの生活リズムと異なる状況のなか，同室患者のいびきがうるさいという生理的な原因も重なり，入眠ができない状態である。自宅での就寝時間に近づいても入眠できないときに，超短時間作用型の非ベンゾジアゼピン系薬であるゾルピデム酒石酸塩を内服し，入眠困難は改善された。

　ゾルピデム酒石酸塩などの非ベンゾジアゼピン系薬は，従来のベンゾジアゼピン系薬よりも耐性や依存性，ふらつきなどの副作用は比較的少ないが，近年では，さらに副作用の少ないオレキシン受容体拮抗薬やメラトニン受容体作動薬が第一選択薬として処方されることが増えてきている。

### ▋ 不安が強いB さん

> 背景　48歳，女性。娘が看護学校に通っている。娘の国家試験が近づくにつれ，不安が強くなり，夜中に何度も目ざめてしまう。内科で処方された抗不安薬であるクロチアゼパムで寝つきがよくなったものの，中途覚醒が続く。
>
> 処方　スボレキサント（ベルソムラ®）錠15 mg　1回1錠　1日1回　就寝前

　不安による過覚醒型の不眠である。抗不安薬（○194ページ）のうち軽度催眠作用のあるクロチアゼパムにより入眠はできるようになったものの，クロチアゼパムは消失半減期が短いため，中途覚醒が残存してしまった。不安による覚醒もみとめられるため，覚醒度を下げて入眠を促すオレキシン受容体拮抗薬であるスボレキサントに変更したところ，朝まで覚醒することなく眠ることができた。娘の合格後は不安も軽減し，服薬を短期間で終了できた。

### ▋ 海外出張から帰国したC さん

> 背景　29歳，男性。商社に勤務している。ヨーロッパに4泊6日の出張後，日中の眠けと夜間の中途覚醒のため来院した。
>
> 処方　ラメルテオン錠8 mg　1回1錠　就寝前

　体内時計と睡眠時間帯が同調できずに生じている概日リズム睡眠・覚醒障害である。いわゆる「時差ぼけ jet lag（ジェットラグ）」は，4～5時間以上の

時差がある地域に航空機で渡航する際に生じやすい。また，生活時間と逆行する異動，つまり西方向への移動(この症例では日本からヨーロッパへの往路)よりも，東方向への移動(この症例ではヨーロッパから日本への復路)の際に生じやすい。

　予防には，渡航の数日前から少しずつ現地の時間に近い生活リズムを心がけることが有効である。薬物治療として，メラトニン受容体作動薬であるラメルテオンを処方し，あわせて生活指導を行うことで，睡眠障害は改善した。

## 3 薬物療法における看護師の役割

### ▍投与時の注意事項

　ベンゾジアゼピン系薬には，睡眠導入作用，筋弛緩作用，健忘作用などがある。これらの作用がそれぞれ，昼間の眠けや倦怠感，認知機能低下，ふらつき，呼吸抑制，前向性健忘(後述)といった副作用として出現することがある。とくに高齢者では薬物代謝機能が低下しており，服用した薬物の作用および副作用が遷延することが多い。日中の過ごし方や，転倒などへの注意を促す。呼吸抑制が生じることもあるため，呼吸器疾患や循環器疾患の患者への投与時は注意をはらう。

### ▍服薬の指導

● **服用の時間**　睡眠薬の添付文書には，就寝直前に服用し，服用したら就床するように書かれている。睡眠薬を服用したあとに就床しないでいると，寝つくまでの行動や会話の記憶がなくなることがある。これは**前向性健忘**とよばれる。また，脱力やふらつきなどが出現する睡眠薬もあるために，服用後はすみやかに就床することを指導する。

● **追加頓用の時間**　中途覚醒の際など，遅い時間に追加で服用すると，もちこし効果の危険性が高くなる。追加の服用は，起床予定時刻の6～7時間前まで(午前7時に起床するなら午前0～1時まで)とすることを説明する。

● **アルコールとの併用**　健忘や奇異反応といった副作用が出現しやすいため，原則として飲酒時には睡眠薬は服用しないよう指導する。とくに，ベンゾジアゼピン系薬とアルコールの併用はすべきではない。

● **翌日の運転**　睡眠薬の影響が翌朝以後におよび，眠け，注意力・集中力・反射運動能力の低下がおこることがある。自動車の運転などの危険を伴う機械の操作は控えるように伝える。

### ▍投与後の観察事項

　睡眠薬は，抗うつ薬や抗精神病薬，抗不安薬といったほかの向精神薬などと比較して，効果の出現がすみやかである。睡眠薬の服用により満足のいく睡眠や日中の状態が得られなかったとしても，服薬を数日間続けることで，安定した効果がみられることもある。よって，睡眠薬の効果判定は，服薬をしばらく継続した時点で行う。

　また，副作用の徴候をいち早く把握するために，次の点に留意する。

(1)服薬をしている間は，眠け・倦怠感，ふらつき・転倒，前向性健忘などがみられるため，注意深く観察する。

（2）服薬を突然中断すると反跳現象による不眠がみられることがあるため，服用を終えてからの様子にも注意をはらう。

（3）同じ患者に，複数の睡眠薬や向精神薬が処方されていることもある。薬物相互作用により副作用が強くあらわれることがあるため，患者が睡眠薬を服用した際は，夜間のバイタルサインと日中の様子についてのチェック項目を定め，定時的に観察していく必要がある。

# 第 3 章

## 主要疾患の臨床薬理学

# A 循環器系・血液疾患の薬物療法

## 1 高血圧症

### 1 病態と症状

#### 病態

● **血圧** 血圧とは血液が血管壁に与える血管内圧のことであり，通常は動脈血圧のことをさす。血圧は，**血圧＝心拍出量×末梢血管抵抗**であらわされる。さらに心拍出量を規定する要素として，**心収縮力**と**循環血液量**がある（◐図 3-1）。

血圧の調節には，とくに自律神経系とホルモンが重要な役割を果たす。自

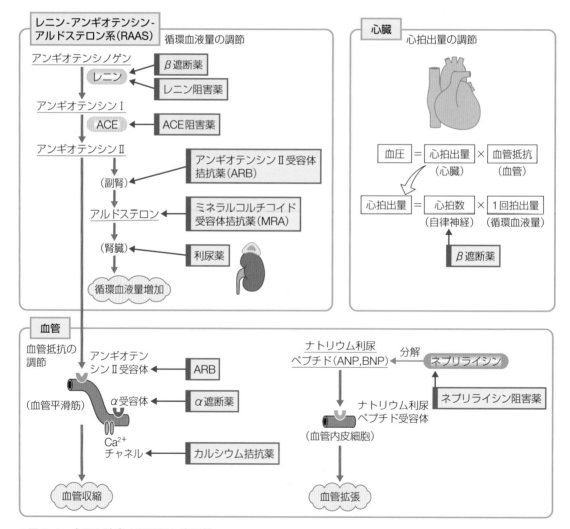

◐**図 3-1　血圧を決定する因子と降圧薬**

律神経系の中枢は延髄に存在し，心拍数・心収縮力を制御すると同時に血管の収縮・拡張を調節する。血圧を制御するホルモンの代表は，後述するレニン–アンギオテンシン–アルドステロン系によるものであり，血管を収縮させることにより血圧を上昇させる。また副腎髄質から分泌されるアドレナリンも強力な血管収縮物質である。

● **本態性高血圧と二次性高血圧**　高血圧症は，原因が明確でない本態性高血圧症と，基礎疾患が明らかな二次性高血圧症に分けられる。高血圧患者の約90％が本態性高血圧症である。二次性高血圧症は，腎性・内分泌性・血管性・中枢性などに分けられ，原発性アルドステロン症や腎性高血圧の頻度が高い。

### 症状

　通常は，高血圧そのものに自覚症状はない。自覚症状は，慢性的な血圧上昇に伴い各臓器の機能障害が生じた場合と，臓器において出血や梗塞などのイベントが発生した場合にもたらされる。たとえば，慢性化した高血圧により心室肥大が生じて心臓の拡張機能障害をきたすと，高血圧性心不全を合併し，動悸・息切れ・呼吸困難・下腿浮腫などの症状がみられる。また，臓器における出血・梗塞は，緊急対応を要するものが多い。

● **高血圧緊急症**　急激な血圧の上昇により全身の臓器の機能障害をきたす状態を高血圧緊急症とよぶ。そのなかでも，脳血管の著しい血圧上昇から脳浮腫を生じて頭痛・意識障害・錯乱や痙攣などの神経症状が出現するものが高血圧性脳症であり，ときに致死的となる重篤な状態である。

## 2　薬物療法の基本

### ◆ 治療の方針と目標

　高血圧治療の目的は，高血圧による臓器障害（脳・心臓・腎臓）の発症・進展を抑制することである。そのため，血圧を正常なレベル❶まで下げ，合併症が進行しない程度の血圧を維持することが治療の目標となる。

　目標とする血圧値は臓器障害の合併リスクによって異なる（●表3-1）。血圧の目標値は**診察室血圧**と**家庭血圧**で異なり，家庭血圧を測定することが非常に重要である。家庭血圧は長期にわたり頻回に記録するため，血圧の日内変動や長期変動（季節変動など）も評価することができる。また，高血圧治療の効果を実感することで治療のアドヒアランスを高めることができる。

　高血圧治療は，①食塩制限（6 g/日），適正体重の維持（BMI＜25），適度な運動，禁煙・節酒による生活習慣の改善と，②薬物療法の2つに分けられる。すべての高血圧患者に対して生活習慣の改善を指導し，そのうえで薬物療法を併用することが原則である。

### ◆ 治療薬の種類と作用機序

　降圧薬は，その作用点から次の4つに大きく分類される（●表3-2）。

NOTE
❶日本高血圧学会の『高血圧治療ガイドライン2019』では，高血圧の基準は診察室血圧が最高血圧（収縮期血圧）140 mmHg以上または最低血圧（拡張期血圧）90 mmHg以上であり，正常血圧は最高血圧120 mmHg未満かつ最低血圧80 mmHg未満とされている。

○表3-1　降圧目標

| | 診察室血圧 (mmHg) | 家庭血圧 (mmHg) |
|---|---|---|
| 75歳未満の成人[*1]<br>脳血管障害患者<br>　（両側頸動脈狭窄や脳主幹動脈閉塞なし）<br>冠動脈疾患患者<br>CKD患者（タンパク尿陽性）[*2]<br>糖尿病患者<br>抗血栓薬服用中 | <130/80 | <125/75 |
| 75歳以上の高齢者[*3]<br>脳血管障害患者<br>　（両側頸動脈狭窄や脳主幹動脈閉塞あり，または未評価）<br>CKD患者（タンパク尿陰性）[*2] | <140/90 | <135/85 |

[*1] 未治療で診察室血圧130-139/80-89 mmHgの場合は，低・中等リスク患者では生活習慣の修正を開始または強化し，高リスク患者ではおおむね1か月以上の生活習慣修正にて降圧しなければ，降圧薬治療の開始を含めて，最終的に130/80 mmHg未満を目ざす。すでに降圧薬治療中で130-139/80-89 mmHgの場合は，低・中等リスク患者では生活習慣の修正を強化し，高リスク患者では降圧薬治療の強化を含めて，最終的に130/80 mmHg未満を目ざす。

[*2] 随時尿で0.15 g/gCr以上をタンパク尿陽性とする。

[*3] 併存疾患などによって一般に降圧目標が130/80 mmHg未満とされる場合，75歳以上でも忍容性があれば個別に判断して130/80 mmHg未満を目ざす。降圧目標を達成する過程ならびに達成後も過降圧の危険性に注意する。過降圧は，到達血圧のレベルだけでなく，降圧幅や降圧速度，個人の病態によっても異なるので個別に判断する。

（日本高血圧学会高血圧治療ガイドライン作成委員会編：高血圧治療ガイドライン2019. p.53による，一部改変）

## █ カルシウム拮抗薬

　血管平滑筋に存在するカルシウムイオン（$Ca^{2+}$）チャネルを遮断して血管収縮抑制作用❶をもたらす薬物を，カルシウム拮抗薬（カルシウムチャネル遮断薬）とよぶ。血管収縮が抑制されて，比較的強い降圧が得られるため，高血圧治療の第一選択薬とされる。血管平滑筋に特異的に作用するものと，心筋への作用をあわせもつものがあり，使い分けられる。

● グレープフルーツジュースとの相互作用　グレープフルーツに含まれるフラノクマリン類によって，小腸粘膜のCYP3A4が阻害され，カルシウム拮抗薬の代謝が抑制されて作用が増強されるため，注意する必要がある（○17ページ）。

## █ RAAS阻害薬

　レニン-アンギオテンシン-アルドステロン系 renin-angiotensin-aldosterone system（**RAAS，RAA系**）は，循環血液量と血管抵抗の調節により血圧を調節する（○84ページ，図3-1）。肝臓などでつくられるアンギオテンシノゲンがレニンの作用によりアンギオテンシンⅠになり，さらに主として肺に存在するアンギオテンシン変換酵素 angiotensin converting enzyme（ACE）によってアンギオテンシンⅡに変換される。アンギオテンシンⅡは副腎皮質でアルドステロンの分泌を促進して体液量を増加させ，また血管のアンギオテンシンⅡ受容体を介して血管収縮をもたらすことで血圧を上昇させる。

● RAAS阻害薬　RAAS阻害薬は，**ACE阻害薬・アンギオテンシンⅡ受容体拮抗薬（ARB）・レニン阻害薬・ミネラルコルチコイド受容体拮抗薬❷（MRA）**に分けられる。過剰なRAASの亢進は，心肥大などの臓器障害を促進させる。RAAS阻害薬にはこれらの臓器障害も抑制する作用があるため，長期予後を改善するという報告が多い。

● ネプリライシン阻害薬　ネプリライシンはナトリウム利尿ペプチド❸およびアンギオテンシンⅡなどを分解する酵素である。ネプリライシン阻害薬

▶表3-2　おもな降圧薬の種類と特徴

| 分類 | | おもな薬剤 | 特徴・副作用 |
|---|---|---|---|
| カルシウム拮抗薬 | | アムロジピンベシル酸塩，ベニジピン塩酸塩，アゼルニジピン，ニフェジピン | ・血管拡張による強力な降圧効果があり，臓器障害合併例でも使用可能である。【副作用】動悸・頭痛・ほてり感など |
| RAAS阻害薬 | ACE阻害薬 | エナラプリルマレイン酸塩，ペリンドプリルエルブミン | ・心不全や心肥大に対して予後改善効果がある。【副作用】空咳 |
| | ARB | テルミサルタン，オルメサルタン メドキソミル，カンデサルタン シレキセチル，ロサルタンカリウム | ・ACE阻害薬と同等の降圧効果がある。・心不全や心肥大に対する予後改善効果がある。 |
| | レニン阻害薬 | アリスキレンフマル酸塩 | ・糖尿病患者においては，ACE阻害薬，ARBとの併用は禁忌である。 |
| | ミネラルコルチコイド受容体拮抗薬(MRA) | スピロノラクトン | ・K$^+$保持性利尿薬である。【副作用】高カリウム血症に注意する。女性化乳房が特徴的である。 |
| | | エプレレノン，エサキセレノン | ・性ホルモン関連の副作用は少ない。 |
| サイアザイド系利尿薬 | | トリクロルメチアジド | ・腎機能低下症例では使用しない。【副作用】低カリウム血症と尿酸値上昇に注意する。 |
| 交感神経遮断薬 | β遮断薬 | ビソプロロール，アテノロール | 【副作用】徐脈，房室ブロックに注意する。気管支喘息患者では慎重に投与する。 |
| | α/β遮断薬 | カルベジロール | ・心不全に対しても少量から使用する。 |
| | α遮断薬 | ドキサゾシンメシル酸塩 | 【副作用】起立性低血圧などの副作用が生じることがあるため，少量から開始して漸増する。 |
| 配合剤・複合体 | ARB＋利尿薬 | ロサルタンカリウム・ヒドロクロロチアジド(プレミネント®) | 【副作用】配合薬では，それぞれの薬物の副作用が発現するおそれがあるため，注意する。 |
| | ARB＋カルシウム拮抗薬 | テルミサルタン・アムロジピンベシル酸塩(ミカムロ®) | ・エンレスト®は，心不全に対して使用されるが，高血圧症への適応もある。 |
| | ARB＋ネプリライシン阻害薬 | サクビトリルバルサルタンナトリウム水和物(エンレスト®) | |

は，脳性ナトリウム利尿ペプチド（**BNP**）や心房性ナトリウム利尿ペプチド（**ANP**）の血中濃度を増加させ，血管拡張などの作用により降圧効果を示す。サクビトリルバルサルタンナトリウム水和物は，ネプリライシン阻害薬であるサクビトリルとARBであるバルサルタンの複合体であり，アンギオテンシン受容体ネプリライシン阻害薬 angiotensin receptor neprilysin inhibitor（**ARNI**）とよばれ，新しい降圧薬として使用されている。

### 利尿薬

　水分貯留・塩分貯留は循環血液量を増加させて血圧を上げる。日本人の食生活は高食塩摂取が特徴であり，食塩感受性高血圧が多い。そのような症例では**サイアザイド系利尿薬**が効果的である。サイアザイド系利尿薬は，遠位尿細管でのナトリウムイオン（Na$^+$）の再吸収を抑制することにより，循環血液量を減少させる（▶229ページ，図4-3）。

### ▌交感神経遮断薬

　交感神経が刺激されると交感神経終末からノルアドレナリンが放出され，末梢組織の$\alpha$受容体と$\beta$受容体を刺激する。$\beta$遮断薬は，腎臓でのレニン産生を低下させ，心臓に作用して心拍出量を低下させ，降圧効果をもたらす。$\alpha$遮断薬は，血管平滑筋の$\alpha$受容体を遮断して血管収縮を抑制する。

## ◆　代表的な処方例

### ▌合併症のない若年性高血圧の初回治療を受けるAさん

> **処方** アムロジピンベシル酸塩錠5mg　1回1錠　1日1回　朝食後

　初回治療の場合，降圧薬は単剤少量から開始し，ゆるやかに血圧を下げる❶。アムロジピンベシル酸塩は，カルシウム拮抗薬のなかでも最も消失半減期が長く，高血圧治療の第一選択薬とされる。また，グレープフルーツジュースとの相互作用も比較的小さいとされている。

　1剤では降圧不十分となった場合には，RAAS阻害薬にカルシウム拮抗薬や利尿薬が併用されることが多い。ミカムロ®やプレミネント®といった配合剤を利用すると，1回に服用する薬剤の量を減らすことが可能となり，服薬アドヒアランスの改善につながる。

### ▌軽度の心不全を合併したBさん

> **処方** オルメサルタン錠20mg　1回1錠　1日1回　朝食後
> トリクロルメチアジド錠1mg　1回1錠　1日1回　朝食後

　心不全を合併する場合は，RAAS阻害薬が心筋の肥大や線維化を抑制することを期待して，ARBあるいはACE阻害薬が用いられる。さらにサイアザイド系利尿薬(トリクロルメチアジド)を併用して，循環血液量のコントロールを行う。

## 3 薬物療法における看護師の役割

### ▌投与時の注意事項

　高血圧治療の基本は緩徐な降圧であり，少量・単独投与から開始するため，すぐに目標血圧には達しないことが多い。一方で，予想外の降圧によってめまい(眩暈)などの症状を訴えることもある。とくに腎機能の低下した患者では，血圧の変化とともに腎機能の変化にも注意する。

### ▌服薬の指導

(1)高血圧症は自覚症状に乏しいため，患者に内服の意義を理解させることが重要である。高血圧治療の最終目標は臓器障害を抑制することであり，臓器障害による症状が出てから治療を開始するのでは遅いことを十分に説明して，家庭血圧を記録しながらきちんと内服を続けるように指導を行う必要がある。

(2)また，「降圧薬は一度飲みはじめたら二度とやめられない」などの思い

---

**NOTE**

❶血圧を下げることが最も重要なので，どの薬剤を第一選択としてもよい。糖尿病腎症などによる高血圧症例では，RAAS阻害薬による腎臓保護効果が期待されるので，ARBやACE阻害薬を使用することが多い。

込みから，内服開始や増量を拒否する患者もいる。非薬物療法によって血圧の低下が得られれば，内服薬の減量・中止も不可能ではないことも説明する。

（3）カルシウム拮抗薬は，グレープフルーツジュースと同時に服用することにより，作用が増強することが知られている（●17ページ）。相互作用の程度はカルシウム拮抗薬の種類により異なるが，同時に服用しないように指導する。

### ▎投与後の観察事項

第一に観察するのはもちろん血圧の変化であり，そのほかの特徴的な副作用の徴候に気をつける必要がある。

（1）血圧の低下に伴う自覚症状として，めまい・立ちくらみを自覚することがある。また，β遮断薬を用いる場合は，徐脈による症状としてもめまいや労作時息切れが出現することがあり，注意が必要である。

（2）カルシウム拮抗薬による血管拡張に伴って，頭痛が出現・増悪することがある。また，口唇や手指にわずかなむくみを感じることがある。

（3）ACE阻害薬の内服では空咳が出ることがある。

● **重篤な副作用**　過度の血圧低下によるめまい・失神，心機能抑制による心不全の増悪，腎機能低下，血清カリウム値の変化（高カリウム血症・低カリウム血症）による心室性不整脈などがあげられる。

## 2　急性冠症候群

### 1　病態と症状

#### ▎病態

虚血性心疾患❶の病態は，ごく単純に考えると，冠動脈（冠状動脈）からの血液供給と心筋の酸素需要のバランスで示される。通常は冠動脈の血液供給能は心筋の酸素需要よりも多い。ところが，冠動脈の血管内皮下に酸化LDLコレステロール（●164ページ）などが沈着して**プラーク**が形成されると，血管内腔が狭くなり（冠動脈狭窄），血流が低下する（●図3-2）。これにより，心筋の酸素需要に対して十分な血流が確保できず，労作時に胸痛などの症状が出現する。これが**狭心症**である。運動などの労作時に胸痛が出現し，安静にすると消失するのが**安定狭心症**である。一方，胸痛などの症状が新たに生じたり，安静時でも胸痛が出現するなど，日々症状が変動・増悪するものが**不安定狭心症**である。冠動脈が完全に閉塞して血流が途絶すると**心筋梗塞**となる。**急性冠症候群** acute coronary syndrome（**ACS**）とは，心筋梗塞と不安定狭心症を一連のスペクトルとして考えた疾患概念である。

● **プラークの不安定性**　急性冠症候群を考える際に重要なのが，プラークの不安定性である。正常な血管の内皮細胞は強力な抗血栓性をもつため，たとえ内皮下にコレステロールなどが沈着していても，血管内皮が正常であれば，血栓を形成して血管を閉塞する危険性は少ない。この状態が安定狭心症

▢ NOTE

❶虚血性心疾患
心臓における血液の供給は冠動脈によりなされており，虚血性心疾患は冠動脈疾患と同義と考えてよい。

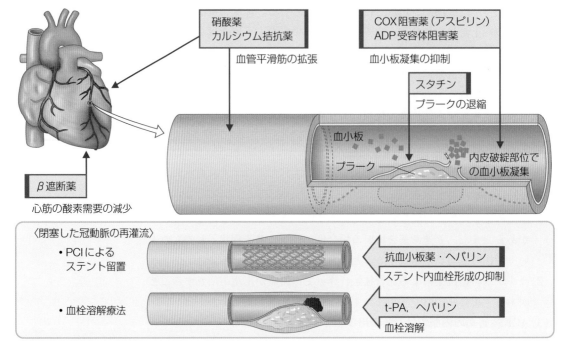

〈閉塞した冠動脈の再灌流〉
- PCIによる
  ステント留置
- 血栓溶解療法

抗血小板薬・ヘパリン
ステント内血栓形成の抑制

t-PA，ヘパリン
血栓溶解

◉図3-2　急性冠症候群・虚血性心疾患に対する治療薬の作用

である。一方，内皮に傷があり，血液と内皮下の成分が直接接触すると，そこから血小板凝集が進み，急速に血栓を形成して血管が閉塞する。この状態が急性冠症候群である❶。

### ▌症状

　急性冠症候群の症状は，心筋虚血による自覚症状である。典型的には，「押しつけられるような」「押しつぶされるような」胸の痛みを自覚する。痛みは放散痛として左肩に向かって広がることもある。しかし，糖尿病合併症例などでは胸痛の自覚症状に乏しく，軽い胸部違和感にとどまる場合もある。

## 2 薬物療法の基本

### ◆ 治療の方針と目標

　急性冠症候群・虚血性心疾患の治療目標は，冠動脈の血流と組織への酸素供給を十分に確保することである。急性冠症候群は基本的に緊急対応が必要な疾患である。安静・酸素投与・静脈路の確保を行い，不整脈の合併に備えて心電図モニタ下で治療を行う。

　治療の1つの柱は経皮的冠動脈インターベンション（PCI❷）である。施設あるいは患者の問題でPCIが不可能な場合は，適応があれば薬物による**血栓溶解療法**（◉109ページ）が選択される。

　薬物治療は，単独で，あるいはPCIや血栓溶解療法に併用して行われる（◉図3-2）。急性冠症候群では，不安定プラークの上で血小板が凝集し，凝固反応が進んで血栓が形成される。このため，血小板凝集を抑制することが

▭ NOTE

❶冠動脈の狭窄の程度とプラークの不安定性には関連はなく，狭窄が高度でもプラークが安定している病変は安定狭心症を生じるのに対し，狭窄はごく軽度でもプラークが不安定で危険性の高い病変は急性冠症候群を発症する。

▭ NOTE

❷PCI

　冠動脈内にガイドワイヤーを進め，ガイドワイヤーを通してバルーンカテーテルを狭窄・閉塞部位に留置し，加圧器によりバルーンをその場で拡張させることにより，血管を物理的に拡張させる治療法である。小さいメッシュ状の金属の筒（ステント）を留置する術式（ステント留置術）も広く行われている。

治療の第一である。また，血管拡張薬によって冠血流を増大させる。PCI や血栓溶解療法を行った際は，ヘパリンによる抗凝固薬を併用する。

　虚血の範囲が広い場合や，心機能が低下して急性心不全を合併した場合は，心不全の治療が必要となる（●94 ページ）。また，急性冠症候群の際には心筋虚血あるいは治療による心筋血流の再灌流に伴って心室性不整脈が生じることがあり，不整脈に対する治療を併用することがある（●101 ページ）。さらに，心筋梗塞後には心機能が低下して慢性心不全を合併することがあるため，レニン−アンギオテンシン−アルドステロン阻害薬（RAAS 阻害薬）や β 遮断薬を用いた治療を併用する。

　虚血性心疾患全般では，心筋の酸素需要を抑制し，狭心症の発作予防・抑制の目的で，β 遮断薬がよく使用される。

## ◆ 治療薬の種類と作用機序

　薬剤は，①血管に作用する薬，②血液に作用する薬，③心臓に作用する薬に分けられ，それらを組み合わせて使用する（●図 3-2，表 3-3）。

### ▌血管拡張薬

● **硝酸薬**　急性冠症候群・虚血性心疾患に対しては硝酸薬が最もよく使用

●表 3-3　**おもな急性冠症候群治療薬の種類と特徴**

| 分類 | | おもな薬剤 | 特徴・副作用 |
|---|---|---|---|
| 血管拡張薬 | 硝酸薬 | ニトログリセリン，硝酸イソソルビド，一硝酸イソソルビド | ・血管拡張により心臓への負荷を軽減する。冠動脈拡張作用をもつ。経皮吸収型貼付剤もある。 |
| | | ニコランジル | ・ATP 感受性 K$^+$チャネル開口作用もあり，冠動脈拡張および虚血心筋保護作用をもつ。 |
| | カルシウム拮抗薬 | アムロジピンベシル酸塩，ベニジピン塩酸塩，ジルチアゼム塩酸塩 | ・冠攣縮性狭心症に奏功する。<br>【副作用】動悸・頭痛・ほてり感など |
| 交感神経遮断薬 | β 遮断薬 | ビソプロロール | ・労作性狭心症に最も効果がある。<br>【副作用】徐脈，房室ブロックに注意する。カルベジロールは気管支喘息症例では禁忌である。 |
| | α/β 遮断薬 | カルベジロール | |
| 抗血小板薬 | COX 阻害薬 | アスピリン | ・いずれか一方を半永久的に投与する。PCI にてステント留置を行った症例では，2 剤を併用して投与する。<br>【副作用】アスピリンは喘息・胃腸障害に注意する。 |
| | ADP 受容体拮抗薬 | クロピドグレル硫酸塩 | |
| | | チクロピジン塩酸塩，プラスグレル塩酸塩 | 【副作用】重篤な肝機能障害が生じることがあり，肝機能の検査が必要である。 |
| 抗凝固薬 | | ヘパリンナトリウム | ・点滴にて持続投与する。 |
| 血栓溶解薬 | t-PA | モンテプラーゼ，アルテプラーゼ | ・急性心筋梗塞の急性期（発症後 6 時間以内）に使用する。<br>・出血性素因・消化管出血・重篤な高血圧などがある場合は使用できない。 |
| HMG-CoA 還元酵素阻害薬（スタチン） | | プラバスタチンナトリウム，アトルバスタチンカルシウム水和物，ロスバスタチンカルシウム | ・LDL コレステロール低下作用に加え，血管内皮機能改善作用や血小板凝集抑制作用などをもつ。<br>【副作用】まれに横紋筋融解症が生じる。 |

される。硝酸薬はニトロ化合物ともよばれ，その代表は**ニトログリセリン**である。一酸化窒素（NO）を遊離し，血管内の cGMP（環状グアノシン一リン酸）を増加させる。結果的に平滑筋細胞内の $Ca^{2+}$ 濃度が低下して血管平滑筋が弛緩し，血管が拡張する。狭心症発作時には吸収の速い舌下錠や口腔内スプレーが用いられ，また発作の予防として徐放剤や経皮吸収型貼付剤なども用いられている。

　血管拡張薬は冠動脈だけでなく全身の血管にも作用する。動脈の拡張は血管抵抗を下げ，また静脈の拡張は静脈還流を減少させるため，心臓のポンプ機能の負担が軽減され，心筋の酸素需要を減少させる。

● **カルシウム拮抗薬**　狭心症のなかで，血管平滑筋の痙攣性収縮（攣縮）によって血流が減少・途絶するものを**冠攣縮性狭心症**とよぶ。血管平滑筋の攣縮にはカルシウム拮抗薬が有効である。

### ▌抗血小板薬・抗凝固薬・血栓溶解薬

　抗血栓療法には，抗血小板薬，抗凝固薬，血栓溶解薬が用いられる（●108ページ）。

● **抗血小板薬**　血小板は，内皮傷害部位での組織因子との接触や血流の乱れなどにより活性化されて，凝集反応を始める。活性化血小板はトロンボキサン $A_2$（$TXA_2$）や ADP（アデノシン二リン酸）を放出してさらに凝集反応を進行させる（●107ページ，図3-6）。抗血小板薬であるアスピリンは，血小板内でシクロオキシゲナーゼ（COX）を阻害して $TXA_2$ の産生を抑制する。チクロピジン塩酸塩やクロピドグレル硫酸塩は ADP 受容体を遮断する。

● **抗凝固薬**　PCI あるいは血栓溶解薬による治療を行った際は，血流が再開した冠動脈の再閉塞を予防するためにヘパリンが使用される。

● **血栓溶解薬**　閉塞した冠動脈の再開通に PCI が実施できない場合には，血栓溶解薬を用いる。組織型プラスミノゲンアクチベータ（t-PA）は血液中のプラスミノゲンを活性化し，血栓を構成しているフィブリンを溶解する。効果は冠動脈だけではなく全身におよぶので，出血性の合併症に注意する必要がある。

### ▌β遮断薬

　安定狭心症において，β遮断薬は心拍数を減らし，心収縮力を弱める作用がある。これにより心筋の酸素需要が減少する。また，冠動脈への血流は拡張期に流れるため，心拍数が減ると心室の拡張期時間が延長し，心筋虚血の改善に役だつ。急性冠症候群での使用頻度は多くない。

### ▌コレステロール低下薬

　HMG-CoA 還元酵素阻害薬であるスタチンは，コレステロール合成の律速酵素である HMG-CoA 還元酵素を阻害して，LDL コレステロールを低下させる（●167ページ）。さらにスタチンは，血管内皮細胞や血管平滑筋細胞にも作用して，抗動脈硬化作用とプラーク退縮作用を示すことが知られている。虚血性心疾患において，LDL コレステロールの十分な低下は再発を有意に抑制することが報告されており，慢性的な予後改善のために使用される❶。

▭NOTE
❶スタチンで効果不十分な場合や，家族性高コレステロール血症の場合には，LDL 受容体の分解を促進するタンパク質である PCSK9 の作用を抑制する PCSK9 阻害薬（●167ページ）の使用が考慮される。

### ◆ 代表的な処方例

#### ▌急性心筋梗塞でステント留置術を受けた A さん

> 処方　アスピリン腸溶錠 100 mg　1回1錠　1日1回　朝食後
> クロピドグレル硫酸塩錠 75 mg　1回1錠　1日1回　朝食後
> ヘパリン Na 注　10,000 単位/日　24 時間持続静注（PCI 直後）

　PCI により冠動脈内にステントを留置した場合は，ステント内血栓症により冠動脈の閉塞をきたすことがある。この予防のため，ステント留置後一定期間は1〜2種類の抗血小板薬を併用する。A さんの例では，COX 阻害薬であるアスピリンと ADP 受容体拮抗薬であるクロピドグレル硫酸塩が併用された。また，術直後1〜2日は抗凝固薬であるヘパリンナトリウムを持続静注する。自覚症状や心機能により血管拡張薬を併用する。

#### ▌労作性狭心症で血清コレステロールも高値の B さん

> 処方　アスピリン腸溶錠 100 mg　1回1錠　1日1回　朝食後
> ビソプロロールフマル酸塩錠 5 mg　1回1錠　1日1回　朝食後
> ロスバスタチン錠 2.5 mg　1回1錠　1日1回　朝食後
> 硝酸イソソルビド徐放カプセル 20 mg　1回1カプセル　1日2回
> 　朝夕食後

　抗血小板薬であるアスピリン腸溶錠（バイアスピリン®）は，消化性潰瘍，出血傾向，アスピリン喘息やその既往歴などの禁忌がない限り内服する。さらにβ遮断薬（ビソプロロールフマル酸塩）あるいは硝酸薬（硝酸イソソルビド）を併用して狭心症発作を抑制する。β遮断薬と硝酸薬を併用することもある。プラーク退縮による予後改善を期待して，スタチンも併用する。

## 3　薬物療法における看護師の役割

#### ▌投与時の注意事項

（1）急性冠症候群は状態が刻々と変化する疾患であり，緊急対応を必要とすることが多い。PCI や血栓溶解薬により閉塞した冠動脈の再灌流が得られた場合は，再灌流による不整脈が生じることがある。酸素投与・静脈路確保のうえで，血圧・心拍数・$SpO_2$ などをモニターしつつ，十分な全身状態の管理を行う。

（2）硝酸薬は眼圧を上昇させるので，閉塞隅角緑内障では禁忌である。胸部症状に気を取られて見落としがちなので，既往歴にも注意が必要である。

#### ▌服薬の指導

（1）虚血性心疾患に対する内服治療では，自己判断で内服を中止すると重篤な状態に陥ることがあるため，服薬を怠らないように十分に説明する。

（2）血管拡張に伴い頭痛が生じることもあるが，継続した服用によって軽減することが多いことを伝える。

（3）硝酸薬は耐性を生じやすいため，休薬期間を設けることがある。たとえ

ば，経皮吸収型硝酸薬は夜間就寝中のみ外しておくなど，処方に応じた指導を行う。

### ▌投与後の観察事項

(1) 抗血小板薬・抗凝固薬の副作用として出血のリスクがある。

(2) アスピリンは，胃潰瘍の発生・増悪による消化管出血などのリスクがある（◐48ページ）。胃潰瘍による腹痛や，消化管出血を疑う黒色便などには注意が必要である。

(3) 血管拡張薬の使用では，血圧低下がみられることがある。めまい・立ちくらみは血圧低下の徴候といえる。また，血管拡張に伴い頭痛が生じたり，反射性の動悸が生じることもあるので，それらの自覚症状と，血圧・脈拍の変化に注意する。

(4) アスピリンとβ遮断薬はともに喘息を誘発することがあるので，労作時・安静時の呼吸苦なども注意して観察する。

● **重篤な副作用** 抗血小板薬による出血（とくに消化管出血）や肝機能障害，アスピリンやβ遮断薬による喘息発作，過度の血圧低下などに注意する。

## 3 心不全

### 1 病態と症状

### ▌病態

● **心臓のポンプ機能の破綻** 心臓の機能は，ポンプとして血液を拍出し，全身に十分な血液を供給することである❶（◐図3-3）。

　このポンプ機能の代償機転が破綻し，全身の組織に必要な血液量を十分に駆出することができない状態が，**心不全** heart failure（**HF**）である。十分な収縮がなければ十分な拡張も得られないので，心臓の収縮能の低下は拡張能低下を伴うことが多い。この結果，心臓に吸い込まれない血液が静脈系に滞留する。この現象が**うっ血**である。心不全の大多数はうっ血を伴い，**うっ血性**

□ NOTE

❶ ポンプの2つの機能は，①動脈系へ血液を送り出すことと，②静脈系から血液を吸い込むことである。動脈へ血液を送るのは心室の収縮であり，心内圧の上昇が血液を駆出する。一方，心室が拡張して陰圧をつくることによって，静脈から血液が吸い込まれる。

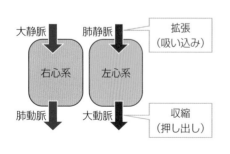

a. 収縮と拡張

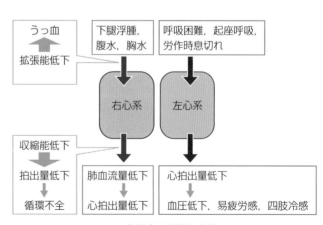

b. 心不全の病態と症状

◐**図3-3 右心・左心不全と収縮・拡張能低下**

○表 3-4　LVEF による心不全の分類

| 定義 | LVEF | 説明 |
|---|---|---|
| LVEF の低下した心不全(HFrEF)<br>Heat Failure with reduced ejection fraction | 40%未満 | 収縮不全が主体の心不全 |
| LVEF の保たれた心不全(HFpEF)<br>Heat Failure with preserved ejection fraction | 50%以上 | 拡張不全が主体の心不全 |
| LVEF が軽度低下した心不全(HFmrEF)<br>Heat Failure with mid-range ejection fraction | 40%～50% | 境界型心不全 |

**心不全**とよばれる。

● **原因**　心不全の原因として多いものは，成人では虚血性心疾患・心筋症・心弁膜症などに伴う心筋の収縮能低下である。一方，高血圧性心疾患などのために心室の線維化が進み，心臓がかたくなって拡張機能が低下することがある。このときは心収縮能が保たれていてもうっ血が生じるので，心不全をおこす。収縮能の指標で最もよく使われるのは，**左室駆出率** left ventricular ejection fraction(**LVEF**)である(○表 3-4)。

● **急性心不全と慢性心不全**　心不全は，急性心不全と慢性心不全に分けられる。急性心不全は，①急性心筋梗塞や頻脈性不整脈などにより心収縮力が低下したとき，②出血などにより循環血液量が減少して心拍出量が低下したとき，③感染症や発熱などにより末梢における血液の需要が増えて心臓が対応できないとき，などに生じる。

一方，慢性心不全は，心機能低下などが徐々に進行し，ある程度バランスはとれているが全身への負担がかかっている状態である。慢性心不全患者が肺炎などをおこすと，このバランスが破綻して急性増悪をおこす。心不全は急性増悪を繰り返しながら慢性的にも進行する疾患といえる。

● **心臓リモデリング**　慢性心不全が徐々に進行する過程では，交感神経とレニン-アンギオテンシン-アルドステロン系(RAAS)が活性化する。これにより心臓の線維化や心筋の肥大・炎症などが生じ，心臓の拡張能低下をきたす。収縮能低下が合併するなどにより心拍出量が低下すると，さらに交感神経の活性化を引きおこして悪循環が続く。これを**心臓リモデリング**とよび，心不全が徐々に進行していく要因の 1 つである(○98 ページ，図 3-4-b)。

■ **症状**

心不全の症状には，①全身の血流循環不全による症状と，②静脈系のうっ血に基づく症状があり，左心系と右心系に分けて考えられる。労作に対する許容量をもとに **NYHA 分類**(○表 3-5)が用いられる。

①**全身の循環不全による症状**　酸素を十分に含む血液が全身の組織にいきわたらず，組織での代謝が障害される。この結果，易疲労感，脱力，四肢冷感，集中力や記銘力の低下などがおこる。また，血圧低下・頻脈などがみられる。

②**うっ血による症状**　左心不全による血流のうっ滞は，肺にあらわれる。肺うっ血の症状として，早期には労作時息切れや呼吸困難が生じる。重症に

○**表3-5　NYHA分類**

| 分類 | 病態 |
|---|---|
| Ⅰ度 | 心疾患はあるが，身体活動に制限はない。<br>通常の労作では疲労，動悸，呼吸困難あるいは狭心痛を生じない。 |
| Ⅱ度 | 心疾患があり，身体活動に軽度の制約がある。<br>安静時・軽労作では無症状だが，強い労作により上記の心愁訴を生じる。 |
| Ⅲ度 | 心疾患があり，身体活動に高度の制約がある。<br>安静時は無症状だが，普通以下の軽労作で上記の心愁訴を生じる。 |
| Ⅳ度 | 心疾患があり，いかなる身体活動にも苦痛を伴う。<br>安静時にも心不全や狭心症症状があり，労作により増強される。 |

なると安静時も呼吸困難を訴え，横になると水分が下肢から肺へと移動するために呼吸困難が増悪するため，起座呼吸となる。経皮的酸素飽和度（$SpO_2$）も低下する。右心不全によるうっ血により下肢の浮腫が生じ，さらに消化管のうっ血は消化管の蠕動運動を障害し，食欲不振，悪心，腹部膨満感も出現する。

## 2　薬物療法の基本

### ◆ 薬物治療の方針と目標

　急性心不全あるいは慢性心不全の急性増悪と，慢性心不全に分けて考える。
● **急性心不全，急性増悪時**　急性心不全に対しては，安静・酸素投与を開始し，強心薬と利尿薬の静脈内注射によって，全身の循環不全の改善とうっ血による全身症状の改善を目ざす。また，原因疾患に対する治療を並行して行う。急性心筋梗塞に対しては冠動脈の血行再建などを行う。肺炎などの感染症による慢性心不全の急性増悪では，感染症に対する治療が重要となる。
● **慢性心不全**　慢性進行性の心機能低下を抑制することが第一となる。RAAS阻害薬（ACE阻害薬・ARB）およびβ遮断薬を用いる。さらにミネラルコルチコイド受容体拮抗薬（MRA）を併用するのが従来の標準治療であり，重症度に応じて利尿薬の経口投与も行う。
　近年，SGLT2阻害薬（○151ページ）とアンギオテンシン受容体ネプリライシン阻害薬（ARNI，○86ページ）に，強力な心不全予後改善効果があることが示された。β遮断薬およびミネラルコルチコイド受容体拮抗薬（MRA）を含めた4剤はファンタスティック4（Fantastic Four）とよばれ，新たな標準治療薬として使用されている。

### ◆ 治療薬の種類と作用機序

　①心臓に作用する薬物と，②血管や循環血液量に作用する薬物があり，複数の作用点をもつ薬剤もある（○表3-6）。心臓に作用する薬物はさらに，心臓の収縮力に作用する薬物と心臓リモデリングを抑制する薬物に分けられる。

▌**心臓に作用する薬物**
● **強心薬**　心筋の収縮力を強化して，心拍出量を増加させる薬物の総称で

● 表 3-6　おもな心不全治療薬の種類と特徴

| 分類 | | おもな薬剤 | 特徴・副作用 |
|---|---|---|---|
| 強心薬 | カテコールアミン | ドパミン塩酸塩 | ・心筋収縮力増大に加え，低用量では腎血流が増加，高用量では末梢動脈収縮による血圧上昇を示す。 |
| | | ドブタミン塩酸塩 | ・心収縮力増加作用は強いが，末梢血管に対する作用は少ない。 |
| | | ノルアドレナリン | ・末梢血管抵抗の増大により血圧を上昇させる。<br>・ショックによる循環不全，ドパミンやドブタミン投与で効果不十分のときに使用する。 |
| | | デノパミン | ・点滴薬からの離脱時などに使用する。 |
| | PDE 阻害薬 | ミルリノン | ・心収縮力増加に加え，末梢血管拡張作用により血圧を低下させる。 |
| | | ピモベンダン | ・PDE 阻害に加えて，$Ca^{2+}$感受性増強作用もある。β遮断薬の導入時などに併用することもある。 |
| | ジギタリス | ジゴキシン | ・有効域と中毒域が近いので，血中濃度をモニターしながら使用する。 |
| 交感神経遮断薬 | β遮断薬 | ビソプロロール | 【副作用】心不全の増悪に注意する。徐脈・房室ブロックに注意する。カルベジロールは気管支喘息症例では禁忌である。 |
| | α/β遮断薬 | カルベジロール | |
| RAAS 阻害薬 | ACE 阻害薬 | エナラプリルマレイン酸塩，ペリンドプリルエルブミン | ・心不全や心肥大に対して予後改善効果がある。<br>【副作用】空咳 |
| | ARB | オルメサルタン メドキソミル，ロサルタンカリウム | ・ACE 阻害薬と同等の降圧効果と，心不全・心肥大に対する予後改善効果がある。 |
| ARB＋ネプリライシン阻害薬 | | サクビトリルバルサルタンナトリウム水和物（エンレスト®） | ・心不全や心肥大の予後改善効果がある。<br>【副作用】血圧低下に注意し漸増する。 |
| 利尿薬 | ループ利尿薬 | フロセミド | ・静脈内注射あるいは内服で使用する。強力な利尿作用をもつ。<br>【副作用】低カリウム血症を合併することがある。 |
| | | アゾセミド | ・フロセミドよりも持続的である。 |
| | ミネラルコルチコイド受容体拮抗薬（MRA） | スピロノラクトン | ・$K^+$保持性利尿薬。心臓リモデリング抑制による予後改善効果がある。<br>【副作用】高カリウム血症に注意。特徴的な女性化乳房の副作用がある。 |
| | | エプレレノン，エサキセレノン | ・性ホルモン関連の副作用は少ない。 |
| | ANP | カルペリチド | ・利尿薬で効果が不十分のときに併用する。 |
| | SGLT2 阻害薬 | ダパグリフロジンプロピレングリコール水和物，エンパグリフロジン | ・浸透圧利尿作用と心臓リモデリング抑制により，心不全に対する予後改善効果がある。 |
| 徐拍化薬 | HCN チャネル遮断薬 | イバブラジン塩酸塩 | ・心機能低下作用は少ない。心拍数＞75 回/分の慢性心不全に使用する。 |
| 血管拡張薬 | 硝酸薬 | 硝酸イソソルビド，ニトログリセリン | ・血管拡張により心臓への負荷を軽減する。カテコールアミンとの併用が多い。 |
| sGC 刺激薬 | | ベルイシグアト | ・グアニル酸シクラーゼを刺激して，cGMP の生成を促進する。 |

ある。

**1 カテコールアミンと PDE 阻害薬**　心筋の収縮能を上げる第一の方法は，細胞内の cAMP（環状アデノシン一リン酸）濃度を上げてリアノジン受容体❶を活性化し，筋小胞体からの $Ca^{2+}$ 放出を増加させることである（●図3-4）。このような作用をもつ薬物には，交感神経 $\beta_1$ 受容体刺激作用のある**カテコールアミン**（●218ページ）と，細胞内 cAMP の分解を抑える**ホスホジエステラーゼ（PDE）阻害薬**がある。カテコールアミンは $\beta_1$ 受容体刺激作用により心拍数を増加させるが，PDE 阻害薬は血管平滑筋を弛緩させるので血圧をやや下げるという違いがある。ピモベンダンは，PDE 阻害作用をもつと同時に，トロポニンの $Ca^{2+}$ に対する感度を上げて収縮力を上げる。

**2 ジギタリス**　強心配糖体ともよばれ，心筋細胞の $Na^+$-$K^+$ ポンプの作用を抑制し，結果として細胞内 $Ca^{2+}$ 濃度を上昇させて収縮力を上げる。ジギタリスは房室結節の伝導をおさえて心拍数を下げる作用があるので，頻脈

■NOTE

**❶リアノジン受容体**

　心筋の収縮は，リアノジン受容体を通して筋小胞体から細胞質へとカルシウムイオン（$Ca^{2+}$）が放出され，$Ca^{2+}$ が筋線維のトロポニンを活性化することで発生する。筋小胞体からの $Ca^{2+}$ 放出は，細胞膜にある $Ca^{2+}$ チャネルを通した $Ca^{2+}$ 流入によって引きおこされる。筋小胞体から細胞質への $Ca^{2+}$ 放出が多ければ収縮力が上がることになるので，ここが治療薬の標的となる。

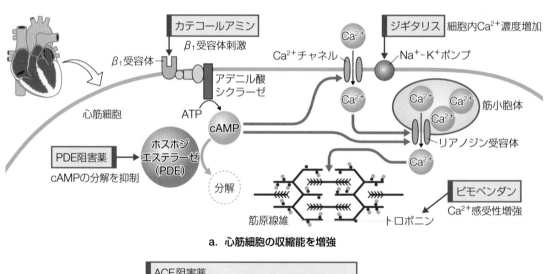

a. 心筋細胞の収縮能を増強

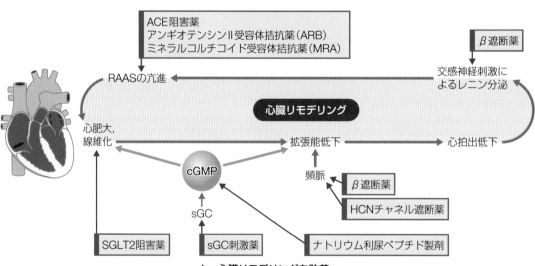

b. 心臓リモデリングを改善

●図3-4　心筋の収縮と心不全治療薬の作用

性心房細動に伴う心不全の急性期によく使用される。

● **RAAS 阻害薬**　レニン–アンギオテンシン–アルドステロン系（RAAS）は，循環血液量と血圧の調節に重要なホルモン系であるが，心臓組織内でその活性が過剰になると心臓の肥大と線維化を引きおこして拡張能低下をきたし，最終的には収縮能の低下をもたらす。RAAS 阻害薬は慢性心不全の長期予後を改善することが多くの研究で明らかとなっている。禁忌のない限り慢性心不全には積極的に使用する。

● **β 遮断薬**　強心薬の作用の多くは，心臓における交感神経系 β 受容体刺激作用である。よって，心収縮力を低下させる β 遮断薬の投与は急性心不全や心機能低下例に対しては禁忌である。しかし，慢性心不全に対して少量の β 遮断薬を投与し，徐々に増量することで，長期的に運動耐容能や心機能の改善をみとめることがある。メカニズムは完全には解明されていないが，とくに拡張型心筋症や心筋梗塞後の慢性心不全に対しての効果が証明されている。心機能を低下させ心不全を増悪させる可能性があるので，必ず少量から十分に時間をかけて漸増する。

● **HCN チャネル遮断薬**　HCN チャネル（過分極活性化環状ヌクレオチド依存性チャネル）は，洞結節のペースメーカー電流のチャネルである。心不全では交感神経の活動が増加し，HCN チャネルの活性が上昇して心拍数が上がる。HCN チャネル遮断薬は，β 遮断薬のように心拍数を低下させて心機能改善をもたらすが，β 遮断薬と異なり心収縮力低下をきたさない。少量から開始し，漸増して使用する。

● **sGC 刺激薬**　可溶性グアニル酸シクラーゼ soluble guanylate cyclase（sGC）に作用して cGMP（環状グアノシン一リン酸）の産生を増加させる。cGMP は心臓の肥大や線維化を抑制して心臓リモデリングを抑制する。

### ▌血管や循環血液量に作用する薬物

● **利尿薬**　体内に貯留した水分を排出してうっ血を改善する目的で，利尿薬や α 型心房性ナトリウム利尿ペプチド（ANP，◑86 ページ）が治療に用いられる。効果は大きいが，循環血液量の減少による腎機能低下や血管内脱水，電解質異常に注意する必要がある。

● **血管拡張薬**　動脈系の血管拡張薬は，血管抵抗を下げて収縮能の低下した心臓でも血液を循環させるようにする。静脈系の血管拡張薬は，静脈内に血液（水分）を貯留させてうっ血を改善させる効果がある。

### ▌心臓と循環血液量の両者に作用する薬物

● **SGLT2 阻害薬**　グルコースの再吸収を抑制して尿中のグルコースを増加させて血糖コントロールを改善する薬剤として開発された（◑151 ページ）。同時に尿中の $Na^+$ を増加させて浸透圧利尿をおこす。さらに，機序は完全には解明されていないが，心臓の線維化抑制作用をもち，HFrEF，HFpEF の予後を改善する薬として広く使用される。

● **ミネラルコルチコイド受容体拮抗薬（MRA）**　カリウムイオン（$K^+$）保持性の利尿薬として使用される。さらに，心臓リモデリングを抑制し，心不全の予後を改善する。

● **ARNI**　サクビトリルバルサルタンナトリウム水和物は，アンギオテンシン受容体ネプリライシン阻害薬（ARNI）であり，ネプリライシン阻害薬であるサクビトリルと，ARBであるバルサルタンの複合体である（◐87ページ）。ナトリウム利尿ペプチド性の心不全治療薬として，近年使用されている。

### ◆ 代表的な処方例

#### ▌心筋梗塞の既往があり，気管支炎を契機に強い呼吸困難を訴えて入院したＡさん

> 処方　ドパミン塩酸塩点滴静注液　3〜10 μg/kg/分
> フロセミド注20 mg　静脈内注射

　Ａさんには基礎疾患として陳旧性心筋梗塞❶による心機能低下がある。急性心不全となった場合は，強心薬（ドパミン塩酸塩）と利尿薬（フロセミド）を併用する。水分制限と酸素投与を行って，心電図などのモニタ下で用量を調節する。

#### ▌頻脈性心房細動が持続して下腿浮腫を訴えるＢさん

> 処方　ジゴキシン錠0.125 mg　1回1錠　1日1回　朝食後
> フロセミド錠20 mg　1回1錠　1日1回　朝食後

　Ｂさんには頻脈性心房細動の持続により心機能が低下して浮腫がみられる。心拍数を落とすジギタリス（ジゴキシン）を用い，利尿薬を併用する。

#### ▌心筋梗塞の既往と高血圧があるが，自覚症状がないＣさん

> 処方　オルメサルタンOD錠20 mg　1回1錠　1日1回　朝食後
> ダパグリフロジンプロピレングリコール水和物（フォシーガ®）錠10
> 　mg　1回1錠　1日1回　朝食後
> カルベジロール錠1.25 mg　1回1錠　1日2回　朝夕食後

　心筋症や陳旧性心筋梗塞の既往があり，心エコーでは心機能の低下がみられるが，自覚症状がほとんどない慢性心不全の場合は，可能な範囲でファンタスティック4（◐96ページ）を併用する。まず，ACE阻害薬（エナラプリルマレイン酸塩）やARB（オルメサルタン）などのRAAS阻害薬が使用され，SGLT2阻害薬（フォシーガ®，ジャディアンス®）も併用される。さらに，血圧低下や心不全の増悪に注意しながら，β遮断薬（カルベジロール）などが追加処方され，漸増される。また，ミネラルコルチコイド受容体拮抗薬（ミネブロ®）を併用し，さらにARBはARNI（エンレスト®）に変更される。このときは低血圧と高カリウム血症に注意する。

### 3　薬物療法における看護師の役割

#### ▌投与時の注意事項

　心不全は状態が刻々と変化する。急性心不全では，十分な全身状態管理を行い，血圧・心拍・SpO₂などを確認しつつ，強心薬・利尿薬の投与量を調

節する。カテコールアミン投与の際は、心拍数が上昇することがあり、頻脈に注意する。血圧も大きく変化することがあるので頻回のモニタリングが必要である（◐223ページ）。

慢性心不全に対しても、血圧の変化や浮腫の増悪などを確認する。

### ▌服薬の指導

内服治療においては、心不全は慢性進行性の疾患であり、治療が不十分だと生命予後がわるくなることを説明して、理解させる必要がある。服薬による即時性の効果はないが、継続して服薬するように十分に説明する。

### ▌投与後の観察事項

RAAS阻害薬やARNIでは血圧の低下が、また、β遮断薬では血圧低下に加えて徐脈や心不全の増悪がみられることがある。SGLT2阻害薬では尿路感染症状に注意する。体重は体液量の変化の指標として有用であり、心不全増悪時には自覚症状出現の前に体重増加がみられることも多い。また、食欲不振は消化管のうっ血の症状としてもあらわれるほか、ジギタリス中毒の症状としても生じるので、食事の状況についても注意・観察が必要である。

● **有害事象の徴候**　以下の有害事象の徴候に注意する。

(1) 心不全の増悪による、呼吸困難・下腿浮腫などに注意する。とくにβ遮断薬は、薬剤の導入時・増量時に心不全の増悪をきたすことがある。

(2) 心不全では潜在的に腎機能が低下している症例が多い。利尿薬にRAAS阻害薬を併用すると腎機能低下を増悪させることになるため、乏尿・下腿浮腫などを注意して観察する。SGLT2阻害薬では初期に腎機能低下がみられ、長期的に改善することがある。

(3) 発作性の動悸や失神・前失神は、心室性不整脈の可能性があるので注意する。

● **重篤な副作用**　心不全の増悪のほか、β遮断薬による喘息発作がある。また、強心薬の投与により、心室性不整脈が生じやすくなることがある。

## 4 不整脈

### 1 病態と症状

#### ▌病態

心臓の正常な調律は洞結節より始まり、心房→房室結節→心室の順に興奮する。これは正常洞調律とよばれる。心筋細胞の興奮は活動電位としてあらわされる（◐図3-5）。洞結節は自動能をもち、自律神経の制御を受けて心拍数を制御する。**不整脈**は正常洞調律でないものすべてを含む疾患群で、心拍数が速くなる**頻脈性不整脈**と、遅くなる**徐脈性不整脈**に大別される。

● **不整脈のメカニズム**　不整脈をそのメカニズムの点から考えると、①刺激伝導の異常と、②刺激発生（自動能）の異常に分けられる。頻脈性不整脈の多くは、刺激伝導異常によって生じる**リエントリー**がその原因となる（◐図3-5-a）。リエントリーとは、興奮の伝導経路に異常が生じて同じ場所を興奮

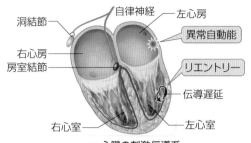

a. 心臓の刺激伝導系

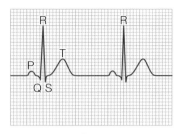

b. 正常な心電図

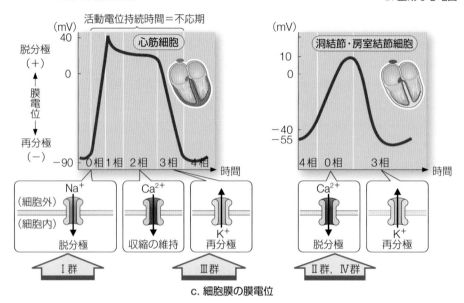

c. 細胞膜の膜電位

◉**図3-5 心筋細胞の活動電位**
心筋細胞の活動電位は $Na^+$ の流入によって始まる。これを脱分極という。その後の $Ca^{2+}$ の流入によって脱分極は維持され，この間，心筋は収縮している。$K^+$ の流出によって興奮は終了して電位はもとに戻る。これを再分極という。興奮が始まってから終了するまでの時間を活動電位持続時間という。この期間は新たな刺激がきても細胞は興奮しないので，不応期とよばれる。一方，洞結節・房室結節細胞の興奮は，$Na^+$ 流入ではなく $Ca^{2+}$ 流入によって脱分極が始まるという特徴がある。

が何度も旋回することをいう。リエントリーが成立するには伝導遅延と不応期のバランスが重要であり，これが薬物療法のターゲットとなる。

　一方，刺激発生の異常としては，洞結節よりも速い自動能が心臓のほかの部位で生じる異常自動能がある。頻脈性不整脈の約90％はリエントリーにより，10％は異常自動能により生じる。

● **不整脈の分類**　頻脈性不整脈は，リエントリーや異常自動能が生じる部位によって，**心房頻拍**や**心室頻拍**などの病名がつけられる。不整脈はまた**発作性**と**持続性**に分けられるが，多くの頻脈性不整脈は発作性である。持続性の代表例は，持続性心房細動である。

　一方，徐脈性不整脈には，房室結節などの刺激伝導が途絶することによって生じる**房室ブロック**と，洞結節の自動能が低下することによって生じる**洞不全症候群**がある。

### ▋ 症状

　不整脈の自覚症状は無症状から突然死までさまざまである。期外収縮や心房細動で脈の乱れがある場合は，脈がとんだ感じの動悸を訴えることが多いが，個人差も大きく，まったく無症状のこともめずらしくない。また，発作性の頻脈ではドキドキする感じの動悸を自覚することがある。心拍数が高くなると心拍出量が減少して血圧が低下するため，眼前暗黒感を感じたり，失神することもある。さらに心拍数の速い心室頻拍や心室細動では，心拍出が消失して突然死する。また，頻脈が長時間持続すると心不全を合併し，呼吸困難・息切れ・浮腫・全身倦怠感などが生じる。

　徐脈性不整脈の場合は，身体の活動に対して心拍が対応できないために易疲労感や倦怠感を訴える。また，心拍が3秒以上停止すると脳血流の不足のために失神することがあり，心停止により突然死することもある。

## 2 薬物療法の基本

### ◆ 治療の目標

　不整脈の治療は，薬物療法，カテーテルアブレーション，デバイス治療の3つに大別される❶。薬物療法は単独あるいは他の治療と併用して行われる。

### ◆ 治療の方針

　抗不整脈薬には，心筋細胞のイオンチャネルを対象とする薬物と，心臓に分布している交感神経β受容体を抑制するβ遮断薬がある。基本的にすべての抗不整脈薬は遮断薬である。心筋細胞の脱分極および再分極は異なる種類のイオン電流によってなりたっているため，どのチャネルを抑制するかによって，心筋細胞の興奮様式が大きくかわる。

　薬物療法は根治療法ではなく，あくまでも症状の軽減や発作回数の減少を目的とした対症療法である。また，多くの抗不整脈薬に共通する注意点として，薬物による**催不整脈性**がある。薬物を投与することによって，もともとはみられなかった心室性不整脈が生じるようになり，致死的となるリスクがある。さらに，抗不整脈薬の多くは心機能低下作用があり，基礎疾患によって心機能が低下している症例では心不全をおこすこともある。このため，抗不整脈薬は漫然と投与するのではなく，その効果をみながら投与を調整する必要がある。

### ◆ 抗不整脈薬の分類と薬物治療

#### ▋ 抗不整脈薬の分類

　抗不整脈薬は，イオンチャネルに対する効果に基づいた**ボーン=ウィリアムズ** Vaughan Williams **分類**が広く用いられている（◕表3-7）。

● **Ⅰ群（Na⁺チャネル遮断薬）**　Ⅰa群の薬物は活動電位持続時間を延長させ，上室性・心室性のいずれの不整脈に対しても使用される。Ⅰb群の薬物は，活動電位持続時間を短縮させ，心室性不整脈に使用する。Ⅰc群の薬物

▭|NOTE

❶カテーテルアブレーションは，頻脈性不整脈の発生源に対して加熱焼灼や冷凍凝固により心筋細胞を壊死させる治療である。

　デバイス治療には，徐脈に対するペースメーカ植え込みと，頻脈に対する植込み型除細動器（ICD）による治療がある。

○表3-7　おもな抗不整脈薬の種類と特徴

| 分類 | | おもな薬剤 | おもな副作用 |
|---|---|---|---|
| I群<br>（Na⁺チャネル<br>遮断薬） | Ⅰa群 | ジソピラミド | QT延長による催不整脈性に注意。抗コリン作用による尿閉や口渇がみられることがある。 |
| | Ⅰb群 | リドカイン塩酸塩 | 過量投与で意識障害，振戦，痙攣があらわれる。 |
| | | メキシレチン塩酸塩，アプリンジン塩酸塩 | 胃腸障害，悪心・嘔吐などに注意する。 |
| | Ⅰc群 | ピルシカイニド塩酸塩水和物，フレカイニド酢酸塩，プロパフェノン塩酸塩 | QT延長，QRS幅延長のほか，催不整脈作用による心室頻拍・心室細動や，心機能抑制による心不全に注意する。 |
| Ⅱ群<br>（β遮断薬） | | プロプラノロール塩酸塩，アテノロール，ビソプロロールフマル酸塩 | 徐脈，心機能低下による心不全，気管支喘息誘発に注意する。 |
| Ⅲ群<br>（K⁺チャネル遮断薬） | | アミオダロン塩酸塩 | QT延長は比較的まれだが，注意が必要である。甲状腺機能異常（亢進・低下）がよく生じる。間質性肺炎はまれだが致死的なので，咳などに注意する。肝機能障害，角膜色素沈着に注意する。 |
| | | ニフェカラント塩酸塩 | QT延長による催不整脈性に注意する。 |
| Ⅳ群<br>（Ca²⁺チャネル遮断薬） | | ベラパミル塩酸塩，ジルチアゼム塩酸塩，ベプリジル塩酸塩水和物 | 徐脈，房室ブロックおよび血圧低下に注意する。 |

の活動電位持続時間は不変である。上室性・心室性のいずれにも使用されるが，心機能抑制作用が強い。

● **Ⅱ群（β遮断薬）**　運動や精神的興奮などによって不整脈が誘発される症例や，房室結節の伝導を抑制したい場合に使用する。

● **Ⅲ群（K⁺チャネル遮断薬）**　心機能抑制がなく不整脈抑制効果も高いが，K⁺電流抑制によるQT延長が生じやすく，催不整脈作用に注意する。

● **Ⅳ群（Ca²⁺チャネル遮断薬）**　不整脈発生の原因がCa²⁺電流と考えられる症例で使用，あるいは房室結節の伝導を抑制する目的で使用する。

### ▌頻脈性不整脈に対する薬物治療

頻脈性不整脈に対する薬物治療は，①不整脈そのものの抑制，②心拍数の抑制，③合併症の予防の3種類に分けられる。

● **発作性不整脈**　発作性不整脈に対しては，抗不整脈薬を内服して発作の予防を試みる。主としてNa⁺チャネル遮断薬およびK⁺チャネル遮断薬が用いられる[1]。

● **持続性の不整脈**　慢性心房細動などの持続性の不整脈の場合には，頻拍が持続して心不全を合併することがある。このような場合は，房室結節の伝導を抑制して心拍数のコントロールを行う。房室結節の興奮はCa²⁺電流で生じることと，房室結節は自律神経制御を受けることから，カルシウム拮抗薬やβ遮断薬が使用される。

● **合併症とその対応**　不整脈の合併症として多いのは，心房細動の際に左房内血栓が生じることによる脳梗塞である。これに対し，血栓予防のために抗凝固療法を併用する。また，頻拍による心不全が生じれば，利尿薬など心不全の治療を行う。

□NOTE

[1] これらの薬物は，リエントリーを形成する伝導遅延と不応期をそれぞれ変化させる薬剤と考えるとよい。不整脈発作時のみNa⁺チャネル遮断薬を頓用で使用することもある。

### 徐脈性不整脈に対する薬物治療

　徐脈性不整脈に対する確実な薬物療法はほとんどない。徐脈によりめまいや眼前暗黒感・失神を生じる症例では，$\beta$刺激薬やPDE阻害薬（シロスタゾール）を投与することもあるが，治療の主体はペースメーカである。

## ◆ 代表的な処方例

### 発作性心房細動で強い動悸発作を訴えるAさん（50歳，男性）

> **処方** ピルシカイニド塩酸塩カプセル50 mg　1回1カプセル　1日3回毎食後
> 　　　　ビソプロロールフマル酸塩錠2.5 mg　1回1錠　1日1回　朝食後

　ピルシカイニド塩酸塩はNa$^+$チャネル遮断薬であり，心房細動発作を抑制する。ただし，心房細動がやや徐拍化した心房粗動となり，かえって安定な持続性頻拍になることもあるので，房室伝導を抑制する$\beta$遮断薬（ビソプロロールフマル酸塩）を併用することが多い。

### 心筋梗塞の既往があり，心室頻拍に対して植込み型除細動器の植込み術を受けているBさん（68歳，男性）

> **処方** （導入期）アミオダロン塩酸塩錠100 mg　1回2錠　1日2回　朝夕食後
> 　　　　（維持期）アミオダロン塩酸塩錠100 mg　1回1錠　1日2回　朝夕食後

　アミオダロン塩酸塩はK$^+$チャネル遮断薬で，不応期を延長させることにより頻拍の持続を抑制する[1]。しかし，ほかの複数のイオンチャネルに対しても抑制作用をもつ。心機能低下の副作用はないが，心外性の副作用が多いため，十分な経過観察が必要である。

**NOTE**
[1] 投与開始時には1日400 mgで開始し，1〜2週間してから維持量に変更する。

### 慢性心房細動で労作時に動悸と息切れを訴えるCさん（60歳，男性）

> **処方** ビソプロロールフマル酸塩錠5 mg　1回1錠　1日1回　朝食後

　交感神経$\beta$遮断薬であるビソプロロールフマル酸塩は，房室結節の伝導を抑制して心房細動の際の心拍数を低下させる。

## 3 薬物療法における看護師の役割

### 投与時の注意事項

　抗不整脈薬には心機能を抑制するものが多いため，心機能の低下[2]のある患者では注意が必要である。また，多くの薬物は腎排泄であり，腎機能低下例では用量に注意する。過量投与は心抑制によって致死的となることがある。

**NOTE**
[2] 心エコーで左室駆出率40%以下が基準となる。

### 服薬の指導

　抗不整脈薬は飲み忘れによっても，過量な内服によっても，生命にかかわる影響を与えることがあるので，定時に正しい用量で服用することを徹底す

る。飲み忘れたからといって，次の内服時に2回分を服用するようなことは，けっして行わないように指導する。

### ▌投与後の観察事項

　自覚症状の明らかな発作性不整脈であれば，動悸などの自覚症状によって効果を推定できる。自覚症状での判定が容易でない症例では，ホルター心電図検査や植え込んだデバイスの記録によって効果を判定するが，日常のケアの際に触診や聴診によって脈拍を確認することも重要である。入院中で心電図モニタが装着されている症例では，当然心電図の確認が最重要事項である。

● **有害事象の徴候**　抗不整脈薬による有害事象は，①不整脈の増悪，②心不全の増悪，③心外性の副作用に大別することができる。

　**①不整脈の増悪**　不整脈の増悪は，動悸やめまいなどが新たに出現したり回数が増えたりすることで，ある程度予測できる。

　**②心不全の増悪**　体重増加や下腿浮腫などの徴候に注意する。

　**③心外性の副作用**　β遮断薬は喘息発作を誘発することがある。アミオダロン塩酸塩は，まれではあるがときに致死的な間質性肺炎を生じることがある。このため，呼吸困難感や咳の増悪と，聴診による異常呼吸音の確認が非常に重要である。

● **重篤な副作用**　催不整脈性による心室性不整脈の出現と，抗不整脈薬の心抑制による心不全の増悪の2点が重篤な副作用である。心外性副作用として最も重篤なものは，アミオダロン塩酸塩による間質性肺炎である。治療抵抗性で死にいたることもあるため，早期発見に努める。

## 5　抗血小板療法・抗凝固療法

## 1　病態と症状

### ▌病態

● **止血と線溶**　血管が損傷を受けると，一連の凝固反応により**止血**がなされる（◉図3-6）。まず，損傷部位では，細動脈と毛細血管内皮が収縮し，血小板が血管内皮下へ粘着すると，血小板どうしが凝集して**血小板血栓**を形成する（**一次止血**）。一次止血につづいて，**組織因子** tissue factor（**TF**）と血液の接触を基点として，血小板塊表面を中心に血液の凝固反応が始まり，血小板に凝固反応の最終産物である**フィブリン**（**線維素**）がからみつき，血球も取り込んで**血餅**をつくる（**二次止血**）。凝固がある程度進行すると，凝固因子の消費と，抗凝固因子ならびに**フィブリン溶解**（**線維素溶解，線溶**）系の活性化により，凝固は停止する。

● **病的な血栓**　止血血栓が血管壁の損傷部位にふたをするように局所にとどまるのに対し，病的血栓は血管内腔に向かって成長して血管を閉塞するまでにいたる。その違いは血栓形成が制御を失って進みすぎてしまう点にある。

● **動脈血栓と静脈血栓**　**動脈血栓**は動脈血管内皮の傷害のあるところに血小板が粘着・凝集して生じ，血小板を主体とする**白色血栓**である。通常は動

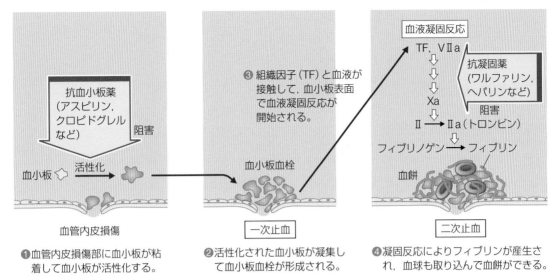

血管内皮損傷

❶血管内皮損傷部に血小板が粘着して血小板が活性化する。

一次止血

❷活性化された血小板が凝集して血小板血栓が形成される。

二次止血

❹凝固反応によりフィブリンが産生され，血球も取り込んで血餅ができる。

●**図 3-6　止血のしくみと抗血小板薬・抗凝固薬**

脈硬化巣を素地におこる。一方，**静脈血栓は赤色血栓**で，血流が停滞したところに血液の凝固が始まり，フィブリン網に赤血球が取り込まれて生じる。動脈血栓，静脈血栓ともに血小板とフィブリンが含まれるが，動脈血栓の形成は血小板活性化が，静脈血栓の形成は凝固反応によるフィブリン形成が主体となる。このため，動脈血栓症の予防には抗血小板薬が，静脈血栓症の予防には抗凝固薬が有効となる（●図3-6）。

●**血栓症**　血管系の内部で，血液成分からなるかたまりを生じた状態を**血栓症** thrombosis という。代表的な疾患としては，冠動脈血栓症（心筋梗塞），脳動脈血栓症（脳梗塞），深部静脈血栓症 deep vein thrombosis（DVT），播種性血管内凝固 disseminated intravascular coagulation（DIC）などがあげられる。

　血栓症が発生する条件には，おもに以下のものがある。

（1）血管壁の異常：動脈血栓の主要因で，アテローム性動脈硬化症が最も問題となる。カテーテルによる血管損傷部の静脈血栓症にも注意が必要である。

（2）血流障害：血液のうっ滞によるもので，静脈血栓の主要因となる。

（3）血小板・凝固因子の病的増加または機能亢進

（4）抗凝固因子の活性低下：アンチトロンビン，プロテインC，プロテインS などの抗凝固因子の活性が低下する。

（5）線維素溶解の活性低下

　このうち（3）（4）（5）は，凝固能亢進状態の指標となる。

### ▐ 症状と診断

　血栓症の診断は，臨床症状と画像検査でなされることが多い。動脈血栓症では，動脈灌流領域の虚血・梗塞症状があらわれる。深部静脈血栓症では下肢の腫脹，疼痛，だるさ，皮膚の変色といった症状が出現する。心筋梗塞では，前胸部の絞扼痛が典型的で，心電図異常や，心筋トロポニンなどの心臓マーカーの上昇がポイントとなる。

　心筋梗塞では，冠動脈・左室造影が治療のためにしばしば行われるが，現在の一般的な血栓症診断のための画像検査では，従来の血管造影よりも，超音波検査やCT，MRIなどを用いた非侵襲的検査が中心となっている。

## 2　薬物療法の基本

### ◆ 抗血栓療法と抗血栓薬

　血栓症の治療および予防法として，抗血栓薬による抗血栓療法がある。抗血栓療法には，①抗血小板療法，②抗凝固療法，③血栓溶解療法があり，それぞれおもに，抗血小板薬，抗凝固薬，血栓溶解薬が用いられる（●表3-8）。

#### ■ 抗血小板療法

　アスピリンやクロピドグレル硫酸塩などの抗血小板薬の経口投与により，血小板の活性化（凝集）を抑える。アテローム性動脈硬化疾患（心筋梗塞，脳

● 表3-8　おもな抗血小板薬・抗凝固薬の種類と作用機序

| 分類 | | おもな薬剤 | 作用機序 |
|---|---|---|---|
| 抗血小板薬 | COX阻害薬 | アスピリン，アスピリン・ダイアルミネート | ・COXを阻害して，血小板凝集作用をもつTXA$_2$産生を阻害し，血小板の凝集を抑制する。 |
| | ADP受容体拮抗薬 | クロピドグレル硫酸塩，プラスグレル塩酸塩 | ・血小板のアデノシン二リン酸（ADP）受容体を選択的に阻害する。<br>・プラスグレル塩酸塩はクロピドグレル硫酸塩より効果発現が速く，血小板凝集抑制が強い。 |
| | PDE阻害薬 | シロスタゾール，ジピリダモール | ・血小板細胞のホスホジエステラーゼ（PDE）を阻害して血小板凝集を抑制する。<br>・シロスタゾールは脳梗塞の再発予防に効果がある。 |
| | PGI$_2$誘導薬 | ベラプロストナトリウム | ・血小板凝集抑制作用をもつPGI$_2$受容体を刺激する。 |
| | 5-HT$_2$受容体拮抗薬 | サルポグレラート塩酸塩 | ・セロトニン5-HT$_2$受容体を阻害して，血小板凝集を抑制する。 |
| | エイコサペンタエン酸（EPA） | イコサペント酸エチル | ・血小板のイコサペント酸（エイコサペンタエン酸）含有量を増加させる。<br>・トロンボキサン産生を抑制する。 |
| 抗凝固薬 | 抗ビタミンK薬 | ワルファリンカリウム | ・ビタミンK依存性に活性を発揮する凝固因子の産生を抑制する。緊急時はビタミンKないし，より速効的には静注用人プロトロンビン複合体製剤を静脈内注射する。<br>・出血の副作用がある。定期的なプロトロンビン時間（PT）検査を行い，維持量を調節する。 |
| | 活性化X因子（Xa）阻害薬 | リバーロキサバン，エドキサバントシル酸塩水和物，アピキサバン | ・活性化X因子を直接的に阻害する。<br>・直接作用型経口抗凝固薬（DOAC）である。 |
| | トロンビン阻害薬 | ダビガトランエテキシラートメタンスルホン酸塩 | ・トロンビンを直接的に阻害する。<br>・DOACである。 |
| | ヘパリン | ヘパリンカルシウム | ・アンチトロンビンの作用を増強して，トロンビンや活性化X因子の活性を低下させる。<br>・1日2回，自己皮下注射を行う。<br>・妊娠時の静脈血栓予防などにも用いられる。 |

梗塞，閉塞性動脈硬化症など)の動脈血栓症予防に用いられる。

● **血液凝固機構とアスピリン**　組織が損傷を受けると，細胞膜リン脂質からアラキドン酸が生成され，シクロオキシゲナーゼ(COX)のはたらきにより，血小板ではトロンボキサン $A_2$(TXA$_2$)，血管内皮細胞ではプロスタサイクリン(PGI$_2$)が合成される(●43ページ，図2-3)。TXA$_2$は血小板の凝集を促進し，血管の収縮を促す。PGI$_2$は血小板の凝集を阻害し，血管を拡張する。

　アスピリンは，代表的な COX 阻害薬であり，血小板における TXA$_2$の産生を阻害する。アスピリン以外のほかの NSAIDs にも TXA$_2$産生抑制作用があるが，抗血栓薬というほどの強さではない。しかし，抗血栓薬との併用時には出血傾向を助長させる可能性があり，注意が必要である。

### 抗凝固療法

　ワルファリンカリウムの経口投与や，ヘパリンの注射などにより，血液凝固因子を阻害して血液凝固を防ぐ(●図3-6)。凝固因子のうち，第Ⅱ，Ⅶ，Ⅸ，Ⅹ因子は肝臓で産生されて，活性を発揮する際にビタミン K を必要とする。ワルファリンカリウムは，このビタミン K が作用する機構を阻害することにより，血液凝固反応を抑制する。ワルファリンカリウムの効果には，遺伝子多型❶が関与していることが知られている。

　近年では，活性化Ⅹ因子(Ⅹa)阻害薬やトロンビン阻害薬といった，直接的に特定の凝固因子を抑制する**直接作用型経口凝固薬** direct oral anticoagulants (**DOAC**)が開発され，使用されている。

　抗凝固療法は，深部静脈血栓症，心房細動，人工弁置換例などの血栓・塞栓症の予防に用いられる。急性期の動脈血栓症では，ヘパリンなど注射薬の抗凝固薬が使用されることもある。

● **催奇形性**　ワルファリンカリウムは胎児への催奇形性があり，妊婦には禁忌である。リバーロキサバン，ダビガトランなどの新規経口抗凝固薬は歴史が浅く，妊婦への安全性が不明のため，妊婦の抗凝固薬としてはヘパリン注射が用いられる。自己皮下注射が保険適用となっている。

### 血栓溶解療法

　組織型プラスミノゲンアクチベータ tissue-type plasminogen activator(t-PA)製剤の注射などにより，フィブリンを溶解するのが血栓溶解療法である。急性心筋梗塞(発症後6時間以内)，脳梗塞(発症後4.5時間以内)，血行動態不安定の肺梗塞の血栓溶解に用いられる。

### 投与量

　抗血栓薬はすべて，出血の副作用をおこさずに抗血栓作用を発揮する用量が臨床治験を通して決定されている。しかし，腎機能の低下や誤った服薬，ほかの薬物との相互作用などで，過量投与となって血中濃度が上昇し，重篤な出血症状をおこすこともある。出血傾向にある患者や血小板数が5万/μL未満の患者では，抗血栓薬は禁忌である。

　**□ NOTE**

**❶遺伝子多型**

　ワルファリンカリウムの標的分子は，ビタミン K 依存性凝固因子の生成に関与するビタミン K エポキシド還元酵素(VKORC1)である。また，ワルファリンカリウムのおもな代謝酵素は，CYP2C9 である。VKORC1 と CYP2C9 にはどちらも遺伝子多型(● 17ページ)が報告されており，この遺伝子多型がワルファリンカリウムの治療効果に影響を及ぼすことが知られている。

## ◆ 代表的な処方例

### ▌心筋梗塞の再発予防治療を行うＡさん

> **処方** **アスピリン腸溶錠 100 mg**　1回1錠　1日1回　食後

　アスピリンは，狭心症，心筋梗塞，虚血性脳血管障害（一過性脳虚血発作〔TIA〕，脳梗塞）における動脈血栓の形成抑制のために用いられる。COX阻害により胃腸障害がもたらされるため，消化性潰瘍の既往やリスクのある患者では，抗潰瘍薬も併用される（▶124ページ）。

### ▌閉塞性動脈硬化症があり，動脈血栓症の予防治療を行うＢさん

> **処方** **クロピドグレル硫酸塩錠**（25 mg，75 mg）　1回50〜75 mg　1日1回
> 　　　 食後

　虚血性脳血管障害後の再発抑制や，経皮的冠動脈形成術が適用される虚血性心疾患，末梢動脈疾患における血栓・塞栓形成の抑制には，抗血小板薬としてクロピドグレル硫酸塩が用いられる。アスピリンよりかなり高価である。冠動脈ステント留置術後3〜6か月，末梢動脈ステント留置術後2か月は，アスピリンとの併用で2剤併用抗血小板療法が行われる。クロピドグレル硫酸塩とアスピリンの配合錠も販売されている。

### ▌維持透析中で心房細動があり，心原性脳塞栓の予防治療を行うＣさん

> **処方** **ワルファリンＫ錠**　1回6 mg（1 mgおよび5 mgを1錠ずつ）　1日
> 　　　 1回　食後

　ワルファリンカリウムは，静脈血栓症や深部静脈血栓/肺血栓塞栓症，心房細動により左心房内に生じた血栓が飛来してくることによる心原性脳血栓塞栓症の治療および予防に用いられる。

　食事や併用薬で薬効が変化するので，プロトロンビン時間❶を測定し，投与量をモニターする必要がある。安定している患者も多いが，変動しやすい患者もおり，遺伝的な薬剤感受性の違いも知られている。抗結核薬のリファンピシンや抗てんかん発作薬のカルバマゼピンなどとの併用により，作用が減弱する。一方，脂質異常症治療薬や抗菌薬，抗腫瘍薬，ほかの抗血栓薬，非ステロイド性抗炎症薬（NSAIDs）など，作用を増強させる薬剤も多く知られているため，併用薬には留意する。

### ▌深部静脈血栓症の予防治療を行うＤさん

> **処方** **エドキサバントシル酸塩水和物 OD錠**（15 mg，30 mg，60 mg）　1回
> 　　　 1錠　1日1回　食後

　エドキサバントシル酸塩水和物は，選択的・直接的に活性化Ｘ（Ｘa）因子を阻害する抗凝固薬で，非弁膜症性心房細動患者における虚血性脳卒中や，

---

**NOTE**

**❶プロトロンビン時間**

　血漿に，組織トロンボプラスチンとカルシウムイオンを加えて，凝固するまでの時間を秒であらわしたもの。プロトロンビン（第Ⅱ因子）だけではなく，第Ⅴ・Ⅶ・Ⅹ因子などの外因系にかかわる凝固因子，およびフィブリノゲン（第Ⅰ因子）の欠乏状態を検査する。国際標準率 international normalized ratio（INR）の値（PT-INR）を参考に，正常との差を評価する。

全身性塞栓症の発症抑制，静脈血栓塞栓症の治療および予防に用いられる。体重や腎機能，併用薬に応じて減量する。

## 3　薬物療法における看護師の役割

### ▍投与時の注意事項

(1) ワルファリンカリウムは，特定の血液凝固因子（Ⅱ，Ⅶ，Ⅸ，Ⅹ）にビタミン K 欠乏状態をもたらして血液凝固活性を抑制するため，ビタミン K 含量の多い納豆・クロレラ・ブロッコリー・青汁などの摂取を禁止する。骨粗鬆症の治療に用いられるビタミン K 製剤も禁忌である。

(2) ワルファリンカリウムは，直接的に血液中の凝固因子に作用するわけではないので，十分な抗凝固効果の発現には約 2 日かかかり，その作用はその後 2〜3 日持続する。

(3) 直接作用型経口抗凝固薬（DOAC）は，すぐに抗凝固作用があらわれるが，消失半減期が短く，1 日でも飲み忘れると抗凝固作用が失われる。そのため，厳重に規則正しい服薬が必要である。認知機能が低下している高齢者では，飲み忘れていないか，繰り返し飲んでいないかといった確認が必要である。家族や介護者がいない場合は，使用すべきではない。

### ▍服薬の指導

(1) 抗血栓薬は，しばしば「血をサラサラさせる薬」とよばれることがあるが，その作用機序はさまざまで，用量・用法や副作用も異なる。薬物相互作用や食品・サプリメントの併用，休薬期間などに注意する。

(2) 決められた用量を規則正しく服用するよう，指導する。

(3) 抗血栓薬は，内視鏡処置や手術の前には中止する必要がある。抗血栓薬を服用していることを必ず医師に伝えるよう指導する。薬物によって中止期間に差があるため，服用している薬物の中止期間を確認する❶。

### ▍投与後の観察事項

● **出血症状**　抗血栓薬使用にあたっては，第一に重篤な出血症状がないかを確認する。高齢者はもともと血管脆弱性があり，抗血栓薬の服用で，前腕部を中心に「ぶつけてもいないのに，あざが出るようになった」という訴えがしばしば聞かれる。その程度の症状であれば薬剤がきいている証拠でもあり中止する必要はない。しかし，頭蓋内出血や消化管出血はもちろん，貧血が進行するような皮下・筋肉内出血では，抗血栓薬の中止・減量・変更が必要となるため，注意深く観察する。

　アセトアミノフェン以外の NSAIDs には，一般に弱い抗血小板作用があるので，併用時には出血の副作用にとくに注意する。

● **消化器症状**　発疹や，悪心などの消化器症状にも注意をはらう。

□ **NOTE**

❶ アスピリンやクロピドグレル硫酸塩は，血小板の機能を不可逆的に阻害する。よって，血小板寿命の 7〜10 日間以上，つまり血小板が新鮮なものに入れかわるまで休薬が必要となる。

# B 呼吸器疾患の薬物療法

## 1 気管支喘息

### 1 病態と症状

　気管支喘息（ぜんそく）では，喘鳴（ぜんめい），息切れ，胸の圧迫感，咳，呼吸困難などが，時間とともによくなったりわるくなったり変化する。これらの症状は，気管支収縮（気道狭窄），気道壁の肥厚（ひこう），痰の増加による気流制限の程度と相関している（◐図3-7）。喘息の特徴は慢性的な気道炎症であるが，単一の疾患ではなく多くの症状を呈する疾患の集まりで，実際には症候群である❶。

　症状は，運動，ストレス，低気圧，感冒などにより悪化する。夜間や早朝に悪化することが多い。また症状として咳のみを有する喘息を**咳喘息**とよび，8週間以上続く慢性咳嗽の半分以上が咳喘息である。

　気管支喘息はおもに**アレルギー性喘息**と**非アレルギー性喘息**に分けられる。アレルギー性喘息では，ダニや動物の毛などがアレルゲンとなり，血中の特異的IgE値が上昇する。気道粘膜では，アレルゲンとIgEによりマスト細胞が活性化され，ヒスタミンやロイコトリエン（LT）が分泌されて気道平滑筋が収縮する。また，炎症細胞からサイトカイン❷が放出され，これにより気道の炎症が持続し，気道過敏性が亢進し，喘息の発作（増悪）がおこる。

● **気道リモデリング**　気管支喘息において，気道平滑筋の増加や基底膜の

□ NOTE

❶それぞれの症型はフェノタイプとよばれる。

□ NOTE

❷**サイトカイン**
　アレルギー性喘息に関与する重要なサイトカインには，リンパ球から分泌されるインターロイキン（IL）や，気道上皮細胞から分泌されるTSLPがある。

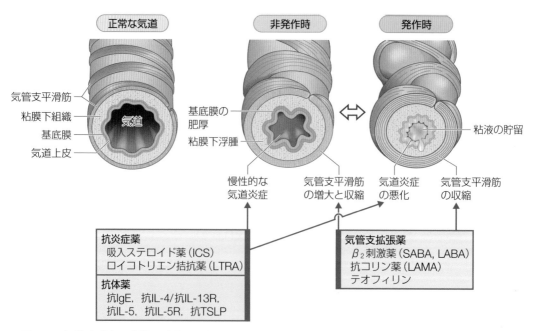

◐図3-7　気管支喘息の病態と喘息治療薬

肥厚, 粘膜下浮腫など, 気道におきる組織変化を気道リモデリングとよぶ。とくに平滑筋の増加により, 気道過敏性が亢進することが問題となる。

● **喘息発作**　喘息発作とは, 通常の状態より急速に喘息症状が悪化することである。現状の重症度に加えて, 病状が軽快してきているのか悪化してきているのかを判断することも重要となる。いまは軽症でも悪化してきているのならば要注意である。喘息発作は死にいたることもある病態であることを念頭におき, 厳重な管理下におく。

　喘息死の危険因子としては, ①過去に喘息発作のため人工呼吸管理となった既往がある, ②1年以内に喘息発作のため入院や来院をしたことがある, ③経口ステロイド薬を使用, ④吸入ステロイド薬を使用していない, ⑤SABA(●114ページ)の頻回使用, ⑥精神的問題, ⑦喘息薬を正しく使用していない, ⑧食物アレルギーなどがあげられる。

● **重症喘息**　吸入ステロイド薬でコントロールできない喘息は重症喘息とよばれ, 喘息患者の5%を占める。多くは経口ステロイド薬や抗サイトカイン薬を用いた治療が必要となる。

## 2 薬物療法の基本

### ◆ 治療の目標

● **喘息治療の目標**　喘息治療は, 以下の5点を目標として設計が行われる。
(1)健常人とかわらない日常生活を送ることができる。
(2)非可逆的な気道リモデリングへの進展を防ぎ, 正常に近い呼吸機能を保つ。
(3)夜間・早朝を含めた喘息発作の予防。
(4)喘息死の回避。
(5)治療薬による副作用発現の回避。

● **薬物治療の目標**　まずはコントロール状態を評価する(●表3-9)。そのうえでコントロール良好を目ざす。喘息マネジメント❶においては, 症状や副作用, 患者満足度, 肺機能などを評価し, コントロール状態や服薬状況, 患者の好みなどを考慮しながら治療方針をつねに見直し, 変更を加えていく。

### ◆ 治療薬の種類と作用機序

　治療薬は, 喘息症状の軽減とその維持, 肺機能の正常化とその維持を目的

> ─┐NOTE
> ❶**喘息マネジメント**
> 　喘息治療では, 患者の状態の調査と評価を繰り返して, 個別化されたマネジメントが行われる。
>
>
> 症状・発作
> 頻度・副作
> 用・肺機能
> の再調査
>
> 評価
> 治療変更
> を検討

●**表3-9　喘息のコントロール状態の評価**

| 過去4週間の患者の状態 | コントロール良好 | コントロール不十分 | コントロール不良 |
|---|---|---|---|
| ・日中の喘息症状が週2日をこえてある<br>・喘息症状のため夜中に目覚める<br>・週2回より多く, 発作緩和薬を使用する<br>・喘息による活動の制限がある | 該当なし | 該当1〜2項目 | 該当3〜4項目 |

(Global Initiative for Asthma：Global Strategy for Asthma Management and Prevention——2023 GINA REPORT をもとに作成)

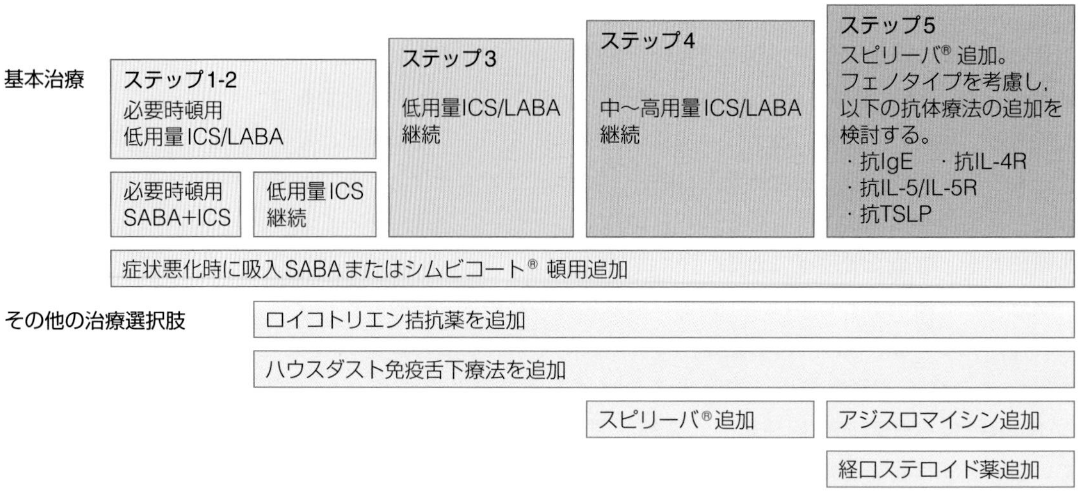

| 基本治療 | **ステップ1-2**<br>必要時頓用<br>低用量ICS/LABA | | **ステップ3**<br>低用量ICS/LABA<br>継続 | **ステップ4**<br>中〜高用量 ICS/LABA<br>継続 | **ステップ5**<br>スピリーバ® 追加。<br>フェノタイプを考慮し，<br>以下の抗体療法の追加を<br>検討する。<br>・抗IgE　・抗IL-4R<br>・抗IL-5/IL-5R<br>・抗TSLP |
|---|---|---|---|---|---|
| | 必要時頓用<br>SABA+ICS | 低用量ICS<br>継続 | | | |
| | 症状悪化時に吸入 SABA またはシムビコート® 頓用追加 | | | | |
| その他の治療選択肢 | ロイコトリエン拮抗薬を追加 | | | | |
| | ハウスダスト免疫舌下療法を追加 | | | | |
| | | | スピリーバ® 追加 | アジスロマイシン追加 | |
| | | | | 経口ステロイド薬追加 | |

**◎図 3-8　喘息の治療ステップ**
(Global Initiative for Asthma：Global Strategy for Asthma Management and Prevention――2023 GINA REPORT をもとに作成)

とする**長期管理薬**と，喘息発作の治療に用いられる**発作治療薬**の2種類に大別される。また，喘息治療はその強度から5つの治療ステップ❶に分けられている（◎図3-8）。それぞれのステップに応じて，薬物を組み合わせる（◎表3-10）。

● **吸入ステロイド薬（ICS）**　副腎皮質ステロイドの吸入薬 inhaled corticosteroid（ICS）は，喘息治療の基本薬である。吸入された副腎皮質ステロイド薬は気管支に付着して炎症を抑えたのち体内に吸収されるが，血液循環で肝臓に送られるとすぐに分解され，全身的な副作用は少ないとされる。副作用としては嗄声（声がれ）が最も多い。

● **β₂刺激薬（SABA，LABA）**　交感神経系のアドレナリン $\beta_2$ 受容体を刺激し，気道平滑筋を弛緩させて気管支拡張を行う。末梢の気管支拡張作用にすぐれている。**短時間作用性 β₂刺激薬** short acting $\beta_2$ agonist（**SABA**）と，**長時間作用性 β₂刺激薬** long acting $\beta_2$ agonist（**LABA**）がある。

● **ロイコトリエン拮抗薬（LTRA）**　ロイコトリエンは気管支平滑筋を収縮させ，炎症を引きおこすが，ロイコトリエン拮抗薬 leukotriene receptor antagonist（LTRA）はその作用を阻害する。

● **抗コリン薬（LAMA）**　副交感神経系のアセチルコリンの受容体であるムスカリン $M_3$ 受容体を遮断することにより，気道平滑筋を弛緩させて気管支拡張を行う。中枢の気管支拡張作用にすぐれている。**長時間作用性抗コリン薬** long acting muskarinic antagonist（**LAMA**）と **短時間作用性抗コリン薬** short acting muskarinic antagonist（**SAMA**）があるが，喘息治療ではおもに LAMA により長期管理がなされる。

● **キサンチン誘導体（テオフィリン）**　気管支拡張作用，抗炎症作用などがある。治療有効濃度（10〜20 μg/mL）と中毒濃度が近いため，血中濃度の測定が望ましい。低濃度でも抗炎症作用が示されているため，最近では，血中濃度を低く保ったまま投与されることもある。中毒症状として，ふるえ，悪

**NOTE**

❶喘息撲滅を目ざす世界的な組織であるGINA（Global Initiative for Asthma）は，「Global strategy for asthma managementand prevention」というレポートを発出している。これを基本として，各国の実状に合わせたガイドラインが作成される。日本アレルギー学会による『喘息予防・管理ガイドライン2021』では，治療ステップは4段階に分けられている。

▶ 表3-10　おもな気管支喘息治療薬の種類と特徴

| 分類 | 販売名(一般名) | 形態 |
|---|---|---|
| 吸入ステロイド薬と長時間作用性β₂刺激薬の合剤(ICS/LABA) | レルベア エリプタ(ビランテロールトリフェニル酢酸塩・フルチカゾンフランカルボン酸エステル) | DPI |
| | シムビコート® タービュヘイラー®(ブデソニド・ホルモテロールフマル酸塩水和物) | DPI |
| | フルティフォーム® エアゾール(フルチカゾンプロピオン酸エステル・ホルモテロールフマル酸塩水和物) | pMDI |
| | アドエア ディスカス, アドエアエアゾール(サルメテロールキシナホ酸塩・フルチカゾンプロピオン酸エステル) | DPI, pMDI |
| | アテキュラ®(インダカテロール酢酸塩・モメタゾンフランカルボン酸エステル) | DPI |
| 吸入ステロイド薬(ICS) | オルベスコ® インヘラー(シクレソニド) | pMDI |
| | パルミコート® タービュヘイラー®, パルミコート® 吸入液(ブデソニド) | DPI, ネブライザ |
| | フルタイド ディスカス, フルタイド ロタディスク, フルタイド エアゾール(フルチカゾンプロピオン酸エステル) | DPI, DPI, pMDI |
| | キュバール® エアゾール(ベクロメタゾンプロピオン酸エステル) | pMDI |
| | アズマネックス® ツイストヘラー®(モメタゾンフランカルボン酸エステル) | DPI |
| 短時間作用性β₂刺激薬(SABA) | アニュイティ エリプタ(フルチカゾンフランカルボン酸エステル) | DPI |
| | サルタノール インヘラー, ベネトリン吸入液(サルブタモール硫酸塩) | pMDI, ネブライザ |
| | メプチンエアー®, メプチンキッドエアー®, メプチン® スイングヘラー®, メプチン® 吸入液, メプチン® 吸入液ユニット(プロカテロール塩酸塩水和物) | pMDI, DPI, ネブライザ |
| ロイコトリエン拮抗薬(LTRA) | キプレス®, シングレア®(モンテルカストナトリウム) | 経口薬 |
| | オノン®(プランルカスト水和物) | 経口薬 |
| ICS/LABA/LAMA | エナジア®(インダカテロール酢酸塩・グリコピロニウム臭化物・モメタゾンフランカルボン酸エステル) | DPI |

心, いらだち, 頻拍や不整脈がある。

● **抗体療法**　重症喘息患者には, 抗 IgE 抗体, 抗 IL-5 抗体, 抗 IL-5 受容体抗体(抗 IL-5R), 抗 IL-4/IL-13 受容体抗体(抗 IL-4/IL-13R), 抗 TSLP 抗体を用いた治療を行うことがある。

● **副腎皮質ステロイド薬**　喘息発作時や, 吸入ステロイド薬でのコントロール不良時に, 経口薬や点滴で使用される。経口ステロイド薬によるコントロールが必要な患者は, 一般的に重症喘息と分類される。

● **そのほかの抗アレルギー薬**　ロイコトリエン拮抗薬のほか, メディエータ遊離抑制薬, ヒスタミン H₁拮抗薬, トロンボキサン阻害薬, サイトカイン Th2 阻害薬などの抗アレルギー薬も使用される場合がある。

## ◆ 吸入療法

　喘息などの呼吸器疾患の多くの治療では, **吸入療法**が用いられる。局所投与のため全身投与に比べて薬剤の量を減らすことが可能となり, また, 薬物相互作用や副作用も軽減される。一方で, 吸入の手技によっては, 肺に十分

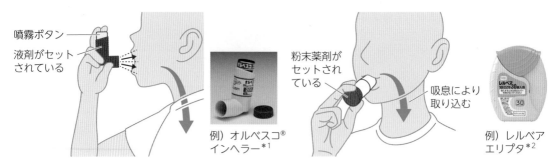

<table>
<tr><td>**a. 加圧噴霧式定量吸入器（pMDI）**<br>噴霧ボタンを押すと，液剤が噴霧される。霧状の粒子を吸入する。</td><td>**b. ドライパウダー定量噴霧器（DPI）**<br>セットされた粉末薬剤を，患者自身の吸息により取り込む。</td></tr>
</table>

●図3-9　pMDI・DPIのしくみとその例
（写真提供：＊1帝人ファーマ株式会社，＊2グラクソ・スミスクライン株式会社）

量の薬剤が到達せず，治療効果がもたらされない危険性がある。よって，吸入療法においては，**吸入指導**がきわめて重要となる。

●**吸入器**　吸入療法の吸入器には，**ネブライザ**と**定量噴霧器**がある。現在，気管支喘息や慢性閉塞性肺疾患（COPD，●119ページ）の吸入療法には，ほとんどの場合，定量噴霧器が用いられている。定量噴霧器には，**加圧噴霧式定量吸入器** pressured metered dose inhaler（**pMDI**）と**ドライパウダー定量噴霧器** dry powder inhaler（**DPI**）などがある。

　１pMDI　スプレー式の吸入器である（●図3-9-a）。器具のなかにあらかじめ複数回分の薬剤が充填されており，ガスの圧力で噴霧された薬剤を吸入する。代表的な容器の形態にインヘラーやエアゾールがある。

　２DPI　患者の吸息で，容器内の粉末の薬剤を吸い込む（●図3-9-b）。代表的な形態に，エリプタとタービュヘイラー，ブリーズヘラー®（●122ページ）がある。確実に吸入できるという利点があるが，ある程度の吸気流速が必要となる。

　どのタイプの定量噴霧器でも，①吸入の前には息を十分に吐き出し，②息を最大限吸い終わったところで数秒間息をとめて，肺に薬剤を十分に沈着させる❶（●図3-10）。吸入が終了したあとにはうがいをして，口腔内と咽頭に残った薬剤を洗い流すことが推奨される。それぞれの製品の特性をよく理解したうえで，定期的に吸入手技の確認を行うことが重要である。

NOTE

❶最近では，耳鼻科医より，吸入後にすぐに鼻から息をはく方法も提唱されている。

◆ **代表的な処方例**

▌**咳喘息のAさん**

　　処方　**レルベア100エリプタ**　1回1吸入　1日1回

　レルベア　エリプタは，ドライパウダー定量噴霧器（DPI）である。レルベアは，吸入ステロイド薬（ICS）であるビランテロールトリフェニル酢酸塩に長時間作用型 $\beta_2$ 刺激薬（LABA）であるフルチカゾンフランカルボン酸エス

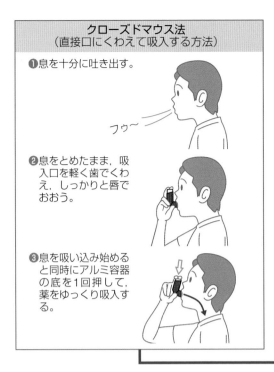

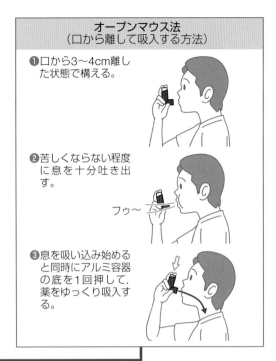

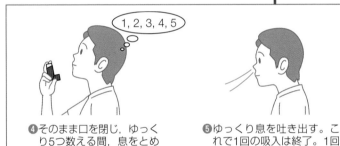

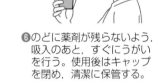

**クローズドマウス法**
（直接口にくわえて吸入する方法）

❶息を十分に吐き出す。

❷息をとめたまま，吸入口を軽く歯でくわえ，しっかりと唇でおおう。

❸息を吸い込み始めると同時にアルミ容器の底を1回押して，薬をゆっくり吸入する。

**オープンマウス法**
（口から離して吸入する方法）

❶口から3～4cm離した状態で構える。

❷苦しくならない程度に息を十分吐き出す。

❸息を吸い込み始めると同時にアルミ容器の底を1回押して，薬をゆっくり吸入する。

❹そのまま口を閉じ，ゆっくり5つ数える間，息をとめる。その間に肺内に粒子が沈着する。

❺ゆっくり息を吐き出す。これで1回の吸入は終了。1回に2吸入以上が指示された場合は，❶～❺を繰り返す。

❻のどに薬剤が残らないよう，吸入のあと，すぐにうがいを行う。使用後はキャップを閉め，清潔に保管する。

●**図3-10　pMDIによる吸入の方法**

テルが配合された合剤である。即効性があり，1日1回の吸入のみでよいのでアドヒアランスの向上が期待できる。もともとセットされている粉末の薬剤を吸気とともに吸い込む❶。カウンターの表示が「0」ではないことを確認して，正しく吸入する。吸入後はうがいをして口腔内に沈着したステロイド薬を洗い流すのが望ましい。

■ **中等症喘息のBさん**

> 処方　オルベスコ® 200μg インヘラー　1回2吸入　1日1回　スペーサーを使用
> 　　　モンテルカストナトリウム錠10 mg　1回1錠　1日1回　就寝前

オルベスコ® インヘラーは，加圧噴霧式定量吸入器（pMDI）である。シクレソニド（オルベスコ®）は，副腎皮質ステロイドのプロドラッグであり，吸入後に肺の細胞の中で副腎皮質ステロイドとして活性化する。そのため，口

◻ NOTE

❶「フーッ」と息を吐き出してから，マウスピース（吸入口）全体をくわえ，「スーーッ」と深く吸い込む。

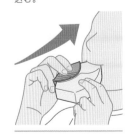

腔内に沈着しても副腎皮質ステロイドとしての作用はほとんどない。また，後述するスペーサーを使用することにより，肺以外への沈着が減少するため，副作用が低減できる。長期・高用量の吸入ステロイド療法に適している。

Bさんには，ロイコトリエン拮抗薬であるモンテルカストナトリウムも併用して処方された。

## 3 薬物療法における看護師の役割

### ▌投与時の注意事項

β刺激薬は興奮作用と心臓刺激作用がある。患者に精神疾患や心疾患があると副作用が出現しやすいので注意する。とくに心疾患では，治療のためにβ遮断薬を使用している患者も多く，β刺激薬とβ遮断薬の同時投与にならないように注意する。

### ▌服薬の指導

副腎皮質ステロイド薬は，全身投与の場合，さまざまな副作用があらわれるが（◐52ページ），吸入により局所投与を行うことにより，全身的な副作用は無視できるほど小さくなることを伝える。

吸入は正しく行わなければ効果が期待できないため，吸入指導が非常に重要である。患者自身が正しく吸入できていると思っていても，実は吸入できていないことも多い。また，時間経過とともに吸入手技がかわってしまう患者も多いため，定期的に吸入手技の確認を行うのが望ましい。

スペーサーなどの**吸入補助器具**の使用も推奨される（◐図3-11）。スペーサーは，患者の口とpMDIの間に挿入する筒状の器具で，吸入が簡便かつ確実となり，さらに副作用の軽減にもつながる。

各製品には，製薬企業が作成した患者向け資料が用意されている。原理を理解したうえで，これらの資料を活用して正しい手技を指導する。

### ▌投与後の観察事項

喘息は，よくなったりわるくなったり，病状に波がある疾患である。つねに患者の状態を評価して，最小限の服薬によってコントロール良好状態を保つことが望ましい。

● **有害事象の徴候**　吸入ステロイド薬による最も多い副作用は嗄声である。嗄声がみられた場合は，吸入後のうがい指導を行い，吸入補助器具の使用や製剤の変更を検討する。気管支拡張薬（$\beta_2$刺激薬，抗コリン薬，キサンチン誘導体）では，興奮作用（手のふるえ）や心臓刺激作用（動悸）が副作用の徴候となる。テオフィリンでは，悪心・嘔吐，腹痛，頭痛などもおこりうる。

● **重篤な副作用**　気管支拡張薬では，不整脈や心停止をおこすこともある。**テオフィリン中毒**では，全身痙攣，硬直，意識障害，胃腸出血，横紋筋融解症などもおこりうる。吸入ステロイド薬では，口腔内カンジダ症や肺炎を併発することがある。

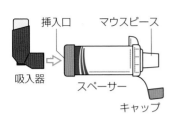
挿入口　マウスピース
吸入器
スペーサー
キャップ

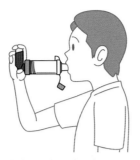

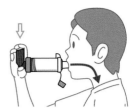

＊吸入が速すぎる場合にはホイッスルが鳴る。音が鳴ったら吸入をゆっくり行うようにする。

❶吸入器をスペーサーの反対側の挿入口に取り付ける。

❷息を十分に吐き出し，息をとめたままスペーサーのマウスピースを口にくわえる。

❸アルミ缶の底を押して薬剤をスペーサーの中に噴霧し，その後1秒待ってから（その間に大きな粒子がスペーサー内に付着する），ゆっくり吸い込む。

**a. スペーサーの使い方**

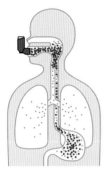
直接吸入した場合，大きな粒子（●）は口腔内に沈着し，嚥下されて食道・胃に多く移行する。

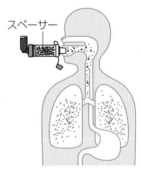
スペーサー
スペーサーを用いた場合，大きな粒子（●）はスペーサー内にとどまるため，口腔内への付着が少ない。スペーサー内に浮いている小さな粒子（⋰）は吸入されて肺に届く。また，正しい吸入流速で吸入できる。

**b. スペーサーを用いた場合と用いなかった場合の薬剤の分布の模式図**

◐ **図 3-11　スペーサーの使い方とその効果**

# 2 慢性閉塞性肺疾患（COPD）

## 1 病態と症状

● **病態**　慢性閉塞性肺疾患 chronic obstructive pulmonary disease（COPD）とは，タバコなどの有害物の吸入により気流制限（息が吐けなくなる）が生じる進行性の疾患である。大気汚染や肺の老化現象により，だれでも年齢とともにCOPD への変化は生じるが，通常は症状が出現する前に寿命を迎える。日本では，COPD のほとんどは喫煙が原因である。喫煙者の約 10％が遺伝的にタバコに感受性があり，肺の老化が早く進行して症状を早期に自覚する。

● **診断**　COPD は，①症状があり，②気管支拡張薬を使用しても肺機能検査で 1 秒率 70％未満の閉塞性障害を呈し，③他疾患が除外される場合に診断される。COPD は，従来は肺気腫❶と慢性気管支炎❷を合わせた疾患と定義されていた（◐図 3-12）。

● **症状**　COPD では，進行性の呼吸困難がある。通常は喀痰があるが，咳嗽は間欠的で喀痰を伴わない乾性咳嗽の場合もある。

▢ NOTE

❶肺気腫
　肺気腫は肺胞がこわれて嚢胞となる病態で，気管支を引っぱって広げていた肺組織が消失し，気管支が狭小化して気流制限がおきる。

❷慢性気管支炎
　慢性気管支炎では，線維化や炎症などにより気管支内径が狭くなり，気流制限がおきる。咳嗽・喀痰が年に 3 か月以上あり，それが 2 年以上みとめられる臨床症状から診断される。

| 正常 | 慢性閉塞性肺疾患（COPD） ||
|---|---|---|
| | 肺気腫 | 気管支病変 |
| 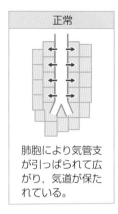 | 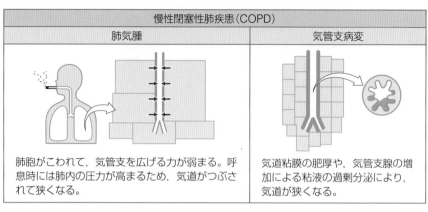 ||
| 肺胞により気管支が引っぱられて広がり，気道が保たれている。 | 肺胞がこわれて，気管支を広げる力が弱まる。呼息時には肺内の圧力が高まるため，気道がつぶされて狭くなる。 | 気道粘膜の肥厚や，気管支腺の増加による粘液の過剰分泌により，気道が狭くなる。 |

◉**図 3-12　COPD・肺気腫・慢性気管支炎の病態の模式図**

## 2 　薬物療法の基本

### ◆ 治療の目標と方針

● **治療の目標**　症状の軽減，増悪の予防，健康状態の改善，運動能力の向上を目ざす。そのためには薬物治療の前段階として，①禁煙，②インフルエンザや肺炎球菌の予防接種，③リハビリテーションを含めた身体活動が必要である。

● **治療の方針**　COPD の薬物治療の中心は気管支拡張薬である。気管支拡張薬は，患者の特性（合併症や禁忌など）と重症度に応じて投与される。最近のガイドラインでは，早期から複数の長時間作用性気管支拡張薬が配合された合剤による治療がすすめられている❶。

● **吸入療法**　喘息治療と同様に，吸入手技が治療効果に大きな影響を及ぼす（◉115ページ）。代表的な吸入用製剤には，ドライパウダー定量噴霧器（DPI）によるエクリラ® ジェヌエア® やウルティブロ®，**ソフトミスト吸入器** soft mist inhaler（**SMI**）によるスピリーバ® レスピマット® がある。SMI は，pMDI と異なって噴射ガスを使わないが，薬剤が煙状の霧となってゆっくり生成するという特徴がある。

☐ NOTE
❶GOLD（Global Initiative for Chronic Obstructive Lung Disease）という COPD 撲滅を目ざす世界的な組織による。GOLD 日本委員会による COPD 情報サイトもある。

### ◆ 治療薬の種類と作用機序

● **気管支拡張薬**　COPD の治療に使用される気管支拡張薬には，長時間作用性抗コリン薬（LAMA），短時間作用性抗コリン薬（SAMA），長時間作用性 $\beta_2$刺激薬（LABA），テオフィリンがある（◉表3-11）。

● **副腎皮質ステロイド薬**　喘息と COPD の合併は，**喘息 COPD 合併症** asthma-COPD overlap syndrome（**ACOS**）とよばれる。ACOS では，吸入ステロイド薬（ICS）もよい適応となる。ただし，ICS は，COPD では肺感染症のリスクを増やすことが知られている。

◉ 表 3-11　おもな COPD 治療薬の種類と特徴

| 分類 | 販売名(一般名) | 形態 |
|---|---|---|
| LAMA* | スピリーバ® レスピマット®，スピリーバ® 吸入用カプセル(チオトロピウム臭化物水和物) | SMI，DPI |
| | シーブリ® 吸入用カプセル(グリコピロニウム臭化物) | DPI |
| | エクリラ® ジェヌエア®(アクリジニウム臭化物) | DPI |
| | エンクラッセ エリプタ(ウメクリジニウム臭化物) | DPI |
| LABA/ LAMA* | ウルティブロ® 吸入用カプセル(インダカテロールマレイン酸塩・グリコピロニウム臭化物) | DPI |
| | アノーロエリプタ(ウメクリジニウム臭化物・ビランテロールトリフェニル酢酸塩) | DPI |
| | スピオルト® レスピマット®(チオトロピウム臭化物水和物・オロダテロール塩酸塩) | SMI |
| | ビベスピ® エアロスフィア®(グリコピロニウム臭化物・ホルモテロールフマル酸塩水和物) | pMDI |
| SAMA | アトロベント® エロゾル(イプラトロピウム臭化物水和物) | pMDI |
| キサンチン誘導体 | テオロング®(テオフィリン) | 徐放性経口薬 |
| | ネオフィリン®(アミノフィリン水和物) | 経口薬 |
| ICS/ LABA | シムビコート® タービュヘイラー®(ブデソニド・ホルモテロールフマル酸塩水和物) | DPI |
| | アドエア ディスカス，アドエア エアゾール(サルメテロールキシナホ酸塩・フルチカゾンプロピオン酸エステル) | DPI，pMDI |
| ICS/ LABA/ LAMA* | テリルジーエリプタ(フルチカゾンフランカルボン酸エステル・ウメクリジニウム臭化物・ビランテロールトリフェニル酢酸塩) | DPI |
| | ビレーズトリ® エアロスフィア®(ブデソニド・グリコピロニウム臭化物・ホルモテロールフマル酸塩水和物) | pMDI |
| | エナジア®(インダカテロール酢酸塩・グリコピロニウム臭化物・モメタゾンフランカルボン酸エステル) | DPI |

＊前立腺肥大，閉塞隅角緑内障には禁忌。

## ◆ 代表的な処方例

### ▍軽症 COPD の A さん

> **処方** スピリーバ® 2.5μg レスピマット®　1回2吸入　1日1回　毎朝

　スピリーバ® レスピマット® は，ソフトミスト吸入器(SMI)である❶。スピリーバ®(チオトロピウム臭化物水和物)は最初に登場した長時間作用性抗コリン薬(LAMA)であり，最も広く使われている。朝に2吸入を行うと，長時間薬効が続き，日中の労作時呼吸困難を低減することができる。

### ▍中等症 COPD の B さん

> **処方** ウルティブロ® 吸入用カプセル　1回1カプセル吸入　1日1回
> カルボシステイン錠500 mg　1回1錠　1日3回　毎食後

　ウルティブロ® ブリーズヘラー® は，ドライパウダー定量噴霧器(DPI)で

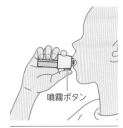

噴霧ボタン

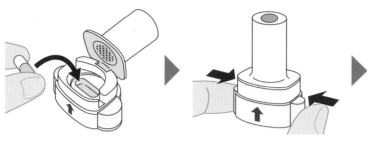
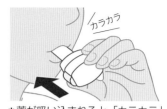

❶カプセル状の薬剤を，ブリーズヘラー®という吸入器にセットする。

❷両側の黄色のボタンを同時にしっかり押す。この操作でカプセルに穴があく。

＊薬が吸い込まれると，「カラカラ」という薬の回転音が聞こえ，口の中でかすかに甘味を感じる。

❸息を十分吐き出してから，マウスピース（吸入口）をしっかりとくわえ，正面を向いたまま，速く，できる限り深く，息を吸い込む。

▶図3-13　DPIの使い方の例（ウルティブロ® ブリーズヘラー® の場合）

ある（▶図3-13）。ウルティブロ®は，長時間作用性 $\beta_2$ 刺激薬（LABA）であるインダカテロールマレイン酸塩と，長時間作用性抗コリン薬（LAMA）であるグリコピロニウム臭化物の合剤であり，両方の薬剤の相加効果が期待される。ブリーズヘラー® という吸入器にカプセルをセットして吸入する。

　喀痰や咳嗽が多い症例には，気道粘膜正常化薬（▶66ページ）であるカルボシステインなどが処方されることもある。

## 3　薬物療法における看護師の役割

### ▌投与時の注意事項

（1）COPD患者は高齢者が多い。吸入用カプセルを誤って内服してしまうなどの誤薬もあるため，吸入手技が正しく行えることを確認する。

（2）抗コリン薬は，閉塞隅角緑内障の患者と前立腺肥大には禁忌である。

（3）抗コリン薬は，吸入に失敗したと感じて追加吸入を行うと，過量投与となって副作用発現につながることもあるため，追加吸入は行わないように伝える。

### ▌服薬の指導

　不適切な吸入では治療効果が期待できない。ときがたつと吸入手技が不正確になる患者も多いため，数か月ごとに繰り返し吸入指導を行うことが望ましい。

### ▌投与後の観察事項

● **有害事象の徴候**　抗コリン薬は，閉塞隅角緑内障発作により眼圧が上昇して，眼痛，充血，視力低下，虹暈（灯火の周囲に虹のような輪が見える），頭痛，悪心・嘔吐が出現するおそれがある。また，潜在性に前立腺肥大がある場合，排尿障害が出現することがある（▶118ページ）。

　気管支拡張薬では，興奮作用，心臓刺激作用が多い徴候である。テオフィリンでは，悪心や嘔吐，腹痛，頭痛などもおこりうる（▶118ページ）。

● **重篤な副作用**　気管支拡張薬による不整脈や心停止，テオフィリン中毒による全身痙攣，硬直，意識障害，胃腸出血，横紋筋融解症に注意する。吸入ステロイド薬では，口腔内カンジダ症や肺炎を併発することがある。

# C 消化器疾患の薬物療法

# 1 胃・十二指腸潰瘍

## 1 病態と症状

　胃潰瘍と十二指腸潰瘍は病態がよく似ており，両者をまとめて**消化性潰瘍**とよぶ❶。

　古くから消化性潰瘍の成因は，胃酸・ペプシンなどの攻撃因子と粘液や粘膜血流などの防御因子の不均衡により発症するというバランス説により説明され，この理論に基づく治療が施されてきた。現在では病態解明が進み，ヘリコバクター–ピロリ *Helicobatcter pylori* の感染と，非ステロイド性抗炎症薬（NSAIDs，○42ページ）の服用が，消化性潰瘍の2大成因であることがわかっている。それ以外の原因による消化性潰瘍は，日本を含めたアジアでは数％程度である。

●**H. pylori**　*H. pylori* は，グラム陰性桿菌であり，アンモニアを産生して胃酸を中和することで，強酸性環境の胃内で生息している。日本では，*H. pylori* 感染由来の胃潰瘍は90％前後，十二指腸潰瘍では95％前後と報告されている。

●**NSAIDs による粘膜障害**　病因として *H. pylori* についで多いのがNSAIDs である。心血管系疾患や整形外科疾患を中心に，アスピリンを含むNSAIDs の使用頻度が増加しており，NSIADs 起因性消化管障害が問題となっている。

　NSAIDs によりプロスタグランジン（PG）産生が低下すると，胃粘液による防御機能は低下して胃粘膜が傷害される❷。NSAIDs の慢性投与に伴う消化性潰瘍では，幽門部から前庭部に多発する比較的小さな潰瘍，前庭部の深掘れ潰瘍❸，不整形の巨大潰瘍などが特徴となる。

●**症状**　心窩部痛，食欲不振，腹部膨満感，胸焼け，悪心・嘔吐，吐血・下血などがおもな症状である。胃潰瘍では食後60～90分に心窩部痛をきたすことが多く，十二指腸潰瘍では空腹・夜間時に発症あるいは増強する心窩部痛または右季肋部痛をきたすことが多い。高齢者では無症状であることも多い。

## 2 薬物療法の基本

### ◆ 治療の目標と方針

　まず必要であるならば，輸液や輸血などにより全身状態の改善をはかり，潰瘍の治療を行う。出血の有無や NSAIDs の服用の有無，*H. pylori* 感染の有無で治療方針を決定していく。

---

**NOTE**

❶潰瘍は粘膜筋板をこえた組織欠損であり，粘膜層のみの欠損はびらんとよばれる。

**NOTE**

❷NSAIDs は，シクロオキシゲナーゼ（COX）を阻害することにより PG の産生を抑制し，鎮痛・抗炎症作用を発揮する（○42ページ）。一方で，ある種の PG は，胃・十二指腸粘膜において，胃酸分泌の抑制や粘液分泌の促進，粘膜の血流亢進などの作用により，胃・十二指腸粘膜の防御因子として作用している。

❸**深掘れ潰瘍**
　断崖状に切れ込んだ深い潰瘍のこと。

●**出血性潰瘍**　出血性潰瘍では，内視鏡的止血術や外科的手術の適応となる。

●**NSAIDs 潰瘍**　NSAIDs による潰瘍では，NSAIDs を中止したうえで，プロトンポンプ阻害薬(PPI)などにより，潰瘍再発の予防を行う。

●***H. pylori* 感染潰瘍**　*H. pylori* 感染による消化性潰瘍では，除菌療法が治療の第一選択となる。除菌が成功した場合，潰瘍治癒までの薬物療法はPPI 投与を行うが，維持療法は不要である。

●**薬物療法**　*H. pylori* 陰性胃潰瘍や，薬物アレルギーや全身状態により除菌治療が不可能である症例，除菌が不成功であった症例などには，PPI やH$_2$受容体拮抗薬(H$_2$RA)を用いた薬物療法を行う。

●**再発防止の維持療法**　潰瘍が治癒したあとは，再発予防のために H$_2$RAの半量投与により維持療法を行う。

◆ **治療薬の種類と作用機序**

　胃・十二指腸潰瘍の治療薬には，①攻撃因子抑制薬，②防御因子増強薬，③*H. pylori* 除菌薬がある(▶図3-14，表3-12)。

**▌攻撃因子抑制薬**

●**プロトンポンプ阻害薬(PPI)**　胃の壁細胞には，アセチルコリン・ヒスタミン・ガストリンの受容体があり，それぞれの刺激を受けて胃液の主成分である塩酸(HCl)を産生する。壁細胞内の水素イオン(プロトン〔H$^+$〕)は，壁細胞の細胞膜にあるプロトンポンプにより胃内腔に分泌される。プロトンポンプ阻害 proton pump inhibitor(PPI)は，胃の壁細胞の細胞膜にあるプロトンポンプを特異的に阻害することにより，H$^+$の分泌を抑制する(▶図3-14)。

　カリウムイオン競合型アシッドブロッカー potassium-competitive acid blocker(**P-CAB**)は，カリウムイオン(K$^+$)と競合してプロトンポンプを阻害し，酸分泌を抑制する。P-CAB 以外の PPI は酸による活性化が必要であり，酸性

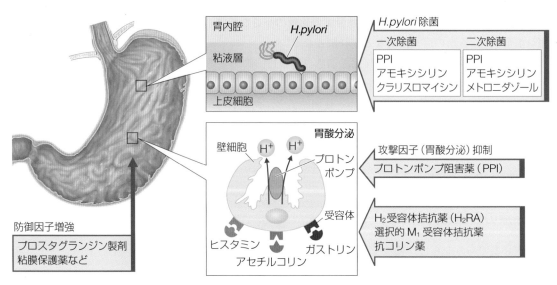

▶**図 3-14　胃・十二指腸潰瘍の原因と治療薬**

▶表3-12　おもな胃・十二指腸潰瘍治療薬の種類と特徴

| 分類 | | おもな薬剤 | 特徴 |
|---|---|---|---|
| 攻撃因子抑制薬 | プロトンポンプ阻害薬(PPI) | オメプラゾール，ランソプラゾール，ラベプラゾールナトリウム，エソメプラゾールマグネシウム水和物 | • PPI は上部小腸から吸収されたのち，血中から胃壁細胞に移行し，高濃度の $H^+$ の存在下で活性化される。 |
| | P-CAB | ボノプラザンフマル酸塩 | • 短時間で強力な胃酸分泌抑制をもたらす。 |
| | $H_2$受容体拮抗薬($H_2RA$) | シメチジン | • 弱い抗アンドロゲン作用がある。 |
| | | ファモチジン | • 内分泌系へ影響しない。肝臓の薬物代謝酵素を阻害しない。安全域が広い。 |
| | | ロキサチジン酢酸エステル塩酸塩 | • 徐放製剤。粘膜保護作用があり，内分泌系へ影響しない。薬物代謝酵素を阻害しない。 |
| | | ニザチジン | • 消化管運動・唾液分泌促進作用あり。薬物代謝酵素を阻害しない。 |
| | | ラフチジン | • 防御因子増強作用あり。 |
| | 選択的 $M_1$受容体拮抗薬 | ピレンゼピン塩酸塩水和物 | • 抗ガストリン作用，防御因子増強作用あり。 |
| | | チキジウム臭化物 | • 腹痛に有効。 |
| | 抗コリン薬 | ピペリドレート塩酸塩 | • 切迫早産における諸症状の改善効果がある。 |
| | | ブチルスコポラミン臭化物 | • 鎮痙，消化管運動抑制，膀胱内圧上昇抑制。 |
| | | ブトロピウム臭化物 | • 腹部平滑筋の運動を抑制。 |
| | | チメピジウム臭化物水和物 | • 消化管運動の亢進に伴う痛みや痙攣，下痢を抑える。 |
| | 酸中和薬 | 乾燥水酸化アルミニウムゲル炭酸水素ナトリウム | • 胃酸を直接中和する。 |
| | *H. pylori* 除菌治療用のパック製剤 | ラベキュア®パックボノサップ®パック | <一次除菌><br>• PPI＋アモキシシリン水和物＋クラリスロマイシン |
| | | ラベファイン®パックボノピオン®パック | <二次除菌><br>• PPI＋アモキシシリン水和物＋メトロニダゾール |
| 防御因子増強薬 | プロスタグランジン製剤 | ミソプロストール | • NSAIDs の長期投与にみられる胃潰瘍および十二指腸潰瘍に適応。妊婦・授乳婦には禁忌。 |
| | 粘膜保護薬 | スクラルファート水和物 | • 抗ペプシン作用をもつ。 |
| | | アルギン酸ナトリウム | • 液剤であり，経管投与も可能。<br>• 止血作用があり，止血治療後に用いられる。 |
| | | ポラプレジンク | • 抗酸化，ウレアーゼ阻害作用。亜鉛を含有する。 |
| | 組織修復・粘液産生分泌促進薬 | エカベトナトリウム水和物 | • 抗ペプシン作用，ウレアーゼ阻害作用をもつ。 |
| | | テプレノン | • 粘膜増殖能の低下防止。 |
| | | レバミピド | • 活性酸素除去作用。 |
| | | ソファルコン | • 内因性 PG 増加をおもな作用とする。 |
| | | セトラキサート塩酸塩 | • 抗ペプシン作用。粘膜血流増加作用。 |
| | | トロキシピド | • 胃粘液などの防御因子を増強する。 |
| | | ベネキサート塩酸塩 ベータデクス | • 粘膜血流増加，粘膜防御機能増強。 |
| | $D_2$受容体遮断薬 | スルピリド | • 低用量で抗うつ作用，高用量で抗精神病作用。 |

環境下では不安定だが，P-CABは酸による活性化を必要とせず，酸性環境下でも安定なため，分泌細管に高濃度に集積して長時間残存する。よって，P-CABは従来のPPIよりも強い酸分泌抑制効果を示し，さらに効果発現がきわめて速く，効果持続時間が長い。

● **H$_2$受容体拮抗薬** histamine H$_2$-receptor antagonist（**H$_2$RA**）　胃の壁細胞のヒスタミンH$_2$受容体に拮抗して，胃酸分泌を抑制する●。PPIの次に強力な酸分泌抑制薬である。

● **選択的M$_1$受容体拮抗薬**　アセチルコリン受容体の一種であるムスカリンM$_1$受容体に特異的に作用し，酸分泌を抑制する。

● **抗コリン薬**　鎮痙薬として腹痛に対して用いられる。

● **酸中和薬**　即効性があり，急性期に短期で用いられる。作用時間は短い。

━NOTE
●H$_2$ブロッカーともよばれる。

### 防御因子増強薬

　一部の防御因子増強剤（スクラルファート水和物やミソプロストール）を除き，防御因子増強剤は，単剤ではH$_2$受容体拮抗薬と同等の潰瘍治癒効果はみとめられていない。防御因子増強薬は潰瘍治癒の質を高める効果がある。

## ◆ 代表的な処方例

### NSAIDs服用中に胃潰瘍を発症したAさん

> **処方** 1）または2）のいずれか
> 1）**エソメプラゾールカプセル20 mg**　1回1カプセル　1日1回
> 　朝食後　8週間
> 2）**ミソプロストール（サイトテック®）錠200 μg**　1回1錠　1日4回
> 　毎食後および就寝前

　NSAIDs内服中の潰瘍症例は，*H. pylori*感染にかかわらず，NSAIDsの内服中止が原則である。そのうえで，PPIが処方される。また，NSAIDs長期投与時に見られる潰瘍には，プロスタグランジン製剤であるミソプロストールも有効である。

### *H. pylori*感染のBさん

> **処方** ＜一次除菌＞1）～3）の3剤を1日2回，朝夕，7日間
> 1）**ボノプラザンフマル酸塩（タケキャブ®）錠20 mg**　1回1錠
> 2）**アモキシシリンカプセル250 mg**　1回3カプセル
> 3）**クラリスロマイシン錠200 mg**　1回1錠または2錠
> ＜二次除菌＞4）～6）の3剤を1日2回，朝夕，7日間
> 4）**ボノプラザンフマル酸塩（タケキャブ®）錠20 mg**　1回1錠
> 5）**アモキシシリンカプセル250 mg**　1回3カプセル
> 6）**メトロニダゾール錠250 mg**　1回1錠

　*H. pylori*感染者では除菌療法が治療の第一選択である。一次除菌は，PPI＋アモキシシリン水和物＋クラリスロマイシンの**3剤併用療法**が行われる。除菌成功率は約80％前後である。一次除菌が不成功であった場合，ク

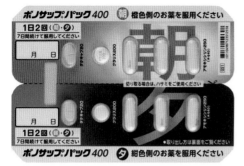
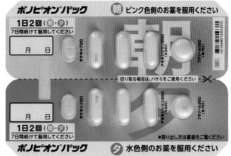

**a. 一次除菌用のパック製剤**

一次除菌用の抗菌薬(アモキシシリン，クラリスロマイシン)と P-CAB であるボノプラザンフマル酸塩(タケキャブ®)がパックになっている。クラリスロマイシンが 4 錠(800 mg)のものもある。

**b. 二次除菌用のパック製剤**

二次除菌用の抗菌薬(メトロニダゾール〔フラジール®〕，アモキシシリン)とボノプラザンフマル酸塩(タケキャブ®)がパックになっている。

○**図 3-15** *H. pylori* 除菌治療で使われるパック製剤の例

(写真提供：武田薬品工業株式会社)

ラリスロマイシンに対する耐性が原因であることが多いため，二次除菌療法にはクラリスロマイシンのかわりにメトロニダゾールを用いた 3 剤併用療法が行われる。一次除菌不成功例に対する二次除菌療法の除菌成功率は 80% 以上である。

　服薬コンプライアンスの不良が予想される場合には，処方に際して除菌薬 3 剤が 1 シートになったパック製剤(ボノサップパック®，ボノピオンパック® など)の選択が検討される(○図 3-15)。

　治療開始後 4 週以上経過してから，尿素呼気試験や便中 *H. pylori* 抗原検査により除菌判定が行われる。PPI や，エカベトナトリウム水和物などの一部の粘膜防御因子増強薬の使用は，偽陰性をまねくことがあるため，診断前 2 週間以上は休薬する。

## 3 薬物療法における看護師の役割

### ■ 投与時の注意事項

(1) 基本的に良性疾患であり，消化管からの大量の出血や穿孔がないかぎり予後良好であることを説明する。

(2) *H. pylori* 感染陽性なら除菌療法を行い，除菌が成功した場合は消化性潰瘍の再発が抑制される。一次・二次の除菌療法で約 95% 前後が除菌されること，耐性菌や薬物アレルギーなどの副作用でどうしても除菌できない場合があることを説明する。

(3) NSAIDs 服用中の潰瘍については，NSAIDs の変更や休薬を含めた投薬量の調整を主治医と相談する必要があることを説明する。

(4) 除菌により逆流性食道炎(○128 ページ)の症状が発症・増悪することがあることを説明する。再感染率は年 0〜2% 程度である。

(5) ストレスは可能な限り避けることが必要である。

(6) かつて食事について，酸分泌を促進するカフェインや香辛料などの摂取

を控えることが奨励されていたが，強力な酸分泌抑制薬の登場により，食事による胃内酸性度への影響はほとんどなく，食事療法の役割は低くなってきている。

（7）アルコールや喫煙は，消化性潰瘍の再発に及ぼすエビデンスは得られていないが，健康促進のためにも控えるほうが望ましい。

### ▌服薬の指導

（1）*H. pylori* 除菌が，服薬コンプライアンスの不良などが原因で不成功とならないように，服薬記録の記入などの徹底した指導を十分に行う。

（2）*H. pylori* の二次除菌に用いるメトロニダゾールの内服中に飲酒を行うと，腹痛や嘔吐，ほてりなどが発現することがあるので，飲酒は禁忌であることを重ねて説明する。

### ▌投与時の観察事項

除菌療法の副作用として，下痢・軟便，味覚異常・舌炎・口内炎，皮疹，下血（出血性腸炎）などがみとめられることがある。下痢・軟便，味覚異常・舌炎・口内炎などは，内服終了により軽快するので，自己の判断で内服を中止したりせず，主治医に相談するよう説明する。

## 2 ┃ 胃食道逆流症

### 1 ┃ 病態と症状

### ▌病態と分類

**胃食道逆流症** gastroesophageal reflux disease（**GERD**）は，胃の内容物が食道内に逆流することによって食道に障害が発症したり，さまざまな不快な症状が出現したりする状態である。

GERD は，内視鏡検査により，食道に粘膜障害（びらん）のある**びらん性食道炎（びらん性 GERD）**と，胸焼け・呑酸といった自覚症状があるにもかかわらず粘膜障害のない**非びらん性食道炎（NERD）**に大きく分けられる。

現在，日本における GERD の有病率は10％程度と推定され，増加傾向である。原因として，食生活の欧米化などにより脂肪摂取が増加したことや，*H. pylori*（●123ページ）の感染率❶が低下し，胃粘膜萎縮が減少したこと，高齢化などが考えられる。

### ▌原因

GERD の発生に関与する因子として，①酸逆流，②胃酸分泌，③酸クリアランス，④食道感受性があげられる。

正常な状態では，下部食道括約筋 lower esophageal sphincter（LES）のはたらきにより，胃から食道へ内容物が逆流しないようになっている。しかし，嚥下を伴わない一過性下部食道括約筋弛緩 transient lower esophageal sphincter relaxation（TLESR）や食道裂孔ヘルニアによる下部食道括約部の機能不全があったり，肥満に伴い胃内圧が上昇したりすると，内圧の高い胃から食道に胃内容物が逆流する（●図3-16）。胃酸の逆流により食道内が過剰な胃酸に曝

⊟ NOTE

❶*H. pylori* 感染患者の GERD の有病率は低い。これは，*H. pylori* 感染は胃粘膜萎縮をきたしやすく，胃酸分泌が低下するため，結果としてびらん性 GERD に対して保護的にはたらくためと考えられる。

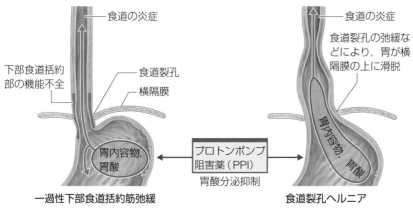

**食道の炎症**

**下部食道括約部の機能不全**

**食道裂孔**

**横隔膜**

**胃内容物，胃酸**

プロトンポンプ阻害薬（PPI）

胃酸分泌抑制

**一過性下部食道括約筋弛緩**

**食道の炎症**

**食道裂孔の弛緩などにより，胃が横隔膜の上に滑脱**

**胃内容物　胃酸**

**食道裂孔ヘルニア**

◦**図 3-16　逆流性食道炎の病態とプロトンポンプ阻害薬**

露すると，食道粘膜が傷害される。TLESR は，胃壁の進展やコレシストキニン（CCK）により誘発されやすいため，食後に頻度が増加しやすい。食道裂孔ヘルニアを伴う LES 圧低下では，咳嗽や前屈位といった腹圧の上昇に伴い逆流が生じる。横臥位となるだけで逆流をきたすことがある。

　食道内に逆流した胃酸は，嚥下による食道の蠕動運動により唾液とともに胃内に排出（クリアランス）される。蠕動運動は食道内の酸を排出するための重要な因子であることから，嚥下機能の障害は食道内の胃酸曝露の原因となる。

### ▌症状

　食道症状と食道外症状がある。

● **食道症状**　胸焼け，呑酸，頻回のげっぷ，胸痛，嚥下困難などがある。

● **食道外症状**　咽頭・喉頭炎や副鼻腔炎，喉頭炎といった耳鼻咽喉科症状のほか，慢性咳嗽や喘息，肺炎などの呼吸器症状，歯牙酸 蝕 症❶による歯科口腔症状，非心臓性胸痛などの循環器症状がある。これらは，胃液が口腔・咽喉頭や中耳，気管支・肺にまで流れ込むことにより引きおこされると考えられている。

　十分な問診と内視鏡検査，食道内の pH 検査などにより，症状把握と粘膜傷害の程度などを調べ，診断が行われる。

### 2　薬物療法の基本

### ◆ 治療の目標と方針

　胃食道逆流症の治療の目的は，症状のコントロールと QOL の改善に加え，合併症の予防である。

　日本消化器病学会による『胃食道逆流症（GERD）診療ガイドライン 2021改訂第 3 版』に基づき，内視鏡検査の有無や重症度で治療方針を決定する。胃食道逆流症の治療の主体は，初期治療および維持療法のいずれの段階でも，プロトンポンプ阻害薬（PPI，◦124ページ）による酸分泌抑制が中心であり，

▭NOTE
❶歯牙酸蝕症
　強酸により，歯の表面をおおっているエナメル質がとけて，軟化する現象である。胃酸によるもののほか，酸性の飲食物なども原因となる。

とくに重症逆流性食道炎においては，カリウムイオン競合型アシッドブロッカー（P-CAB）の投与が提案されている。

　重症度分類には，内視鏡検査によるロサンゼルス分類が有用である。PPI投与により，90%以上の患者において食道粘膜傷害の治癒および症状の消失が可能となる。

## ◆ 代表的な処方例

### ▌重症逆流性食道炎のAさん

> 処方 ボノプラザンフマル酸塩（タケキャブ®）錠20 mg　1回1錠　1日1回　朝食前　4週間（効果不十分の場合8週間まで投与）

　国内の報告では，重症逆流性食道炎の初期治療として，P-CABであるボノプラザン20 mg/日の4週間投与または8週間投与は，ほかのPPIによる初期治療に比べて治癒率が高いとされており，費用対効果の面からもP-CABが処方される。

### ▌軽症逆流性食道炎のBさん

> 処方 1）～3）のいずれか
> 1）ボノプラザンフマル酸塩（タケキャブ®）錠20 mg　1回1錠　1日1回　朝食前　4週間（効果不十分の場合，8週間まで投与）
> 2）エソメプラゾールカプセル20 mg　1回1カプセル　1日1回　朝食前　8週間
> 3）ラベプラゾールナトリウム錠10 mg　1回1錠　1日1回　朝食前　8週間

　軽症逆流性食道炎の初期治療として，PPIとP-CABはいずれも食道粘膜障害の治癒をもたらす。

### ▌逆流性食道炎の再発・再燃を繰り返すCさん

> 処方 1）～3）のいずれか
> 1）ボノプラザンフマル酸塩（タケキャブ®）錠10 mg　1回1錠　1日1回　朝食前
> 2）エソメプラゾールカプセル10 mg　1回1カプセル　1日1回　朝食前
> 3）ラベプラゾールナトリウム錠10 mg　1回1錠　1日1回　朝食前

　原因治療ではなく対症療法であるため，治療の中断や終了により，粘膜傷害や症状の再発・再燃が多い。そのためPPIによる維持療法が必要となることが多いことを十分説明し，理解を得ておく。PPIによる維持療法の安全性は高いが，必要に応じた最小限の用量での加療が望ましい。

## 3　薬物療法における看護師の役割

### ▌生活指導

　胃食道逆流症の治療は PPI による酸分泌抑制が中心となるが，疾患の発症は生活習慣因子と関連が深いため，生活指導が重要である。有効な生活指導は以下のものがあげられる。

(1) 運動は酸逆流を増悪させるため，控える。

(2) 飲酒や喫煙は症状を悪化させるため，禁酒と禁煙を指導する。

(3) 臥位は症状を悪化させる。

(4) 体重減少とベッドの頭側挙上が症状を改善させる。

### ▌食事指導

　食事療法は，確固たるエビデンスに基づくものではなく観察的な検討によるものが多い。しかし以下のような点に留意することにより，少しでも症状増悪の誘因となりうるものを除去するよう指導する。

(1) 肥満に注意する。

(2) 消化のよい食事を心がけ，過食を避け，油物・繊維質・カフェイン・香辛料・アルコールを控える。また，炭酸飲料などのように気体が発生しておなかをふくらませるようなものも避ける。

(3) 食後すぐに臥位とならない。就眠前に食事をとらない。

(4) 食後に腹部を圧迫するような前かがみの姿勢をとったり，帯やベルトをきつく締めることを控える。

(5) 食後には，重いものを持ち上げるような力仕事を避ける。

### ▌服薬の指導

(1) 多くの症例は，PPI を中心とした薬物療法により QOL の十分な回復が可能であるが，PPI の薬効がでるまでに 2〜3 日程度かかることを説明しておく。

(2) PPI は，食前に服用するほうが食後の服用にくらべて胃酸分泌抑制効果が高い場合がある。食前の服用が望ましいが，食後の服用でも胃酸分泌抑制力は十分に発揮されるため，食前に飲み忘れた場合は食後に服用するよう伝える。

### ▌投与時の観察事項

(1) PPI の長期投与により，胃底腺ポリープ増大，高ガストリン血症，コラーゲン蓄積大腸炎(コラーゲン大腸炎，膠原線維性大腸炎)，クロストリディオイデス-ディフィシル感染症(CDI)や感染性腸炎の罹患リスクの上昇などが報告されているため，慎重な観察が必要である。

(2) 出血や狭窄，バレット食道腺がん❶などの胃食道逆流症の合併症の早期発見のためには，定期的な受診と内視鏡検査が必要であることを説明する。

# 3　慢性肝炎

## 1　病態と症状

### 病態

　**慢性肝炎** chronic hepatitis とは，肝臓の炎症が 6 か月以上持続する病態である。病理組織学的には炎症細胞浸潤と線維化を伴った門脈域の拡大，肝細胞の壊死(えし)が特徴的である。

● **原因**　B 型肝炎ウイルス *Hepatitis B virus*（HBV）あるいは C 型肝炎ウイルス *Hepatitis C virus*（HCV）の感染によるものや，自己免疫によるものなどがあげられる。抗結核薬であるイソニアジドや，降圧薬であるメチルドパ水和物などの薬物も原因となりうる。

● **病態**　ウイルス性肝炎では，ウイルスに感染した肝細胞を排除するための宿主の免疫応答が炎症を引きおこし，肝細胞が破壊される（●図 3-17）。一方，自己免疫性肝炎では，自己抗原に対する不適切な免疫応答が炎症を引きおこして肝細胞が破壊される。肝細胞の破壊が持続すると肝臓の線維化が生じ，進行すると肝硬変となり，肝予備能が低下すると肝不全となる。肝線維化の進展に伴って肝細胞がんの発症リスクが高くなる。

### 症状と検査所見

● **症状**　多くは無症状であるが，全身倦怠感や食欲不振などがみられることがある。慢性肝炎では，通常，黄疸や浮腫，腹水などはみられないが，急性増悪時や肝硬変に進展した場合には，それらがあらわれることがある。自己免疫性肝炎では，関節リウマチや慢性甲状腺炎，およびシェーグレン症候

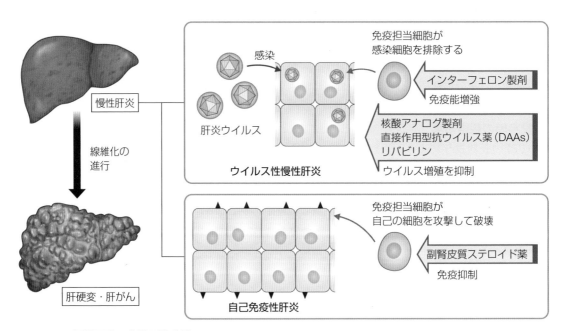

● 図 3-17　慢性肝炎の病態と治療薬

群を合併することがあり，それぞれの疾患にかかわる症状がみられることがある。

● **検査所見**　血清アスパラギン酸アミノトランスフェラーゼ(AST)とアラニンアミノトランスフェラーゼ(ALT)の上昇をみとめることが多い。200 U/L 未満のことが多く，急性増悪時でない限り 500 U/L 以上はまれである。肝線維化の進行に伴い血小板数が低下することが多く，肝予備能が低下すると血清アルブミン値，プロトロンビン活性が低値となる。B 型慢性肝炎では，肝炎ウイルスマーカー❶である HBs 抗原が陽性であり，C 型慢性肝炎では HCV 抗体や HCV-RNA が陽性となる。自己免疫性肝炎では，抗核抗体と IgG の上昇をみとめることが多い。

## 2 薬物療法の基本

慢性炎症を抑制または終息させることで肝線維化の進展を抑止し，肝硬変への進行と肝がんのリスクを低減させることを目標とする。

ウイルス性慢性肝炎では HBV あるいは HCV に対する**抗ウイルス療法**が第一選択となる(◎表3-13)。自己免疫性肝炎では不適切にはたらく過剰な自己免疫を抑制するために副腎皮質ステロイド薬による**免疫抑制療法**が第一選択となる。これらが施行できない場合には，ウルソデオキシコール酸などの肝庇護薬を投与し，肝炎の鎮静化を可能な限りはかり，肝線維化の進行と肝がんの抑制に努める。

◎表 3-13　**おもな慢性肝炎治療薬の種類と特徴**

| 分類 | | 一般名(販売名) | 特徴 |
|---|---|---|---|
| インターフェロン製剤 | | ペグインターフェロン アルファ-2a(ペガシス®) | 皮下注射。インフルエンザ様症状，うつ，間質性肺炎。自己免疫性肝炎には禁忌。 |
| 抗ウイルス薬 | 核酸アナログ薬 | エンテカビル水和物(バラクルード®) | 経口投与。食後 2 時間以降かつ次の空腹時(食事の 2 時間以上前)に服用。腎機能低下例では投与間隔を調節。 |
| | | テノホビル ジソプロキシルフマル酸塩(テノゼット®) | 経口投与。腎機能障害と低リン血症の出現に注意。腎機能低下例では投与間隔を調節。 |
| | | テノホビル アラフェナミドフマル酸塩(ベムリディ®) | 腎機能障害と低リン血症の出現はテノゼット® より少ない。 |
| | 直接作用型抗ウイルス薬(DAAs) | レジパスビル アセトン付加物・ソホスブビル(ハーボニー®) | 経口投与。重度の腎機能障害には禁忌。併用禁忌・注意薬を必ず確認。 |
| | | グレカプレビル水和物・ピブレンタスビル(マヴィレット®) | 経口投与。重度の肝機能障害には禁忌。併用禁忌・注意薬を必ず確認。 |
| | | ソホスブビル・ベルパタスビル(エプクルーサ®) | 経口投与。重度の腎機能障害には禁忌。併用禁忌・注意薬を必ず確認。 |
| | リバビリン | リバビリン(レベトール®) | 経口投与。クレアチニンクリアランスが 50 mL/分以下は禁忌。溶血性貧血，催奇形性に注意。 |
| 副腎皮質ステロイド薬 | | プレドニゾロン | 経口投与。感染症，骨粗鬆症，消化性潰瘍に注意。急に中断すると離脱症状をおこすことがある。 |

## ◆ B型慢性肝炎の治療

　最終治療目標は，HBVの完全排除であるが，薬物による完全排除はいまだ困難である。そのため，短期目標として，HBe抗原陽性患者の場合はHBeセロコンバージョン❶，HBV-DNAの低下または陰性化，ALTの持続正常化を目ざす。B型慢性肝炎に対する抗ウイルス薬には，インターフェロン製剤（注射薬）と核酸アナログ薬（経口薬）がある。

### インターフェロン製剤

　宿主に対してさまざまな抗ウイルスタンパク質や免疫調節タンパク質を誘導することで，抗ウイルス効果があらわれる。HBVに対しては，おもに宿主免疫を誘導することにより間接的に抗ウイルス作用が発揮されると考えられている。期間を限定して投与することで持続的効果を目ざす。治療反応例では投与終了後も治療効果が持続するという利点があるが，治療効果が得られる症例は20〜40％にとどまる。

● **副作用**　さまざまな副作用がある。なかでも全身倦怠感・発熱・頭痛・関節痛などのインフルエンザ様症状は60〜95％の患者にみられる。白血球や血小板の減少もほとんどの症例でみられる。抑うつ・不眠などの精神症状は5〜10％にみとめられ，間質性肺炎や眼底出血を生じることもある。インターフェロンは宿主免疫を賦活化するため，自己免疫性疾患を引きおこしたり，増悪させたりする可能性があり，とくに自己免疫性肝炎では禁忌である。

### 核酸アナログ薬

　HBVの複製過程である逆転写を阻害することにより，強力なHBV増殖抑制作用を発揮する。ほとんどの症例で効果があり，肝炎を鎮静化させうる。経口薬であるため簡便であり，短期的には副作用もほとんどないことから，最もよく用いられる。とくに肝硬変にいたった症例では，第一選択薬となる。しかし，投与中止による再燃率が高く，生涯にわたる長期継続投与が必要なことが多い。2023年現在，5種類が使用可能である。

　第一選択薬は，耐性変異ウイルスの出現率が低いエンテカビル水和物またはテノホビル アラフェナミドフマル酸塩である。

● **副作用**　アデホビルやテノホビル ジソプロキシルフマル酸塩の長期投与では，腎機能障害と低リン血症の出現に注意する。

## ◆ C型慢性肝炎の治療

　直接作用型抗ウイルス薬の登場により，HCVの完全排除がほとんどの症例で可能となった。

### 直接作用型抗ウイルス薬（DAAs）

　HCV増殖に必要なウイルスタンパク質を直接阻害する経口薬で，標的の相違から，NS3/4Aプロテアーゼ阻害薬，NS5A阻害薬，およびNS5B阻害薬の3つのクラスに分類される。DAAsの抗ウイルス効果は強力であり副作用も少ないが，耐性ウイルスが存在すると効果が減弱することと，治療不成功の場合には新たな耐性ウイルスが生じうるという問題点がある。

NOTE

❶**HBeセロコンバージョン**

　HBVマーカーの1つであるHBe抗原が陰性，かつHBe抗体が陽性に転化した状態で，多くの場合はHBVの活動が抑え込まれた状態を意味する。

　1つのクラスのみでは容易に耐性ウイルスを生じさせるため，複数のクラスが配合された薬剤を用いたり，リバビリンと併用して用いられる。薬剤選択は，HCV のゲノタイプ❶，耐性変異❷の有無，患者の腎機能や肝機能，合併症の有無，常用併用薬剤の種類などにより，総合的・専門的に決定される。

### ▌ リバビリン

　さまざまなウイルスに対して，RNA 複製を阻害することにより抗ウイルス活性を示す。経口薬である。HCV の再治療例に対して，DAAs と併用して用いられる。

● **副作用**　皮疹や溶血性貧血が特徴的である。投与中に血中ヘモグロビン濃度の低下がみとめられた場合は適宜減量する。

## ◆ 自己免疫性肝炎の治療

### ▌ 副腎皮質ステロイド薬

　宿主の自己免疫を抑制するために，副腎皮質ステロイド薬が第一選択薬となる。多くの症例で，長期・低用量の維持療法を必要とする。

## ◆ 代表的な処方例

### ▌ B 型慢性肝炎の初回治療を受ける A さん

> **処方**　ペグインターフェロン アルファ-2a（ペガシス®）皮下注 90 µg　1回
> 90 µg　週1回　皮下注射　48 週間

　若年者の B 型慢性肝炎に対する初回治療では，原則としてインターフェロン製剤による治療が第一に検討される。投与中は，患者の状態や，好中球数，血小板数，血中ヘモグロビン濃度の推移をよく観察する。これをもとに，投与量の減量や中止などの適切な処置が行われる。副作用のインフルエンザ様症状に対しては，ロキソプロフェンナトリウム水和物などの非ステロイド性抗炎症薬（NSAIDs）により軽減可能な場合が多い。

### ▌ HBV 感染により肝硬変にいたった B さん

> **処方**　テノホビル アラフェナミドフマル酸塩（ベムリディ®）錠 25 mg　1
> 回1錠　1日1回　経口投与

　B 型肝硬変では核酸アナログ薬が第一選択である。なお，エンテカビル水和物は食事の影響により吸収率が低下するので，空腹時（食後2時間以降から次の食事の2時間以上前）に投与する。

### ▌ C 型慢性肝炎のゲノタイプ1型の C さん

> **処方**　グレカプレビル水和物・ピブレンタスビル（マヴィレット®）配合錠
> 1回3錠　1日1回　経口投与　8 週間

　初回治療では，NS3/4A プロテアーゼ阻害薬と NS5A 阻害薬との配合錠であるマヴィレット®，または NS5A 阻害薬と NS5B 阻害薬との配合錠であるエプクルーサ® が第一選択となる。投与期間はマヴィレット® が8週間，

**NOTE**

❶HCV のゲノタイプ
　遺伝子の相違から分類される型をゲノタイプという。HCV のゲノタイプは6つあり，それぞれ病態や抗ウイルス療法に対する治療効果が異なる。ゲノタイプには地域差・人種差があり，日本にはおもにゲノタイプ1と2が存在する。

❷耐性変異
　HCV は，DAAs の標的になる HCV タンパク質の特定のアミノ酸を変異させることで薬剤耐性を獲得する。このアミノ酸変異を耐性変異という。

エプクルーサ®が12週間であるが，C型代償性肝硬変に対しては両者とも12週間投与される。なお，マヴィレット®は重度の肝機能障害がある患者では禁忌であるため，C型非代償性肝硬変に対してはエプクルーサ®が用いられる。

### C型慢性肝炎の再治療を行うDさん

> **処方**　ソホスブビル・ベルパタスビル（エプクルーサ®）配合錠　1回1錠　1日1回　経口投与　24週間
> リバビリン（レベトール®）カプセル200 mg　1回2カプセル　1日2回　朝夕食後　24週間

　C型慢性肝炎の再治療例では，マヴィレット®による12週治療，またはエプクルーサ®とリバビリンの併用による24週治療が選択される。前回治療により高度耐性ウイルスが生じている可能性があるため，耐性ウイルス検査を行い，肝臓専門医による慎重な治療選択が推奨される。

　なお，リバビリンの投与量は，体重により異なる。投与中は白血球数，好中球数，血小板数，ヘモグロビン濃度の推移を観察し，投与量の減量・中止などの適切な処置を行う。

### 自己免疫性肝炎と診断されたEさん

> **処方**　プレドニゾロン錠5 mg　朝食後4〜8錠，昼食後2錠　経口投与

　プレドニゾロンは，効果がみとめられたら漸減するが，拙速に減量すると再燃をきたし，重篤となることがある。長期服用となることが多い。さまざまな副作用（●52ページ）に注意する。

　なお，体内で産生されるコルチゾルには日内変動があり，朝に多く分泌されている。そのため，副腎皮質ステロイド薬は，この日内変動に合わせて，朝に多く処方されることが多い。

## 3　薬物療法における看護師の役割

### 投与時の注意事項

●**インターフェロン製剤**　ほぼすべての患者に副作用があらわれることをあらかじめ伝えておく。とくにインフルエンザ様症状は投与初期にほとんどの症例で出現するが，多くはNSAIDsで対処できることを説明する。小柴胡湯の服用や，間質性肺炎の既往，自己免疫性肝炎などの禁忌事項に留意する。

●**核酸アナログ薬**　患者に対して服用は長期にわたることを説明する。服薬を中止するとウイルスが再増殖して肝炎が重症化することがあるので，自己判断で服薬を中止・減量することがないよう指導し，継続して服薬することの重要性を理解させる。

●**DAAs**　ほかの薬物との相互作用が問題となることが多いので，併用禁忌薬や併用注意薬がないか確認し，薬剤師や医師との連携を密にする。患者

に対して，治療中断や飲み忘れ，減量により，肝炎の再燃や耐性ウイルスの出現が生じるリスクを理解させる。

●**リバビリン**　催奇形性が報告されているので，妊婦または妊娠している可能性のある女性には投与しない。また，妊娠する可能性のある女性またはそのパートナーに投与する場合には，適切な避妊を指導する。また，コントロール困難な心疾患や，腎機能障害などの禁忌事項に留意する。

●**副腎皮質ステロイド薬**　患者に対して，長期にわたって服用する必要があることを説明する。治療中断で高率に再燃し，再治療の効果も減弱するため，予後不良となりかねないことを伝える。

### ▌服薬の指導

●**インターフェロン製剤**　間質性肺炎や眼底出血，あるいは自殺企図があらわれることがあるので，その徴候に注意して観察する。また，患者および家族に対してもこれらの副作用について説明し，乾性咳嗽や呼吸困難，飛蚊症，不眠，抑うつなどの症状が出現したら，必ず医師・看護師・薬剤師に相談するように説明する。注射部位の発赤などの皮膚症状が生じた場合には，注射ごとに注射部位を変更したり，皮膚外用薬を使用したりする。

●**核酸アナログ薬**　服薬アドヒアランスを確認し，継続的な服薬を指導する。

●**リバビリン**　貧血の初期症状であるめまい，ふらつき，動悸などがおこりうることを説明し，急な体動や激しい運動には注意するように指導する。とくに高齢者や女性は，もともと貧血があったり体重が軽かったりする場合が多いので注意が必要である。

●**DAAs**　ほかの薬剤を新たに服用しようとするときには必ず医師・薬剤師に相談するように説明する。併用禁忌であるセントジョーンズワート（セイヨウオトギリソウ）は健康食品やハーブティーとして一般に販売されているので，これらを摂取する際にも注意するよう指導する。

●**副腎皮質ステロイド薬**　服薬アドヒアランスをチェックするとともに，美容上の問題から服用を自己中断する患者もいるため，適切な服薬を指導する。おこりうる副作用として，易感染性，とくに結核菌の感染や，消化性潰瘍，骨粗鬆症などを説明し，感染予防策などを指導する。

### ▌投与後の観察事項

●**インターフェロン製剤**　治療期間終了後に ALT が上昇して B 型肝炎が再燃することがしばしばみとめられるため，医師の指示通りに来院し，定期的な血液検査を継続して受けることを指導する。

●**核酸アナログ薬**　服薬を中止することによる致死的な急性増悪が報告されている。原則として投与は終了しないが，医療上の判断で治療を中止・終了する場合には，終了後少なくとも数か月間は，臨床症状と血液検査値の観察を十分に行う必要があることを説明する。

# D　腎疾患の薬物療法

## 1　慢性腎臓病（CKD）

### 1　病態と症状

#### ▍病態

　**慢性腎臓病** chronic kidney disease（**CKD**）は，従来の慢性腎不全にかわる概念として 2002 年から提唱され，◐表 3-14 のように定義されている。

　腎予後に影響を与える腎機能低下の程度と，タンパク尿の２つの検査値から，重症度を決定する（◐表 3-15）。腎疾患の原因が判明している場合には原因疾患名を加え，「糖尿病 G3aA1」などと表現する。

◐表 3-14　慢性腎臓病の定義

| |
|---|
| ①尿異常，画像診断，血液検査，病理診断で腎障害の存在が明らか。とくに 0.15 g/gCr 以上の蛋白尿（30 mg/gCr 以上のアルブミン尿）の存在が重要<br>②GFR＜60 mL/分/1.73 m²<br>①，②のいずれか，または両方が３か月をこえて持続する |

（日本腎臓学会編：エビデンスに基づく CKD 診療ガイドライン 2023. p.3-4, 東京医学社，2023 による，一部改変）

◐表 3-15　慢性腎臓病の重症度分類

| 原疾患 | | 蛋白尿区分 | | A1 | A2 | A3 |
|---|---|---|---|---|---|---|
| 糖尿病性腎臓病 | | 尿アルブミン定量(mg/日)<br>尿アルブミン/Cr 比(mg/gCr) | | 正常 | 微量アルブミン尿 | 顕性アルブミン尿 |
| | | | | 30 未満 | 30〜299 | 300 以上 |
| 高血圧性腎硬化症<br>腎炎<br>多発性囊胞腎<br>移植腎<br>不明<br>その他 | | 尿蛋白定量(g/日)<br>尿蛋白/Cr 比(g/gCr) | | 正常 | 軽度蛋白尿 | 高度蛋白尿 |
| | | | | 0.15 未満 | 0.15〜0.49 | 0.50 以上 |
| GFR 区分<br>(mL/分/<br>1.73 m²) | G1 | 正常または高値 | ≧90 | | | |
| | G2 | 正常または軽度低下 | 60〜89 | | | |
| | G3a | 軽度〜中等度低下 | 45〜59 | | | |
| | G3b | 中等度〜高度低下 | 30〜44 | | | |
| | G4 | 高度低下 | 15〜29 | | | |
| | G5 | 高度低下〜末期腎不全 | ＜15 | | | |

重症度は原疾患・GFR 区分・蛋白尿区分を合わせたステージにより評価する。CKD の重症度は死亡，末期腎不全，CVD 死亡発症のリスクを緑■のステージを基準に，黄■，オレンジ■，赤■の順にステージが上昇するほどリスクは上昇する。

（日本腎臓学会編：エビデンスに基づく CKD 診療ガイドライン 2023. p.3-4, 東京医学社，2023 による，一部改変）

## ▋症状

● **初期** 慢性腎臓病は末期まで固有の自覚症状を呈しない。初期には，尿タンパク質や尿潜血などの尿検査異常，**推定糸球体濾過値** estimated glomerular filtration rate（**eGFR❶**）の低下があるが，これらは検査を受けてはじめて発見される。健康診断などで異常を指摘されても自覚症状がないために病識が低く，医療機関の受診が遅れがちになるのが特徴である。

● **末期腎不全** 腎機能が途絶する末期腎不全 end-stage renal disease（ESRD）においては，尿に含まれる成分の蓄積による症状を呈する。水の蓄積による浮腫や，心不全に伴う呼吸困難と起座呼吸などがもたらされる。老廃物の蓄積では，頭痛や吐きけ，食欲不振，瘙痒感，倦怠感，排便異常といった，全身性の非特異的な症状がみられ，これは**尿毒症**とよばれる。致死的なものとして，高カリウム血症による徐脈性不整脈が重要である。危険な状態では，緊急の排泄経路として嘔吐・下痢を呈する。また，血中の水素イオン（$H^+$）の排泄が低下するため，代謝性アシドーシスを呈する。

さらに，腎臓の間質で産生されるエリスロポエチンの産生低下により腎性貧血が引きおこされるが，徐々に進行するため貧血症状があらわれることは少ない。ただし，ほかの臓器への負担を増やさないためにもヘモグロビン値の推移に注意が必要である。

● **骨・ミネラル代謝異常** 腎臓の排泄能が低下し，血中のリン濃度が高まると，リンの排泄を促す副甲状腺ホルモン（PTH）が分泌されて骨吸収（骨の破壊）が亢進し，骨からカルシウムとリンが血中に放出される。この病態は，**CKD に伴う骨・ミネラル代謝異常** CKD mineral bone disease（**CKD-MBD**）と総称され，高リン血症となる。

● **心血管疾患** 軽度の腎機能低下やタンパク尿は，心筋梗塞や脳卒中の大きな危険因子となる。そのため，末期腎不全で透析導入がなされるよりも，慢性腎臓病の経過中に心血管疾患（CVD）により死亡するリスクが高い。

## 2 薬物療法の基本

### ◆ 治療の目標

慢性腎臓病は管理をしなければ末期腎不全となって腎代替療法が必要となり，日常生活に困難をもたらす。コントロールすべき症状すら末期まで出現しないため，目に見える目標を患者や家族と共有するのがむずかしい。「わるくしない」ことと「症状を緩和する」ことが治療の目標となる。非薬物療法❷と薬物療法に大きく分けられる。

### ◆ 治療の方針

薬物療法は，①腎疾患の原因治療と，②腎機能低下に伴う症状緩和に大きく分けられる（●表3-16）。これまで原因治療が可能な薬物療法はなく，間接的な薬物療法をステージに応じて組み合せて行ってきたため，CKD 患者では処方数が多くなる傾向にあった。近年，経口血糖降下薬として使用されて

□ NOTE

❶eGFR
　eGFR は，血清クレアチニン（Cr）値に性別と加齢の要素を加えた数式から算出される。最近では血清クレアチニン値を測定すると自動的に併記されることが多い。

□ NOTE

❷非薬物療法のうち食事療法には 100 年以上の歴史がある。管理栄養士と協力して，食塩とタンパク質の過剰摂取を避けつつエネルギー不足をおこさないような食事指導を行う。また，腎臓病患者は運動を避けたほうがよいとされてきたが，腎臓病の原因の多くが糖尿病や高血圧といった生活習慣病であるため，近年では，運動はこれらの疾患の改善を通じて腎機能維持に有効だと考えられるようになってきている。喫煙や過度の飲酒を避けること，肥満の改善などの生活習慣の改善も有効とされている。

◉表 3-16　慢性腎臓病患者に使用されるおもな治療薬の種類と特徴

| 症状 | 分類 | おもな薬剤 | 特徴・副作用 |
|---|---|---|---|
| 腎機能低下 | SGLT2 阻害薬 | ダパグリフロジンプロピレングリコール水和物 | ・腎保護作用がある。 |
| 高血圧 | ACE 阻害薬 | イミダプリル塩酸塩 | ・降圧とタンパク尿減少が期待できる。【副作用】高カリウム血症，急激な腎機能低下に注意。空咳に注意。 |
| | ARB | イルベサルタン，ロサルタンカリウム | ・降圧とタンパク尿減少が期待できる。【副作用】高カリウム血症，急激な腎機能低下に注意。 |
| | カルシウム拮抗薬 | アムロジピンベシル酸塩，ニフェジピン | ・安定した降圧効果がある。【副作用】動悸，頭痛，顔面紅潮，歯肉腫脹などの出現に注意。 |
| 糖尿病 | DPP-4 阻害薬 | リナグリプチン，アログリプチン安息香酸塩 | ・副作用が少ない。 |
| | α-GI | ボグリボース | 【副作用】腹部膨満感，放屁，下痢の出現に注意。 |
| 貧血 | エリスロポエチン製剤 | ダルベポエチン アルファ，エポエチン ベータ ペゴル | ・月 1〜2 回の定期的な皮下注射を行う。 |
| | HIF-PH 阻害薬 | ロキサデュスタット | ・経口薬として開発された。 |
| | 鉄剤 | 硫酸鉄 | 【副作用】胃腸障害，便潜血検査の偽陽性に注意する。 |
| CKD-MBD | リン吸着薬 | 沈降炭酸カルシウム | ・尿路結石に注意。 |
| | 経口活性型ビタミン $D_3$ 製剤 | アルファカルシドール | 【副作用】高カルシウム血症による悪心・嘔吐に注意。 |
| 高カリウム血症 | カリウム吸着薬 | ポリスチレンスルホン酸ナトリウム，ポリスチレンスルホン酸カルシウム | 【副作用】便秘に注意。 |
| 代謝性アシドーシス | 重曹 | 炭酸水素ナトリウム | 【副作用】体液量増加に注意。 |
| 尿毒症 | 尿毒症物質吸着薬 | 球形吸着炭 | 【副作用】便秘に注意。 |

いた SGLT2 阻害薬（◉151 ページ）の腎保護作用が認められ，2021 年に慢性腎臓病の適応となった。

## ▌腎疾患の原因治療

　腎機能低下のおもな原因は，**糖尿病，高血圧，慢性糸球体腎炎**である。糖尿病と高血圧では，それぞれ血糖と血圧コントロールを行い，原則的には腎機能が正常なそれぞれの疾患に対する治療と同じ治療を行う。糖尿病と高血圧の治療は，糸球体過剰濾過を緩和することで腎保護作用を示す。SGLT2阻害薬はこれらの基礎疾患がない腎臓病にも同じ効果を示す。

　慢性腎臓病患者では，腎機能の低下により薬物の排泄能が低下しているので，薬物の効果が残存しやすい。とくに一部の経口糖尿病薬（SU 薬）では低血糖のリスクが上昇するため，使用を中止することが多い。

　末期腎不全においては，インスリン分泌促進薬である DPP-4 阻害薬や，

$a$-グリコシダーゼ阻害薬($a$-GI），インスリン製剤が治療の中心となる。

　降圧薬の使用時は，ACE 阻害薬や ARB による高カリウム血症に注意する。慢性腎炎の治療では副腎皮質ステロイド薬や免疫抑制薬など，副作用の多い薬物を継続的に用いることが多いので，投与後の観察が重要である。

### 腎機能低下に伴う症状緩和

● **腎性貧血**　エリスロポエチン製剤の皮下注射または HIF-PH 阻害薬の経口投与が行われる。ヘモグロビン値 11～13 g/dL を目安として投与量・投与間隔を調整する●。頻回の通院が困難な場合には，投与量・投与間隔を確認したうえで地域のかかりつけ医に投与を依頼して連携することもある。鉄欠乏を合併している場合には，鉄剤の経口投与あるいは静脈注射を行う。

● **CKD-MBD**　高リン血症に対してリン吸着薬を用いる。炭酸カルシウム製剤は血清リン値を低下させると同時に低カルシウム血症を改善するため，頻用される。PTH の上昇や低カルシウムに対しては経口活性型ビタミン $D_3$ 製剤を投与する。活性型ビタミン $D_3$ 製剤は，高齢者では高カルシウム血症を呈して急性腎不全を発症することがあるため，食欲不振や意識低下などの高カルシウム血症の症状に注意する。

● **高カリウム血症**　腎臓の排泄能低下および代謝性アシドーシスにより，血清カリウム値が上昇する。7 mEq/L 以上では徐脈性不整脈により心停止する危険があるため，カリウム吸着薬（陽イオン交換樹脂製剤）を投与して 5.5 mEq/L 以下にコントロールする（●147 ページ，図 3-19）。副作用として，多くの患者に便秘がみられるので，水分を多めに摂取させる。

● **代謝性アシドーシス**　$H^+$ の排泄低下は，代謝性アシドーシスを引きおこし，さらに腎機能低下を進行させる。そのため，血清炭酸水素イオン（$HCO^{3-}$）濃度 20 mEq/L 以上を目標として重曹（炭酸水素ナトリウム）を投与するが，$Na^+$ 過剰となる危険性があるので投与量には注意する。

● **尿毒症**　さまざまな代謝産物を非特異的に除去するため，球形吸着炭を投与して尿毒症物質を便中に排泄させる。同時に服用した薬剤も吸着してしまうため，ほかの薬剤とは服薬のタイミングをずらす。

◆ **代表的な処方例**

### 糖尿病に伴う CKD の A さん（CKD ステージ G1～3）

> **処方** リナグリプチン（トラゼンタ®）錠 5 mg　1 日 1 回　1 回 1 錠　朝食後
> ロサルタンカリウム錠 50 mg　1 日 1 回　1 回 1 錠　朝食後

　糖尿病に伴う CKD の場合には，すでに糖尿病の治療が行われていることが多いが，腎機能の低下が著しくなければそれを継続して血糖コントロールをはかる。年齢にもよるが，HbA1c 6～8% 程度が目標となる。腎機能が低下した場合には SU 薬やビグアナイド薬（●151 ページ）など，腎臓からの排泄低下による効果増強が危惧される薬剤を中止し，必要に応じてインスリン注射を行う。高血圧を合併していれば ACE 阻害薬や ARB を追加する。尿タンパク質が陽性でも血圧が正常範囲であれば，ARB のなかでも降圧効果が

━ NOTE
❶エリスロポエチン製剤の投与間隔は，薬物の消失半減期間から最大 1 か月程度までのばすことができる。

比較的弱いロサルタンカリウムを用いて尿タンパク質の減少をはかる。

### 糖尿病性腎症で末期腎不全のBさん（CKDステージG4〜5）

> 処方 ①フロセミド錠40mg　1回5錠　1日2回　朝昼
> ②ニフェジピンCR錠20mg　1回2錠　1日2回　朝夕
> ③ドキサゾシンメシル酸塩錠2mg　1回1錠　1日1回　夕
> ④アルファロールカプセル0.25µg　1回1カプセル　1日1回　朝
> ⑤沈降炭酸カルシウム錠500mg　1回6錠　1日3回　毎食直前
> ⑥フェブキソスタット錠10mg　1回1錠　1日1回　朝
> ⑦ポリスチレンスルホン酸ナトリウム（1包5g）　1回3包　1日3回　毎食後
> ⑧炭酸水素ナトリウム錠500mg　1回2錠　1日2回　朝夕
> ⑨アログリプチン安息香酸塩錠25mg　1回1錠　1日1回　朝

　糖尿病に対してDPP-4阻害薬（上記処方⑨，以下同じ），高血圧に対してカルシウム拮抗薬（②）とα受容体遮断薬（③）が処方されている。利尿薬（①）は，水分貯留による浮腫や心不全に対して体液量を減らす目的で処方されるが，腎機能だけでなく糖代謝と尿酸代謝にも悪影響を与えかねない。実際，尿酸の排泄低下による高尿酸血症の可能性もあるため，高尿酸血症治療薬（⑥）が処方されている。活性型ビタミン$D_3$薬（④）とリン吸着薬（⑤）はCKD-MBDに対する処方であり，⑤は高リン血症に対するリン吸着も兼ねて処方されている。カリウム吸着薬（⑦）は高カリウム血症，炭酸水素ナトリウム（⑧）は代謝性アシドーシスに対する処方である。

　処方数が非常に多いが，1つ1つ意味のある処方なので減らすことはできない。さらに活性炭や，便秘対策としての下剤・胃腸薬が加わることが多い。

## 3　薬物療法における看護師の役割

### 投与時の注意事項

● **通院の継続**　初期のCKDでは，処方数も少なく副作用も少ないため良好なコンプライアンスが期待されるが，自覚症状がないために病識が低く，通院そのものをやめてしまう症例も少なくない。予定より1〜2週遅れることがあっても，とにかく通院を継続してもらうよう，工夫が必要である。

● **サプリメント**　ステージG4以降の後期は，これまでの努力にもかかわらず疾患が進行した状態であり，患者や家族がいろいろな治療法を試すことが多くなる。「腎臓病が治る」という宣伝をしているサプリメントや民間療法には利尿薬を含んでいるものが多いので，試したいという希望がある場合には必ず内容を問い合わせて受診時に相談するよう説明する。

● **食事**　日本人には「健康のためには野菜と果物」という考え方が浸透しているが，野菜と果物のとりすぎで高カリウム血症をきたす例が多い。バランスの取れた食事療法を繰り返し説明し，「これを食べれば腎臓がよくなる（わるくなる）」というものはないことを理解してもらう。

### 服薬の指導

● **初期**　ステージG1〜2には，症状もなく，血糖やコレステロール値のよ

うな治療の目安となる数値もないので，通院や服薬を継続することに対して理解が得られないことがあり，通院がとどこおり，急激に悪化したときに対応できずに取り返しがつかなくなる事例などを紹介して，とにかく通院や服薬を継続する重要性を理解してもらうことが重要である[1]。

● **後期**　ステージ G4 以降は，自覚症状がないのに処方が増加する。来院のたびに1種類ずつ増えることもあり，こうした変化に理解が得られないことがある。症状が出る前の予防薬であること，腎臓はふだんは目だたないが多種多様な機能をもっており，複数の薬剤で補う必要があることを説明する。

### ▌ 投与後の観察事項

● **過降圧への注意**　初期に用いる薬剤は降圧薬1種であることが多いため，降圧薬投与後に注意すべき事項に準じる（●89ページ）。CKD の患者には高齢者が多く，また血圧がそれほど高くない場合でも，尿タンパク質減少を期待して降圧薬が処方されることから，過降圧の徴候に注意する。とくに家庭での起床後の血圧を基準にして処方された場合，日中は低血圧となっていることがある。

● **服薬アドヒアランス**　後期には多種の薬剤を処方するため，まずは正確に服用していることを確認する。

● **高カルシウム血症，便秘，腹部膨満**　後期の処方においてとくに注意すべきものは，活性型ビタミン $D_3$ 製剤による高カルシウム血症と，カリウム吸着薬による便秘，一部のリン吸着薬による腹部膨満である。

## ② 透析患者における薬剤管理

### ❶ 腎機能と薬物

### ◆ 腎機能と薬物の代謝・排泄

#### ▌ 薬物の排泄経路

　薬物の消失には2つの経路がある（●17ページ）。1つは肝臓で代謝を受けて薬効成分が消失するか，または胆汁中に溶解されて便として排泄される経路である。もう1つは腎臓で尿中に溶解されて排尿時に排泄される方法である。これらの機能の低下により，一度体内に入った薬剤が適切に消失しなければ，その効果は生涯持続することになる（●図3-18）。

#### ▌ 腎機能の評価と薬物の投与

　腎臓は，機能を簡便に推定する方法があるため，投与量の調節が比較的容易である[2]。腎疾患の管理には，糖尿病や慢性糸球体腎炎などの原因診断のほかに，血清クレアチニン（Cr）や eGFR を用いた機能診断も重要となる。eGFR により薬物の排泄能の推定が可能となるが，水溶性・脂溶性といった薬物の性質によっても排泄能は変化するため，実際には診療ガイドラインの薬物別の減量表に基づいて投薬量が計算される。

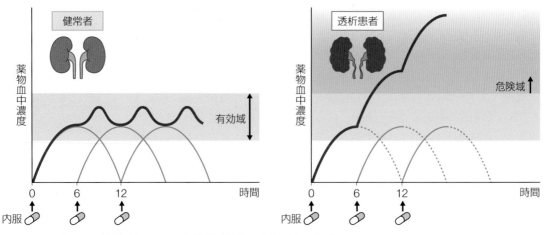

●図3-18　無尿の透析患者における腎排泄型薬物の血中濃度の模式図

### ▌透析患者に使用される薬物

　腎機能が途絶した無尿の患者では，透析療法が新たな排泄経路となる。身体に貯留した不要物を透析療法で除去し，体液環境を少しでもよい状態に戻す。つまり，透析患者の薬物排泄経路は，肝代謝と透析による除去となる❶。

　透析によって排除される薬物の割合は，薬物の種類や透析膜の性質，透析の条件によって異なるため，個々の薬物に対してその情報を取得し，慎重に行う必要がある。医薬品と透析についての情報をまとめたマニュアルも市販されているが，新しく販売される医薬品については製薬企業より適宜情報を取得する必要がある。薬物によっては，透析による除去に関するデータが取られておらず，安全性が確立していないものもある。また，アルミニウム製剤などの一部の薬物は，透析による除去率が低く，体内蓄積により重大な合併症をきたすものもある。このような薬物は，透析患者では禁忌となる。

## ◆ 人工透析によりもたらされる症状

　人工透析を必要とする患者は，全国に約35万人（2021年）おり，そのほとんどは週3回の通院を必要とする血液透析を受けている。透析後は，いくつかの制限のなかで日常生活を送り，通常1日半後に飲食により身体に不要なものがたまると，それをまた透析療法で除去することを繰り返す。そのため，原則的に透析患者では腎不全の症状はおこらない。しかし，許容量をこえて飲食した場合は，不要物の貯留による症状が出現する。

### ▌短期的な症状

　血液透析は，いわば2日分の尿を約4時間で除去する作業である。身体にとっては不自然な状況であるため，これに伴う短期的な症状がおこりうる。除水量が多ければ体液の欠乏症状❷が出現する。尿による体液量調整ができないため，皮膚の保湿ができずに強い瘙痒感を生ずる。

### ▌長期合併症

　長期的な管理では，腎臓と人工腎臓の機能の差が長期合併症となって出現する。腎性貧血の持続と，CKD-MBD の進行とその対策は，慢性腎臓病

NOTE

❶一部の急性薬物中毒に対して透析を含む血液浄化療法が行われるのは，この除去を治療として用いることによる。

NOTE

❷血圧低下，脚の有痛性筋攣縮（俗に「つる」と言われる症状），胸痛などが出現する。

（CKD）のステージ G4〜5 の対策を継続するが，透析患者では高リン血症が顕著になることが多い。また，動脈硬化・血管石灰化による心血管疾患の予防も必要となり，保存期よりもさらに血圧管理が重要となる。

### ▌高齢者

　高齢者などにおいて，昼間に 4 時間も臥床して透析を行う状況では，筋力などの運動能力の低下につながりやすい。長時間臥床により腰痛などを訴える患者も多いほか，血管痛やその他の不定愁訴の訴えも少なくない。免疫能も低下しているため，呼吸器だけでなく皮膚の感染症にも注意が必要である。

### ▌薬物投与

　透析患者に腎排泄型の薬物や，透析で除去されない薬物を投与した場合，容易にその薬物の血中濃度が上昇する（○図 3-18）。他機関での処方を透析施設に報告しない患者も少なくない❶。透析施設の看護師は，週 3 回の診療のなかで，患者のふだんの様子との違いに注意し，中枢神経症状や精神症状，不整脈，骨髄抑制といった副作用の出現に気づくことが重要である。

NOTE
❶一般に，透析患者の多くは合併症をもつため，透析施設以外の医療機関を受診することが多い。

## 2 薬物療法の基本

### ◆ 治療の目標

　透析患者では，透析療法そのものが診療の中心となり，現状の維持，すなわち生命の維持と QOL の確保が目標となる。最近では透析導入後も 20 年以上生存する症例も少なくない。短期的には，透析で除去できる範囲での飲食を基盤とした食事療法が重要である。透析患者の高齢化が進んでいることもあり，適度な運動療法も必要となっている。また，ほとんどの透析患者は多くの経口薬を服用するほか，透析時に静脈内注射が行われることもある❷。

NOTE
❷透析療法における最近 20 年の進歩は，長期合併症に対する薬剤の充実でもある。

### ◆ 治療の方針

　腎不全そのものと多様な合併症に対して，それぞれ処方がなされる（○表 3-17）。そのため，透析患者の処方薬はすぐに十種類以上になる。個々の薬物の副作用や薬物相互作用によって薬物由来の症状が出現することも少なくない。効果がない薬剤はすぐに中止するなど，ふだんから処方を整理することが重要となる。処方の原型は慢性腎臓病のステージ G4〜5 の患者に準ずる❸。

NOTE
❸利尿薬，各種吸着薬，重曹など，透析療法を開始したことで中止が可能な薬剤もある。

### ▌腎疾患の原因治療

　腎機能はほぼ途絶しているので，腎機能維持のための治療は行わない。糖尿病・高血圧については，血糖・血圧コントロールを行い，長期合併症である心血管疾患を予防する。しかし，透析患者では，透析終了後から次の透析日までに徐々に体液が貯留して血圧が上がり，透析による除水で血圧が下がるため，透析開始前に比べて降圧薬の調整はむずかしくなる。よって，透析日と非透析日では降圧薬の処方が変更されることもある。

### ▌透析療法に伴う症状緩和

● **腎性貧血**　腎性貧血に対しては，引きつづきエリスロポエチン製剤の皮

**表3-17 透析患者に使用されるおもな薬剤とその特徴**

| 症状 | 分類 | おもな薬剤 | 特徴・副作用 |
|---|---|---|---|
| 高血圧 | カルシウム拮抗薬 | アムロジピンベシル酸塩 | ・安定した降圧効果。<br>【副作用】動悸, 頭痛, 顔面紅潮, 歯肉腫脹などに注意。 |
| | ARB | イルベサルタン | ・降圧作用だけでなく, 心血管系合併症の減少効果も期待できる。 |
| | ACE阻害薬 | イミダプリル塩酸塩 | |
| 糖尿病 | DPP-4阻害薬 | リナグリプチン | ・副作用が少ない。 |
| | $\alpha$-GI | ボグリボース | 【副作用】腹部膨満感, 放屁, 下痢。 |
| 貧血 | エリスロポエチン製剤 | ダルベポエチン アルファ, エポエチン ベータ ペゴル | ・透析・血液透析回路からの投与が可能。 |
| | HIF-PH阻害薬 | ロキサデュスタット | ・経口薬として開発された。 |
| | 鉄剤 | 含糖酸化鉄 | 【副作用】胃腸障害, 便潜血検査の偽陽性に注意。 |
| CKD-MBD | リン吸着薬 | 沈降炭酸カルシウム | 【副作用】尿路結石に注意。 |
| | | セベラマー塩酸塩 | 【副作用】腹部膨満, 便秘に注意。 |
| | | 炭酸ランタン水和物 | |
| | | クエン酸第二鉄水和物, スクロオキシ水酸化鉄 | 【副作用】黒色便に注意。 |
| | 活性型ビタミンD₃製剤 | アルファカルシドール, マキサカルシトール | 【副作用】高カルシウム血症による悪心・嘔吐に注意。 |
| | カルシウム受容体作動薬 | シナカルセト塩酸塩 | ・副作用が少ない。 |
| 高カリウム血症 | カリウム吸着薬 | ポリスチレンスルホン酸ナトリウム, ポリスチレンスルホン酸カルシウム | ・陽イオン交換樹脂製剤。<br>【副作用】便秘に注意。 |
| 瘙痒症 | 経口瘙痒症改善薬 | ナルフラフィン塩酸塩 | 【副作用】不眠, めまい, 眠けに注意。 |

下注射またはHIF-PH阻害薬の経口投与が行われる。エリスロポエチン製剤は透析終了後に静脈内注射により投与されることが多い。ヘモグロビン値10〜12 g/dLを治療目標の目安として, 投与量・投与間隔が調整される。

● **CKD-MBD** 透析導入前に比べて食事摂取量が増え, 透析後はほとんどの患者が高リン血症を発症するため, 大多数の患者でリン吸着薬が用いられる。炭酸カルシウム製剤は, 血中でリン酸カルシウムを形成して血管石灰化の原因となるため, そのほかのリン吸着薬も多用される。活性型ビタミンD₃製剤は, 経口薬ではなく, 透析後に静脈内注射で投与されることが多い。副甲状腺機能が亢進した場合には, カルシウム受容体作動薬が投与される。

● **高カリウム血症** 高齢者では野菜・果物の摂取が多い。重篤な高カリウム血症では, 便秘に注意しながらカリウム吸着薬を投与する(●図3-19)。

● **瘙痒症** 皮膚の瘙痒感に対しては, ナルフラフィン塩酸塩, 抗ヒスタミン薬, 保湿軟膏が組み合わせて処方される。

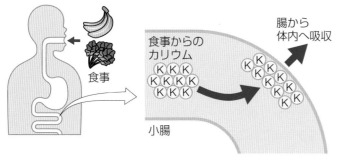
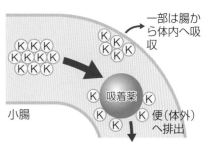

a. 吸着薬の服用なし　　　　　　b. 吸着薬を食前に服用した場合

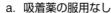

◎図 3-19　カリウム吸着薬のはたらき

## 3　代表的な処方例

### 合併症の少ない透析患者の A さん

> **処方**　沈降炭酸カルシウム錠 500 mg　1回1錠　1日3回　毎食直前
> 　　　　センナ・センナ実(アローゼン®)顆粒　1回1包(0.5 g)　1日1回
> 　　　　　就寝前

　合併症もなく食事制限を遵守できる患者は，透析療法のみで投薬はほとんど不要である。低栄養予防のため食事摂取を行っている患者は，軽度の高リン血症を呈する。リン吸着薬である沈降炭酸カルシウムは，食直前に服用してあらかじめ消化管内に入れておくことにより，摂取した食事中のリンを吸着する。そのため食後に服用すると効果が半減する。

　透析患者は，飲水制限により便秘になりやすいといわれる。便秘薬は錠剤よりも散剤を使用し，便通の様子によって患者や家族が適宜調整できるようにしたほうがよい。

### 糖尿病，高血圧，狭心症，腰椎圧迫骨折を合併した B さん

> **処方**　①リナグリプチン(トラゼンタ®)錠 5 mg　1回1錠　1日1回　朝食後
> 　　　　②アスピリン腸溶錠 100 mg　1回1錠　1日1回　朝食後
> 　　　　③ランソプラゾール OD 錠 15 mg　1回1錠　1日1回　朝食後
> 　　　　④アトルバスタチンカルシウム錠 5 mg　1回1錠　1日1回　朝食後
> 　　　　⑤アムロジピンベシル酸塩錠 5 mg　(非透析日)1回1錠　1日2回
> 　　　　　朝夕食後，(透析日)1日1回　夕食後
> 　　　　⑥硝酸イソソルビド徐放カプセル 20 mg　1回1カプセル　1日2回
> 　　　　　朝夕食後
> 　　　　⑦セレコキシブ錠 100 mg　1回1錠　1日2回　朝夕食後
> 　　　　⑧プレガバリンカプセル 25 mg　1回1カプセル　1日2回　朝夕食後
> 　　　　⑨沈降炭酸カルシウム錠 500 mg　1回3錠　1日3回　毎食直前
> 　　　　⑩ジアゼパム錠 2 mg　1回1錠　1日1回　就寝前
> 　　　　⑪ゾルピデム酒石酸塩錠 5 mg　1回1錠　1日1回　就寝前
> 　　　　⑫ドキサゾシン錠 2 mg　1回1錠　1日1回　就寝前
> 　　　　⑬ベポタスチンベシル酸塩錠 5 mg　1回1錠　1日1回　就寝前

> ⑭ケトプロフェンテープ40 mg　1回1枚　貼付
> ⑮ジフェンヒドラミンクリーム1%　1日2〜3回　塗布

　透析を行っている患者の多くは，リン吸着薬が処方される（上記処方⑨，以下同じ）。糖尿病性腎症由来の腎不全に対して透析療法を行っている患者では，さらに処方数が多くなる傾向にある。経口糖尿病薬（①）で血糖コントロールが不良の場合には，インスリンの投与が開始される。また，狭心症に対して硝酸薬（⑥）が，心筋梗塞の予防にアスピリン（②）やスタチン（④）が処方される。

　血圧調整は，カルシウム拮抗薬であるアムロジピンベシル酸塩（⑤）が中心となる。透析中の血圧低下予防のために，透析日の朝の内服は行わず，早朝の高血圧に対しては，α遮断薬であるドキサゾシン（⑫）を就寝前に投与する。

　昼間の透析療法中に臥床・睡眠することで夜間の強い不眠を訴える場合には，複数の睡眠導入薬（⑩，⑪）が必要になることもある。また，瘙痒感は不眠の原因にもなるため，抗ヒスタミン薬（⑬），保湿軟膏（⑮）を処方する。

　Bさんは，CKD-MBDにより腰椎圧迫骨折も合併しており，腰痛・下肢痛に対して整形外科よりNSAIDs（⑦，⑭）や神経障害性疼痛治療薬（⑧）が処方されている。NSAIDsによる消化管の出血予防に抗潰瘍薬（③）も処方せざるをえない。

## 4　薬物療法における看護師の役割

●**服薬遵守**　高齢の透析患者には，きわめて多くの薬剤が処方される。最も重要なことは指示通りに内服することである。週3日の透析日とそのほかの非透析日では処方が異なり，また症状に応じて臨時処方もなされる。血中濃度を測定しながら投与量を調整することもある。

　大量の薬剤の処方となるため，アドヒアランスの確認が重要である。一包化などの工夫をしながら薬剤師や家族と連携して，薬剤誤用による事故を防ぐ❶。

●**他医・他科受診の注意**　透析施設以外の医療機関で処方を受ける場合には，投与量・間隔・期間を透析医に確認するよう患者に伝える。情報提供書やお薬手帳を活用するとよい。

●**インシデントの予防**　透析導入前に内服していた薬剤が，透析導入後には静脈内注射に変更となることも少なくない。患者数が多い透析施設では，医薬品の種類・量・期間などについてのインシデントがおきやすい。多職種のチームで確認を行い，インシデントの予防のためのシステムを確立することが重要である。

# E　代謝疾患・膠原病の薬物療法

## 1　糖尿病

### a　糖尿病の一般的な薬物治療

#### 1　病態と症状

● **インスリンと血糖値**　血液中のグルコース濃度(**血糖値**)は，通常100 mg/dL前後の一定の範囲に調整されている。膵臓から分泌される**インスリン**は，骨格筋や脂肪組織へのグルコースの取り込みを促進し，肝臓におけるグリコーゲンの分解と糖新生❶を抑制することにより，血糖値を低下させる。平常時に分泌されているインスリンを**基礎分泌**といい，食事などにより血糖値が上がったときに分泌が促進されたものを**追加分泌**という。

● **インクレチンとDPP-4**　インクレチンは，食事の摂取に伴って消化管から分泌され，膵臓のβ細胞に作用してインスリン分泌を促進するホルモンの総称で，代表的なものにグルカゴン様ペプチド1(**GLP-1**)とグルコース依存性インスリン分泌刺激ポリペプチド❷(**GIP**)がある(●図3-20)。インクレチンは，ジペプチジルペプチダーゼ-4(**DPP-4**)とよばれる酵素によって分解・不活性化される。

● **糖尿病**　糖尿病とは，インスリン分泌障害や，インスリン抵抗性❸によるインスリン作用不足のため，慢性の高血糖となる疾患である❹。

　[1] **1型糖尿病**　1型糖尿病では，膵臓のβ細胞が破壊され，インスリン分泌が急速に低下する。生存にはインスリン療法が必須である。

　[2] **2型糖尿病**　2型糖尿病は，インスリン分泌障害とインスリン抵抗性がさまざまな程度で関与しておこる。

● **糖尿病の症状**　2型糖尿病は，発症早期では無症状であり，健康診断などで診断されることが多い。高血糖になると，多尿・口渇・多飲などの症状を呈し，放置すると体重減少をみとめる。1型糖尿病では，糖尿病性ケトアシドーシス(●159ページ)となり，意識障害にいたることがある。合併症が進行すると，視力の低下や足のしびれなどの症状を呈する。

#### 2　薬物療法の基本

#### ◆ 治療の目標

　糖尿病の治療目標は，糖尿病でない人と同程度の寿命とQOLを保つことである。そのため，**糖尿病性細小血管合併症❺**および**動脈硬化性疾患❻**の発症と進展の阻止を目ざす。血糖・体重・血圧・血清脂質の良好なコントロール状態の維持が必要となる。

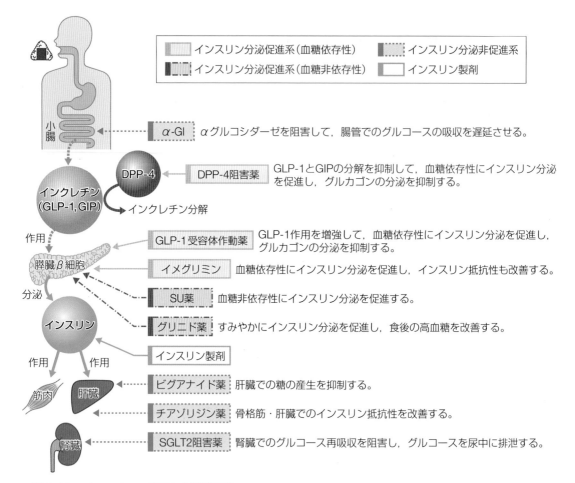

凡例：
- インスリン分泌促進系（血糖依存性）
- インスリン分泌促進系（血糖非依存性）
- インスリン分泌非促進系
- インスリン製剤

小腸

**α-GI**　αグルコシダーゼを阻害して，腸管でのグルコースの吸収を遅延させる。

DPP-4

**DPP-4阻害薬**　GLP-1とGIPの分解を抑制して，血糖依存性にインスリン分泌を促進し，グルカゴンの分泌を抑制する。

インクレチン（GLP-1, GIP）

インクレチン分解

作用

膵臓β細胞

**GLP-1受容体作動薬**　GLP-1作用を増強して，血糖依存性にインスリン分泌を促進し，グルカゴンの分泌を抑制する。

**イメグリミン**　血糖依存性にインスリン分泌を促進し，インスリン抵抗性も改善する。

**SU薬**　血糖非依存性にインスリン分泌を促進する。

**グリニド薬**　すみやかにインスリン分泌を促進し，食後の高血糖を改善する。

分泌

インスリン

作用　作用

**インスリン製剤**

筋肉　肝臓

**ビグアナイド薬**　肝臓での糖の産生を抑制する。

**チアゾリジン薬**　骨格筋・肝臓でのインスリン抵抗性を改善する。

腎臓

**SGLT2阻害薬**　腎臓でのグルコース再吸収を阻害し，グルコースを尿中に排泄する。

▷図3-20　インスリンの分泌と血糖降下薬

## ◆ 治療の方針

　2型糖尿病の治療は，食事療法・運動療法といった生活習慣の改善が基本であるが，十分な血糖コントロールを達成できない場合には薬物療法を行う（▷図3-20）。一般に，**経口血糖降下薬**は少ない量から開始し，目標の血糖コントロールに達成するよう，徐々に増量したり，異なる経口血糖降下薬を併用したりする。経口血糖降下薬に持効型のインスリン製剤を1日1回併用する治療法もあり，これはおもに基礎分泌を補う目的で行われる。

　1型糖尿病では，発症・診断時から**インスリン療法**を開始する。1型糖尿病のほか，糖尿病昏睡，重篤な感染症，全身管理が必要な外科手術の際などには，経口血糖降下薬は禁忌となり，インスリン製剤による治療が行われる。また，妊娠中または妊娠する可能性の高い場合や授乳中には，経口血糖降下薬は使用できないので，必要に応じてインスリン製剤を使用する。

● **糖毒性の解除**　糖尿病患者において，慢性高血糖によりインスリン分泌不全やインスリン抵抗性が悪化する現象を糖毒性（ブドウ糖毒性）という。血糖コントロールが改善してくると，糖毒性が解除されて経口血糖降下薬やイ

ンスリンがききすぎて，低血糖がおこることがある。このような場合には，経口血糖降下薬やインスリン製剤の減量・中止が可能となることがある。

● **強化インスリン療法**　より厳格に血糖管理を行うインスリン療法として強化インスリン療法がある。1型糖尿病や，インスリン分泌が枯渇した2型糖尿病で行われる。追加インスリンとして超速効型インスリンを1日3回各食前に投与し，基礎インスリンとして持効型インスリンを1回，就寝前（場合によっては朝）に投与する。

● **効果の判定**　薬物治療の効果の判定には，HbA1c や GA などの値が指標として用いられる。注射薬による治療の場合には，SMBG が有効である。

　①**HbA1c**　赤血球のヘモグロビンにグルコースが結合したもので，過去1～2か月間の平均血糖値を反映する。採血時の食事摂取などにも影響されないため，血糖コントロールの指標として最も活用されている。

　②**グリコアルブミン（GA）**　過去約2週間の平均血糖値を反映する指標である。

　③**SMBG**　インスリン療法などを行っている糖尿病患者が，自分で血糖値を測定することを**血糖自己測定** self-monitoring of blood glucose（**SMBG**）という❶。日常生活と血糖値の相関関係がリアルタイムでわかるため，きめ細かい適正な血糖コントロールが可能となる。

## 3　治療薬の種類と作用機序

### ◆ 経口血糖降下薬

　経口血糖降下薬には，①DPP-4 阻害薬，②ビグアナイド薬，③SGLT2 阻害薬，④スルホニル尿素（SU）薬，⑤*α*-グルコシダーゼ阻害薬（*α*-GI），⑥チアゾリジン薬，⑦速効型インスリン分泌促進薬，⑧GLP-1 受容体作動薬，⑨イメグリミンの，9種類の作用機序の異なる薬物がある❷（●図3-20，表3-18）。以下，経口血糖降下薬について，臨床でよく使用される順に述べる。

● **DPP-4 阻害薬**　DPP-4 阻害薬は，インクレチンを分解する DPP-4 の作用を阻害して GLP-1 と GIP の濃度を高めることで膵臓 *β* 細胞でのインスリン分泌を促進し，血糖を低下させる。インスリン分泌能が低下している患者に用いられ，食後高血糖と空腹時血糖を改善する。DPP-4 阻害薬によるインスリン分泌は血糖値に依存しており，血糖が高いときはインスリン分泌を促進するが，血糖が高くないときは分泌を促進しないため，DPP-4 阻害薬単独では低血糖がおこりにくいとされる。

● **ビグアナイド薬**　肝臓での糖新生の抑制や，消化管からの糖吸収抑制，筋肉を中心とした末梢でのインスリン感受性の改善などにより，血糖を改善する。体重増加があまりおこらないため，肥満の糖尿病患者では第一選択となる。また，非肥満であっても血糖改善効果はみとめられている。

● **SGLT2 阻害薬**　SGLT2 阻害薬は，近位尿細管でのグルコースの再吸収を抑制して尿への糖の排泄量を増やすことにより，血糖低下作用をきたす❸。心臓と腎臓の保護効果がある。

**NOTE**

❶血糖のモニタリングには，SMBG 以外に持続血糖モニタ continuous glucose monitoring（CGM）やフラッシュグルコースモニタリング flash glucose monitoring（FGM）がある。これらは連続して皮下の間質液のグルコース濃度を測定し，血糖値を推定することができる。

**NOTE**

❷インスリン抵抗性が増大している病態では，おもにインスリン抵抗性改善薬であるビグアナイド薬やチアゾリジン薬が使用される。インスリン分泌能が低下している病態では，インスリン分泌促進薬である DPP-4 阻害薬や SU 薬，速効型インスリン分泌促進薬が使用される。

❸SGLT は，ナトリウムイオン（Na⁺）依存性グルコース共役輸送体とよばれるトランスポーターで，グルコースと Na⁺を細胞内に取り込む役割を担っている。SGLT2 は腎臓の近位尿細管に存在し，糸球体で濾過されたグルコースを血中に再吸収する。

**▶表 3-18　おもな糖尿病治療薬の種類**

| 分類 | | | 一般名(販売名) |
|---|---|---|---|
| 経口薬 | インスリン分泌促進薬 | イメグリミン | イメグリミン塩酸塩 |
| | | DPP-4 阻害薬 | シタグリプチンリン酸塩水和物，ビルダグリプチン，アログリプチン安息香酸塩，リナグリプチン，テネリグリプチン臭化水素酸塩水和物，サキサグリプチン水和物，アナグリプチン，トレラグリプチンコハク酸塩，オマリグリプチン |
| | | GLP-1 受容体作動薬 | セマグルチド |
| | | SU 薬 | グリベンクラミド，グリクラジド，グリメピリド |
| | | 速効型インスリン分泌促進薬 | ナテグリニド，ミチグリニドカルシウム水和物，レパグリニド |
| | 糖吸収抑制薬 | α-GI | アカルボース，ボグリボース，ミグリトール |
| | インスリン抵抗性改善薬 | ビグアナイド薬 | ブホルミン塩酸塩，メトホルミン塩酸塩 |
| | | チアゾリジン薬 | ピオグリタゾン塩酸塩 |
| | 糖排泄調整薬 | SGLT2 阻害薬 | イプラグリフロジン L-プロリン，ダパグリフロジンプロピレングリコール水和物，ルセオグリフロジン水和物，トホグリフロジン水和物，カナグリフロジン水和物，エンパグリフロジン |
| | 配合薬 | | ピオグリタゾン・メトホルミン配合剤(メタクト®)，ピオグリタゾン・グリメピリド配合剤(ソニアス®)，ミチグリニド・ボグリボース配合剤(グルベス®)，アログリプチン・ピオグリタゾン配合剤(リオベル®)，ビルダグリプチン・メトホルミン配合剤(エクメット®)，アログリプチン・メトホルミン配合剤(イニシンク®)，テネリグリプチン・カナグリフロジン配合剤(カナリア®)，シタグリプチン・イプラグリフロジン配合剤(スージャヌ®)，エンパグリフロジン・リナグリプチン配合剤(トラディアンス®)，アナグリプチン・メトホルミン配合錠(メトアナ®) |
| 注射薬 | GLP-1 受容体作動薬 | 短時間作用型 | エキセナチド |
| | | 長時間作用型 | 1日1回：リラグルチド，リキシセナチド<br>週1回：デュラグルチド，セマグルチド |
| | GIP/GLP-1 受容体作動薬 | | チルゼパチド |
| | インスリン製剤 | 超速効型 | インスリン アスパルト(ノボラピッド®，フィアスプ®)，インスリン リスプロ(ヒューマログ®，ルムジェブ®)，インスリン グルリジン(アピドラ®) |
| | | 速効型 | インスリン ヒト(ヒューマリン® R，ノボリン® R) |
| | | 中間型 | インスリン ヒト(ヒューマリン® N，ノボリン® N) |
| | | 持効型 | インスリン グラルギン(ランタス®)，インスリン デテミル(レベミル®)，インスリン デグルデク(トレシーバ®) |
| | | 混合型 | インスリン ヒト(ノボリン® 30R，イノレット® 30R，ヒューマリン® 3/7)，インスリン アスパルト(ノボラピッド® ミックス)，インスリン リスプロ(ヒューマログ® ミックス)，インスリン デグルデク・インスリン アスパルト(ライゾデグ®) |
| | 配合薬 | | インスリン デグルデク・リラグルチド配合剤(ゾルトファイ®)，インスリン グラルギン・リキシセナチド配合剤(ソリクア®) |

●**スルホニル尿素（SU）薬**　膵β細胞にあるSU受容体に結合し，インスリン分泌を促進する。ほかの経口血糖降下薬と比較して，服用後短時間で血糖降下がみられやすい。2型糖尿病で，食事療法・運動療法によっても十分良好な血糖コントロールが得られない場合に用いる。

●**α-グルコシダーゼ阻害薬（α-GI）**　腸管において，α-グルコシダーゼを阻害して，二糖からグルコースへの分解を抑制し，糖の吸収を遅らせる。食直前に服用することにより，食後の高血糖やそれに伴う食後の高インスリン血症を改善する。ほかの経口血糖降下薬を服用中，またはインスリン治療中であっても，食後高血糖が改善しない場合には併用が可能である。

●**チアゾリジン薬**　おもに脂肪細胞で発現するPPAR-γという核内受容体に作用して，筋肉や脂肪組織などの末梢組織における糖利用を高め，肝臓における糖新生も抑制し，インスリン抵抗性を改善させる。SU薬などのインスリン分泌を促進する薬物と比較して，血糖降下作用はすぐにはあらわれないが，単独では低血糖をおこしにくい。糖尿病性大血管症の既往のある患者では，脳卒中や心筋梗塞などの心血管イベントの発症抑制も期待される。

●**速効型インスリン分泌促進薬（グリニド薬）**　膵臓β細胞におけるSU受容体に結合し，インスリン分泌を促進する。SU薬と比較して作用時間が短いため，食後のインスリン分泌の改善が期待される。空腹時血糖があまり高くなく，食後に高血糖になっている2型糖尿病患者に用いられる。

●**イメグリミン**　ミトコンドリアの機能を改善することにより，膵臓β細胞からのインスリン分泌を促進するとともに，骨格筋細胞に作用してグルコースの取り込みを促進し，また肝臓での糖新生を抑制するなどして，血糖低下作用をきたす。インスリン分泌の低下とインスリン抵抗性が併存している場合に用いる。

### ◆ 注射薬

インスリン製剤とGLP-1受容体作動薬，GIP/GLP-1受動体作動薬がある。

●**インスリン製剤**　インスリン療法では，インスリンを投与することで健常者と同様のインスリン分泌動態を得ることを目的とする。インスリン製剤には超速効型，速効型，中間型，持効型，混合型がある（❍表3-19）。持効型や中間型は基礎分泌に，超速効型と速効型は追加分泌に相当する。

●**GLP-1受容体作動薬**　GLP-1受容体に作用してインスリン分泌を促進し，グルカゴン分泌を抑制することにより血糖降下作用を示す❶。血糖を低下させる作用以外に，摂食中枢を抑制し，胃排泄運動を抑制する作用があり，食欲低下や体重減少効果も示す。

●**GIP/GLP-1受容体作動薬**　GIPとGLP-1の2つの受容体に作用して血糖を改善する。食欲抑制作用があり，体重の低下作用がある。

●**CSIIとSAP**　インスリン分泌が枯渇している1型糖尿病では，1日4〜5回にも及ぶ頻回のインスリン注射を行っても血糖値の変動が大きくなることがある。このような血糖コントロール困難な糖尿病に対する治療手段として，速効型または超速効型インスリンを携帯型インスリンポンプにセットし，

**NOTE**

❶注射薬として6種類のGLP-1受容体作動薬が販売されている

2020年に，GLP-1受動体作動薬であるセマグルチドの1日1回の経口薬が発売された。注射剤の投与がむずかしい症例で，朝，空腹時に120 mL以下の水で服用し，その後30分以上飲食しない生活が継続できる場合に用いられる。

◐表3-19　代表的なインスリン製剤の種類と特徴

| 分類 | 代表的な製剤 | 作用動態モデル(時間) | 血糖降下作用およその目安 | | | 性状 | 服用時間 |
| | | | 作用発現時間 | 最大作用発現時間 | 作用持続時間 | | |
|---|---|---|---|---|---|---|---|
| 超速効型 | ノボラピッド® | | 10〜20分 | 1〜3時間 | 3〜5時間 | 無色澄明 | 毎食直前 |
| 速効型 | ヒューマリン®R | | 30〜60分 | 1〜3時間 | 5〜7時間 | 無色澄明 | 毎食前 |
| 混合型 | ノボラピッド®30ミックス | | 10〜20分 | 1〜4時間 | 約24時間 | 白色の懸濁液 | 朝食(+夕食)直前 |
| | ライゾデグ® | | 10〜20分 | 1〜3時間 | 42時間以上 | 無色澄明 | 朝食(+夕食)直前 |
| 持効型 | トレシーバ® | | 定常状態時 | なし | 42時間以上 | 無色澄明 | 毎日一定 |
| | ランタス® | | 約66分 | なし | 約24時間 | 無色澄明 | 朝食前(or就寝前) |

(作用動態モデルの時間軸目盛: 0　6　12　18　24　28)

皮下に留置した細くやわらかいカニューレから24時間持続的に注入する方法がある。これは，**持続皮下インスリン注入療法** continuous subcutaneous insulin infusion（**CSII**）とよばれる。**センサー付きポンプ療法** sensor augmented pump（**SAP**）は，リアルタイム CGM を併用してインスリンポンプを用いる治療法である。

◆　代表的な処方例

▌2型糖尿病で食事療法・運動療法だけでは血糖コントロールが改善しなかった A さん

> 処方　シタグリプチンリン酸塩（ジャヌビア®）錠 50 mg　朝食後1錠

シタグリプチンリン酸塩は，代表的な DPP-4 阻害薬である。2型糖尿病で，食事療法・運動療法といった生活習慣の改善を2〜3か月続けても十分な血糖コントロールを達成できず，インスリン分泌が低下している患者において第一選択薬として用いられる。単剤では低血糖のリスクは低いが，SU剤との併用では重篤な低血糖をおこすことがある。

▌2型糖尿病で肥満を伴い，腎機能は正常な B さん（50代）

> 処方　メトホルミン塩酸塩錠 250 mg　1回1錠　1日2回　朝夕食後

2型糖尿病で食事療法・運動療法を2〜3か月続けても十分な血糖コントロールを達成できず，肥満を伴うなどインスリン抵抗性がある患者では，ビグアナイド系薬であるメトホルミン塩酸塩が第一選択薬として用いられる。

単剤では低血糖のリスクは低いが，高齢者や腎機能が低下している患者では乳酸アシドーシスのリスクが上昇するので，注意を要する。

### █ 20代で1型糖尿病を発症したCさん

> **処方** ノボラピッド®注フレックスタッチ®　朝食直前12単位　昼食直前8単位　夕食直前8単位
> トレシーバ®注フレックスタッチ®　眠前10単位

　1型糖尿病では強化インスリン療法が行われる。インスリン　アスパルト（ノボラピッド®）は超速効型インスリン製剤であり，追加分泌インスリンに相当する。食直前に投与して食後の血糖上昇を抑える。インスリン　デグルデク（トレシーバ®）は持効型インスリン製剤で，基礎分泌インスリンに相当し，夜間の血糖コントロールを目的として投与される。

## 4　薬物療法における看護師の役割

### █ 投与時の注意事項

● **DPP-4阻害薬**　DPP-4阻害薬はSU薬との併用で重篤な低血糖が生じる危険性があるため，SU薬と併用される場合は，一般的にはSU薬は減量する。まれであるが，類天疱瘡❶に留意する。

● **SU薬**　SU薬で血糖コントロールがよくなると，昼食前や夕食前，昼食・夕食が遅くなった場合に低血糖が出現することがある。SU薬は経口血糖降下薬のなかでもHbA1c改善効果が最も大きいとされ，それと同時に，最も低血糖の頻度が高い薬物である。さらに，SU薬の低血糖は他剤と比較して遷延することがある。SU薬導入時には，患者に低血糖症状についてよく説明するとともに，低血糖時の対処方法を指導しておく。高齢者では低血糖の初期の自覚症状がない場合がある。典型的な低血糖症状がなくても，不穏やぎこちない動作があれば，低血糖の初期症状を疑う。血糖値を確認して対応し，さらに家族への指導も行う。

　糖尿病性腎症が進行すると，重篤な低血糖をおこすことがある。とくに高齢者では腎機能が低下していることが多く，遷延性低血糖をきたすことがある。SU薬により重篤な低血糖が生じた場合は，入院して経過をみる。

● **速効型インスリン分泌促進薬**　速効型インスリン分泌促進薬は，食直前に使用し，食事をしないときは服用しないように指導する。食事30分前に服用すると食事の前に低血糖をおこす可能性があるので，服用のタイミングには注意が必要である❷。肝機能障害や腎機能障害のある患者では，低血糖をおこす可能性が高くなるので，より注意を要する。

● **α-GI**　α-GIは食後に服用しても効果はない。食事中に飲み忘れに気がついたら，その時点で服用してもよいが，食後であれば1回分をとばすように指導する。開腹手術の既往や腸閉塞の既往がある場合では，α-GIによる腸内のガス増加に伴い，腸閉塞などの重篤な副作用をおこすことがある。高齢者も含めて，腹部症状には注意を要する。α-GI単独，またはSU薬やインスリン製剤と併用している場合におこる低血糖に対しては，必ずグルコー

▭ NOTE
**❶類天疱瘡**
　自己抗体により，表皮と真皮の結合部が障害され，表皮下水疱を生じる病態である。

▭ NOTE
**❷**食前に服用を忘れた場合，食後に服用してもほとんど効果が期待できないため，その際は1回分をとばすように指導する。

スを摂取するように指導する。

● **ビグアナイド薬**　まれではあるが，ビグアナイド薬の副作用として，**乳酸アシドーシス**が報告されており，発生すると死亡率が高いとされている❶。CT 検査や心臓カテーテル検査の際にヨード（ヨウ素）造影剤を使用する場合は，腎機能低下（eGFR 30〜60 mL/分/1.73 m$^2$）に伴う排泄遅延により乳酸アシドーシスをおこしやすくなるので，2日前から2日後まで投与を中止する必要がある。

● **チアゾリジン薬**　チアゾリジン薬は，体液貯留作用により浮腫をきたすことがある。このため，心不全患者や心不全の既往のある患者には用いない。閉経後の女性では骨折のリスクが高まる。

● **SGLT2 阻害薬**　SGLT2 阻害薬は，浸透圧利尿により頻尿・多尿となって体液量の減少をきたし，軽度の脱水症状をおこすおそれがある。服薬する際には，500 mL 以上の水分を摂取するように指導する。女性ではとくに，尿路感染症と性器感染症の発現に注意する。

● **GLP-1 受容体作動薬**　GLP-1 受容体作動薬の副作用として，悪心・嘔吐，下痢・便秘などの消化器症状をきたすことがある。単独では低血糖をきたしにくいが，ほかの薬物との併用，とくに SU 薬との併用には注意する。

● **インスリン製剤**　インスリンを投与❷する際には，患者の状態を把握し，摂食状況が不良であれば食直前のインスリン投与を施行してよいかを医師に確認する。

### ▌服薬の指導

● **服薬アドヒアランス向上**　薬物療法において，服薬状況の確認は非常に重要である。糖尿病患者の多くは，高血圧や脂質異常症を合併しており，経口血糖降下薬のほかにも，降圧薬やスタチン類などを服用していることが多い。患者によっては，多くの薬を服用することに抵抗があり，一部の薬剤を勝手にやめてしまうケースもあるが，本人が申告しなければ医療者はなかなかそのことに気づかない。たまたま糖尿病以外の疾患で入院した際に，はじめて服用していないことがわかる場合もある。

　また，多くの薬剤を服用している場合，どの薬剤を飲んで，どの薬剤を飲んでいないのかがわからなくなる場合もある。こういった患者への対策として，一包化や，配合剤などを利用して，服薬する薬剤の数を減らす工夫が必要となる。

● **シックデイへの対応**　ふだんは良好な血糖コントロールが得られている糖尿病患者でも，かぜなどの体調不良により，血糖コントロールが乱れることがあり，このような日は**シックデイ**とよばれる。シックデイでは，発熱・下痢・嘔吐をきたし，食欲不振のため食事ができない状態となる。シックデイ対応の原則は，インスリン治療中の患者，とくに1型糖尿病患者は，食事がとれなくても自己判断でインスリンを中断しないことである。十分な水分摂取により脱水を防ぎ，食欲がないときには，ふだんから食べ慣れていて口あたりがよく消化のよいおかゆやジュース，アイスクリームなどをできるだけ摂取するように指示し，絶食にならないようにする。3〜4時間に1回ず

☐NOTE
❶肝・腎・肺機能障害，循環障害，大量飲酒者，高齢者，栄養不良の患者の場合，乳酸アシドーシスをおこしやすい。重篤な肝機能障害がある場合は使用しない。

☐NOTE
❷インスリンを静脈内注射する際には，速効型インスリン（ヒューマリン® R 注，ノボリン® R 注）が用いられる。

つ血糖自己測定を行い，血糖値が 200 mg/dL をこえてさらに上昇傾向であれば，そのつど超速効型インスリン製剤を 2～4 単位追加する。

### ▌投与後の観察事項

● **効果判定**　経口血糖降下薬，GLP-1 受容体作動薬，GIP/GLP-1 受容体作動薬，インスリン製剤のいずれも，投与当日から 1 週間程度の血糖値で効果が確認できる。ピオグリタゾン塩酸塩などの一部のインスリン抵抗性改善薬は，1～2 月後の HbA1c で効果を判定する。

● **低血糖の早期発見**　糖尿病治療薬の副作用の 1 つは低血糖であり，低血糖の初期症状である発汗，手指振戦，動悸，頻脈などの症状を患者によく教育するとともに，対処療法も指導しておくことが重要である。

● **乳酸アシドーシス**　ビグアナイド薬を服用している患者で，発熱，強い倦怠感，悪心・嘔吐，腹痛，下痢などの胃腸障害，筋肉痛，過呼吸などの症状があるときは，乳酸アシドーシスの初期症状の可能性があるので，服薬を中止し，受診するように指導する。

## b インスリンの投与量の調整

### 1 病態に応じた対応とインスリン投与量の調整

　インスリン製剤を用いた血糖マネジメントを要する主要疾患は，2 型糖尿病が最も多い❶。インスリン療法中の糖尿病患者で，インスリン製剤の投与量を調整するにあたり，その場が，訪問看護先，外来，一般病棟，周術期，集中治療室のそれぞれによって状況は異なるが，最も重要なことはすみやかな対応が求められる状況であるか否かを判断することである。

#### ◆ 投与量の調整が必要な場面

　インスリン療法中の患者でおこりやすい，対応を必要とされるおもな状況❷として，以下の 3 つの場面が想定される。
（1）現在，低血糖を発症している。
（2）最近 1 か月以内に低血糖が頻発している。
（3）最近 1 か月以内に高血糖が頻発している（SMBG にて随時血糖 400 mg/dL 以上が 3 日以上）。

#### ◆ インスリン使用患者における低血糖症への対応

● **低血糖の原因**　低血糖は，投与インスリン量が相対的に多い場合や，激しい運動のあと，摂食量が減った場合，食事時間が予定より遅くなった場合におこることが多い。

● **低血糖の症状**　血糖値が 70 mg/dL 未満になると，発汗，手指振戦，動悸，不安感，顔面蒼白，頻脈，脱力などの**交感神経刺激症状**が出現する。血糖値が 70 mg/dL 以下，あるいは血糖値が 70 mg/dL より高くても交感神経刺激症状が観察されたら，次に意識レベルの低下の有無を判断する。意識レベルの低下がある場合は**重症低血糖**であり，すみやかな応急処置が必要であ

**NOTE**

❶ ほかにも 1 型糖尿病，ステロイド糖尿病，膵性糖尿病，糖尿病合併妊娠や妊娠糖尿病，外科的糖尿病といった疾患・病態にもインスリン製剤が用いられる。高齢化に伴い，とくに訪問看護などで対応する高齢者糖尿病の患者数は，今後ますます増加することが予想される。

❷ 看護師によるインスリン投与量の調整は，糖尿病看護に十分な経験があり，特定行為の研修を受けた看護師がおもにインスリン使用中の 2 型糖尿病患者に対応することを前提に医師から指示を受けて行う。よって，ステロイド糖尿病や糖尿病合併妊娠などはその適応ではない。

る。血糖値が50 mg/dL程度に低下すると，頭痛や目のかすみ，空腹感，眠けなどの**中枢神経症状**があらわれる。50 mg/dL以下になるとさらに，意識レベルの低下や異常行動，痙攣，昏睡があらわれる。

● **具体的な対応**　医療機関内であれば，医師に報告するとともに，50%ブドウ糖注射液20 mLを静脈内注射する。一方，訪問看護先など医療機関外であれば，医師の事前指示に基づき，**グルカゴン点鼻粉末剤**を看護師が鼻粘膜に向けて噴霧する。グルカゴンがない場合は，グルコース（ブドウ糖）や砂糖を口唇と歯肉の間に塗りつけ，医療機関に連絡する。意識レベルの低下がない場合，グルコース（10〜20 g）またはグルコースを含む飲料（150〜200 mL）を摂取させる。約15分経過しても低血糖症状がまだ持続するようであれば，再度，同量のグルコースを摂取させる。

　また，低血糖の原因と低血糖発症予防について患者とともに考えることが重要である。とくに直近の食事摂取状況と活動状況を確認し，糖尿病治療薬の服薬状況を確認する。これにより，低血糖がおこった時刻から最も影響する時間帯のインスリン注射（**責任インスリン**）が推定される。

　インスリン療法が長期にわたる患者では，インスリンの摂取部位を確認する。インスリンを同一部位へ繰り返し皮下注射することにより，皮膚にアミロイドの硬結である**インスリンボール**が生じると，皮下でのインスリン吸収を遅延させて，予想できない高血糖や遅延した血糖低下をみとめることがある。

### ▌最近1か月以内に低血糖が頻発している場合

● **低血糖頻発の原因**　意識消失発作があるほどの重症低血糖があった場合，その原因を探索する必要がある。インスリンの過量投与や誤投与の有無，経口血糖降下薬の効果遷延などの状況を確認する。また低血糖を繰り返すと**無自覚性低血糖**をきたし，重症低血糖につながることにも留意する。

　高齢者では，これまでできていたインスリン自己注射が認知症の悪化によりできなくなることがあるため，認知機能の評価も重要である[1]。

● **自己管理の確認と指導**　重症低血糖はみとめないが，最近1か月内に，4回以上の低血糖（血糖70 mg/dL以下）や，対処を要する低血糖症状があった場合，自己管理が指導通りにできているかをまず確認し，できていない場合は再度指導を行う。自己管理の確認のポイントは以下の通りである。

　①**食事療法**　食事量の不足，食事時間の遅れ，糖質摂取量の不足，アルコールの多飲などが低血糖の原因となる。

　②**運動療法**　運動を食後ではなく食前・空腹時に行っている場合には，低血糖のリスクが高くなるため，控えるように指導する。

　③**インスリン自己注射**　手技の確認を行う。正しいインスリン注射時間の指導や正しい単位設定の指導，体調に合わせた打ち方の指導，血糖測定のタイミングの指導，夜勤などがある患者では活動時間の調整などを行う。

　④**シックデイへの対応**　食欲低下・下痢・嘔吐など，シックデイの対応が不適切な場合も再指導する。

● **インスリン投与量の調整**　上記のいずれにも該当しない場合，インスリ

▭ NOTE

[1]同居する家族の協力や支援があればインスリン治療の継続は比較的容易であるが，独居高齢者の場合は，訪問診療，訪問看護，訪問介護を組み合わせたり，グループホームを利用したりすることで安全なインスリン療法の継続を考慮する必要がある。

ン投与量の調整を検討する。低血糖が朝食前である場合，基礎分泌に相当する持効型インスリン製剤の減量を考慮する。減量する単位数は，一般的には2〜4単位前後のことが多い。

　一方，朝食前以外の時間帯で低血糖を生じている場合は，追加分泌に相当する超速効型インスリンや速効型インスリンの減量を考慮する。たとえば，いつも低血糖が夕食前におこるのであれば，責任インスリンである昼食前の超速効型インスリンを1〜2単位減量するなどが考えられる。

### ▌最近1か月以内に高血糖が頻発している場合

　血糖自己測定により随時血糖400 mg/dL以上が3日以上続いている場合，糖尿病性ケトアシドーシスや高浸透圧高血糖状態などの高血糖性昏睡を予防するため，適切な対応が望まれる（●表3-20）。

　①**糖尿病性ケトアシドーシス**　インスリンの絶対的欠乏により重篤な代謝障害がおこり，治療が遅れるとショックや重篤なアシドーシスなどに陥る。よって，まずケトーシスの有無をアセスメントする必要がある。

　②**高浸透圧高血糖状態**　著しい高血糖と高度な脱水により血漿浸透圧の上昇をきたし，意識障害を引きおこす。血糖値が簡易血糖測定器で測定できなければ医師に報告し，緊急処置の指示に従って対応する。

　③**感染徴候の有無**　次に，感染徴候の有無をアセスメントする。発熱，感染部位および周囲の疼痛・腫脹・熱感などの感染徴候があれば医師に報告し，感染症に対応する。

　④**インスリン投与量の調整**　以上の状況を確認したうえで，インスリン投与量の調整を検討する。強化インスリン療法中で，空腹時血糖がつねに250 mg/dL以上であれば，基礎分泌相当のインスリンが不足していると考え，

●表3-20　糖尿病性ケトアシドーシスと高浸透圧高血糖状態の特徴

| 項目 | | 糖尿病性ケトアシドーシス | 高浸透圧高血糖状態 |
|---|---|---|---|
| 糖尿病の病態 | | インスリン依存状態 | インスリン非依存状態 |
| 年齢 | | 若年者（30歳以下）が多い | 高齢者が多い |
| 症状 | | 口渇，多飲，多尿，体重減少，悪心・嘔吐，腹痛，全身倦怠感 | 倦怠感などが出現することがあるが，特異的な症状はなし |
| 誘因 | | インスリン中断，インスリン必要量の増大，感染，心身ストレス，清涼飲料水の多飲，SGLT2阻害薬の投与 | 感染症，脱水，脳血管障害，手術，高カロリー輸液，薬剤（副腎皮質ステロイド薬，利尿薬，SGLT2阻害薬），内分泌疾患，心疾患 |
| 身体所見 | | 脱水，アセトン臭，クスマウル大呼吸，血圧低下，循環虚脱，頻脈 | 著明な脱水，血圧低下，循環虚脱，痙攣や振戦 |
| 検査所見 | 血糖値<br>尿中ケトン体<br>血清浸透圧<br>pH<br>血中Na$^+$濃度 | 250〜1,000 mg/dL<br>陽性〜強陽性<br>正常〜300 mOsm/kg<br>7.3以下<br>正常〜軽度低下 | 600〜1,500 mg/dL<br>陰性〜弱陽性<br>320 mOsm/kg以上<br>7.3〜7.4<br>150 mEq/L以上 |
| 予後 | | 繰り返すことが多い | 良好なことが多い |

上記が鑑別の目安となるが，明確に診断をつけることがむずかしい症例も多い。
（日本糖尿病学会編・著：糖尿病治療ガイド，2022-2023．文光堂，2023をもとに作成）

持効型インスリン製剤を2〜4単位増量する。食前血糖に比較して食後に著明な高血糖を呈している場合は，追加分泌相当のインスリンが不足していると考え，高血糖を示す時間帯の責任インスリン，たとえば夕食前の血糖値が高ければ昼食前の超速効型インスリンや速効型インスリンを1〜2単位増量する。

## 2 病態に応じたインスリンの投与量の調整

### ◆ 事例と処方例

#### ▌強化インスリン療法中のDさん

> 背景　56歳，女性。33歳のときに2型糖尿病と診断され，当初から経口血糖降下薬を開始し，43歳のときにインスリン導入となった。48歳から強化インスリン療法を行っており，外来に定期的に通院している。
>
> 処方　ノボラピッド®注　朝食直前10単位　昼食直前7単位　夕食直前8単位
> 　　　トレシーバ®注　眠前10単位
>
> 経過　外来受診時に血糖自己測定の結果を確認すると，朝食前の血糖は105〜230 mg/dL，昼食前の血糖は188〜306 mg/dL，夕食前血糖は135〜354 mg/dL，眠前血糖は180〜246 mg/dLであった。夕食前の血糖が354 mg/dLと高いときは，15時に間食を食べたためであることが聞きとりより確認できた。また，朝食前の血糖が230 mg/dLと高かった日の前日は外食をしたため食事量が多く，また脂肪摂取量も多かった。一方，昼食前は，朝食の摂取量はほぼ毎日一定であり，かつ昼食までに間食することもなく，また活動量も一定であることが確認された。身長158 cm，体重47 kg，BMI 18.8，HbA1c 8.5%，食後血糖値（PPG）342 mg/dL。
>
> 処方　ノボラピッド®注　朝食直前10単位から11単位に増量

　昼食前の血糖降下作用を期待して，超速効型インスリン製剤であるインスリン　アスパルト（ノボラピッド®）が増量された。朝食直前のインスリンを調整する際には，一般的には2単位程度増減することが多いが，Dさんはやせ型であるため，インスリン感受性がよいと想定し，1単位の増量とした。罹病期間も長く，またインスリン治療歴も長いため，インスリン抗体の出現（▶163ページ）にも注意が必要となる。食事状況を医師に報告し，管理栄養士からあらためて栄養指導を施行した。

#### ▌独居高齢者で訪問看護・介護を受けているEさん

> 背景　75歳，女性。2型糖尿病による糖尿病性腎症，糖尿病性足病変で左足切断後であり，独力では外出できない。身長162 cm，体重57 kg，HbA1c 8.0%，食後血糖値（PPG）243 mg/dL。
>
> 処方　ノボラピッド® 30ミックス注　朝10単位
> 　　　トレラグリプチンコハク酸塩（ザファテック®）錠50 mg　週1回水曜日　昼食後
>
> 経過　訪問看護時に看護師が血糖自己測定の結果を確認したところ，血糖の変動が大きく，とくに昼食前に低血糖がみとめられた。認知機能を確認す

ると，インスリン自己注射と血糖自己測定ができる程度には保たれている。トレラグリプチンコハク酸塩は週1回服用するDPP-4阻害薬であり，訪問介護ヘルパーが服薬を確認している。インスリン注射の手技を確認したところ，懸濁が十分になされていなかった。

**処方**　ノボラピッド®30ミックス注から**ライゾデグ®配合注**に変更。

　ノボラピッド®30ミックスは，溶解性の異なる2種類のインスリンからなる混合製剤である。混合製剤の場合，十分な懸濁をしないと，注射される超速効型インスリンと中間型インスリンの混合比率が一定しないため効果が安定せず，血糖値が不安定になる原因となる。Cさんは高齢であり，今後も手技は少しずつ不確実になることが予想される。ライゾデグ®も混合製剤であるが，懸濁を必要としない。そのため看護師は，ノボラピッド®30ミックスからライゾデグ®への変更を医師に提案し，処方の変更となった。

## ◆ インスリンを投与する前の確認事項

### ▌アセスメント

（1）誤投与を防ぐため，インスリン製剤の確認，投与量の確認を怠らない。

（2）食直前に投与する超速効型インスリンや速効型インスリンを使用する際は，食事の状況をよく把握しておく。

（3）著明な高血糖や低血糖がある場合，事前の指示を再確認する。

### ▌禁忌

　インスリンを静脈内投与するときは，速効型インスリンを用いる。ランタス®注は，バイアルに封入された無色澄明な液剤であるため，間違えて静脈内投与に用いないよう注意する。

### ▌実施にあたっての注意事項

（1）入院患者では，ペン型インスリン製剤は患者個人専用のものであり，感染症のリスクがあるため，他人に使用してはならないことを伝える。

（2）静脈内注射用の速効型インスリン（ヒューマリン®R，ノボリン®R）は100単位/mLであり，1単位は0.01 mLである。単位と投与量には十分に注意する（○図3-21）。インスリンの投与にあたっては，インスリン単位の誤認[1]や，専用シリンジを使用したかったことによる投与量の間違え（○plus），インスリン注入器の取違え[2]など，さまざまな医療事故が報告されている。各施設でのルールにのっとり，最新の注意をはらう必要がある。

## ◆ インスリンを投与したあとの観察事項

（1）皮下注射の場合，持効型インスリンは翌朝に空腹時血糖を，超速効型・速効型インスリンは次の食前血糖を確認し，効果判定を行う。

---

1）日本医療機能評価機構：医療安全情報No.131 インスリン単位の誤認（第2報）．2017年10月．
2）医薬品機器総合機構：PMDA医療安全情報No.37改訂版 インスリン注入器の取り扱い時の注意時について．2016年9月．

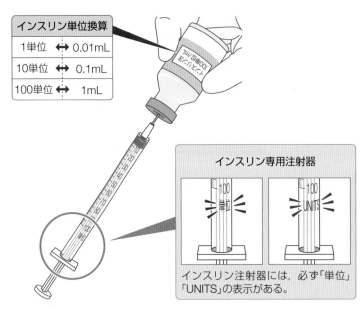

| インスリン単位換算 | |
|---|---|
| 1単位 ↔ 0.01mL | |
| 10単位 ↔ 0.1mL | |
| 100単位 ↔ 1mL | |

**インスリン専用注射器**

インスリン注射器には，必ず「単位」「UNITS」の表示がある。

**ツベルクリン反応用注射器　1mLプラスチック注射器**

一般の汎用注射器には「mL」の表記しかない。

**◎図 3-21　インスリン専用の注射器に表示されている単位**

---

| plus | インスリンバイアル製剤を取り扱う際の注意事項 |
|---|---|

　インスリンバイアル製剤を取り扱う際には，専用のインスリン注射器を使用しなければならない（◎図）。専用注射器を使用しなかったことにより，インスリン投与量を間違える事故が，繰り返し報告されている[*1]。インスリンバイアル製剤はすべて 100 単位/mL に統一されているので，専用の注射器を用いて，必ず単位を確認する必要がある（◎図 3-21）。

**●事例：糖尿病を合併している患者 A さんへの輸液**

　A さんは肥満を伴った糖尿病で，現在，絶食中であり栄養補給のために輸液を受けている。輸液の処方には，ビーフリード® 500 mL にヒューマリン®R の 6 単位を点滴内に注入するよう指示があった。

　看護師 X は，看護師としての経験は半年であり，今回初めて輸液の準備を担当した。看護師 X は，ヒューマリン®R のバイアルを冷蔵庫から取り出し，ツベルクリン反応用の注射器で 0.6 mL を吸引し，ビーフリード® の点滴バッグに注入した。通常，ダブルチェックを行うこととなっていたが，病棟のほかの看護師は患者の緊急対応で忙しく，近くに誰もいなかったため，ダブルチェックを行うことなく，投与にいたった。

　点滴開始後しばらくして，ナースコールが鳴った。看護師 X が先輩の看護師 Y と一緒に病室に行くと，患者 A さんは，頻脈・振戦・冷汗を呈していた。看護師 Y は看護師 X に対し，ただちに簡易血糖測定器で血糖値を測定するよう指示した。測定の結果，血糖値は 46 mg/dL まで低下していた。

　急いで 50%ブドウ糖 20 mL を静脈内注射し，同時にヒューマリン®R の調整方法を確認した。看護師 X は，インスリン専用注射器ではなく，ツベルクリン反応用の注射器を用いて 0.6 mL を注入しており，指示量の 10 倍の 60 単位が誤って投与されていることが判明した。

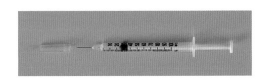

**◎図　インスリン専用注射器の例**
インスリン専用の注射器のキャップは，オレンジ色のものが多い。
（写真提供：ニプロ株式会社）

---

*1 医薬品医療機器総合機構：PMDA 医療安全情報 No. 23 改訂版　インスリンバイアル製剤の取り扱い時の注意について（インスリン注射器の使用徹底）．2020 年 11 月.

（2）まれにインスリンアレルギーを示すことがあるので，投与後に皮膚病変が発症した場合はすみやかに医師に報告する。

（3）予想以上の血糖降下や低血糖があった場合，インスリンの誤投与を疑い，頻回に血糖測定を行って，補正するとともに，原因解明を進める。

（4）インスリン長期使用者では体内に**インスリン抗体**が出現し，著しい低血糖や高血糖を呈することがある。著しい血糖変動がある場合にはインスリン抗体の出現の有無を確認し，インスリン抗体が強陽性である場合は，使用するインスリンの変更や経口薬の工夫を検討する必要がある。

# 2 脂質異常症

## 1 病態と症状

● **脂質代謝**　体内の脂質には，大きく分けてコレステロール，トリグリセリド（TG，トリグリセライド，中性脂肪），遊離脂肪酸，リン脂質の４種類がある❶。

　コレステロールやトリグリセリドはそのままでは血液にとけないため，アポリポタンパク質というタンパク質と複合体を形成してリポタンパク質となり，血液中を移動する（●図3-22）。リポタンパク質はその比重により，**カイロミクロン（キロミクロン）**，**超低比重リポタンパク質（VLDL）**，**中間比重リポタンパク質（IDL）**，**低比重リポタンパク質（LDL）**，**高比重リポタンパク質（HDL）**に分けられる。それぞれのリポタンパク質に含まれるコレステロールを，**LDL コレステロール（LDL-C）**，**HDL コレステロール（HDL-C）**とよぶ。

**□NOTE**

❶コレステロールはおもに肝臓で合成され，一部は食物から摂取される。コレステロールは生体膜の構成成分として必須であるほか，副腎皮質ホルモンや性ホルモンといったステロイドホルモンや，胆汁酸の原料でもある。トリグリセリドは，エネルギーが不足すると，脂肪組織でグリセロールと遊離脂肪酸に分解される。

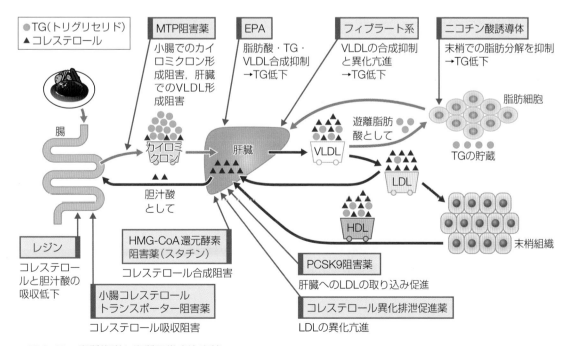

●図 3-22　**脂質代謝と脂質異常症治療薬**

○表3-21　脂質異常症診断基準

| LDL コレステロール | 140 mg/dL 以上 | 高 LDL コレステロール血症 |
|---|---|---|
| | 120〜139 mg/dL | 境界域高 LDL コレステロール血症** |
| HDL コレステロール | 40 mg/dL 未満 | 低 HDL コレステロール血症 |
| トリグリセライド | 150 mg/dL 以上（空腹時採血*） | 高トリグリセライド血症 |
| | 175 mg/dL 以上（随時採血*） | |
| Non-HDL コレステロール | 170 mg/dL 以上 | 高 non-HDL コレステロール血症 |
| | 150〜169 mg/dL | 境界域高 non-HDL コレステロール血症** |

*基本的に10時間以上の絶食を「空腹時」とする。ただし水やお茶などカロリーのない水分の摂取は可とする。空腹時
　であることが確認できない場合を「随時」とする。
**スクリーニングで境界域高 LDL-C 血症，境界域高 non-HDL-C 血症を示した場合は，高リスク病態がないか検討し，
　治療の必要性を考慮する。
・LDL-C は Friedewald 式（TC－HDL-C－TG/5）で計算する（ただし空腹時採血の場合のみ）。または直接法で求める。
・TG が 400 mg/dL 以上や随時採血の場合は non-HDL-C（＝TC－HDL-C）か LDL-C 直接法を使用する。ただしスク
　リーニングで non-HDL-C を用いる時は，高 TG 血症を伴わない場合は LDL-C との差が＋30 mg/dL より小さくな
　る可能性を念頭においてリスクを評価する。
・TG の基準値は空腹時採血と随時採血により異なる。
・HDL-C は単独では薬物介入の対象とはならない。
（日本動脈硬化学会編：動脈硬化性疾患予防ガイドライン 2022 年版．p.22，日本動脈硬化学会，2022 による，一部改変）

　カイロミクロンはトリグリセリドの割合が高く，LDL はコレステロール
を多く含む。カイロミクロンのトリグリセリドは，血管内で**リポタンパク質
リパーゼ（LPL）**の作用で加水分解されて，エネルギー源として利用されるか，
脂肪細胞に蓄積される。LDL はコレステロールを肝臓からほかの組織に運
搬し，HDL は組織からコレステロールを回収して肝臓に運搬する役割を
担っている。

●**脂質異常症**　血清脂質のうち，LDL-C とトリグリセリドのいずれか，あ
るいは両方が基準域をこえた状態，もしくは HDL-C が基準域より低下した
状態を脂質異常症とよぶ（○表3-21）。原発性の脂質異常症の原因として遺伝
子異常が同定されている。続発性（二次性）の脂質異常症の原因疾患には，甲
状腺機能低下症やネフローゼ症候群，糖尿病，クッシング症候群などがある。

●**症状**　脂質異常症の自覚症状はほとんどなく，健診などで発見される。
脂質異常症を放置すると動脈硬化性疾患❶が進行し，心筋梗塞や脳梗塞，閉
塞性動脈硬化症などの重大な疾患を発症する。

## 2 薬物療法の基本

### ◆ 治療の目標と方針

●**治療の目標**　脂質異常症の治療のおもな目的は，動脈硬化性疾患である
冠動脈疾患と，アテローム血栓性脳梗塞の発症の予防（一次予防），ならびに
進展阻止（二次予防）である。

●**一次予防のリスク評価**　一次予防の対象は，冠動脈疾患またはアテロー
ム血栓性脳梗塞の既往がない患者である。今後10年の動脈硬化性疾患発症
のリスクを**絶対リスク**とよぶ。絶対リスクは，合併症（①糖尿病，②慢性腎

□**NOTE**

❶血中を流れている LDL
は，血管内皮細胞下に侵入
し，酸化を受けて酸化
LDL となる。マクロ
ファージは，その酸化
LDL を異物として貪食し，
泡沫細胞となる。泡沫細胞
が血管内膜に蓄積したもの
がアテローム（粥腫）であ
り，動脈硬化の原因である。
HDL は，泡沫細胞からコ
レステロールを引き抜いて
血中に戻す役割がある。
よって，LDL 高値，HDL
低値は，動脈硬化のリスク
を高める。

▶ **表 3-22　リスク区分別脂質管理目標値**

| 治療方針の原則 | 管理区分 | 脂質管理目標値(mg/dL) | | | |
|---|---|---|---|---|---|
| | | LDL-C | Non-HDL-C | TG | HDL-C |
| 一次予防<br>まず生活習慣の改善を行った後薬物療法の適用を考慮する | 低リスク | <160 | <190 | <150(空腹時)***<br><175(随時) | ≧40 |
| | 中リスク | <140 | <170 | | |
| | 高リスク | <120<br><100* | <150<br><130* | | |
| 二次予防<br>生活習慣の是正とともに薬物治療を考慮する | 冠動脈疾患またはアテローム血栓性脳梗塞(明らかなアテローム****を伴うその他の脳梗塞を含む)の既往 | <100<br><70** | <130<br><100** | | |

- ・*糖尿病において，PAD，細小血管症(網膜症，腎症，神経障害)合併時，または喫煙ありの場合に考慮する。(引用文献の第3章5.2参照)
- ・**「急性冠症候群」，「家族性高コレステロール血症」，「糖尿病」，「冠動脈疾患とアテローム血栓性脳梗塞(明らかなアテロームを伴うその他の脳梗塞を含む)」の4病態のいずれかを合併する場合に考慮する。
- ・一次予防における管理目標達成の手段は非薬物療法が基本であるが，いずれの管理区分においてもLDL-Cが180 mg/dL以上の場合は薬物治療を考慮する。家族性高コレステロール血症の可能性も念頭においておく。(引用文献の第4章参照)
- ・まずLDL-Cの管理目標値を達成し，次にnon-HDL-Cの達成を目ざす。LDL-Cの管理目標を達成してもnon-HDL-Cが高い場合は高TG血症を伴うことが多く，その管理が重要となる。低HDL-Cについては基本的には生活習慣の改善で対処すべきである。
- ・これらの値はあくまでも到達努力目標であり，一次予防(低・中リスク)においてはLDL-C低下率20〜30%も目標値としてなりうる。
- ・***10時間以上の絶食を「空腹時」とする。ただし水やお茶などカロリーのない水分の摂取は可とする。それ以外の条件を「随時」とする。
- ・****頭蓋内外動脈の50%以上の狭窄，または弓部大動脈粥腫(最大肥厚4mm以上)
- ・高齢者については引用文献の第7章を参照。

(日本動脈硬化学会編：動脈硬化性疾患予防ガイドライン2022年版. p.71, 日本動脈硬化学会，2022による，一部改変)

臓病，③末梢動脈疾患)，性別，年齢，収縮期血圧，糖代謝異常(糖尿病は含まない)，血清LDL-C，血清HDL-C，喫煙の有無に基づいて評価され，**低リスク・中リスク・高リスク**の3つに分類される[❶]。

　これらの発症リスク分類に応じて，LDL-C，HDL-C，トリグリセリド，nonHDL-Cの管理目標値を決定する[❷]（▶表3-22）。

● **LH比**　近年では，LH比(LDL-C/HDL-C)やsd LDL[❸]も動脈硬化の危険因子として注目されている。LH比では，その判定において年齢や性差などほかの危険因子を加味する必要があり，今後，エビデンスに基づいた適正な基準値が示されると考えられる。

● **治療の方針**　動脈硬化性疾患の一次予防と二次予防のいずれにおいても，治療の基本は食生活の是正や身体活動の増加，適性体重の維持，禁煙などの生活習慣の改善である。生活習慣の改善で管理目標値に到達しない場合に，薬物療法を追加する。

## ◆ 治療薬の種類と作用機序

　高コレステロール血症に対する治療薬には，スタチンが推奨されている。トリグリセリドが500mg/dL以上の場合には急性膵炎の発症リスクが高いため，食事指導とともに薬物治療となる（▶表3-23）。

▶ NOTE

❶絶対リスクが2%未満を低リスク，2〜10%未満を中リスク，10%以上または合併症①〜③のいずれかのあるものが高リスクとされる。

❷血清中のLDL-C値を求める方法には，直接法のほか，Friedewald式から算出する計算法がある（▶表3-21）。

❸sd LDL

　LDLのなかでも小型で高比重の粒子は，小型高密度 small dense LDL(sd LDL)とよばれる。sd LDLは血管壁に取り込まれやすく，酸化されやすいなどの性質をもつため，LDLのなかでもとくに動脈硬化疾患の原因になりやすいことが報告されている。

◯**表 3-23　おもな脂質異常症治療薬の種類と特徴**

| 分類 | 特性 | | | おもな薬剤 | おもな副作用 |
|---|---|---|---|---|---|
| | LDL-C, nonHDL-C | TG | HDL-C | | |
| **高コレステロール血症治療薬** — HMG-CoA 還元酵素阻害薬（スタチン） | ↓↓～↓↓↓ | ↓ | ─～↑ | プラバスタチンナトリウム, シンバスタチン, フルバスタチンナトリウム, アトルバスタチンカルシウム水和物, ピタバスタチンカルシウム, ロスバスタチンカルシウム | 横紋筋融解症，肝機能障害など。フィブラート系薬，ニコチン酸誘導体，シクロスポリン，エリスロマイシンなどの併用でリスク増加。 |
| 小腸コレステロールトランスポーター阻害薬 | ↓↓ | ↓ | ↑ | エゼチミブ | 消化器症状，肝機能障害，CK 上昇。 |
| 陰イオン交換樹脂（レジン） | ↓↓ | ↑ | ↑ | コレスチミド, コレスチラミン | 消化器症状，とくに便秘。脂溶性ビタミンやほかの薬物も吸着させるため併用注意。 |
| コレステロール異化排泄促進薬 | ↓ | ─ | ↓↓ | プロブコール, エラスターゼ | QT 延長やトルサード-ド-ポアンツなど。定期的に心電図検査が必要。 |
| PCSK9 阻害薬 | ↓↓↓ | ↓～↓↓ | ─～↑ | エボロクマブ | 注射部位反応。 |
| MTP 阻害薬 | ↓↓↓ | ↓↓↓ | ↓ | ロミタピドメシル酸塩 | 消化器症状，肝機能障害。 |
| **高トリグリセリド血症治療薬** — フィブラート系 | ↑～↓ | ↓↓↓ | ↑↑ | ベザフィブラート, フェノフィブラート | 腎機能障害患者で横紋筋融解症をおこしやすい。スタチンとの併用注意。 |
| 選択的 PPAR α モジュレーター | ↑～↓ | ↓↓↓ | ↑↑ | ペマフィブラート | スタチンと併用できる。腎機能障害・胆石の患者は禁忌。 |
| ニコチン酸誘導体 | ↓ | ↓↓ | ↑ | ニセリトロール, ニコモール, トコフェロールニコチン酸エステル | 瘙痒感，末梢血管拡張による顔面紅潮。 |
| 多価不飽和脂肪酸（EPA） | ─ | ↓ | ─ | イコサペント酸エチル, オメガ-3 脂肪酸エチル | 出血傾向，消化器症状，肝機能障害，発疹。 |
| TG 血症治療薬 | ↓ | ↓ | ─ | デキストラン硫酸エステルナトリウム イオウ 18 | 胃腸障害，出血傾向 |
| **配合薬** | ↓↓↓ | ↓↓ | ↑ | エゼチミブ・アトルバスタチン（アトーゼット®）, エゼチミブ・ロバスタチン（ロスーゼット®） | スタチン，エゼチミブと同様。 |

## ▌高コレステロール血症治療薬

● **HMG-CoA 還元酵素阻害薬(スタチン)**　コレステロールの合成反応の律速酵素[1]である HMG-CoA 還元酵素を阻害することにより，肝臓でのコレステロール合成を阻害する。これにより肝細胞内のコレステロールが減少し，LDL 受容体の合成が亢進して，血中の LDL が肝細胞に取り込まれ，血中の LDL が減少する。高 LDL コレステロール血症の第一選択薬である。

　一般的に，LDL-C の低下の度合いが比較的マイルドな薬剤をスタンダードスタチンとよび，それに比べ作用が強い薬剤をストロングスタチンとよぶ。

● **小腸コレステロールトランスポーター阻害薬**　小腸粘膜に存在する小腸コレステロールトランスポーター Niemann-Pick C1-like1(NPC1L1)を阻害して，小腸からの食事および胆汁由来のコレステロール吸収を抑制して，血清コレステロール低下作用を示す。コレステロールの吸収を選択的に阻害するため，ビタミン A や D などの脂溶性ビタミンの吸収には影響を与えない。

● **陰イオン交換樹脂(レジン)**　腸管内で胆汁酸を吸着して便中に排泄させる。これにより，肝臓でのコレステロールから胆汁酸への異化が促進される。スタチンに忍容性がない患者，妊娠中・妊娠の可能性がある女性患者では，レジンが第一選択薬となる。レジンは，脂溶性ビタミンであるビタミン A，D，E，K の吸収障害を引きおこすことがある。スタチン，ジギタリス，ワルファリン，サイアザイド系利尿薬，甲状腺製剤などの併用では，薬剤がレジンに吸着して吸収が阻害されるので，服用の時間をずらす。

● **コレステロール異化排泄促進薬**　プロブコールは，LDL の異化亢進，とくに胆汁中へのコレステロールの排泄を促進する。強力な抗酸化作用をもち，黄色腫[2]に対する退縮効果がある。

● **PCSK9 阻害薬**　LDL 受容体分解促進タンパク質である PSCK9 を阻害して肝臓での LDL の取り込みを促進し，血中 LDL を低下させる[3]。

● **MTP 阻害薬**　小胞体にあるミクロソームトリグリセリド輸送タンパク質(MTP)を阻害して，肝細胞での VLDL 形成や小腸細胞でのカイロミクロン形成を抑制する[4]。

## ▌高トリグリセリド血症治療薬

● **フィブラート系**　高トリグリセリド血症に対して最も効果的な薬剤である。核内受容体の PPAR-$\alpha$（ペルオキシソーム増殖活性化受容体$\alpha$）を活性化することにより，トリグリセリド低下作用を示す。

● **ニコチン酸誘導体**　ホルモン感受性リパーゼの活性化を抑制することにより脂肪組織での脂肪分解を抑制し，遊離脂肪酸の肝臓への流入を減少させ，肝臓でのリポタンパク質合成を抑制する。HDL-C 上昇作用ももつ。

● **イコサペント酸エチル(EPA)**　魚油に多く含まれている$\omega$-3($n$-3)系脂肪酸[5]の一種であるイコサペント酸(エイコサペンタエン酸)の製剤である。肝臓でトリグリセリドを多く含む VLDL などの合成を抑制し，トリグリセリドを低下させる。

▱ NOTE
**[1] 律速酵素**
　一連の化学反応の速度を決める酵素のことである。

▱ NOTE
**[2] 黄色腫**
　脂質を蓄積したマクロファージが皮膚に浸潤し，皮膚や粘膜に黄色の丘疹や結節が生じたものである。
**[3]** スタチン単独では効果不十分な家族性高コレステロール血症患者と，虚血性心疾患の既往があり心血管イベントのリスクが高い高コレステロール血症患者に使用される。
**[4]** ホモ接合体家族性高コレステロール血症に使用される。

▱ NOTE
**[5]** 多価不飽和脂肪酸の一種である。

## ◆ 代表的な処方例

### ▌冠動脈疾患のリスクが高い高LDL-C血症のAさん

> **背景**　53歳，男性，非喫煙者。冠動脈疾患や脳血管障害の既往はない。TC 242 mg/dL，HDL-C 34 mg/dL，TG 105 mg/dL，血圧 132/82 mmHg。糖尿病・耐糖能異常なし。自覚症状はない。食事療法・運動療法を行うが，改善しない。
>
> **処方**　ピタバスタチンカルシウム錠2mg　1回1錠　1日1回　朝食後

　Aさんは冠動脈疾患の既往がないため，一次予防の対象である。高リスクの病態である糖尿病・慢性腎臓病・末梢動脈疾患はないが，男性であること，50代であること，収縮期血圧が120〜139 mmHg，HDL-Cが40 mg/dL未満であり，冠動脈疾患発症のリスクは中リスクと考えられる。よって，LDL-Cは140 mg/dL未満が管理目標値となる。

　ピタバスタチンはHMG-CoA還元酵素阻害薬のなかでも作用が強力なストロングスタチンであり，高LDLコレステロール血症では第一選択となる。効果不十分であれば増量するか，エゼチミブの併用が検討される。

## 3　薬物療法における看護師の役割

### ▌投与時の注意事項

　スタチンは，フィブラート系，ニコチン酸誘導体，シクロスポリン，エリスロマイシンなどの併用で横紋筋融解症（●192ページ）のリスクが増大する。

　スタチン，ジギタリス，ワルファリンカリウム，サイアザイド系利尿薬，甲状腺製剤などは，陰イオン交換樹脂（レジン）に吸着するため，併用時には服用間隔をあけて内服させる必要がある。またレジンは脂溶性ビタミン（ビタミンA，D，E，K）の吸収障害を引きおこすことがある。

### ▌服薬の指導

　脂質異常症は動脈硬化性疾患の最大の危険因子であるが，一次予防においては自覚症状がないため，治療の必要性がわかりづらい。服薬アドヒアランス向上のために，その薬剤の必要性を十分に説明する。

### ▌投与後の観察事項

● **効果判定**　薬物投与開始後は薬剤の効果判定とともに副作用の検査を行う。最初の3か月は毎月，その後は少なくとも3か月ごとの検査が望まれる。看護師は患者の管理目標値を確認し，管理目標値に達しているか判定する。

● **有害事象の徴候**　肝機能検査（AST，ALT，LDH，ALP，γ-GTP，総ビリルビン）や腎機能検査，クレアチニンキナーゼ（CK），血算などにより，副作用徴候を確認する。

● **重篤な副作用**　スタチンによる横紋筋融解症は，きわめてまれであるが，早期の発見が重要となる。初期症状である筋脱力や筋肉痛などのミオパチー様症状に注意するように服薬指導を行う。

# 3　骨粗鬆症

## 1　病態と症状

● **病態**　骨粗鬆症とは，骨密度の低下と骨質の劣化により骨強度が低下し，骨折や骨の変形をきたしやすくなる疾患である。骨では，骨芽細胞による骨形成と，破骨細胞による骨吸収がつねに繰り返され，組織が更新されている（◐図3-23）。これを**骨のリモデリング（骨代謝回転）**とよび，複数のホルモンが関与している❶。骨の吸収と形成のバランスがくずれて骨強度が低下するのが，骨粗鬆症である。

　骨量が減少するおもな原因は，閉経と加齢である。閉経ではエストロゲン減少によって骨吸収が亢進し（高代謝回転），加齢では骨形成能が低下する（低代謝回転）。一方，続発性骨粗鬆症の原因には，副腎皮質ステロイド薬などの薬物や，副甲状腺機能亢進症やクッシング症候群などの内分泌疾患，栄養障害などがある。

● **症状**　骨粗鬆症では，日常生活での軽い動作でも腰椎の椎体圧迫骨折をきたしたり，転倒により大腿骨近位部の骨折をきたしやすくなる。骨折により ADL が障害され，寝たきりになることによって高齢者の QOL の低下にもつながる。したがって，骨折予防のための治療が重要となる。

## 2　薬物療法の基本

### ◆ 治療の目標と方針

● **治療の目標**　骨密度を維持し，骨折を予防することである。
● **治療の方針**　骨粗鬆症治療では，骨折を予防する薬物と，疼痛を抑制する薬物が用いられる。骨折予防の薬物には，骨吸収抑制薬，骨形成促進薬，

**NOTE**
❶副甲状腺ホルモン（PTH）は，骨吸収を促進し，また腎臓の近位尿細管においてビタミン $D_3$ を活性化させる。活性型ビタミン $D_3$ は，小腸においてカルシウムの吸収促進に関与し，また腎臓の尿細管に作用してカルシウムの再吸収を促進させるなどして，血中カルシウム濃度を上昇させる。
　一方，甲状腺から分泌されるカルシトニンは，骨吸収を抑制し，腎臓でのカルシウム再吸収を低下させることで血中カルシウム濃度を低下させる。

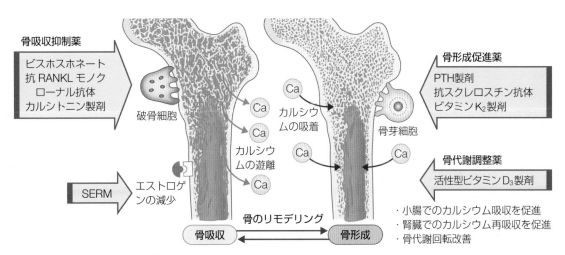

◐図 3-23　骨粗鬆症と治療薬

◯表3-24　おもな骨粗鬆症治療薬の種類と特徴

| 分類 | | おもな薬剤 | おもな副作用 |
|---|---|---|---|
| 骨吸収抑制薬 | ビスホスホネート | リセドロン酸ナトリウム水和物，ミノドロン酸水和物，アレンドロン酸ナトリウム水和物，エチドロン酸二ナトリウム，イバンドロン酸ナトリウム水和物，ゾレドロン酸水和物 | 胃腸障害，顎骨壊死 |
| | SERM | ラロキシフェン塩酸塩，バゼドキシフェン酢酸塩 | 静脈血栓症 |
| | 抗RANKLモノクローナル抗体 | デノスマブ | 低カルシウム血症，顎骨壊死 |
| | カルシトニン製剤 | エルカトニン | 低カルシウム血症 |
| 骨形成促進薬 | 副甲状腺ホルモン(PTH)製剤 | テリパラチド酢酸塩，アバロパラチド酢酸塩 | 悪心・嘔吐，高カルシウム血症 |
| | 抗スクレロスチンモノクローナル抗体 | ロモソズマブ | 低カルシウム血症，顎骨壊死 |
| 骨代謝調整薬 | ビタミンK$_2$製剤 | メナテトレノン | ワルファリンカリウムの抗凝固作用を阻害 |
| | 活性型ビタミンD$_3$製剤 | アルファカルシドール，カルシトリオール，エルデカルシトール | 高カルシウム血症 |
| | カルシウム製剤 | L-アスパラギン酸カルシウム水和物，リン酸水素カルシウム水和物 | 高カルシウム血症 |

骨代謝調整薬がある（◯表3-24）。

　薬物療法の対象となるのは，脆弱性骨折がある場合と，骨密度が若年成人平均値 young adult mean（YAM）の70%以下または−2.5 SD（標準偏差）以下で，骨粗鬆症と診断された場合のほか，骨量減少域（YAMの70%以上80%未満）であっても大腿骨近位部骨折の家族歴を有する場合にも検討される。

## ◆ 治療薬の種類と作用機序

### ▌骨吸収抑制薬

● **ビスホスホネート**　破骨細胞にアポトーシスをおこして骨吸収を阻害する。骨粗鬆症治療の第一選択薬として用いられることが多い。

● **選択的エストロゲン受容体モジュレータ（SERM）**　骨のエストロゲン受容体にはアゴニスト（作動薬）として作用して骨吸収抑制作用を示し，子宮内膜や乳腺にはアンタゴニスト（拮抗薬）として作用するため，エストロゲン依存性腫瘍のリスクを上げない。椎体骨折を抑制する。

● **抗RANKLモノクローナル抗体**　破骨細胞分化促進因子であるNF-$\kappa$B活性化受容体リガンド receptor activator of nuclear factor kappa B ligand（**RANKL**）を標的とするモノクローナル抗体で，破骨細胞の成熟を強力に阻害する。

● **カルシトニン製剤**　腰背部痛などの骨粗鬆症による骨痛に対して使用され，QOLを改善する。

### ▌骨形成促進薬

● **副甲状腺ホルモン（PTH）製剤**　骨芽細胞の分化促進作用およびアポトーシス抑制作用により骨形成を促進し，骨密度の増加をもたらす。

● **抗スクレロスチンモノクローナル抗体**　骨芽細胞の分化誘導を抑制するスクレロスチンに対するモノクローナル抗体である。骨芽細胞による骨基質産生を促進し，骨形成を促進する。骨吸収抑制作用もある。1か月に1回，皮下注射で投与し，12か月継続する。

### 骨代謝改善薬

● **ビタミン K$_2$ 製剤**　骨にカルシウムを沈着させる作用のあるオステオカルシンを活性化する。

● **活性型ビタミン D$_3$ 製剤**　活性型ビタミン D$_3$ 製剤は，腸管でのカルシウムの吸収を促進させ，骨代謝回転を改善して，骨形成を促進する。

● **カルシウム製剤**　カルシウム単独ではその作用は弱いが，ほかの骨粗鬆症治療薬の効果を高める。

## ◆ 代表的な処方例

### 65 歳で圧迫骨折の既往のある A さん

> **処方** ミノドロン酸錠 50 mg　1回1錠　4週に1回　起床時

　A さんには，圧迫骨折の既往があり，骨密度の低下がみとめられたため，骨粗鬆症治療が開始された。骨粗鬆症ではビスホスホネートが第一選択薬となる。月1回の服薬で治療が可能である。ビスホスホネートは，食道炎などを予防するため，180 mL 程度の十分量の水とともに服用し，服薬後少なくとも 30 分は横にならないよう指導する。薬物相互作用も多いため，水以外の飲食や，ほかの薬剤の経口摂取も避ける必要がある。

### ビスホスホネート薬を服用していても骨密度が低下している B さん（72 歳，女性，大腿骨近位部骨折の既往あり）

> **処方** デノスマブ（プラリア®）皮下注 60 mg　6か月に1回　皮下注射
> デノタス® チュアブル配合錠　1日1回　1回2錠

　大腿骨近位部骨折があるため，ビスホスホネートでの治療が基本となる。さらに腰痛圧迫骨折が発症するなど，骨密度が低下する場合は追加の治療が必要となる。デノスマブは抗 RANKL モノクローナル抗体で，破骨細胞の分化と活性化を阻害することにより，すみやかに骨吸収を抑制する。6か月に1回の皮下投与で，強力な骨密度の増加と骨折予防効果が得られる。

　デノスマブの投与時には，低カルシウム血症の予防のため，血清補正カルシウム値が高値でなければ，カルシウム製剤とビタミン D$_3$ 製剤を経口補充する。高カルシウム血症の危険性を低減するため，天然型ビタミン D$_3$ 製剤を使用する。デノタス® チュアブル配合錠は，沈降炭酸カルシウム，コレカルシフェロール（天然型ビタミン D$_3$ 製剤），炭酸マグネシウムを含有する経口剤であり，デノスマブと併用される❶。

□NOTE

❶ ただし，ビタミン D$_3$ の活性化が障害されている腎機能障害患者や，すでに活性型ビタミン D$_3$ を使用している患者では，適宜，活性型ビタミン D$_3$ を使用するとともに，カルシウム製剤については投与の必要性が判断され，投与量が適宜調整される。

## 3 薬物療法における看護師の役割

### ▊ 投与時の注意事項

　ビタミン $K_2$ 製剤は，抗ビタミン $K_2$ 薬であるワルファリンカリウムの抗凝固作用を減弱させる。心房細動や静脈血栓症の患者では，ワルファリンカリウムによる抗血栓療法を行っていることがあるため，併用薬を確認する。

### ▊ 服薬の指導

　ビスホスホネートを服用する際には，以下の点に注意するよう指導する。

(1)ビスホスホネートは腸での吸収効率が低い。とくに食後に服用すると，食物中の $Ca^{2+}$ などの金属イオンとキレート（●18ページ）を形成することで吸収されにくくなるため，起床時に服用するように指導する。また，ビスホスホネートを服用した日の午前中は，牛乳やカルシウム補給剤などの $Ca^{2+}$ を多く含む食品のほか，アルミニウムを含む制酸薬やマグネシウム製剤，鉄剤を飲まないように指導する。

(2)ビスホスホネートは食道で長くとどまると，食道炎や食道潰瘍を生じるため，約 180 mL 程度の十分量の水で服薬し，服薬後 30 分は臥床をさけ，水以外の飲食は控えるように指導する。

(3)GLP-1 受容体作動薬である経口セマグルチドを併用している場合，ビスホスホネート服用日のみ，セマグルチドは服用しないように指導する。

### ▊ 投与後の観察事項

● **効果判定**　ビスホスホネートでは，開始半年～1年後に X 線骨密度測定装置により腰椎の骨量測定を行い，治療前と比較して有意に増加がみられれば治療効果ありと判定される。一方，治療後の経過観察で有意な骨量減少がみられた場合は，治療内容の再考が望ましい。

● **副作用の早期発見**　ビタミン D 製剤では，高カルシウム血症をきたすことがあるので，定期的に血清カルシウム濃度を測定する。食欲不振，悪心・嘔吐，口渇，多尿などの高カルシウム血症の初期症状に注意する。

　抗 RANKL モノクローナル抗体のデノスマブは，重篤な低カルシウム血症をきたすことがあるため，血清カルシウム値を早期から定期的に測定する。

● **重篤な副作用**　顎骨壊死は，ビスホスホネートを服用中の患者で抜歯などの侵襲的歯科処置後に発生することが多く，**ビスホスホネート関連顎骨壊死**とよばれる。ビスホスホネート患者で抜歯など侵襲的歯科処置の際は，休薬が望ましい。

# 4 関節リウマチ

## 1 病態と症状

### ▊ 病態

　関節リウマチ rheumatoid arthritis（RA）は，慢性多関節炎をきたす代表的な疾患である。原因の詳細はまだ解明されていないが，関節内面の滑膜で炎症

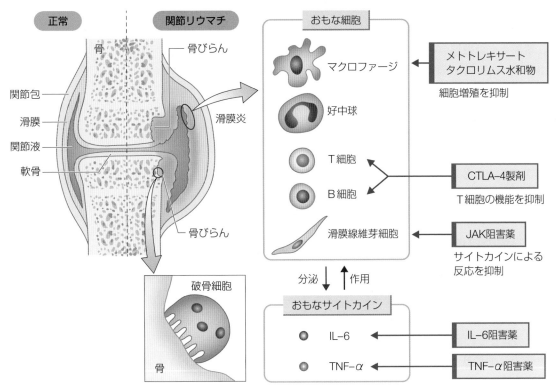

○**図 3-24　関節リウマチの病態と抗リウマチ薬**

が続く（○図3-24）。関節リウマチ患者の滑膜では，リンパ球（T細胞，B細胞）やマクロファージが，**TNF-α**などの炎症性サイトカインを分泌し，滑膜線維芽細胞がその影響下で**IL-6**を産生するなど，相互に刺激し合って活性化・増殖している。滑膜線維芽細胞は，破骨細胞の分化を促す**RANKL**（○170ページ）や，軟骨分解作用をもつマトリックスメタロプロテアーゼ matrix metalloproteinase（**MMP**），血管新生を促進する血管内皮細胞増殖因子 vascular endothelial growth factor（**VEGF**）なども産生し，病態に寄与する。増殖・肥厚した滑膜組織は**パンヌス**とよばれ，骨・軟骨を侵食していく。

　関節リウマチは早期に適切に治療しなければ，軟骨や骨が破壊されて関節が変形し，関節可動域が制限されて機能がそこなわれてしまう。

### 症状・検査所見

● **症状**　関節痛や関節のこわばりがおもな初期症状である。疾患の活動性が高い時期は，微熱・倦怠感などの全身症状を伴うことがある。進行すると手指などの関節変形をみとめる。関節外症状として，リウマトイド結節や間質性肺炎，血管炎などを合併することもあり，ときに生命予後にも影響する。とくに間質性肺病変はリウマチ肺ともよばれ，頻度が高い。

● **評価**　疾患の活動性は，患者による**VAS**（○48ページ）を用いた疼痛評価や，腫脹関節・圧痛関節の数，赤血球沈降速度（赤沈），C反応性タンパク質（CRP）などを含む複合指標を用いて，定期的・客観的に評価する。**リウマトイド因子❶**と**抗CCP抗体❷**はそれぞれ約70％の症例で陽性となるが，これ

▭ NOTE

❶**リウマトイド因子**
　IgG に対する自己抗体のことである。

❷**抗CCP抗体**
　関節リウマチ患者にみられるシトルリン化ペプチドに対する自己抗体のことである。

らが陰性の症例も少なくない。とくにリウマトイド因子は他疾患でも陽性となる場合がある。

　滑膜炎や骨破壊の程度は，それぞれ関節の超音波検査やX線検査で評価される。関節超音波検査では，肥厚した滑膜が低吸収域として，またドップラーを用いて血流増多を検出でき，骨びらんや腱鞘滑膜炎の評価にも用いられる。X線検査では，関節リウマチに特徴的な骨粗鬆症を伴う骨びらんや，軟骨損傷を反映する関節裂隙の狭小化が検出される。早期診断にMRIを用いることもある。肺病変の有無，結核の既往の有無などを確認するため，胸部X線検査も必須である。

## 2 薬物療法の基本

### ◆ 治療の目標と方針

● **目標**　関節リウマチの治療の目標は，疾患活動性を抑制して疼痛を除去するとともに，関節機能の低下を防ぐことである。多くの場合，寛解を目ざして治療を行うが，長期罹患患者・高齢患者などにおいては疾患の活動性を抑えることを代替目標とすることもある。

● **方針**　関節リウマチの滑膜炎では，TNF-αやIL-6などのサイトカインが中心的な役割を果たしているため，薬物療法の目的は，これらの作用を阻害することにより炎症を沈静化することである（◯図3-24）。ただし，炎症は本来，病原体を排除するための生体防御反応であるため，薬物療法により強力に免疫を抑制すると，感染症などが重症化する危険性がある。

### ◆ 治療薬の種類と作用機序

#### ▌抗リウマチ薬

　診断が確定したら，早期から**抗リウマチ薬** disease modifying antirheumatic drugs（**DMARDs**）を用いて寛解を目ざす（◯表3-25）。DMARDsは，合成内服薬 conventional synthetic DMARDs（**csDMARDs**）のほかに，生物学的製剤 biologic DMARDs（**bDMARDs**），分子標的薬 targeted synthetis DMARDs（**tsDMARDs**）がある。

● **csDMARD**　治療の第一選択薬である**メトトレキサート**[❶]methotrexate（MTX）は，中心的な治療薬（アンカードラッグ）と位置づけられている。メトトレキサートは，DNA合成に必要となる葉酸が活性型に変換されるのを阻害するため，炎症部位で細胞が増殖するのを抑えることができ，結果的に炎症性サイトカインの産生が抑制される。同時に正常細胞の増殖も抑制されるため，血球減少や口内炎・胃腸障害などの副作用を生じることがある。**葉酸製剤**の投与で作用を中和し，副作用を軽減させることができる。

　腎機能障害，活動性間質性肺炎の合併，その他の理由で使用できない症例を除き，基本的にはまずメトトレキサートを十分量使用し，それでも関節炎のコントロールが不十分な場合には，生物学的製剤の併用が検討される。

● **bDMARDs**　生物学的製剤として，TNF-αやIL-6に対するモノクロ

▭NOTE

**❶メトトレキサート**
　1990年代以降，メトトレキサートの普及によって関節リウマチにおける関節機能の予後は著しく改善している。16 mg/週までの投与がみとめられているが，日本人の場合は平均して12 mg/週程度までを用いることが多い。2022年に皮下注射製剤（メトジェクト®）も承認・保険収載され，消化器症状などで増量が困難な場合などに用いることができるようになった。

●表3-25　おもな関節リウマチ治療薬の種類と特徴

| 分類 | おもな薬剤 | 特徴 |
|---|---|---|
| csDMARDs | メトトレキサート | 関節リウマチにおける中心的治療薬。休薬期間があるため，用法に注意する。血球減少の副作用を軽減するため，葉酸を併用する。 |
| | サラゾスルファピリジン | マクロファージやT細胞の炎症性サイトカインの産生を抑制する。メトトレキサートの使用がむずかしい場合や高齢者で，選択肢の1つである。エスケープ現象*1がみられる。 |
| | ブシラミン | 日本・韓国などの限られた地域で採用されている。エスケープ現象がみられ，長期使用でネフローゼ症候群のリスクがある。 |
| | タクロリムス水和物 | T細胞の細胞内情報伝達経路を阻害する免疫抑制薬である。メトトレキサートが使用できない場合の選択肢の1つである。 |
| | イグラチモド | 肝機能障害に注意しながら少量より開始する。 |
| bDMARDs | インフリキシマブ，ゴリムマブ，アダリムマブ，セルトリズマブペゴル | 抗TNF-α抗体である。インフリキシマブはメトトレキサートの併用が必須である。ほかは単独でも使用できるが，メトトレキサートと併用するほうが効果は高い。 |
| | エタネルセプト | TNF-α受容体製剤 |
| | オゾラリズマブ | 抗TNF-αナノボディ*2と抗ヒトアルブミンナノボディの重合体である。分子量が小さく組織浸透性が高いとされる。 |
| | トシリズマブ，サリルマブ | 抗IL-6受容体抗体である。感染症があってもCRPが上昇しにくくなるので，投与中には注意が必要である。 |
| | アバタセプト | CTLA-4製剤である。T細胞の活性化を抑制する。安全性が高く高齢者でも使いやすい。 |
| tsDMARDs | トファシチニブクエン酸塩，バリシチニブ，ペフィシチニブ臭化水素塩酸，ウパダシチニブ水和物，フィルゴチニブマレイン酸塩 | JAK阻害薬である。メトトレキサートを十分量投与しても効果不十分な症例に対する選択肢の1つである。血栓症・悪性腫瘍のリスク評価のうえで投与する。 |
| 副腎皮質ステロイド薬 | プレドニゾロン | 感染症と骨粗鬆症に注意する。急に中断すると離脱症候群をおこすことがある。 |
| NSAIDs | ロキソプロフェンナトリウム水和物，ジクロフェナクナトリウム，メロキシカム，セレコキシブ | 抗リウマチ薬によるコントロールが不十分で，疼痛を緩和する必要がある場合に限って，補助的に用いる。胃潰瘍と腎機能障害に注意する。とくに高齢者では副作用が出やすいので，少なめに投与する。 |

*1 効果がみられていても経過中に効果が減弱することを，エスケープ現象とよぶ。
*2 ラクダ科の動物によって生成される特殊な抗体に由来する分子である。

ナール抗体が注射薬として利用されている。

　**[1] TNF-α阻害薬**　TNF-αの抗体製剤（抗TNF-α抗体製剤）とTNF-α受容体製剤●がある。どちらも血中や組織に存在するTNF-αの作用を抑制する。

　**[2] IL-6阻害薬**　IL-6受容体に対するモノクローナル抗体（抗IL-6受容体抗体）は，IL-6が受容体に結合するのを阻害する。

　**[3] CTLA-4製剤**　CD28は，T細胞上で抗原提示細胞に結合して，T細胞に刺激を伝える因子である。CTLA-4製剤はこれを阻害し，T細胞の活性化を抑制する。

　生物学的製剤には，静脈内注射製剤と皮下注射製剤があり，とくに皮下注

□NOTE
❶TNF-α受容体製剤は，TNF-αが細胞表面の受容体に結合する前に中和する作用をもつ。

射製剤では自己注射が可能なものが多く，利便性が高い。初期の静脈内注射製剤では，投与時にまれに重篤なアナフィラキシー様反応がおこるが，多くの場合，投与時反応・注射部位反応は軽微である。いずれの製剤も，おもに感染症の発症に注意する。

● **tsDMARDs**　JAK(ヤヌスキナーゼ)は，多くの炎症性サイトカインやインターフェロンなどからのシグナルを細胞内に伝達する細胞内シグナル伝達因子である。**JAK阻害薬**❶はこの経路を阻害して，炎症反応を抑制する。一部の患者では，血栓症・悪性腫瘍の頻度が上昇する可能性が指摘されており，リスクを評価したうえで投与される。

**NOTE**
❶2023年現在，5剤のJAK阻害薬が関節リウマチに対して使用可能である。

### そのほかの薬剤

● **副腎皮質ステロイド薬**　かつては副腎皮質ステロイド薬を長期間服用している症例が多かった。しかし近年では，メトトレキサートと生物学的製剤で多くの症例がコントロールできるようになってきたため，感染症や骨粗鬆症などの副作用をきたしやすい副腎皮質ステロイド薬の使用は推奨されていない。疾患活動性が高く，ADLの低下が著しい場合などに一時的に併用せざるをえないこともあるが，その後はなるべく漸減，中止をはかることが望ましい。ただし，間質性肺炎や血管炎などの関節外病変に対しては，副腎皮質ステロイド薬を中心とした治療が必要となる場合がある。

● **NSAIDs**　非ステロイド性抗炎症薬(NSAIDs)の内服も，必要最小限にとどめるべきで，とくに高齢者では胃潰瘍や腎機能障害などの副作用(▶123ページ)が発現しやすいので注意が必要である。

## ◆ 代表的な処方例

### 関節リウマチの治療中のAさん

処方　**メトトレキサートカプセル2mg**　朝食後2カプセル，夕食後1カプセル　土曜日に服用
**メトトレキサートカプセル2mg**　朝食後1カプセル　日曜日に服用
**葉酸(フォリアミン®)錠5mg**　朝食後1錠　火曜日に服用
<コントロールが不十分の場合，以下を追加>
**エタネルセプトBS皮下注50mgペン1.0mL**　毎週1回　皮下注射

メトトレキサートは，効果と副作用の点から❷，基本的に1週間分を3回に分けて約12時間ごとに服用することが望ましい。休薬期間が定められているため，決められた曜日のみに服用するよう，患者に指導する(▶図3-25)。血球減少などの副作用が懸念される場合には，あらかじめ翌々日に葉酸を服用させる。

**NOTE**
❷通常6〜8mg/週から開始し，効果と副作用を確認しながら16mg/週まで漸増できる。

生物学的製剤は，効果・副作用の点で製剤間に大きな差はなく，投与方法などを考えて選択する。とくにTNF-α阻害薬は，メトトレキサートとの併用で効果が高まるが，インフリキシマブ以外は単独での使用も可能である。

アダリムマブ，セルトリズマブ，エタネルセプト，ゴリムマブ，サリルマブ，トシリズマブ，アバタセプトは自己注射が可能な生物学的製剤である。

| 土 | | 日 | | 月 | 火 | 水 | 木 | 金 |
|---|---|---|---|---|---|---|---|---|
| 朝 | 夕 | 朝 | 夕 | | 朝 | | | |
| MTX | MTX | MTX | ← MTX 休薬期間 | | | | | → |
| | | | | | フォリアミン® | | | |

a. 服薬スケジュールの例

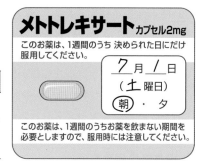

b. メトトレキサートの包装の例

▶図 3-25　メトトレキサートの服薬スケジュール

患者が正しく自己注射できるよう，指導を行う。

## 3　薬物療法における看護師の役割

### ▌投与時の注意事項

● **生物学的製剤**　活動性の感染症がある場合には，生物学的製剤の投与は禁忌である。結核菌・肝炎ウイルス・帯状疱疹ウイルスなどの潜在感染症の再活性化の可能性にも注意する。インフリキシマブなどの抗 TNF-α 抗体製剤は，多発性硬化症などの脱髄性疾患およびその既往歴，うっ血性心不全がある場合には，増悪や再発の可能性があるので禁忌である。

　生物学的製剤はタンパク質製剤であるため，薬剤に対する抗体産生や重篤なアレルギー反応を引きおこす危険性があることにも留意する。

(1) 投与前に感染症や，薬剤の副作用を示唆する症状がないことを確認する必要がある。そのため，①発熱，戦慄，寝汗，②鼻汁，咳嗽，咽頭痛，喀痰，息切れ，③腹痛，悪心，下痢，④頻尿，排尿時痛，⑤発疹，瘙痒，蕁麻疹，口内炎，⑥視力低下，複視，⑦尿失禁，便失禁，⑧手足のしびれ，筋肉痛，筋力低下，について問診し，必要があれば投与の可否について医師に相談する。

(2) 投与前に体温・血圧・脈拍を測定し，記録する。

(3) 気道確保と酸素吸入，アドレナリンや副腎皮質ステロイド薬の投与などの緊急処置を，ただちに実施できる環境で投与する。

(4) エタネルセプトやアダリムマブなどの自己注射においては，患者が安全に実施できるようにマニュアルに従って十分な指導を行う。正しい手技が習得できていない場合には，そのことを主治医に伝え，製剤の変更などを検討する。

### ▌服薬の指導

(1) 副腎皮質ステロイド薬は，長期間服用していた人が急に中断すると，疾患の悪化のみならず，離脱症候群をおこすことがある（▶51ページ）。あらかじめ，飲み忘れた場合や嘔吐した場合は，追加で服用するよう指導しておく。また，外科手術などを受ける際には，副腎皮質ステロイド薬を服用していることを医師に伝えるよう指導する。

（2）感染症を予防するため，インフルエンザワクチンおよびCOVID-19ワクチンはできるだけ接種することをすすめる。高齢者では肺炎球菌ワクチンの接種もすすめる。とくにJAK阻害薬を投与する際には，50歳以上であることや，帯状疱疹の既往などのリスク因子に応じて，組換え帯状疱疹ワクチン❶の投与を検討する。

（3）発熱時や副作用が考えられる場合の服薬について，あらかじめ連絡方法を指導しておく。

❏NOTE
❶シングリックス®筋注用などがある。

### ▌ 投与後の観察事項

（1）メトトレキサートなどは，それまで副作用がなかった投与量でも，脱水やNSAIDs服用による腎血流量低下が原因となり，一時的に血中濃度が上昇して副作用が発現することがある。

（2）メトトレキサートのように，休薬期間があり，決められた曜日にのみ服用する薬剤については，正しく管理できていることを確認する（◉plus）。

（3）発熱・咳・呼吸困難などの症状が出現した場合は，細菌性肺炎や結核，ニューモシスチス肺炎，薬剤性肺障害，関節リウマチによる間質性肺炎などを想定して対処する。高齢，既存の肺疾患，副腎皮質ステロイド薬併用，bDMARDs，tsDMARDsの服用などは，ニューモシスチス肺炎の危険因子となる❷。

● **重篤な副作用**　抗リウマチ薬，生物学的製剤，副腎皮質ステロイド薬はいずれも，免疫抑制作用をもつため，易感染性状態に陥る危険性があることをつねに念頭におく。

❏NOTE
❷該当者にはST合剤の内服などによる予防措置が考慮される。

---

| plus | **メトトレキサートの過剰投与に伴う骨髄抑制** |
| --- | --- |

　メトトレキサート製剤を，連日服用したことにより，患者に影響があった事故が，繰り返し報告されている[1,2]。

　免疫抑制薬の一種であるメトトレキサートは，休薬期間が必要な特殊な服用方法の内服薬である（◉13ページ）。誤って連日服用すると，骨髄抑制などの重篤な副作用発現のおそれがある。

　薬剤を患者に渡す際には，製剤のシートにある服薬日時欄に，服薬日を必ず記入し，患者に休薬期間が必要であることを説明して，服用日を明確に伝える必要がある。長年，メトトレキサート製剤を服用している患者でも，入退院時や用量の変更時などに誤った服用をしてしまったり，残薬を誤って服用したりするケースが報告されている。服薬状況や残薬状況について，丁寧に確認することも重要である。

---

[1] 医薬品医療機器総合機構：PMDA医療安全情報 No.49 抗リウマチ剤メトトレキサート製剤の誤投与(過剰投与)について(その2). 2016年11月.

[2] 日本医療機能評価機構：医療安全情報 No.167 抗リウマチ剤(メトトレキサート)の過剰投与に伴う骨髄抑制(第3報). 2020年10月.

# F　精神疾患の薬物療法

## 1　精神および神経症状にかかわる薬物

### 1　向精神薬の分類

　主要な精神疾患の多くはその機序が解明されていない。精神疾患の治療には，認知行動療法などの精神療法や，デイケアなどで行われる作業療法とともに，薬物療法が有効である❶。中枢神経系に作用し，精神活動になんらかの影響を与える薬物を**向精神薬**という。向精神薬には，睡眠薬，抗うつ薬，抗精神病薬，抗不安薬および抗てんかん薬などが含まれる（◐表3-26）。

□ NOTE
❶たとえば統合失調症の場合，薬物療法により70〜80％の患者の症状が改善する。

### 2　向精神薬の副作用

● **副作用と忍容性**　副作用がない薬はない。抗精神病薬における鎮静という薬理作用は，急性期の興奮状態には主作用としてはたらくが，維持期や回

◐表3-26　向精神薬の分類と特徴

| 分類 | 特徴 | おもな薬物 |
|---|---|---|
| 睡眠薬<br>（◐78ページ） | 不眠は1つの疾患でもあり，1つの症状でもある。多くの精神疾患でみられ，発症時や再燃時だけではなく，前駆状態の時期にも出現する。不眠の治療は，精神疾患の治療と予防において重要である。 | • ベンゾジアゼピン系薬<br>• 非ベンゾジアゼピン系薬<br>• オレキシン受容体拮抗薬<br>• メラトニン受容体作動薬 |
| 抗うつ薬<br>（◐182ページ） | 抗うつ薬は，セロトニンやノルアドレナリンなどのモノアミンの作用を増強することで抗うつ効果を発揮する。抗不安作用をあわせもつので，不安症の治療にも用いられる。 | • 選択的セロトニン再取り込み阻害薬（SSRI）<br>• セロトニン-ノルアドレナリン再取り込み阻害薬（SNRI）<br>• ノルアドレナリン作動性・特異的セロトニン作動性抗うつ薬（NaSSA）<br>• セロトニン再取り込み阻害・セロトニン受容体調節薬（S-RIM） |
| 抗精神病薬<br>（◐187ページ） | 統合失調症や双極症の治療に用いられる。定型抗精神病薬と非定型抗精神病薬に分けられる。 | 〈非定型抗精神病薬〉<br>• セロトニン・ドパミン拮抗薬<br>• クロザピンと類似化合物<br>• ドパミン受容体部分アゴニスト<br>〈定型抗精神病薬〉<br>• ブチロフェノン系薬<br>• フェノチアジン系薬 |
| 抗不安薬<br>（◐193ページ） | 多くの精神疾患においてみられる不安およびそれに関連する心理的・身体的症状の治療に用いられる。 | • ベンゾジアゼピン系薬<br>• セロトニン 5-HT$_{1A}$受容体作動薬 |
| 抗てんかん薬<br>（◐199ページ） | てんかんの治療に用いられる。作用機序が異なるものの，多かれ少なかれ気分安定作用もあわせもつ。 | • 選択的 Na$^+$チャネル阻害薬<br>• 広域スペクトラム抗てんかん発作薬<br>• GABA$_A$受容体活性化薬<br>• ベンゾジアゼピン系薬，バルビツール系薬 |

復期には，ふらつきや傾眠といった副作用を生じさせる。その副作用にどれだけ耐えうるかの程度が**忍容性**である（◯30ページ）。薬物の効果と忍容性を評価して治療を行う必要がある。

● **薬物依存**　その薬物の効果を体験したり，薬効が途切れた不快感から逃れたりするために，薬物をみずから反復投与したり，投与したいという欲求にとらわれたりする状態が薬物依存である。快感や高揚感までは達しないものの，自覚的に改善を感じやすい薬物の場合には，薬物依存の状態に発展することがある。向精神薬のなかには，不適切使用により薬物依存を生じやすいものもある。

● **耐性**　薬物の連用によりその薬物の効果が減弱することを耐性が生じるという。ベンゾジアゼピン系薬には，依存性，耐性，および急激な中断による離脱作用があるため，投与には注意が必要である。

● **反跳現象と離脱症状**　薬物を中断・減量した場合に，薬物治療以前よりも主訴が重くなってあらわれることを反跳現象とよぶ。睡眠薬の中断により不眠が悪化するのは反跳現象である（◯79ページ）。また，ベンゾジアゼピン系薬に身体依存が形成されてから減量・断薬すると，深刻な睡眠障害，不安の増強，振戦，発汗，集中困難，動悸，頭痛，幻覚といったさまざまな離脱症状（◯79ページ）があらわれる。

● **多剤併用**　これまで精神科疾患の治療において，多剤併用が漫然と行われてきた。多剤併用は効果や根拠がないばかりか，糖尿病や心疾患などの身体的副作用のリスクが増大し，ドパミン過感受性精神病（◯column）へ発展する危険性や過量服薬の問題がある。よって，できるだけ単剤での使用が推奨されており，併用せざるをえない場合には，投与後の観察を慎重に行うこととされている。

## 3　アドヒアランスの重要性

　統合失調症をはじめ，精神疾患患者の社会復帰や家庭復帰においては，アドヒアランスの概念がきわめて重要となる（◯26ページ）。よって，多職種カンファレンスなどを行うことにより，患者が主体となって治療に取り組めるような方向性を目ざす。

---

**column　ドパミン過感受性精神病**

　統合失調症（◯186ページ）の治療では，初期には適量の抗精神病薬で症状が改善するが，再発に伴い抗精神病薬の使用量が増えていき，精神症状改善までの期間も長くなる。そして再燃時には，より重症の精神病症状を呈するようになる。こうして形成された精神病をドパミン過感受性精神病とよぶ。

　日本では抗精神病薬の多剤大量投与が慣例的に行われており，統合失調症患者の22～43%，治療抵抗性統合失調症の約半数はドパミン過感受性精神病であるという報告もある。ドパミン遮断薬の使用によりドパミン $D_2$ 受容体の数が代償的に増加することが関係していると考えられている。

# 2 うつ病・うつ状態

## 1 病態と症状

### 病態

● **診断**　うつ病・うつ状態は，診断基準 DSM-5-TR[1)] においては，「抑うつ症群」および「双極症および関連症」の経過中の抑うつエピソードなどに相当する。問診から精神症状を明らかにし，それらの症状が診断基準を満たすか否かによって診断を行う❶。

● **原因と治療**　原因は未解明の部分が多いが，セロトニンやノルアドレナリンなどの神経伝達物質を介して抑うつ状態をひきおこすモノアミン❷仮説が有力である。よって，これらの神経伝達物質の関連部位に作用する薬物が治療に用いられる。薬物療法において重要なのは，経過のなかで抑うつエピソードのほかに躁エピソードが含まれているか否かの鑑別である。躁エピソードの有無により薬物療法の方針は大きく異なり，判断を誤ると症状の増悪，難治化や遷延をまねくことがある。初診時の問診のみで診断を確定することなく，継続的かつ詳細な症状把握が必須となる。

### 症状

抑うつエピソードの症状には，抑うつ気分，興味・喜びの減退，体重減少または増加，不眠または過眠，精神運動制止❸，疲労感，気力の減退，無価値感・罪責感，思考力や集中力の減退，死についての反復思考，自殺念慮・自殺企図などがあげられる。

一方で，躁エピソードの症状には，気分の高揚，気分の混乱と活動の亢進，自尊心の肥大，睡眠欲求の減少，多弁，観念奔逸❹，注意軽導性，活動の増加，浪費などがある。軽度の場合，本人や周囲からは単に「元気なだけ」と見逃されることがあるため注意が必要である。

## 2 薬物療法の基本

### ◆ 治療の目標

症状の完全な消失と病前と同レベルへの回復，つまり完全寛解が究極的な治療目標であるが，その実現には時間を要する場合が多い。症状の改善とともに日常生活を送ることができて，有職者は復職ができるようなレベルを目標とすることが第一段階である。薬物療法のほか，認知行動療法をはじめとした精神療法，十分な休養，復職支援プログラムなどのリハビリテーションを組み合わせて行うことになる。重症度および躁エピソードの有無によりこれらの組み合わせや治療法は異なってくる。

**NOTE**

❶脳血流や代謝，神経伝達物質やその受容体の分布などを調べる画像検査や，精神症状に関与する物質を調べる血液検査などの実用化が試みられているが，診断基準には採択されていない。

❷**モノアミン**
セロトニンやノルアドレナリン，アドレナリン，ドーパミン，ヒスタミンなどの神経伝達物質の総称である。

❸**精神運動制止**
なにをするにもおっくうになり，思考や動作が遅くなることである。

❹**観念奔逸**
思考の進みが速く，思いつくことがらは多いが，観念のつながりは表面的で，外からの刺激で脇道にそれやすく，結局は目標に達しない状態をさす。

1）日本精神神経学会監修：DSM-5-TR 精神疾患の診断・統計マニュアル. 医学書院, 2023.

## ◆ 治療薬の種類と作用機序

● **新規抗うつ薬**　SSRI，SNRI，NaSSA，S-RIM といった新規抗うつ薬が第一選択薬として主流である（▶表3-27）。これらの薬剤について，有効性や忍容性には明確な優劣の差はないとされている。

　□1□ **選択的セロトニン再取り込み阻害薬** selective serotonin reuptake inhibitor（**SSRI**）　神経終末において，選択的にセロトニントランスポーターに結合してセロトニンの再取り込みを阻害することにより，シナプス間隙のセロトニン濃度を上昇させる（▶図3-26）。これによりセロトニンの作用が増強される。

　□2□ **セロトニン-ノルアドレナリン再取り込み阻害薬** serotonin-noradrenaline reuptake inhibitor（**SNRI**）　神経終末において，セロトニンとノルアドレナリンの両方の再取り込みを阻害することにより，シナプス間隙のセロトニンと

▶表3-27　おもな抗うつ薬の種類と特徴

| 分類 | 治療薬 | おもな副作用 |
|---|---|---|
| SSRI | フルボキサミンマレイン酸塩 | 悪心・嘔吐，眠け，腹痛，食欲不振，頭痛など |
| | パロキセチン塩酸塩水和物 | 悪心，傾眠，めまい，頭痛，便秘など |
| | セルトラリン塩酸塩 | 悪心，傾眠，口内乾燥，頭痛，下痢，浮動性めまいなど |
| | エスシタロプラムシュウ酸塩 | 悪心，傾眠，倦怠感など |
| SNRI | ミルナシプラン塩酸塩 | 悪心・嘔吐，口渇，眠け，排尿障害（尿閉，排尿困難），便秘，頭痛 |
| | デュロキセチン塩酸塩 | 悪心，傾眠，口渇，頭痛，便秘，下痢，めまいなど |
| | ベンラファキシン塩酸塩 | 悪心，腹痛，腹部膨満，便秘，傾眠，浮動性めまい，口内乾燥，頭痛 |
| NaSSA | ミルタザピン | 傾眠，口渇，倦怠感，便秘など |
| S-RIM | ボルチオキセチン臭化水素酸塩 | 悪心，痙攣，めまい，抗利尿ホルモン不適合分泌症候群（SIADH）など |

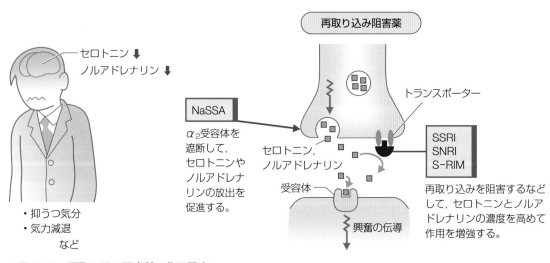

▶図3-26　再取り込み阻害薬の作用機序

ノルアドレナリンの濃度を高め，作用を増強する。

　③ **ノルアドレナリン作動性・特異的セロトニン作動性抗うつ薬** noradren-ergic and specific serotonergic antidepressant（NaSSA）　神経終末において，セロトニンやノルアドレナリンの放出は，$a_2$受容体（●71ページ，図2-10-c）により調節されている。NaSSA は，$a_2$受容体を遮断することにより，セロトニンやノルアドレナリンの放出量を増加させる。

　④ **セロトニン再取り込み阻害・セロトニン受容体調節薬** serotonin-re-uptake inhibitor and modulator（S-RIM）　セロトニン再取り込み阻害作用と，セロトニン受容体調節作用を有している[1]。

● **三環系・四環系抗うつ薬**　新規抗うつ薬が処方可能になる以前は，三環系抗うつ薬や四環系抗うつ薬などが第一選択薬とされていた。これらの薬剤もセロトニンやノルアドレナリンの再取り込みを阻害するはたらきをもつが，選択性が低いため，抗コリン作用（口渇，便秘，排尿障害）や，$a_1$受容体遮断作用（低血圧，鎮静），不整脈，痙攣といった副作用が生じやすい。そのため，近年では三環系・四環系抗うつ薬の使用頻度は低くなってきている。

### ◆ 治療の方針

● **薬物選択**　薬物の選択は，抑うつエピソードの重症度と躁エピソードの有無などにより異なる。軽症うつ病の場合，精神療法と併用して新規抗うつ薬の単剤治療が推奨される。中等症・重症うつ病の場合は，新規抗うつ薬のほか，三環系・四環系抗うつ薬なども使用される。

　いずれも1種類の抗うつ薬を使用することを基本とし，抗うつ薬の多剤併用は行わない。これは，単剤主義とよばれる。十分量・十分期間使用し，用量不足や観察期間不足を防止する。少量から開始し，副作用の出現に注意しながら漸増する。その効果発現は数週間かかるため，第一選択薬に反応があるかの観察期間として，少なくとも3～4週間を要する。

● **抗うつ薬の切りかえ**　抗うつ薬を十分量・十分期間使用しても部分反応にとどまる場合には，ほかの抗うつ薬への切りかえが行われる。複数の新規抗うつ薬をそれぞれ単剤で処方しても効果が乏しければ，三環系・四環系抗うつ薬などが選択されることもある。

● **抗うつ薬増強療法**　切りかえによっても反応が不十分の場合，炭酸リチウムや，アリピプラゾール，クエチアピン，オランザピン，リスペリドンといった非定型抗精神病薬（●187ページ），ラモトリギン，バルプロ酸ナトリウム，カルバマゼピンといった気分安定薬による抗うつ薬増強療法が選択されることがある。必要に応じて，エチゾラムなどの抗不安薬（●193ページ）や，トリアゾラム，ブロチゾラムなどの睡眠薬（●78ページ）といったベンゾジアゼピン系薬が併用されることがあるが，依存性や耐性を避けるためには処方は一時的にとどめるべきである[2]。

● **双極症の経過中の抑うつエピソード**　双極症の経過中の抑うつエピソードに対しては，オランザピン，炭酸リチウム，ラモトリギン，クエチアピンフマル酸塩，ルラシドン塩酸塩などが第一選択薬となる。うつ状態から躁状

NOTE
[1]S-RIM は，セロトニン5-HT$_3$受容体，5-HT$_7$受容体および5-HT$_{1D}$受容体のアンタゴニスト作用，5-HT$_{1B}$受容体部分アゴニスト作用，5-HT$_{1A}$受容体アゴニスト作用をもつ。

NOTE
[2]また，抗うつ薬どうしの併用は推奨されない。ベンゾジアゼピン系薬，スルピリド，非定型抗精神病薬などの単剤治療も推奨されない。

態への変化(躁転)のリスクを考慮して,躁エピソードを有するうつ状態に対しては,抗うつ薬を単独で治療に用いることは推奨されない[1]。

● **維持療法**　再発予防のための維持療法も重要である。初発患者の場合は寛解後4〜9か月,またはそれ以上の期間,急性期と同用量で維持すべきとされている。再発を繰り返す場合は,2年以上にわたる抗うつ薬の維持療法が強くすすめられる[2]。

● **副作用**　新規抗うつ薬が第一選択薬として主流となっている背景には,その忍容性の高さがあげられる。しかし,新規抗うつ薬にも副作用は存在する。SSRI や SNRI は,セロトニンの作用が増強されることにより,服用開始初期に悪心・食欲低下・軟便・下痢などの消化器症状を生じることが多い。妊娠末期に妊婦が SSRI を服用すると,生まれた新生児が遷延性肺高血圧症となるリスクが高まるため,妊婦への投与は慎重を期する必要がある。NaSSA は鎮静作用や体重増加作用に注意する必要がある。

　三環系抗うつ薬は抗コリン作用をもつため,口渇・便秘・排尿障害などがみられることがある。まれに循環器障害やせん妄を生じる。三環系抗うつ薬の抗うつ作用は強いが,このような副作用のため,ほかの抗うつ薬と比較して忍容性が低い。

## ◆ 代表的な処方例

### ▌中等度うつ病の A さんの維持療法

> **処方** 1)から 4)のいずれか
> 　1)パロキセチン錠 20 mg　1回1錠　1日1回　食後
> 　2)セルトラリン錠 50 mg　1回1錠　1日1回　夕食後
> 　3)デュロキセチンカプセル 20 mg　1回2カプセル　1日1回　朝食後
> 　＜不眠を伴う場合＞
> 　4)ミルタザピン錠 15 mg　1回2錠　1日1回　就寝前

　新規抗うつ薬の中等用量による維持療法の例である。SSRI や SNRI が選択される。不眠を伴う場合は鎮静作用があるミルタザピンが処方される。効果が不十分な場合は,最高用量まで漸増する。それでも部分反応にとどまる場合には,ほかの抗うつ薬への切りかえが行われる。複数の新規抗うつ薬を処方しても効果が乏しければ,ほかの系統,たとえば三環系抗うつ薬が選択される。

### ▌単独の抗うつ薬では改善しない B さんの増強療法

> **処方** SSRI,SNRI などの抗うつ薬のうちの1剤と併用して
> 　アリピプラゾール錠 3 mg　1回1錠　1日1回　朝食後

1) 日本うつ病学会:日本うつ病学会診療ガイドライン．双極性障害(双極症)2023. 2023-03-01(https://www.secretariat.ne.jp/jsmd/iinkai/katsudou/kibun.html)(参照 2023-10-31)
2) 日本うつ病学会:日本うつ病学会治療ガイドラインⅡ．うつ病(DSM-5)/大うつ病性障害 2016. 2019-07-24(https://www.secretariat.ne.jp/jsmd/iinkai/katsudou/kibun.html)(参照 2023-06-20)

　非定型抗精神病薬のアリピプラゾールは，SSRI や SNRI などによる治療で十分な効果がみとめられない場合に限り，抗うつ薬と併用して処方する❶。

### ▋双極症の経過中における抑うつエピソードのある C さん

> **処方**　1）および/または 2）のいずれか
> 　　1）**オランザピン錠 10 mg**　1 回 1 錠　1 日 1 回　就寝前
> 　　2）**炭酸リチウム錠 200 mg**　1 回 1 錠　1 日 3 回　毎食後

　非定型抗精神病薬であるオランザピンは，血糖の上昇から糖尿病性ケトアシドーシスのおそれがあるため，糖尿病およびその既往歴のある患者には禁忌であり，服用中は血糖値の測定などの観察を十分に行う必要がある❷。

　炭酸リチウムは，腎機能障害や甲状腺機能低下症などの副作用に注意が必要である。薬物血中濃度の安全域が狭いため，月 1 回程度のこまめな血中濃度測定が必要である❸。

## 3　薬物療法における看護師の役割

### ▋投与時の注意事項

● **賦活症候群**　SSRI の服用中に，中枢神経の過剰刺激により，不安，焦燥，不眠，衝動性，躁状態などが出現することがあり，賦活症候群とよばれる。とくに若年者への SSRI の投与は自殺念慮が出現するおそれがあるため，24 歳以下の患者に SSRI を処方する場合は，効果とリスクを考慮したうえで処方する必要がある。

● **離脱症状**　SSRI を急激に中止した場合は，めまい，悪心・嘔吐，不眠，独特な感覚❹などの出現に注意する。

● **薬物相互作用**　ミルナシプランを除く新規抗うつ薬は，CYP（●17 ページ）の阻害作用があり，CYP による代謝経路をもつ薬剤と併用すると，薬物血中濃度に影響を与えて，薬理作用が減弱する場合がある。CYP を介する向精神薬として，三環系・四環系抗うつ薬，多くの抗不安薬，抗精神病薬がある。このような観点からも，抗うつ薬は単剤使用が望ましい❺。

● **サプリメントなど**　サプリメントや機能性表示食品などに関する相談を受けることもある。一部の漢方薬がうつ病に対して有効であるという報告もあるが，エビデンスレベルは抗うつ薬と比較すると高くはなく，抗うつ薬の代替となるものではないことを説明する必要がある。

### ▋服薬の指導

　服薬については，主治医よりも看護師や薬剤師のほうが相談しやすいと考える患者は多い。そのため，看護師は，患者を主治医との相談につなげられるだけの知識をもち合わせておく必要がある。

● **抗うつ薬の作用発現と初期症状**　抗うつ薬は効果の発現が遅く，数週間を要する。また，SSRI や SNRI は，服薬開始初期に消化器症状が出現することがある。そのため，服薬初期の時点で，「薬がきかないからやめたい」「むかむかして気持ちわるいからやめたい」などと患者が訴えることがある。そのような相談があった場合は，服薬を続けることにより今後効果が出現す

---

**NOTE**

❶ 通常 3 mg を 1 日 1 回経口投与する。年齢，症状により適宜増減するが，1 日量は 15 mg をこえないこととされている。

❷ オランザピンは 5 mg を 1 日 1 回就寝前に開始し，最大量は 20 mg である。

❸ 炭酸リチウムは通常 1 日 400～600 mg より開始し，最大 1 日 1,200 mg まで増量できる。維持量は 1 日量 200～800 mg である。

**NOTE**

❹ 頭の向きをかえたり目を動かしたりするときなどにあらわれるめまいに似た感覚と，身体に電気が走ったようにビリっとしびれるような感覚が同時におこる。

❺ ほかにも，乳がん治療に用いられるタモキシフェンとパロキセチンの併用により，タモキシフェンの作用が減弱されて乳がんによる死亡リスクが増加したとの報告があるため，これらの併用にも注意が必要である。

る可能性があることや，消化器症状が服薬初期に特徴的な副作用であることを説明したうえで，主治医への相談をすすめるなどの対応が必要となる。

● **減薬や服薬中止についての相談** 自己判断で服薬を中断してしまうと，離脱症状（○79ページ）があらわれることがある。そのため，減薬や服薬中止についての相談を受けた場合は，自己判断での減量や中止は絶対に行わず，必ず主治医と相談をするよう伝える。

### ■ 投与後の観察事項

● **躁エピソードの察知** 薬物療法を行ううえで躁エピソードの有無の見きわめが重要であることは繰り返し述べてきた。主治医に話せないことを看護師には話す患者は多い。躁エピソードが軽微な場合，看護師とのなにげない会話のなかから，主治医が知りえなかった躁エピソードの存在をくみ取ることができることもあるため，注意して観察する。

● **賦活症候群の確認** とくにSSRIの投与後には，賦活症候群が生じていないかを確認することが重要である。その可能性を察知した場合は主治医に報告し，薬物療法の再検討につなげる必要がある。

## 3 抗精神病薬の臨時投与

### 1 抗精神病薬の臨時投与が必要となる病態

● **抗精神病薬の投与** 抗精神病薬は，向精神薬の一種で，精神症状を治療する薬物の総称である。抗精神病薬の臨時投与が有効となる病態には，不穏や不眠（○77ページ），せん妄といった症状がある。また，統合失調症において経過中に再燃・再発した場合にも抗精神病薬の臨時投与が必要となる。

● **不穏** 興奮したり，大きな声で叫んだり，暴力をふるったりする状態である。周囲への警戒心が強いことも多く，状況が不安定で危機や危険をはらんでいる。幻覚や妄想による影響や，環境の変化に対する不適応，過度のストレスによって生じることが多い。認知症に伴う行動・心理症状（BPSD，○210ページ）として出現することもある。

● **せん妄** 意識障害を伴い，幻覚や妄想に影響された発言や興奮・徘徊（はいかい）などの異常な行動がみられる状態をさす。たとえば夜間せん妄では，日中はおだやかにしていた患者が，夕方ごろより徐々にそわそわして落ち着きがなくなり，夜間になると興奮して動きまわったり意味不明な話をして徘徊したりする。高齢者や認知症患者，術後患者などに多くみられる。

● **統合失調症** 統合失調症とは，思考・情動・意欲などに障害がおよぶ精神疾患である。妄想，幻覚，思考障害，奇妙な行動などの**陽性症状**と，感情鈍麻，無為，自閉，快感喪失などの**陰性症状**を示す。ときに再発・再燃を繰り返し，いったん症状が消滅あるいは軽減しても，長期にわたって感情や意欲などの面で残遺症状❶を残すことがある。統合失調症は，脳内のドパミンを伝達物質とする神経経路の異常が原因と考えられている❷。脳には，おもに4種類の重要なドパミン経路がある（○図3-27）。

---

**NOTE**

**❶残遺症状**
　陽性症状が消失あるいは軽減しているが，まだ陰性症状がある状態をさす。

**❷**これをドパミン仮説という。そのほか，グルタミン酸仮説やセロトニン仮説も提唱されている。

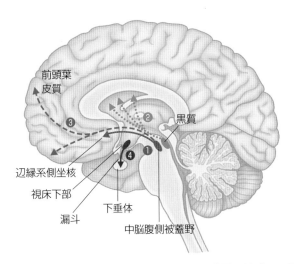

❶ ——▶　　中脳辺縁系経路
- 中脳の腹側被蓋野から辺縁系の側坐核へいたる経路
- 陽性症状や依存性に関与

❷ ·······▶　　黒質線条体経路
- 黒質から線条体（尾状核・被殻）へいたる経路
- 錐体外路症状（パーキンソン症状）に関与

❸ ----▶　　中脳皮質経路
- 中脳の腹側被蓋野から前頭葉皮質へいたる経路
- 陰性症状，感情症状，認知機能の低下に関与

❹ ——▶　　隆起漏斗経路
- 視床下部から下垂体にいたる経路
- プロラクチンの上昇，乳汁分泌，月経不順に関与

◦**図 3-27　統合失調症に関する 4 つの重要なドパミン経路**
中脳辺縁系経路（中脳の腹側被蓋野→側坐核，❶）は陽性症状（幻覚や妄想）に関連している。この側坐核におけるドパミン $D_2$ 受容体を遮断することにより陽性症状が改善する。しかし，黒質線条体経路（黒質→線条体，❷）におけるドパミンの活動も抑えてしまうと，錐体外路症状が出現してしまう。

　統合失調症の薬物治療には抗精神病薬が用いられる。抗精神病薬はどれも共通して，ドパミン $D_2$ 受容体を遮断することにより陽性症状をおさえる作用（抗精神病作用）をもつ。しかし，抗精神病薬は，その種類によって，ドパミン $D_2$ 受容体以外のさまざまな受容体に対する遮断作用もあわせもち，効果や副作用の違いとなる。

　統合失調症の治療において，服薬の中断は，再発・再燃のリスクを高める。アドヒアランスが高い患者でも，再発・再燃が始まると服薬が不規則となり，さらに症状が悪化してしまい，放置すると隔離や身体拘束などの行動制限が必要な入院を要する状態まで悪化することがある。そこで最近は，維持期や回復期の統合失調症患者に対しては，**持続性注射剤** long acting injection（**LAI**❶）が推奨されるようになってきている。これは 2〜4 週間に 1 回の投与で治療可能な注射剤である。12 週間に 1 回の LAI も販売されている。たとえば，患者が通院を中断しても，短期間の間に訪問看護などの際に投与すれば，再発・再燃を防ぐことができる。

☐NOTE
❶LAI は，デポ剤ともよばれる。

## 2 臨時投与に用いられる抗精神病薬の種類と作用機序

　抗精神病薬は，従来型の定型抗精神病薬と，有害作用を軽減して新規開発された非定型抗精神病薬がある。

● **定型抗精神病薬**　定型抗精神病薬は強力にドパミン $D_2$ 受容体を遮断する。クロルプロマジン塩酸塩などのフェノチアジン系と，ハロペリドールなどのブチロフェノン系がある。陽性症状には効果があるが，陰性症状や認知機能障害にはほとんど効果がなく，悪化させるものもある。錐体外路症状（パーキンソン症状，◦56 ページ）や高プロラクチン血症も出現しやすく，忍容性が低いため，使用頻度は減少してきている。

● **非定型抗精神病薬**　ドパミン $D_2$ 受容体遮断効果だけではなく，セロトニ

○表3-28　おもな非定型抗精神病薬の種類と特徴

| 分類 | おもな薬剤 | 特徴，副作用，禁忌，注意点 |
|---|---|---|
| セロトニン・ドパミン拮抗薬 | リスペリドン<br>パリペリドン | ・錠剤や徐放錠，細粒，内用液のほか，持続性注射剤がある。<br>・リスペリドンに比較して，パリペリドンは$\alpha_1$遮断作用が少ないので，起立性低血圧，鎮静，性欲低下が少ない。どちらも高プロラクチン血症をきたしやすい。 |
| | ルラシドン塩酸塩 | ・5-HT$_7$受容体拮抗作用もあり，気分安定のみならず，認知機能の改善および睡眠覚醒リズムの調整効果をもたらす。体重増加，脂質代謝異常，糖代謝異常および心電図異常が少ない。 |
| クロザピンと類似化合物 | オランザピン<br>クエチアピンフマル酸塩<br>クロザピン | ヒスタミン H$_1$受容体と 5-HT$_{2C}$受容体の遮断作用により体重増加がある。糖尿病は禁忌とされている。5-HT$_{2A}$と 5-HT$_{2C}$の遮断作用により徐波睡眠が増加する。 |
| ドパミン受容体部分アゴニスト | アリピプラゾール | ・錠剤や徐放錠，細粒，内用液のほか，持続性注射剤がある。<br>・ドパミンの部分アゴニスト。下垂体ではアゴニストとして作用し，プロラクチンの分泌を抑える。 |
| | ブレクスピプラゾール | D$_2$受容体部分アゴニスト作用は，アリピプラゾールよりもアンタゴニストに近く，5-HT$_{1A}$受容体部分アゴニスト作用と 5-HT$_{2A}$受容体アンタゴニスト作用はより強い。 |

ン 5-HT$_{2A}$ 受容体を遮断する効果もあり，錐体外路症状などの有害作用の頻度が少ない。現在では非定型精神病薬が第一選択となっている。非定型抗精神病薬はおおまかに，セロトニン・ドパミン拮抗薬，クロザピンと類似化合物，およびドパミン受容体部分アゴニストに分けられる（○表3-28）。

　1 セロトニン・ドパミン拮抗薬（ドン系）　リスペリドンは最初に開発された非定型抗精神病薬である。パリペリドンとともに，血中プロラクチン値を上昇させることが多く，月経不順・乳汁分泌・性欲低下・骨粗鬆症などの副作用をもたらす。ルラシドン塩酸塩は比較的副作用が少ない。

　2 クロザピンと類似化合物（ピン系）　オランザピンやクエチアピンフマル酸塩は，ドパミンやセロトニン以外にも，ヒスタミン・アセチルコリン・ノルアドレナリンなどの受容体に対する遮断作用があり，鎮静作用をもたらす。肥満や心血管系への合併症に注意が必要であり，糖尿病には禁忌である。

　3 ドパミン受容体部分アゴニスト（ピップ系）　アリピプラゾールはドパミンの部分アゴニスト（部分作動薬）●である。統合失調症患者では中脳辺縁系経路（○図3-27-❶）のドパミンは過剰であり，アリピプラゾールは側坐核においてアンタゴニスト（遮断薬）としてはたらき，幻覚や妄想といった陽性症状を改善させる。一方，中脳皮質経路（○図3-27-❸）におけるドパミンの活動は，統合失調症ではもともと低下しており，前頭前皮質ではアリピプラゾールはアゴニスト（作動薬）としてはたらき，陰性症状・感情症状および認知機能の低下を改善させる。隆起漏斗経路（○図3-27-❹）においては，下垂体ではドパミン受容体が多いので，アリピプラゾールはアゴニストとしてはたらき，プロラクチン放出を抑制する。

　ブレクスピプラゾールは，ドパミン D$_2$受容体の部分アゴニストとしてはたらくが，アリピプラゾールよりもアンタゴニスト作用が強いので，強い抗

□NOTE

❶ドパミンの部分アゴニスト（部分作動薬）
　ドパミンが過剰であったり，ドパミン受容体が少ない状況ではアンタゴニスト（遮断薬）としてはたらき，ドパミンが寡少であったり，ドパミン受容体が多い場合にはアゴニスト（作動薬）としてはたらく。

幻覚妄想作用があり，また不眠や激越❶，アカシジアなどの副作用が少ない。また，アリピプラゾールよりもセロトニン 5-HT$_{1A}$受容体に強く結合して部分アゴニストとしてはたらき，セロトニン 5-HT$_{2A}$受容体にもより強いアンタゴニストとしてはたらく。これにより，ドパミン D$_2$受容体に対してより強いアンタゴニスト作用を有しながら錐体外路症状が少なく，より強い抗うつ作用・情動安定作用や抗不安作用がある。

● **多様な剤形**　各薬物には，錠剤，細粒，口腔内崩壊錠，液剤，液剤分包品，持続性注射剤（LAI），および貼付剤などのさまざまな剤形があり，状態に応じて使い分けていくことが重要である。急性期には口腔内崩壊錠や液剤が，維持期や回復期には持続性注射剤（LAI）が使用される（◖10ページ，表1-2）。

**NOTE**
❶**激越**
　不安や焦燥が高まった結果，突発的に興奮状態となること。

## **3** 病態に応じた抗精神病薬の臨時投与とその判断基準

### ◆ 事例と処方例

#### ▍緊急に鎮静が必要な統合失調症の A さん

> **背景**　30歳，男性。19歳で統合失調症を発症した。幻聴，被害関係妄想❷および注察妄想❸などに強く影響されて，通行人に対して暴行をはたらき，初回の入院となった。その後，計3回の入院歴がある。現在は定期的に通院し，パリペリドン（インヴェガ®）錠を規則的に内服しており，状態も比較的安定しているが，病識は不十分で幻聴は残存しており，ときに隣家の小学生の声が気になると話す。季節のかわり目や低気圧のときに幻覚妄想が再燃しやすい。訪問看護時，幻聴に影響されイライラしており，「隣家に文句を言いに行く」と話した。それは幻聴であり，聞き流すように促したが，「いや本当の声だ」，「聞き流すことはできない」と聞き入れない。「イライラしてつらいですか？」と聞くと，「自分が抑えられない」，「つらい」と話した。そこでそのつらさを改善するために，包括指示により処方がなされているオランザピンの筋肉内注射（ジプレキサ®筋注用）を提案したところ，患者は「お願いします」と希望した。
>
> **処方** ジプレキサ®**筋注用 10 mg**　1回 10 mg

**NOTE**
❷**被害関係妄想**
　他人からいやがらせをされる，危害を加えられるなどと思い込む妄想のこと。
❸**注察妄想**
　周囲から監視されていると思い込む妄想のこと。

　不穏時の頓用としてリスペリドン内用液が用いられることがきわめて多いが，錠剤と内用液で血中濃度の推移に変化はほとんどない。オランザピンの筋注用製剤（ジプレキサ®筋注用）は，経口錠や口腔内崩壊錠に比べ，数十分後には血中濃度が約5倍になる（◖図3-28）。そのため，すみやかな不穏の改善が可能となる❹。糖尿病が禁忌であることもない。

　A さんでは，経口薬であるパリペリドンを規則的に服薬していること，水分や食事を適切に摂取していること，バイタルサインに異常がないことを確認したうえで，看護師が筋肉内注射を行った。数十分後には落ち着き，「気にならなくなりました」と感想を述べた。その後も入院することはなく，落ち着いている。

**NOTE**
❹ただし通常の投与量は1回 10 mg であり，1日の投与回数は2回までである。

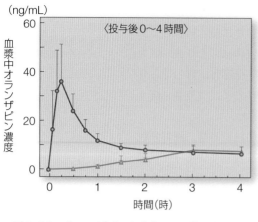
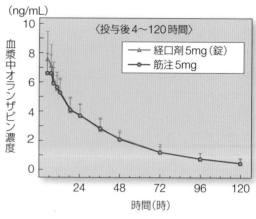

○ **図 3-28　オランザピン(ジプレキサ®)の血漿中濃度の推移**
(日本イーライリリー株式会社：ジプレキサ®筋注用 10 mg 医薬品インタビューフォーム，第7版．p.45，2020年2月による)

## ▌内服が可能な認知症の B さん

> **背景**　87歳，女性。85歳ごろから記銘力低下や見当識障害が出現するようになった。現在は，認知症治療薬であるガランタミンOD錠8mgを服用し，認知症の進行は比較的緩徐である。訪問看護時に，Bさんが「ハワイに行きたい」と言うと，娘が「行けるはずがないでしょ，なにを馬鹿なことを言っているの」と言った。Bさんはこれに反応し，「なぜ私を馬鹿にする，最近，私の財布をとっただろ」と言って娘になぐりかかった。看護師が，リハビリテーションを続ければハワイに行くことも不可能ではないことを告げ，クエチアピン25mg錠を服用させた。
>
> **処方**　**クエチアピン錠25 mg**　1回1錠

　高齢者は$D_2$遮断薬による錐体外路症状が出現しやすい。現在，臨床場面におけるせん妄や，認知症に伴う行動・心理症状(BPSD)に対しては，クエチアピンフマル酸塩12.5〜50 mgの投与が第一選択となされることが多い❶。

　クエチアピンフマル酸塩がよく使用される理由として，①低用量ではドパミンに対する遮断作用が比較的少ないこと，②主としてヒスタミンに対する遮断作用で適度な鎮静が得られること，③ベンゾジアゼピン系薬のように筋弛緩作用がないこと，④消失半減期が短いこと，などがあげられる。

　Bさんは服用1時間後にはおだやかになり，娘にどなったことを謝った。

## ▌急に通院を中断した統合失調症の C さん

> **背景**　21歳，女性。発症時期は不明であるが，20歳のときにさせられ体験❷や躁的興奮状態により入院となった。入院中にアリピプラゾールOD錠24mgの経口薬が投与されたあと，アリピプラゾール(エビリファイ®)持続性水懸筋注用400mgが開始された。退院後も4週間に1回，定期的に通院して同薬の投与を受けていたが，半年後，急に通院を中断した。アドヒアランスは不良で，「もう通院はしない」，「自宅でなら注射してもよい」などと訪問看護師に話した。包括指示に基づき，最終注射から5週間

NOTE

❶せん妄は適応としてあげられていないものの，実際には診療報酬上でも器質性精神障害での使用がみとめられ，統合失調症という保険適用の診断をつけなくても使用が可能になった。ジェネリック医薬品の発売時に，高齢者用に低用量の12.5 mg錠が発売された。

❷させられ体験
　作為体験ともよばれる。自分の思考や意志，行動，欲求などのさまざまな活動が，他人の力によってあやつられていると感じる感覚。統合失調症における自我意識の異常の一例である。

後に看護師が訪問し，エビリファイ®持続性水懸筋注用 400 mg を投与した。

> **処方** **エビリファイ®持続性水懸筋注用 400 mg**　1バイアル

　統合失調症患者においては，寛解のみならず回復にいたることの重要性が強調されている。統合失調症における寛解とは，幻覚や妄想が改善することをさし，回復とは生きがいのある人生を送れるようになることをさす。そのためには再発・再燃を避けることが必要条件であるが，再発・再燃に最も影響を及ぼすのが通院・服薬の中断である。病識が不十分で「もう治ったから服薬しない」という拒薬から，単に飲み忘れるという怠薬まで，理由はさまざまである。持続性注射剤（LAI）は 2〜4 または 12 週間に 1 回の投与で治療可能な注射剤である。アリピプラゾールの LAI は 4 週間に 1 回投与とされているが，7 週間まで猶予が可能であり，この間に訪問看護師などによる投与が行われれば，多くの患者の再発・再燃の予防が可能となる。

　C さんは，訪問看護師による筋注から 4 週間後に再び病院を受診した。

### ◆ 抗精神病薬を臨時投与する前の確認事項

● **アセスメント**　実施前には以下の点についてアセスメントを行う。

(1) 興奮の程度を観察するとともに，先行するできごとがあって興奮しているのか（了解可能な興奮），幻覚妄想に影響されて興奮しているのか，ただ原因もなく興奮しているだけなのかを見きわめる。

(2) 睡眠障害については，入眠困難，中途覚醒，早朝覚醒，熟眠欠如のどれがあてはまるのか，睡眠覚醒リズムのくずれはないかを確認する。

(3) 規則的に服薬できているか，便秘・下痢はしていないか，食事は摂取できているかなどについても確認する。

(4) バイタルサインの測定は不可欠である。

(5) 認知症や意識障害を見落とさないよう注意深く観察する。患者が改訂長谷川式簡易知能評価スケール brief psychiatric rating scale（HDS-R）の 7 番の遅延再生課題を解答できれば，認知症や意識障害はほぼ否定できる。時間があれば簡易精神症状評価尺度 positive and negative syndrome scale（BPRS）❶や陽性・陰性症状評価尺度（PANSS）❷で症状を評価する。

● **禁忌**　ピン系の抗精神病薬（オランザピン，クエチアピンフマル酸塩，クロザピン）は糖尿病に禁忌なので，血糖値を測定したことがない患者への投与はできない。ただしオランザピン筋注剤はこの限りではない。

● **実施にあたっての注意事項**　患者が脱水状態のときに抗精神病薬を投与すると，後述する神経遮断薬性悪性症候群の発症リスクが高くなる。水分または補液を摂取させてから抗精神病薬を投与しなくてはいけない。

### ◆ 抗精神病薬を臨時投与したあとの観察事項

(1) 少なくとも自傷・他害のおそれがない程度に症状が改善したことを確認する。時間があれば BPRS や PANSS で症状を再評価する。

---

**▢ NOTE**

**❶簡易精神症状評価尺度（BPRS）**

　包括的な精神症状を簡便に評価するために開発された。統合失調症の薬効評価などに広く用いられる。18 項目からなる。

**❷陽性・陰性症状評価尺度（PANSS）**

　統合失調症の精神状態を全般的に把握する評価尺度である。陽性尺度 7 項目，陰性尺度 7 項目，総合精神病理尺度 16 項目で構成され，BPRS の 18 項目がすべて含まれている。

（2）錐体外路症状については薬原性錐体外路症状評価尺度 drug induced ex-tra-pyramidal symptoms scale（DIEPSS）❶で評価する。バイタルサインを測定し，錐体外路症状以外の副作用（眠け，ふらつき，倦怠感，疲労感，過多な食欲，便秘の有無など）を調べる。

## 4　抗精神病薬による重大な副作用とその対応

　抗精神病薬による主作用と副作用は個人差が大きい。したがって，患者の訴えをよく聞くことと，詳細な状態観察がより必要となる。

● **錐体外路症状**　錐体外路症状は，ドパミンの黒質線条体経路の活動を抑えることにより生じる。症状として，振戦，固縮，前かがみ歩行，小きざみ歩行，構音障害および嚥下障害があげられる。嚥下障害は，誤嚥による窒息や肺炎により死にいたることもあるので，とくに注意が必要である❷。

● **過鎮静**　過鎮静は，「いつも眠い，からだがだるい」といった状態で，眠け，ふらつき，倦怠感，疲労感として表現される。これらにより，注意力の低下による日常活動の制限や事故などの危険性の増大，治療への消極的態度，または学習能力や記憶力など認知機能の低下といった状態を引きおこす。ドパミンの中脳皮質経路での活動は，統合失調症においてもともと低下しており，これにより意欲や活動性の低下などの陰性症状，感情症状および認知機能の低下をもたらす。抗精神病薬によりこの経路がさらに抑制されて過鎮静が生じる。ヒスタミン・アセチルコリン・ノルアドレナリンは皮質を覚醒させる神経伝達物質であり，これらの受容体を遮断するピン系などの抗精神病薬では，過鎮静が生じやすい。

● **高プロラクチン血症**　ドパミンの隆起漏斗経路の活動が抑えられると，下垂体からのプロラクチン放出が増大して高プロラクチン血症となる。これにより，乳汁分泌・月経不順・性欲低下・骨粗鬆症などの合併症がもたらされる❸。

● **悪性症候群**　悪性症候群は，抗精神病薬による重篤な副作用で，薬物の服用や，抗コリン薬の突然の中止により発症する。大量の発汗とともに38℃をこえる発熱が出る。屈筋も伸筋もともに緊張し，他動的に関節を屈曲・伸展しようとすると，はじめから終わりまで一様の抵抗を示す。この状態は**鉛管様強剛**と表現される。筋強剛に伴ってクレアチンキナーゼ（CK）が増加する。頻脈，血圧上昇または血圧変動，呼吸促迫，意識障害，発汗または白血球増多もみられることがある。

　悪性症候群により筋細胞が融解（壊死）して**横紋筋融解症**にいたると，尿中にミオグロビンが大量に排出される**ミオグロビン尿症**となり，尿は脱水時の濃縮尿とは異なる独特な茶色を呈する。早期発見が重要であり，補液などの全身管理を早期に行えば改善することが多い❹。

**NOTE**

**❶薬原性錐体外路症状評価尺度（DIEPSS）**
　抗精神病薬による錐体外路症状を評価するための評価尺度である。歩行，動作緩慢，流涎，筋強剛，振戦，アカシジア，ジストニア，ジスキネジアの個別症状8項目と，概括重症度1項目を合わせた9項目からなる。

**NOTE**

**❷**パーキンソン病治療薬である抗コリン薬の投与は，パーキンソン症状に効果的であるが，精神症状が改善しているのであれば，抗精神病薬の減量を考慮する必要がある。

**NOTE**

**❸**抗精神病薬の減量を行うか，ドパミン受容体の部分アゴニストであるアリピプラゾールへの変更が必要になる。少量のアリピプラゾールの追加投与も有効である。

**❹**筋弛緩薬であるダントロレンナトリウム水和物の静脈内注射は有効であるが，呼吸筋の弛緩をもたらすことがあるので，集中治療室などの全身管理ができる環境においてのみ使用するべきである。

# 4　抗不安薬の臨時投与

## 1　抗不安薬の臨時投与が必要となる病態

● **抗不安薬の投与**　抗不安薬は，不安・焦燥や，睡眠障害のほか，不安を背景とした自律神経症状などの身体症状や，頭痛，肩こり，腰痛など筋緊張に関連した病態の緩和を目的として，幅広い疾患に用いられる。

　臨時投与が一般的に行われるのは，おもに次のような場合である。

（1）発作的に短時間の強い不安焦燥や緊張が生じ，苦痛や生活への支障が大きい場合に使用される。後述する不安症が典型的であるが，気分障害や統合失調症における不安焦燥・興奮状態などにも広く使用される。

（2）過呼吸や動悸などの突発的な身体症状において，不安，緊張，恐怖感などが強く関与していると考えられる場合に使用される。

● **不安症**　恐怖や不安は，脅威やストレスに対する正常な反応として誰もが日常的に経験する。しかし，通常想定される範囲をこえた強い恐怖や不安，その対象や状況を極端に避けるといった行動を呈し，著しい苦痛や，日常生活・社会生活への支障が生じる状態は，診断基準 DSM-5-TR[1]では，不安症とされる。不安症に含まれる代表的な疾患には，社交不安症[2]やパニック症[3]，広場恐怖症[4]，全般性不安症[5]などがある。

● **適応反応症**　明確なストレス因子に反応して情緒面や行動面の症状が生じ，日常生活や社会生活に支障をきたす状態は，DSM-5-TR では，適応反応症とされる。抑うつ，不安，集中困難，情動不安定などの精神症状，暴飲・暴食，攻撃的になるなどの行動面の症状，不眠，食欲不振，めまい，動悸などの身体症状など，症状は多岐にわたる。経過はストレス因子と密接に関連しており，ストレス因子がなくなると 6 か月以内に症状は消失するが，ストレス因子が取り除けない場合は慢性化することもある。

## 2　臨時投与に用いられる抗不安薬の種類

　抗不安薬には，ベンゾジアゼピン系薬と，セロトニン受容体作動薬がある（◯表 3-29）。

● **ベンゾジアゼピン系薬**　γ-アミノ酪酸（GABA）が結合する $GABA_A$ 受容体を活性化させることにより，抗不安・抗緊張効果をもたらす。多くの種類があり，消失半減期と作用力価[6]により分類される。抗不安薬においては，ジアゼパムが力価の基準となる薬剤であり，各薬剤の用量をジアゼパムにおきかえてあらわすことができる。

　たとえば，クロチアゼパム 10 mg はジアゼパム換算で 5 mg である。抗痙攣作用，鎮静作用，筋弛緩作用の程度もそれぞれ異なり，臨床場面ではこれらに基づいて使い分ける。投与後 30 分程度で効果が得られるため，急激な

　1）日本精神神経学会監修：DSM-5-TR 精神疾患の診断・統計マニュアル．医学書院，2023．

---

**NOTE**

**❶** 2023 年に刊行された『DSM-5-TR 精神疾患の診断・統計マニュアル』では，疾患名の日本語訳が大幅に変更となり，「不安障害」「パニック障害」「適応障害」は，それぞれ「不安症」「パニック症」「適応反応症」とよぶこととされた[1]。

**❷社交不安症**
　対人交流の場面において強い恐怖や不安が生じる。

**❸パニック症**
　突然の動悸や呼吸困難感，発汗などの自律神経症状と同時に，「このまま死んでしまうのではないか」という強い不安を生じるパニック発作を繰り返しおこす。パニック発作に対する持続的な懸念（予期不安）や，発作に関連した状況を避ける行動（回避行動）を伴う。

**❹広場恐怖症**
　公共の場所や閉鎖空間に対して，著明な恐怖・不安を生じる。

**❺全般性不安症**
　日常生活のさまざまなできごとや活動に対して，持続的に過剰な不安や心配が生じる。

**NOTE**

**❻力価**
　各薬剤の作用の強さをあらわす指標に，力価がある。高力価の薬剤は少ない用量で効果が得られ，低力価の薬剤は同等の効果を得るために高用量を必要とする。

○表3-29 おもな抗不安薬の種類と特徴

| | 分類 | 薬剤 | 用法・用量の例 | おもな特徴と副作用 |
|---|---|---|---|---|
| ベンゾジアゼピン系薬 | 短時間型 | クロチアゼパム | 1回5〜10 mg | 低力価で，鎮静作用や筋弛緩作用は弱い。 |
| | | エチゾラム | 1回0.25〜1 mg | 高力価で，鎮静作用や筋弛緩作用が強く，高齢者では転倒に注意。依存性が高い。 |
| | 中時間型 | ロラゼパム | 1回0.5〜1 mg | 高力価で，効果発現が速い。筋弛緩作用は弱い。肝障害があっても，代謝が比較的障害されにくい。 |
| | | アルプラゾラム | 1回0.4〜0.8 mg | 高力価で，効果発現が速い。筋弛緩作用は弱い。 |
| | | ブロマゼパム | 1回2〜5 mg | 中力価で，鎮静作用や筋弛緩作用，抗痙攣作用も強い。 |
| | 長時間型 | ジアゼパム | 1回2〜5 mg（内服），1回5〜10 mg（静注または筋注） | 中力価で，効果発現が速い。鎮静作用，筋弛緩作用，抗痙攣作用も強い。多様な剤形がある。 |
| | | クロキサゾラム | 1回1〜4 mg | 中力価で，鎮静作用や筋弛緩作用，抗痙攣作用は弱い。 |
| | 超長時間型 | ロフラゼプ酸エチル | 1回1〜2 mg | 高力価で，鎮静作用や筋弛緩作用は弱い。もちこし効果に注意する。 |
| 5-HT$_{1A}$受容体作動薬 | | タンドスピロンクエン酸塩 | —— | 即効性はなく，通常，臨時投与は行わない。 |

不安の出現や悪化時に臨時投与される。

● **セロトニン受容体作動薬** 脳内のセロトニンを抑制する5-HT$_{1A}$受容体作動薬のうち，日本で承認されているものはタンドスピロンクエン酸塩のみである。副作用が軽微で依存性や耐性形成はないが，効果発現に2〜4週を要する。よって，臨時投与には用いられない。

## 3 病態に応じた抗不安薬の臨時投与とその判断基準

### ◆ 事例と処方例

#### ▌急性骨髄性白血病の発症に伴い不安を訴えるAさん

> **背景** 27歳，女性。急性骨髄性白血病を発症し，緊急化学療法を行うために血液内科病棟に入院となった。疾病や治療について不安をいだいていたところに，化学療法による卵巣機能低下のリスクについての説明を受け，さらに動揺した様子であった。家族と電話で話している間は気をまぎらわせることができる一方，今後どうなってしまうのかと考えはじめると動悸がとまらなくなると訴え，頻回にナースコールをしてくる。
>
> **処方** **クロチアゼパム錠5 mg** 1回1錠　不安時頓用

　白血病の発症と妊孕性に関する懸念という，明らかなストレス因子への反応として不安や動悸が出現しており，適応反応症（適応障害）といえる。適応反応症の治療は環境調整や精神療法が主体だが，対症状的な薬物療法が併用されることもある。Aさんには間欠的な不安とそれに伴う動悸があり，苦

痛があることより，抗不安薬の臨時投与の適応となる。不安は比較的軽いため，抗不安作用は比較的弱いが持続時間が短く，鎮静・筋弛緩作用が少ないクロチアゼパムが最初に選択された。

　服用後は，眠け，ふらつき，転倒に注意が必要である。耐性や依存形成の可能性を念頭におき，頻回使用や漫然とした継続を避け，薬物療法以外の対処法も十分に検討する。

### ■ 動悸や息苦しさを訴えるBさん

> 背景　58歳，男性。肝硬変により検査目的で入院となった。腹部CT検査のため検査室に入室したところ，急に動悸と息苦しさ，めまいが生じ，「このまま死んでしまうのではないか」という不安感を訴えた。Spo₂は98％で，心電図は洞性頻脈だがSTに変化はなく，入院時の胸部X線検査も異常所見はなかった。症状は15分程度で自然と消失した。通勤電車がとくに混雑していた際に，同様の症状を最近1年で2回経験し，またいつおきるかと不安を感じている。
>
> 処方　ロラゼパム錠0.5mg　1回1錠　不安時頓用

　Bさんの症状は，検査所見から，心疾患や呼吸器疾患も否定的であり，発作に対する不安（予期不安）があることからパニック発作と考えられる。しかし，パニック発作の頻度は比較的低く，広場恐怖もみとめず，生活への支障は軽度である。よって，高力価で即効性のあるロラゼパムの臨時使用の適応となる。Bさんは肝硬変を有しているが，ロラゼパムは代謝において肝機能の影響を受けにくい。

　今回発作がおきたのは，検査に対する不安も関連していたのであろう。今後，発作がおきそうになった際に臨時使用するとともに，次回の検査前には予防的に内服することも考慮する。

### ◆ 抗不安薬を臨時投与する前の確認事項

● **アセスメント**　以下の点についてアセスメントを行う。

(1) 依存性・耐性が生じるため，不安に対して安易な薬物投与は避け，環境調整や傾聴・共感などの対応で，不安を軽減できないか検討する。

(2) せん妄の症状として，不安・焦燥や興奮を呈することがある。ベンゾジアゼピン系薬はせん妄を引きおこしたり悪化させたりするので，せん妄に対する投与は避ける。失見当識，注意力の低下，記憶障害，つじつまの合わない言動，睡眠障害など，せん妄を疑う症状がないかを確認する。

(3) 重篤な呼吸障害や中枢神経障害，全身状態が不良な場合は，慎重に投与する。高齢など，重大な副作用を生じやすい要素を評価する。

(4) ほかの薬物との相互作用に注意する。向精神薬，アルコール，MAO阻害薬（パーキンソン病治療薬），マプロチリン塩酸塩（抗うつ薬），ダントロレンナトリウム水和物（筋弛緩薬），シメチジン（胃酸分泌抑制薬）などと併用すると作用が増強するので注意する。

(5) 抗不安薬の服用歴を確認し，服用歴がある場合には過去の副作用の有無

を聴取する。また，ほかの医療機関からの処方や，同系統の薬物を同時に服用していないかにも注意する。

(6) 依存や耐性の形成がないか，不安の訴えが反跳現象や離脱症状ではないかといった点にも留意が必要である。

● **禁忌** 筋弛緩作用があるため，重症筋無力症に対しては禁忌である。また，弱い抗コリン作用があり，急性狭隅角緑内障では緑内障発作❶をおこす可能性があるため禁忌である。

● **服薬の指導** 眠け，ふらつきなどの副作用について説明し，注意を促す。服用後は運転や危険な作業への従事ができないことも説明する。飲酒により薬物の作用が増強されるため，服用前後の飲酒は控えてもらう。

### ◆ 抗不安薬を臨時投与したあとの観察事項

● **評価** 不安，不眠，肩こりや頭痛などの緊張症状の改善を評価する。

● **副作用** 眠け，ふらつき，倦怠感，めまい，頭痛，悪心，口渇，認知機能，健忘，せん妄，呼吸抑制のほか，興奮，幻覚，抑うつなどの奇異反応や，悪性症候群(◉192ページ)の徴候のないことを確認する。

## 4 抗不安薬による重大な副作用とその対応

● **依存性・離脱症状** 薬物依存性は，作用時間が短く高力価の薬物であるエチゾラム，ロラゼパム，アルプラゾラムなどで生じやすく，常用すれば使用後最短4週間で依存が形成される。離脱症状として，不安の増大，不眠，振戦，発汗，頭痛，痙攣などを呈する。長時間型の薬物におきかえ，ごく少量ずつゆっくりと減薬していく。臨時投与のみでは問題になることは少ないが，実質的に常用となっていないかを確認し，依存の危険性について患者に説明する。

● **奇異反応** 本来，鎮静作用を示すベンゾジアゼピン系薬が，かえって不安・焦燥を強めたり，気分易変性・攻撃性・興奮などを誘発することがあり，奇異反応とよばれる。代表的な症状は，抑うつ状態，精神病状態・躁状態，敵意・攻撃性・興奮である。希死念慮や自殺企図が生じる場合もあり，注意を要する。通常，ベンゾジアゼピン系薬の中止により症状は改善する。

● **呼吸抑制，$CO_2$ナルコーシス** 慢性呼吸器疾患や高度呼吸機能障害の患者や高齢者では，$CO_2$ナルコーシスにより常用量でも呼吸抑制をきたすおそれがある。睡眠時無呼吸症候群にも注意が必要である。強い呼吸抑制がおきた場合は，ベンゾジアゼピンの拮抗薬であるフルマゼニルを投与する。

● **悪性症候群** 悪性症候群は抗精神病薬で頻度が高いが，抗不安薬でもおこりうる。ベンゾジアゼピン系薬は悪性症候群の治療にも用いられる一方，これにより悪性症候群が引きおこされた例も報告されている❷。

● **横紋筋融解症** 悪性症候群の合併症として横紋筋融解症が生じることもある。原因薬物を中止し，補液や尿のアルカリ化を行う。

**NOTE**
**❶緑内障発作**
　高度な眼圧上昇が急激におこることをさす。

**NOTE**
❷治療は，原因薬物の中止に加え，ダントロレンナトリウム水和物(筋弛緩薬)やブロモクリプチンメシル酸塩(ドパミン受容体作動薬)の投与，解熱，補液などの対症療法を行う。

# G 神経疾患の薬物療法

## 1 てんかん

### 1 病態・症状と分類

#### 病態と症状

てんかんは，さまざまな成因によってもたらされる慢性の脳疾患である。大脳の神経細胞の過剰な発射（異常放電）に由来する反復性の発作（**てんかん発作**）を特徴とし，それに加えてさまざまな臨床症状と検査所見を伴う。てんかんは小児と高齢者で発病率が高いが，あらゆる年齢で発病しうる。患者は国内に約100万人いるとされ，有病率は0.5〜1%と高い。

● **症状**　主たる症状はてんかん発作である。てんかん発作は自発発作であり，突然始まり，通常3分以内で自然に終息する。発作症状は患者ごとに異なるが，1人の患者における発作症状は，パターンが決まっている。

#### てんかんの分類

てんかんは，国際抗てんかん連盟（ILAE）による分類❶に基づき，全般てんかんと焦点てんかんに大別される[1,2]（◯図3-29）。

● **全般てんかん**　全般てんかんは，両側の大脳半球より同時に異常放電がなされるため，同時・同期・対称性の発作となる。特発的に，強直間代発作，欠神発作，ミオクロニー発作などを繰り返す。

①**強直間代発作**　突然意識を失い，呼吸が停止し，全身が硬直する。数秒から数十秒持続したのち，筋肉の攣縮などがおこる。

②**欠神発作**　突然意識を失い，5〜15秒で突然回復する。

③**ミオクロニー発作**　突然に衝撃的に発症する筋攣縮で，通常，全般性に

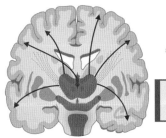

全般発作の抑制

バルプロ酸ナトリウム
など

a. 全般てんかん

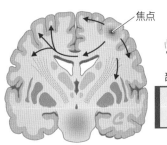

焦点

部分発作の抑制

カルバマゼピン
など

b. 焦点てんかん

◯**図3-29　てんかん発作と抗てんかん発作薬**

1）Ingrid, E. S. et al.：ILAE てんかん分類：ILAE 分類・用語委員会の公式声明〔ILAE classification of the epilepsies：Position paper of the ILAE Commission for Classification and Terminology〕．てんかん研究 37（1）：6-14，2019.
2）日本てんかん学会：てんかん学用語集第，6版．2021年9月．（https://jes-jp.org/pdf/eplilepsy_word20220105.pdf）（参照 2023-3-1）

下肢よりも上肢優位に出現するが，左右差をみとめることもある。光に過敏に反応し，覚醒直後や疲労時に出現しやすい。

● **焦点てんかん**　焦点てんかんは，大脳半球の一定部位（焦点とよぶ）に限局した放電であるため，臨床症状も部分的であり，これは**焦点起始発作**とよばれる。焦点起始発作は，意識がはっきり保たれる**焦点意識保持発作**と，意識減損を伴う**焦点意識減損発作**がある。焦点起始発作の異常が二次的に脳全体に広がり，全般発作となる場合もある。特定の状況でのみ誘発されるものや，脳炎や脳出血などさまざまな疾患の急性期にみられる痙攣は，急性症候性発作とよばれ，てんかんと区別する。

● **てんかん発作重積**　てんかん発作がある程度の長さで続くか，または発作を反復してその間の意識が回復しない状態をてんかん発作重積という。5分以上痙攣が続く場合には，発作が自然に終息しない可能性がでてくるため，治療介入，つまり臨時薬投与が必要と判断される。30分以上痙攣が続くと脳が障害を受ける可能性があるとされ，発作が頓挫するまで処置を行う。痙攣以外の症状も長時間持続する場合には，非痙攣性てんかん重積と判断される。

## 2 薬物療法の基本

### ◆ 治療の方針

● **定期的な内服**　抗てんかん発作薬❶は，原則として規則的に毎日内服することで発作を予防する。通常，てんかん発作は自然に終息するものであり，持続時間が2～3分以内と短いこと，1回の発作に対して臨時で薬剤を用いても効果発現までに時間を要することから，発作時に抗てんかん発作薬を使用することは多くない。発作が抑制されていない場合に，毎日規則的に内服する抗てんかん発作薬を調整し，発作の消失を試みる。

● **臨時投与**　一方，てんかん発作重積時には発作が自然に頓挫しないことがあり，臨時で治療介入を行う。この際にしばしば行われる静脈内注射は，副作用の点から全身管理が可能な医療機関にて経験のある医療スタッフの監督のもとで行う。

　薬剤抵抗性てんかんのなかでも，外科的治療などの薬物療法以外の治療法で発作抑制が困難と判断された場合には，**難治てんかん**とされる。難治てんかんのなかで，発作が1度おきると1日に複数回繰り返す群発例において，2回目以降の発作を予防することを目的として，発作後に抗てんかん発作薬を頓用することがある。

　小児の熱性痙攣でも，抗てんかん発作薬を頓用で使用することがある❷。

● **用法・用量の注意事項**　いずれの抗てんかん発作薬も，報告されている副作用は多岐にわたる。投与の際，規定の用法・用量をこえてはならない。通常，少量から開始し漸増する。定められた用法よりも少ない用量であっても，発作が完全に抑制されていればそれ以上増量する必要はない。抗てんかん発作薬の多くは血中濃度のモニタリングが可能であり，定期的な検査が望

🗒 NOTE

**❶抗てんかん発作薬**
　抗てんかん薬 anti-epileptic drug（AED）と抗てんかん発作薬 anti-seizure medicine（ASM）は，いずれもてんかんに対する治療薬を示している。以前は AED と略されていたが，近年 ASM と略されるようになってきた。

**❷**過去に15分以上遷延する痙攣発作の既往やリスク因子（非定型発作の既往，熱性痙攣の家族歴）がある例や，半日で2回以上と頻発する例などが発熱時に頓用として抗てんかん発作薬を使用する対象となる。年齢とともに熱性痙攣はおきにくくなるため，通常1～2年，または4～5歳まで用いる。
　なお，小児の熱性痙攣は，日本小児神経学会による『小児科用語集 第2版』では，「熱性けいれん」と表記されている。

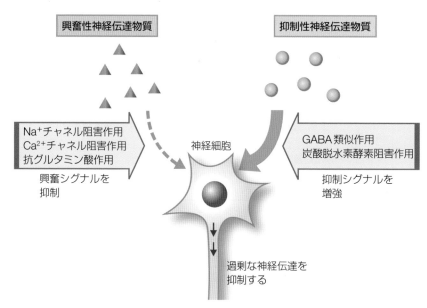

興奮性神経伝達物質

抑制性神経伝達物質

Na⁺チャネル阻害作用
Ca²⁺チャネル阻害作用
抗グルタミン酸作用

神経細胞

GABA類似作用
炭酸脱水素酵素阻害作用

興奮シグナルを
抑制

抑制シグナルを
増強

過剰な神経伝達を
抑制する

**◎図3-30　抗てんかん発作薬の作用機序**

ましい。基準値よりも低い血中濃度であっても発作が抑制されていれば，それ以上増量する必要はない。

### ◆ 治療薬の種類と作用機序

抗てんかん発作薬は，いずれも脳の神経細胞における過剰な興奮を抑制し，異常放電の伝播を抑えることによりてんかん発作を抑制する（◎図3-30，表3-30）。

おもな抗てんかん発作薬は，薬物によって，ナトリウムイオン（Na⁺）チャネル阻害作用❶，γ-アミノ酪酸（GABA）代謝阻害作用❷，抗グルタミン酸作用❸，GABAₐ受容体活性化作用❹，シナプス小胞タンパク質への作用❺，T型カルシウムイオン（Ca²⁺）チャネル阻害作用❻，AMPAグルタミン酸受容体遮断作用❼などがある。ただし，複数の作用機序をもっと考えられている抗てんかん発作薬も多く，文献によって一致しないものも多い。

Na⁺チャネル阻害作用とCa²⁺チャネル阻害作用は，神経細胞の興奮系を抑制することで発作の抑制にはたらく。一方，GABAによる抑制機構の増強は，神経回路の過剰同期性を抑制することで発作の抑制にはたらく。

### ◆ 抗てんかん発作薬の選択

定期的に内服する薬と臨時薬は，分けて選択される。

#### ■ 定期内服薬

定期的に服用する抗てんかん発作薬の選択は，①発作抑制効果，②副作用，③経済面などのその他の事情を考慮して決定する。

● **発作抑制効果**　発作抑制効果の観点から，全般てんかんでは**バルプロ酸ナトリウム**，焦点てんかん（焦点起始発作および二次性全般化❽）では**カルバ**

**○ 表 3-30　成人におけるおもな抗てんかん発作薬の種類と特徴**

| 分類 | 薬剤 | 特徴とおもな副作用 |
|---|---|---|
| 焦点起始発作に対する抗てんかん発作薬 | カルバマゼピン | ・焦点てんかんに対する第一選択薬。電位依存性 $Na^+$ チャネルを抑制する。酵素誘導のため，投与 1〜2 週間後に血中濃度は最大となり，その後低下して，3〜4 週間で安定する。<br>【副作用】重篤なアレルギー，白血球減少，複視，めまい，聴覚の変化，失調など。肝臓の CYP を誘導し，多くの肝代謝の薬物の血中濃度に影響を与えるため，併用しない。 |
| | ラコサミド | ・焦点てんかんに適応がある。<br>・既存の $Na^+$ チャネル阻害薬と異なり，$Na^+$ チャネルの緩徐な不活性化を選択的に促進する。 |
| 広域スペクトラム抗てんかん発作薬 | バルプロ酸ナトリウム | ・全般てんかんに対する第一選択薬である。<br>【副作用】体重増加，胃腸障害，高アンモニア血症による意識障害，急性膵炎，ADH 分泌不適合症候群（SIADH）などに注意する。カルバペネム系抗菌薬と併用しない。重篤な肝機能障害患者や尿素サイクル異常症の患者では禁忌である。 |
| | ラモトリギン | ・焦点てんかん，全般てんかんに適応がある。併用薬の有無や種類によって用法・用量が異なる。<br>【副作用】TEN や SJS といった重篤なアレルギーが出現することがある。 |
| | レベチラセタム | ・選択的シナプス小胞タンパク質作用薬である。焦点てんかん，全般てんかんに適応がある。<br>【副作用】重篤な血液障害，膵炎，抑うつ，攻撃性・易刺激性などの精神症状などに注意する。 |
| 中枢神経抑制薬（$GABA_A$ 受容体活性化薬） | フェノバルビタール | ・焦点てんかん，全般てんかんに適応がある。<br>【副作用】投与早期に鎮静・傾眠，重篤なアレルギー，高用量で失調，眼振，認知機能への影響をみとめることがある。長期投与で巨赤芽球性貧血，無顆粒球症，骨密度減少など。急性間欠性ポルフィリン症，ボリコナゾール，タダラフィル投与中の患者で禁忌である。 |
| | フェニトイン・フェノバルビタール配合剤 | ・選択的 $Na^+$ チャネル阻害薬であるフェニトインと，フェノバルビタールの合剤である。<br>【副作用】TEN や SJS といった重篤なアレルギー，歯肉増殖や多毛といった美容面に関する副作用，不可逆的な小脳失調（とくに高用量または長期投与）が生じることがある。タダラフィル投与中の患者で禁忌である。 |
| | クロナゼパム | ・焦点てんかん，全般てんかんの併用療法に用いられるが，ミオクロニー発作に有効である。<br>【副作用】依存性，耐性，呼吸抑制，刺激性などが出現することがある。離脱による痙攣発作をおこすことがあり，減量は時間をかけて漸減する。症状増悪のおそれがあるため，急性隅角緑内障と重症筋無力症の患者に対して禁忌である。 |
| | クロバザム | ・併用療法の場合のみ適応がある。 |
| | ジアゼパム | ・定期薬ではなく，発作群発時などの臨時投与，あるいは重積時に注射薬が用いられる。<br>・経口投与：小児では 0.4〜0.5 mg/kg/回，成人では 2〜5 mg/回で適宜増減する。<br>・坐薬：1 個（10 mg/個）直腸内に挿入する。 |
| | フェノバルビタールナトリウム | ・定期薬ではなく，発作群発時などに臨時投与，あるいは重積時に注射薬が用いられる。<br>・坐薬 1 個（50 mg/個）を直腸内挿入する。 |
| その他 | ペランパネル水和物 | ・焦点てんかんと強直間代発作に対し併用療法でのみ適応がある。非競合的に AMPA 受容体を阻害する。<br>【副作用】眠け，失調，精神症状などに注意する。 |

マゼピンが第一選択薬となる。バルプロ酸ナトリウムは，脳内の GABA 濃度とドパミン濃度を上昇させるとともに，セロトニンの代謝を促進するため，脳内の抑制系が賦活されて発作が抑制されると考えられている。カルバマゼピンは，GABA 神経機能を高め，大脳辺縁系の痙攣発作に対して最も強い抑制作用を示し，また，鎮静作用，抗コリン作用，骨格筋弛緩作用，抗不整脈作用，抗利尿作用もある。

　2剤目までで発作が抑制されない場合には専門医受診を考慮する。発作回数が少ないなどの理由でてんかん分類が困難な症例では，バルプロ酸ナトリウム，レベチラセタム，ラモトリギンといった広くてんかんに有効な抗てんかん発作薬を選択することがある。単剤で2〜3種類を試しても発作が抑制されない場合には，多剤による治療も検討される。その際，異なる作用機序の薬剤❶を組み合わせるほうが論理的である。各薬剤が有効かどうかは，血中濃度基準値上限，または副作用が出現するまで増量し，発作の頻度や強さから発作抑制効果を判定する。2種類の抗てんかん発作薬を単剤で十分量用いても発作が抑制されない場合には，薬剤抵抗性てんかんと判断される。

● **副作用への配慮**　たとえば，妊孕性のある女性では，催奇形性を考慮した薬剤選択・投与量設定を行う。薬物に対するアレルギーの既往のある症例では重篤なアレルギーをおこしやすいものを避ける。

### 臨時投与

　臨時投与には，中枢神経抑制薬（GABA_A 受容体活性化薬）が用いられることが多い。臨時投与に用いられることの多いジアゼパムは，発作抑制効果が高いが，耐性・依存性に加えて，急激な中断による離脱症状（●79ページ）を生じうる危険があり，連日の頓用は避ける。臨時投与が連日となる場合には，毎日の内服する抗てんかん発作薬を調整する。

## ◆ 代表的な処方例

### 口部自動症を複数回みとめ，高齢でてんかんを発症したAさん（70代，女性）

> **処方** レベチラセタム錠 250 mg　1回1錠　1日2回　朝夕食後

　**口部自動症**とは，意識が減損して口をモグモグするように動かす焦点起始発作である。65歳以上ではじめて発症するてんかんの多くは焦点てんかんであるとされる。焦点起始発作がある高齢者でほかの内服薬がある場合には，他剤との相互作用が少ないレベチラセタムなどが，ほかに内服薬がないような症例では，カルバマゼピンが第一選択薬となる。

● **高齢者のてんかん**　高齢者では，少量投与で十分な発作抑制効果が得られることも多い。これは，肝臓・腎臓による代謝・排泄機能の変化や，低アルブミン血症による遊離型❷の薬物の割合の増加などによる。いずれにしても，発作が抑制されていれば，それ以上内服薬を増量する必要はない。本症例は少量で開始して漸増し，200 mg で発作が抑制されたため，その量を維持している。

高齢者ではとくにふらつきなどの副作用に留意する。カルバマゼピンは投与開始1〜2週間で一時血中濃度が上昇した際に副作用が出やすく，その後，酵素誘導により血中濃度がやや低下して落ちつくことから，とくに投与開始1〜2週間に注意が必要である。

### ▌10代後半に若年ミオクロニーてんかんを発症したBさん（30代，男性）

> **処方** バルプロ酸ナトリウム徐放錠A 200 mg　1回2錠　1日2回　朝夕食後

若年ミオクロニーてんかんは，全般てんかんの1つである。全般てんかんではバルプロ酸ナトリウムが第一選択薬とされる。バルプロ酸ナトリウムは，女性では催奇形性があることから，新規抗てんかん発作薬を考慮することも多いが，男性では催奇形性はほとんど影響しないとされることから選択された。

全般てんかんのなかでも若年ミオクロニーてんかんは内服により発作が抑制されるものの，服用中止により高率に全身痙攣が再発するとされることから，長く発作が抑制されていても内服を継続するよう指導する。

### ▌てんかんの焦点起始発作が群発するCさん

> **背景** 28歳のときに焦点起始発作を発症し，29歳のときに全身痙攣をおこしたことをきっかけに医療機関を受診した。薬物治療により発作回数は週に数回から月に2日程度に減少したが，発作が出現する日には2〜5時間にわたり，繰り返し無数の短い発作が群発する。また，回数を重ねるほど意識減損を伴うようになる。全身痙攣にはいたらず，これによる救急搬送の既往はない。
>
> **処方** ジアゼパム錠2 mg　1回2錠　発作が1日に2回以上おきた際に頓用

発作は通常自然に終息するものであり，患者の通常の1つひとつの発作持続時間は2〜3分以内とされる。

ジアゼパムは，内服による効果発現には10分〜数十分を要し，約1時間で血中濃度は最大となる。消失半減期は57時間と比較的長い。発作を繰り返すときに頓用することで，発作群発の回数を抑え，持続時間を短縮し，また意識減損する発作の予防が期待される。頓用の際も，通常の内服はそのまま継続する。

## 3　薬物療法における看護師の役割

### ▌定期的な抗てんかん発作薬の投与時の注意事項

● **規則的な内服**　てんかんの治療では，規則的な抗てんかん発作薬を継続して内服することが重要である。レベチラセタムやラコサミドなどの一部の抗てんかん発作薬には注射薬があるものの，経口で処方されている抗てんかん発作薬には注射薬がないものも多い。ある患者に対する抗てんかん発作薬

の発作抑制効果は，同じ作用機序の薬剤であっても，その効果は異なる。そのため，手術などのために禁飲食が必要な場合においても，可能な限り効果が明らかな通常の内服を続けることが望ましい。

　抗てんかん発作薬は基本的に食事の前後にこだわる必要はない。また，患者ごとに必要とされる抗てんかん発作薬の内服量や血中濃度は異なる。抗てんかん発作薬の多くは治療有効濃度と中毒濃度が近いため，長年内服している薬剤の量を安易にかえるべきではない。

● **薬物相互作用**　レベチラセタムとガバペンチンを除くほとんどの抗てんかん発作薬で薬物の相互作用があり，ほかの疾患に対する薬剤を含めて，新たな内服薬が開始される場合に相互作用の有無の確認が必要である。カルバマゼピンはグレープフルーツジュースで一時的に血中濃度が上昇する（◐17ページ）。

### ▐ 抗てんかん発作薬を臨時投与する前の確認事項

● **投与時のアセスメント**　医療機関内において，患者のアセスメントがより必要とされる抗てんかん発作薬の臨時投与を中心に解説する。

(1) 全身状態を確認する。抗てんかん発作薬の作用により血圧・脈拍数・呼吸数の変化がおこりうる。また，てんかん発作の重積によってもバイタルサインの変化がおこるため，注意深くアセスメントを行う。

(2) てんかん発作の持続時間と発作症状を記録する。持続時間が長くなるほど，自然終息しにくくなるため，何時ごろから発作が始まっているのか，短い発作の群発か，1つの発作が長く続くのかなどを記録する。

(3) 意識レベルを記録する。てんかん発作時の意識レベルについては，通常のジャパン–コーマ–スケール（JCS）やグラスゴー–コーマ–スケール（GCS）を用いた判断は適切に評価できない。てんかん発作では，意識が消失していても，多くの場合開眼していたり，まばたきをしていたりする。また，発声はできないが，十分に意識が保たれていることもある。感覚性失語や運動性失語の発作，喉が締めつけられるような発作，顔面の部分運動発作などがみられる。一方で，意識減損していても，「はい」などの一見簡単な返答ができる場合もある。そのため，意識消失の有無は以下の項目が重要となる。

• 発作中に簡単なオープンクエスチョンに答えられるか：「下の名前を教えてください」「ここはどこですか」など

• 簡単な従命：「ばんざいしてください」「右手を前に出してください」など

• 発作中のことを発作後に想起できるか：発作中に「青いりんご」と覚えるよう言っておき，それを発作後に思い出せるかを聞くなど。

(4) 一見，てんかん発作およびその重積にみえるもののなかには，心因性非てんかん性発作などが含まれることもある。これに対しては，てんかん重積の治療を行わない。とくに発作終息後に医療機関受診となった際には，適切な診断のために，発作症状の観察者からの情報と，本人の記憶の確認が求められる。上記の項目のほか，開眼か閉眼か，左右差がないか，身体の動き❶などを観察する。発作が長時間に及ぶ際は，スマート

フォンなどで患者状態の動画撮影しておくと，診断に有効である。

● **禁忌**　ジアゼパムは，急性狭隅角緑内障のある患者や，重症筋無力症のある患者，ショック，昏睡，バイタルサインのわるい急性アルコール中毒の患者では禁忌である。フェノバルビタールは，薬物の成分またはバルビツール酸系化合物に対して過敏症の患者や，急性間欠性ポルフィリン症の患者，ボリコナゾール（抗真菌薬），タダラフィル（前立腺肥大症に伴う排尿障害治療薬），リルピビリン塩酸塩（HIV 感染症治療薬），アスナプレビル・ダクラタスビル塩酸塩・バニプレビル（C 型肝炎治療薬），マシテンタン（肺動脈性肺高血圧症治療薬）を投与中の患者に禁忌であり，妊婦での投与については添付文書を確認する。

### 投与後の観察事項

● **発作頻度・重症度**　抗てんかん発作薬の効果は，発作頻度の変化や発作重症度の変化から判定する。発作頻度が減るだけではなく，全身痙攣のみであった患者に部分発作が出現すれば，発作が小さくなったと考えられ，その薬物治療は有効だと判断される。また分単位であった発作持続時間が数秒に短縮すれば，同様にその薬物の効果はあると判断される。薬物による調整を開始する前から発作日誌をつけることが望ましい。

● **副作用**　投与後の観察に重要なのは，発作頻度や発作の程度だけではなく，副作用も含まれる。とくに医療者は発作頻度を重視するが，患者は医療者以上に副作用がないことを重要視することも多い。また，抗てんかん薬の副作用の多くは自覚的なもので，自己申告がない限り有無を確認することがむずかしいため，投与開始時には積極的な問診が重要となる。

### 抗てんかん発作薬による重大な副作用とその対応

抗てんかん発作薬の副作用は多岐にわたる。とくに注意が必要なものとして，呼吸抑制と重篤なアレルギー反応があげられる。体質による副作用もあるが，抗てんかん発作薬の副作用の多くは用量依存性である。

そのほか，血圧低下，徐脈，体温低下，気管支分泌液増加，鎮静，舌根沈下，易刺激性などがある。てんかん重積による呼吸抑制，血圧低下や上昇，喉頭痙攣，発作後の意識障害の遷延もあるので注意する。高用量投与の際にはとくに注意が必要である。

● **重篤なアレルギー**　いずれの抗てんかん発作薬についても重篤なアレルギーをきたす可能性はあるが，とくにカルバマゼピン，ラモトリギン，フェノバルビタール，フェニトインなどは，アレルギー反応の原因薬物として報告されることが多い。なかには，皮膚粘膜眼症候群（スティーヴンス-ジョンソン症候群 Stevens-Johnson syndrome，SJS）❶や，中毒性表皮壊死症 toxic epidermal necrolysis（TEN）❷などの重篤な薬疹が出現することがあり，投薬開始後に熱発，皮疹，粘膜の充血などが出現した際には，新たに処方された薬剤の内服を中止し，様子を観察する。

● **無顆粒球症・肝機能障害**　重篤な副作用としては，無顆粒球症や肝機能障害などがあり，投与前後に採血検査を行う必要がある。

● **眠け・ふらつき**　抗てんかん発作薬全般において最も高頻度にみられる

副作用は，眠けやふらつきである。とくにフェニトインは内服量のわずかな変化で大幅に血中濃度がかわり，高用量・中毒域の血中濃度が一定期間続くと不可逆的な運動失調を生じることがあるため，定期的な血中濃度モニタリングを行う。

# 2 パーキンソン病・パーキンソン症候群

## 1 病態と症状

● **病態**　**パーキンソン病**は，中高年者に好発する神経変性疾患である。中脳の黒質に存在するドパミン神経が変性し，線条体へのドパミンの放出が減少することによって，運動障害や認知機能障害などが生じる（●図3-31）。国内での患者は，人口10万人あたり100人から150人と推定される。

　一方，**パーキンソン症候群**は，パーキンソン病様の症状を呈するパーキンソン病以外の疾患の総称である。パーキンソン症候群には，脳血管性パーキンソニズム，多系統萎縮症のパーキンソン病型，進行性核上性麻痺，薬剤性パーキンソニズム，大脳皮質基底核変性症，特発性正常圧水頭症などがある。

● **症状**　パーキンソン病の症状は，運動症状と非運動症状に分けられる。

　[1] **運動症状**　以下の症状がみられる。

　①**安静時振戦**　安静時に出現する1秒間に4～5回の振戦で，動作時には減少・消失する。意識しないときに出現しやすく，座って手を膝に置いているときや歩行時などに，手の振戦がみられるか否かに注目するとよい。

　②**筋強剛（固縮）**　他動的に頸部や四肢の関節を屈伸させると抵抗がある。連続して抵抗がある鉛管様筋強剛と，規則的な抵抗の変化を感じる歯車様筋強剛がある。

　③**動作緩慢**　動作が全般的に遅くなり，表情は乏しく仮面様顔貌がみられ，

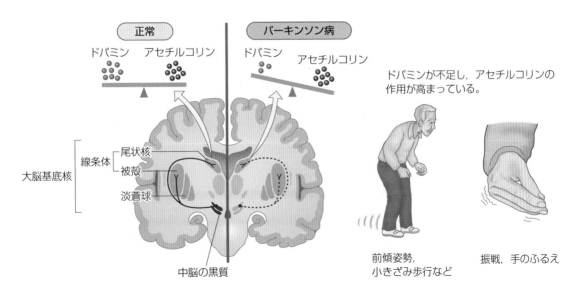

●図3-31　パーキンソン病の病態

声は小さくなる。歩行は，前傾前屈姿勢で小きざみ歩行となり，遅くなる。進行例では，歩行時に足が地面にはりついて離れなくなり，歩行の開始が困難となる，すくみ足という現象がみられる。方向転換や，狭い場所を通るときに，とくに障害が目だつ。

④**姿勢反射障害**　数年経過してから出現し，とっさに足が出ずにバランスをくずして倒れることが多くなる。

②**非運動症状**　意識レベルの変動を伴う認知機能障害がみられ，意欲の低下や睡眠障害などがあらわれる。病気の進行に伴い，幻覚や妄想が出現する。幻覚・妄想はパーキンソン病治療薬の副作用でもみられる。また，自律神経系の異常により，便秘，頻尿，発汗異常，起立性低血圧などがみられる。

## 2 薬物療法の基本

### ◆ 治療の目標

治療の第一目標は，動作緩慢や歩行障害，姿勢反射障害など，日常生活の妨げとなる運動症状を改善することである。進行例では症状の日内変動，ジスキネジア（不随意運動）などの運動合併症，そのほかの非運動症状の軽減を目標とする。

### ◆ 治療薬の種類と作用機序

パーキンソン病の薬物治療では，ドパミンを補充したり，ドパミンの作用を増強することにより症状の改善を期待する。

● **基本となる治療薬**　レボドパ製剤と，ドパミン受容体刺激薬，MAO-B阻害薬による治療が基本となる（○表3-31）。

①**レボドパ** L-dopa **製剤**　ドパミンは血液脳関門を通過できないため，その前駆物質であるレボドパが用いられる（○図3-32）。通常は，レボドパが末梢でドパミンに変換されるのを抑制して効率よく脳内へ移行することを目的として，ドパ脱炭酸酵素阻害薬との合剤が使用される。レボドパは消失半減期が短く，進行期になると効果持続時間が短縮し，薬効が切れる時間帯が出現する。これを**ウェアリングオフ** wearing-off とよぶ。

②**ドパミン受容体刺激薬（ドパミンアゴニスト）**　線条体にあるドパミン受容体に対する刺激作用をもつ。

③**MAO-B 阻害薬**　ドパミンの分解酵素であるモノアミン酸化酵素B（MAO-B）のはたらきを阻害することによって，脳内のドパミン濃度を上昇させる。

● **レボドパの作用増強**　レボドパの効果を増大・持続させる目的で，カテコール-_O_-メチル基転移酵素❶阻害薬（COMT 阻害薬）やレボドパ賦活薬などが用いられる。

● **抗コリン薬**　最も古くから使用されている薬物として，抗コリン薬もある。パーキンソン病では，ドパミンが不足し，相対的にアセチルコリンが増加した状態と考えられており，抗コリン薬はアセチルコリンを阻害すること

▭ NOTE

❶**カテコール-_O_-メチル基転移酵素**
カテコールアミンの分解に関与する酵素である。COMT 阻害薬は，末梢でのレボドパの分解を抑制する。

▶表 3-31　おもなパーキンソン病治療薬の種類と特徴

| 分類 | 薬剤 | おもな特徴・副作用 |
|---|---|---|
| レボドパ製剤 | レボドパ・カルビドパ水和物 | 【副作用】消化器症状（食欲不振，悪心・嘔吐，便秘など），不穏，幻覚，悪性症候群 |
| ドパミン受容体刺激薬 | プラミペキソール塩酸塩水和物 | 【副作用】幻覚，傾眠，突発的睡眠，浮腫，悪性症候群 |
| | ロピニロール塩酸塩 | 【副作用】幻覚，傾眠，突発的睡眠，浮腫，悪性症候群 |
| | ロチゴチン | ・肩，上腕部，腹部，側腹部，殿部，大腿部のいずれかの正常な皮膚に貼付し，24 時間ごとに貼りかえる。<br>【副作用】幻覚，傾眠，突発的睡眠，浮腫，悪性症候群，皮膚症状（発赤，瘙痒） |
| MAO-B 阻害薬 | セレギリン塩酸塩 | 【副作用】幻覚，ジスキネジアに注意する。SNRI や SSRI などとの併用はセロトニン症候群を生じるため，禁忌である。 |
| COMT 阻害薬 | エンタカポン | 【副作用】単独では使用せず，必ずレボドパ・カルビドパ水和物またはレボドパ・ベンセラジド塩酸塩と併用する。消化器症状，ジスキネジアに注意する。 |
| ドパミン放出促進薬 | アマンタジン塩酸塩 | 【副作用】めまい，ふらつき，不眠，幻覚，興奮 |
| レボドパ賦活薬 | ゾニサミド | 【副作用】眠け，食欲不振，めまい，ふらつき，ジスキネジア |
| 抗コリン薬 | トリヘキシフェニジル塩酸塩，ビペリデン塩酸塩 | 【副作用】眠け，口喝，便秘，排尿困難 |

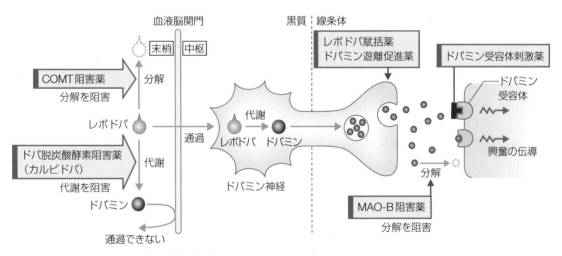

▶図 3-32　パーキンソン病治療薬の作用

により，筋強剛や振戦を抑制する。

## ◆ 治療の方針

● **早期の治療**　一般的に 70 歳以上の高齢者や認知機能が低下している患者は，ドパミン受容体刺激薬によって幻覚・妄想が誘発されやすいため，レボドパで治療を開始する。若年者ではレボドパによる不随意運動（ジスキネジア）などの運動合併症がおこりやすいため，ドパミン受容体刺激薬や MAO-

B 阻害薬での治療開始が推奨される。

●**進行期の治療**　進行期において，ウェアリングオフによりレボドパによる症状の変動がみられるときは，ジスキネジアの有無によって異なる対処を行う。ジスキネジアがなければMAO-B 阻害薬のセレギリン塩酸塩，COMT 阻害薬であるエンタカポン，レボドパ賦活薬であるゾニサミドなどを追加する。ジスキネジアのあるときはレボドパの1回量を減らして服薬回数を増やし，エンタカポンやゾニサミドなどの追加，また，未使用であればドパミン受容体刺激薬の追加が推奨される。

●**幻覚・妄想の治療**　ドパミン補充療法そのものが，幻覚・妄想を誘発しうる。幻覚・妄想が出現した場合は，最後に追加した薬剤の中止に加え，精神症状をおこしやすい薬から順次中止して処方を単純化する。ガイドラインでは抗コリン薬→アマンタジン→MAO-B 阻害薬→ドパミン受容体刺激薬→レボドパの順に休薬し，レボドパによる単剤治療とされる。それでも改善しない場合は，非定型抗精神病薬の追加を行う。

### ◆ 代表的な処方例

#### ▌レボドパを使用して早期治療を行う A さん

> **処方**　レボドパ・カルビドパ水和物（メネシット®）配合錠100　1回1錠　1日2回　朝昼食後
> 　　　　ドンペリドン錠10 mg　1回1錠　1日2～3回　毎食前

　パーキンソン病の未治療例に対しては，診断的治療も兼ねて，レボドパ製剤（レボドパとして100 mg）を1日2～3回で始めることが多い。夜間の不眠や不穏をなるべく避けるため，はじめは朝昼の1日2回で処方を開始することもある。また，消化器症状の副作用軽減のため，消化機能改善薬であるドンペリドンの併用が行われることが一般的である。

#### ▌ドパミン受容体刺激薬による早期治療を行う若年の B さん

> **処方**　〈経口薬の場合〉
> 　　　　はじめの2週間：プラミペキソール塩酸塩 LA 錠 0.375 mg　1回1錠　1日1回
> 　　　　次の2週間：プラミペキソール塩酸塩 LA 錠 0.375 mg　1回2錠　1日1回
> 　　　　維持量：プラミペキソール塩酸塩 LA 錠 1.5 mg　1回1錠　1日1回　しばらく継続
> 　　　　〈経皮吸収型貼付薬の場合〉
> 　　　　ニュープロ® パッチ 9 mg　1日1枚

　ドパミン受容体刺激薬であるプラミペキソール塩酸塩は，若年では単独で，高齢者の場合はレボドパ製剤の使用量をなるべく減らすために併用されることが多い。2週間程度ごとに漸増し，運動症状や副作用をみながら 1.5～4.5 mg にて維持量とするのが一般的である。

　また，ロチゴチン経皮吸収型製剤であるニュープロ® パッチが使用される

こともある。1日1回4.5 mgの貼付薬から開始し，1～2週ごとに4.5 mgずつ増量し，維持量として1日1回9～36 mgを貼付する。ほぼ同じ時間であれば貼付するタイミングはいつでもよく，食事の時間にも左右されない。

　皮膚症状の予防のために，前回と異なる場所に貼付することが重要である。内服薬とは異なり，24時間効果が一定するため，ウェアリングオフ対策としても使用される。

### ▋進行期の追加治療を受けるＣさん

> **処方** セレギリン塩酸塩口腔内崩壊錠 2.5 mg　1回1錠　1日1回

　MAO-B阻害薬であるセレギリン塩酸塩は，ドパミン受容体刺激薬と同様に早期から単剤としても使用される。レボドパの減量や，ウェアリングオフの軽減を目的として，レボドパ製剤と併用して処方される。

　併用禁忌薬が多く，とくに三環系抗うつ薬やSSRI，SNRIなどとの併用は禁忌であり，注意を要する。セレギリン塩酸塩を服用中の患者が抗うつ薬などを服用しはじめる場合は，セレギリン塩酸塩の服用をやめてから14日以上を空ける必要がある。

## 3 薬物療法における看護師の役割

### ▋投与時の注意事項

(1) レボドパ製剤による消化器症状軽減のため，ドンペリドンなどの消化機能改善薬を一緒に内服させる。ただし，消化器症状の副作用のない患者では，早期はドンペリドンが処方されていても，途中から中止可能な場合もある。

(2) 進行期のパーキンソン病では嚥下機能低下をみとめ，内服が困難であるため，とろみをつけるなどの工夫を行う。

### ▋服薬の指導

(1) レボドパ製剤の内服は，決められた用量を決められた時間に行うように指導する。投与間隔が短いとジスキネジアが出現し，長いとウェアリングオフの時間が長くなることがある。

(2) 抗精神病薬・降圧薬・制吐薬にはパーキンソン症状を悪化させるものがある。ほかの薬剤が処方された場合は主治医に報告するよう説明する。

(3) パーキンソン病治療薬の中断は，後述する悪性症候群を生じる可能性があるため，薬が飲めない場合などには早めに受診するように説明する。

### ▋投与後の観察事項

● **パーキンソン病治療薬の効果発現**　パーキンソン病治療薬の内服により運動症状がどのように改善しているかを，内服前後の時間単位での変化も含めて観察することが重要である。振戦の減少や，笑顔が増えたなどの表情，歩行速度や日常生活動作が以前よりもスムーズに行えるようになったかといった点に注目するとよい。変化が緩徐のため，本人は改善に気がついていないこともあり，家族からの情報収集も有効である。

● **副作用**　ドパミン受容体刺激薬は突発的睡眠が報告されている。また，パーキンソン病治療薬では，幻覚や妄想などの精神症状が出現しうるため，言動に注意をはらう。また，夜間に精神症状が悪化することがあるため，日中の様子のみでなく，夜間の様子を周囲の人から聴取する。

とくに重篤な副作用には以下のものがある。

□1□ **悪性症候群**　パーキンソン病治療薬の中止や投与量変更に伴い，高熱・振戦・筋強剛などの錐体外路症状や，発汗や頻脈などの自律神経症状，意識障害などの悪性症候群が生じることがある。悪性症候群は，パーキンソン病治療薬の変更がなくとも，脱水や感染症の合併などにより生じることがある。放置すると，横紋筋融解症（●192ページ）・急性腎不全・血管内凝固症候群などの死の転帰をとりうる病態であるため，その徴候に十分注意をはらう。

□2□ **麻痺性イレウス**　パーキンソン病では腸管の蠕動運動の低下が生じており，これに抗コリン薬の服用や脱水，運動不足などが加わり，麻痺性イレウスをおこすことがある。排便コントロールも重要である。

# 3　アルツハイマー型認知症

## 1　病態と症状

● **病態**　**認知症** dementia とは，正常に発達した知的機能が，後天的な脳の障害によって慢性的に減退・消失し，日常生活・社会生活を営めない状態をいう（●図3-33-a）。**アルツハイマー病** Alzheimer disease（AD）では，脳の組織内にできる老人斑❶や神経原線維変化❷により神経細胞死や機能障害が生じている。

記憶学習に大きく関与する神経伝達物質として，アセチルコリンとグルタミン酸がある（●71ページ）。アルツハイマー型認知症では，神経細胞死や機能障害に伴って，アセチルコリンが減少したり，グルタミン酸が過剰に分泌されたりすることにより，記憶や学習の妨げになっていると考えられている。

● **症状**　アルツハイマー型認知症の臨床症状は，記憶障害を主体とする中核症状と，それに伴う行動・心理症状に大別される（●図3-33-b）。

□1□ **中核症状**　ほぼ一定して持続的に出現する知的機能の低下を主としたもので，以下の症状がある。

（1）見当識障害：時間や季節，場所，人がわからなくなる。

（2）記憶障害：新しいことが覚えられなくなる。

（3）判断力の低下

（4）失語：言葉が理解できない。言おうとした言葉を言うことができない。

（5）失認：物や人の顔などが正しく認識できない。

（6）失行：物の使い方がわからない。動作ができない。

（7）実行機能の障害：計画をたて，計画通りに実行することができない。

□2□ **認知症に伴う行動・心理症状** behavioral and psychological symptoms of

▭ NOTE

❶老人斑
　脳の組織にアミロイドβタンパク質が沈着することにより，組織内に斑状の病理像がみられる。

❷神経原線維変化
　おもに脳の神経細胞の軸索に存在するタウタンパク質が凝集することにより，神経線維に変化がもたらされる。

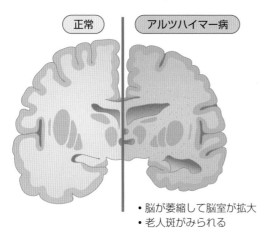

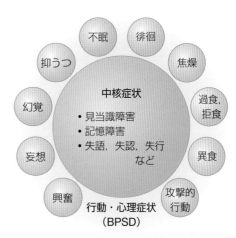

・脳が萎縮して脳室が拡大
・老人斑がみられる

a. アルツハイマー病患者の脳　　　　　　　　b. 認知症の症状

◉**図 3-33　アルツハイマー型認知症の病理と症状**

dementia（BPSD）　中核症状に付随してあらわれる二次的な症状で，個人差や環境による変化も大きく可逆的ではあるものの，介護上の困難を伴うことが多い症状である。物とられ妄想や抑うつ，幻覚，興奮といった精神症状や気分症状のほか，徘徊，過食・拒食・異食，介護への抵抗，暴力行為などの行動障害や性格変化などがみられる。

## 2　薬物療法の基本

### ◆ 治療の目標と方針

　脳組織の病変は不可逆的であるため，症状の進行軽減を目的とする。軽症から中等症ではアセチルコリンエステラーゼ阻害薬，中等症以上ではメマンチン塩酸塩を追加する（◉表 3-32）。

#### ▮ 中核症状の進行予防

● **アセチルコリンエステラーゼ阻害薬（AChE 阻害薬）**　アセチルコリンを分解する酵素であるアセチルコリンエステラーゼ（AChE）を阻害し，脳内のアセチルコリン量を増加させることにより，記憶・学習の改善が期待される（◉図 3-34）。代表的なものにドネペジル塩酸塩がある。中核症状の進行予防を目的として，まずは AChE 阻害薬の投与が開始される。

● **メマンチン塩酸塩**　アルツハイマー型認知症では，NMDA 型グルタミン酸受容体❶の過剰な活性化が一因となって，神経細胞が傷害されると考えられている。メマンチン塩酸塩は，この受容体を阻害することにより，神経細胞傷害の進行を抑制するとされる（◉図 3-34）。中等症以上では，メマンチン塩酸塩の追加が検討される。

#### ▮ BPSD への対応

　徘徊や妄想，興奮などの BPSD へは，対症療法として非定型抗精神病薬（◉187 ページ）や漢方薬などが用いられる。非定型抗精神病薬であるクエチアピンフマル酸塩は，脳内のドパミン $D_2$ 受容体を選択的に遮断し，興奮を

----NOTE

**❶NMDA 型グルタミン酸受容体**

　グルタミン酸の受容体のうち，*N*-メチル-ᴅ-アスパラギン酸（NMDA）に感受性のある受容体のこと。NMDA 型受容体はとくに，記憶や学習などの経験に依存した神経回路の形成に重要な役割を果たすことが知られている。

● 表3-32　おもなアルツハイマー型認知症治療薬の種類と特徴

| 分類 | 薬剤 | おもな特徴と副作用 |
|---|---|---|
| AChE 阻害薬 | ドネペジル塩酸塩 | ・経皮吸収型貼付薬。ほかの薬剤では消化器症状の副作用が強い場合や，拒薬や嚥下困難などにより経口摂取が困難な場合に用いられることが多い。<br>【副作用】消化器症状（食欲不振，悪心・嘔吐，下痢），精神症状（興奮，イライラ，落ち着きのなさ），錐体外路症状（ふるえ，こわばり）などの副作用に注意する。 |
|  | ガランタミン臭化水素酸塩 | ・神経細胞からの放出を増強させる作用や，アセチルコリン受容体の作用を増強させる効果もある。<br>【副作用】消化器症状（食欲不振，悪心など），精神症状（興奮），めまいなどの副作用に注意する。 |
|  | リバスチグミン | ・経皮吸収型貼付薬。<br>・アセチルコリンを分解するブチリルコリンエステラーゼを阻害する作用もあわせもつ。<br>【副作用】皮膚症状（瘙痒，発赤）や消化器症状（悪心など）に注意する。 |
| NMDA 型グルタミン酸受容体拮抗薬 | メマンチン塩酸塩 | 【副作用】めまいや消化器症状（食欲不振，便秘），頭痛，傾眠に注意する。 |
| 非定型抗精神病薬 | クエチアピンフマル酸塩 | 【副作用】高血糖，錐体外路症状に注意する。 |
| 漢方薬 | 抑肝散エキス | 【副作用】消化器症状，肝機能障害，低カリウム血症とそれに伴う筋力低下に注意する。 |

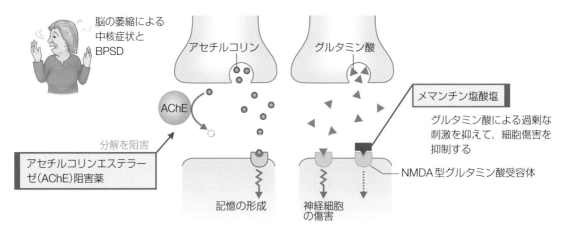

● 図3-34　認知症治療薬の作用

抑える。抗精神病薬の使用により錐体外路症状や転倒，ADL の低下などの副作用が出現した場合には，抑肝散エキスが用いられる。

◆ 代表的な処方例

▌中核症状の進行予防を目的とするAさん

処方　1），2）のいずれか
　　　1）ドネペジル塩酸塩 OD 錠 5 mg　1回1錠　1日1回　朝食後
　　　2）リバスチグミンテープ 18 mg　1回1枚　1日1回

　アセチルコリンエステラーゼ阻害薬であるドネペジル塩酸塩は，1日1回3 mg から開始して1〜2週間程度内服し，副作用の有無を確認する。消化器症状や精神症状などの副作用がなければ1日1回5 mg に増量する。症状の強い患者では，5 mg で4週間以上経過後，10 mg に増量する。

　リバスチグミンテープは，経皮吸収型貼付薬である（⊙11ページ，表1-2）。患者の状態に応じて1日1回4.5 mg から開始し，原則として4週間後に18 mg に増量することができる。ほぼ同じ時間であれば，食事の時間に関係なく貼付投与することができる。皮膚症状の予防のために，前回と異なる場所に貼付するよう指導する。

### ▌中等症のアルツハイマー型認知症のB さん

> **処方**　ドネペジル塩酸塩 OD 錠 5 mg　1回1錠　1日1回　朝食後
> 　　　　メマンチン塩酸塩錠 20 mg　1回1錠　1日1回　朝食後

　NMDA 型グルタミン酸受容体拮抗薬であるメマンチン塩酸塩は，中等症以上のアルツハイマー型認知症で使用される。アセチルコリンエステラーゼ阻害薬と併用されることが多い。1日1回5 mg から開始し，1週間に5 mg ずつ増量し，維持量として1日1回20 mg を経口投与する。

### ▌BPSD の症状を改善したいC さん

> **処方**　1），2）のいずれか
> 　　　　1）クエチアピン錠 25 mg　1回1錠　1日1回　夕食後
> 　　　　2）抑肝散エキス顆粒　1回1包（2.5 g）　1日3回　各食後

　抗精神病薬であるクエチアピンフマル酸塩は，ふらつきや傾眠などの副作用がおこることがある。そのため，1錠を夕食後から開始することが多い。症状により適宜増量し，日中の内服も追加することがある。

## 3　薬物療法における看護師の役割

### ▌投与時の注意事項

　認知症患者は，薬剤を内服せずに口から出してしまったり，薬剤の数や種類を間違えてしまうなど，1人では正しく内服できないことがある。また，重症になると嚥下機能の低下もみられる。よって，薬剤を口に入れて飲み込むまで見まもり，確認することが必要である。

### ▌服薬の指導

● **薬剤管理の指導**　認知症患者では内服の間違いが多いため，薬剤管理の指導が重要となる。本人のみでなく家族への指導も行う。内服の間違いをできるだけ減らすために，お薬カレンダーの利用も有効である。

● **経皮吸収型貼付薬**　リバスチグミンの貼付薬は，ほぼ同じ時間であれば貼付するタイミングはいつでもよい。皮膚症状の予防のために前回と異なる場所に貼付するように，場所を複数決めておいて，そのなかで定期的に変更するように指導するとよい。

● **併用薬の把握**　高齢者は認知症以外の疾患による内服も多い。ほかの内

服薬を主治医に伝えられるようにお薬手帳を作成し，受診のときに持参するように本人および家族に説明する。漢方薬の抑肝散では，低カリウム血症により筋力低下（ミオパチー）が生じることがある。とくに利尿薬内服中の患者で生じやすいため，ほかの内服薬の把握が重要である。

### ▍投与後の観察事項

（1）アセチルコリンエステラーゼ阻害薬は，アセチルコリン作用の増強により，食欲不振，悪心・嘔吐，下痢などの消化器症状の副作用が出やすい。軽度であれば内服を続けるうちにおさまってくる可能性があるが，激しい場合は主治医に相談する。また，精神症状の副作用もあり，不穏や不眠がみられた場合も主治医に相談するよう促す。

（2）メマンチン塩酸塩では，めまいがおこることがあり，転倒などに注意する。

（3）BPSD に対して処方された非定型抗精神病薬や睡眠薬により，ふらつきや転倒がみられたり，傾眠による食事量低下で脱水の危険性もある。

（4）抑肝散では，低カリウム血症による筋力低下の出現に注意が必要である。とくに心不全や腎不全を合併して利尿薬を内服している場合に発症しやすい。

第 **4** 章

# 全身状態の管理にかかわる
# 臨床薬理学

# A 持続点滴中の薬剤の投与と調整

## 1 循環動態にかかわる持続点滴が必要な病態

　循環動態にかかわる持続点滴が必要となる病態は，循環不全あるいは放置すれば循環不全に陥る非常に重篤な状態である。循環不全では，臓器への灌流が著しく低下し，臓器が機能障害に陥り，最終的には臓器の細胞死にいたる。その機序には，①循環血液量の減少，②心拍出量の減少，③末梢血管の拡張などがある。

### ▍心不全の病態生理

　心不全は心臓の器質的・機能的障害により心臓のポンプ機能（●図 4-1-a）の代償機転が破綻し，心拍出量低下，肺・体静脈系のうっ血をきたし，末梢循環不全を生じた病態である。心不全は心血管系・内分泌系・免疫系など多くの生体内の調整機構の異常を伴う複雑な症候群である。原因となる疾患には心筋梗塞や心筋症，弁膜症などがある。

● **急性心不全と慢性心不全**　急性心不全では，心機能の低下が代償可能な範囲を上まわり，血行動態の急激な悪化がもたらされる。慢性心不全では，長期間にわたり進行性に心機能が悪化し，代償された状態が長期間持続した

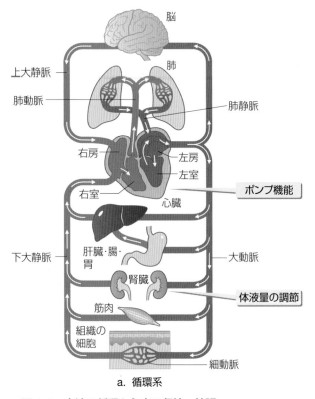

a. 循環系

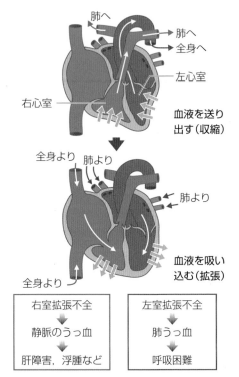

b. 心室の収縮・拡張と拡張不全

●**図 4-1　血液の循環と心室の収縮・拡張**

のちに血行動態が破綻する。一般的に収縮能および拡張能は低下し，代償機構の破綻により体液が貯留する。

● **左心不全と右心不全**　左心不全では，左心室の収縮力が低下し，その代償として前負荷を増加させ，心拍出量を維持しようとする。その結果，左室拡張終期の圧力は上昇し，肺うっ血がおこり，呼吸困難症状が出現する。右心不全では，右心室の機能障害により，右室拡張終期圧の上昇と右房圧の上昇により，静脈にうっ血が生じる。

● **収縮障害と拡張障害**　心臓の機能障害は収縮障害と拡張障害に分類される。収縮障害では，収縮力低下により左室拡張終期圧と左房圧が上昇し，次に肺静脈圧が上昇する。これにより肺の間質や肺胞内に水分貯留が生じ，ガス交換が不十分となり，酸素化が障害されて低酸素血症となる。一方，拡張障害は左室肥大などで左室壁の伸展障害が生じ，拡張のために高い圧力が必要となる。そのため左室拡張期圧が上昇し，心房から心室への血液の流入がとどこおる（◯図 4-1-b）。

### ▌ 体液量調整に関する病態生理

● **総体液量**　成人男性の総体液量は体重の約 60% であり，うち 2/3 は細胞内液，1/3 は細胞外液で，さらに細胞外液の 3/4 は間質液，1/4 は血液である（◯240ページ，図 4-4-a）。年齢により体液量の比率は異なり，乳児で 70%，高齢者で 50%，女性は男性に比べて体脂肪が多いため 50% である。細胞外液は，電解質・浸透圧・pH・体温・血圧・血糖などの恒常性を維持するために重要な役割を担う。

● **腎機能**　体液量の維持に重要な役割を果しているのが腎臓である。飲水や食事から摂取されて血中に入った水・電解質の過不足は，腎臓で調節されている。すなわち腎臓は，糸球体で血液を濾過し，尿細管で必要な水・電解質を再吸収したあと，不要な物質を濃縮して少量の水とともに，尿として体外に排出する。逆に水の過剰摂取では，水を大量に含んだ薄い尿を排泄することで，体液量を一定に保つ。こうした腎臓の調節機能には，浸透圧調節系と容量調節系という 2 つが関与している。

### ▌ 循環動態に対する薬物治療

循環動態にかかわる持続点滴に用いられる薬物には，心血管系に作用する薬物，体液量を調節する薬物，凝固能を調節する薬物などがある。症状改善や血行動態の安定などが治療の目標となる。とくに心不全は生命予後が不良であることも多い。急性期のうっ血を改善し，心拍出量を維持・増強する作用のある薬物が使用される。その中止時期については，減量時期を含めて慎重を要することが多い。

循環動態にかかわる持続点滴は生命予後にかかわる。使用される薬物の作用機序や適用，改善効果，副作用の徴候について，十分に理解しておくことが重要である。

# 2 持続点滴中のカテコールアミンの投与量の調整

## 1 カテコールアミンの投与を要する主要疾患と病態

　カテコールアミン❶とはカテコール基とアミノ基を有する化合物の総称で，おもに体内で神経伝達物質として作用する**ドパミン，ノルアドレナリン（ノルエピネフリン），アドレナリン（エピネフリン）**をさす（**◯**図4-2）。これらの内因性カテコールアミンとともに，合成カテコールアミンとして**ドブタミン**や**イソプレナリン（イソプロテレノール）**が薬物療法に使用される。

　カテコールアミンは，心収縮力増強作用，血管収縮作用を有することから，急性心不全や敗血症性ショック，出血性ショックなどの循環不全に伴うショックの病態に使用される。心停止の補助治療や重篤な気管支喘息，アナフィラキシーショックにも使用されるが，本節では持続点滴により循環動態の調節が必要となる病態にしぼって解説する。

**● 急性心不全（心原性ショック）**　急性心筋梗塞・弁膜症・心筋症・心筋炎・不整脈などの心疾患による心収縮力低下や徐脈により，ショックが引きおこされる。全身への血液供給不足に伴う全身の臓器障害がみられる。顔面蒼白，冷汗，虚脱，呼吸不全，低血圧，小脈・無脈，乏尿・無尿，意識障害などの症状がみとめられる。

**● 敗血症性ショック**　感染症から血流感染が引きおこされて敗血症となる。炎症細胞からサイトカインが放出されることにより，末梢の血管拡張と血管透過性亢進がおこりショックにいたる❷。

**● 出血性ショック**　急激かつ大量の失血によって引きおこされる。消化管出血，解離性大動脈瘤，大動脈瘤破裂による胸腔・腹腔内出血，悪性腫瘍に伴う出血など，さまざまな病態が原因となる。急性循環不全による末梢臓器障害であり，症状は多岐にわたる。

**□ NOTE**

**❶カテコールアミン**
　カテコールアミンは，ベンゼン環に2つのヒドロキシ基が結合したカテコール基と，アミノ基からなる。
　以下にアドレナリンの構造式を示す。

カテコール基　　アミノ基

**□ NOTE**

**❷**敗血症性ショックは，末梢血管が拡張することにより手足があたたかくなるのが特徴で，ウォームショックともよばれる。

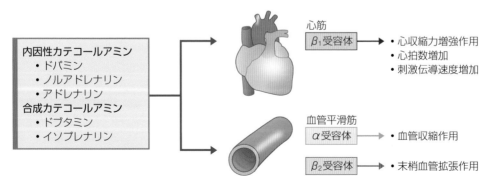

**◯図4-2　カテコールアミンの作用**

## 2　カテコールアミンの種類・投与量とその調整の方法

### ▌ カテコールアミンの作用

カテコールアミン製剤は，心臓や血管に存在する $\alpha$ 受容体，$\beta_1$ 受容体，$\beta_2$ 受容体に結合することでその効果を発揮する（◎図 4-2）。各製剤が結合しやすい受容体が異なるため，臨床効果に違いが出る。心筋収縮には，とくに $\beta_1$ 受容体が関与する[1]。

心収縮力を増大させる作用を**陽性変力作用**，心拍数を増加させる作用を**陽性変時作用**，刺激伝導速度を増加させる作用を**陽性変伝導作用**とよぶ。一方，心収縮力抑制作用，心拍数低下作用，刺激伝導速度低下作用を，それぞれ**陰性変力作用**，**陰性変時作用**，**陰性変伝導作用**とよぶ。それぞれのカテコールアミン製剤は，$\beta_1$ 受容体にさまざまなレベルで結合することにより，異なった強さの陽性変力作用と陽性変時作用を発揮する。

● **投与量の単位**　カテコールアミン製剤の投与量は患者の体重によって規定され，「$\mu$g/kg/分[2]」を単位として使用する（◎表 4-1）。

### ▌ カテコールアミン製剤の種類と特徴

● **ドパミン**　内因性カテコールアミンで，ノルアドレナリンの前駆体である。

①**低用量**　2 $\mu$g/kg/分より低用量では，ドパミン受容体に作用し，腎血管を拡張させ，腎血流と糸球体濾過量を増加させることにより，利尿を促進する。

②**中等量**　2〜10 $\mu$g/kg/分の中等量では，心臓の $\beta_1$ 受容体を刺激し，間接的にノルアドレナリンの放出を促すことにより，心拍出量を増加させる。

③**高用量**　10 $\mu$g/kg/分をこえる高用量では，全身の $\alpha$ 受容体を刺激するため，血管が収縮し，全身血管抵抗が増加して高血圧となり，心負荷が増大する。そのため，心不全患者には適さない。

● **ドブタミン**　$\beta_1$，$\beta_2$，$\alpha$ 受容体を刺激する合成カテコールアミンである。$\beta_1$ 受容体刺激作用により心収縮力を増大させるが，$\beta_2$ 受容体による血管拡

**NOTE**

[1] $\beta_1$ 受容体刺激は，アデニル酸シクラーゼを活性化することにより，心筋細胞内の cAMP を増加させる。増加した cAMP はプロテインキナーゼを活性化し，$Ca^{2+}$ チャネルがリン酸化されることにより細胞外から $Ca^{2+}$ が流入し，心収縮力が増大する（◎98 ページ，図 3-4-a）。

[2] $\mu$g/kg/分

体重 1 kg あたりの 1 分間の投与量を $\mu$g であらわしたものである。臨床では一般に「ガンマ（$\gamma$）」とよばれる。

◎表 4-1　持続点滴に用いられるおもなカテコールアミン製剤の種類と特徴

| おもな薬剤 | 用法・用量 | おもな副作用 |
|---|---|---|
| ドパミン塩酸塩 | （低用量）<2 $\mu$g/kg/分<br>（中等量）2〜10 $\mu$g/kg/分<br>（高用量）10〜20 $\mu$g/kg/分 | 麻痺性イレウス，四肢虚血，不整脈，静脈炎など |
| ドブタミン塩酸塩 | 1〜5 $\mu$g/kg/分，最大 20 $\mu$g/kg/分 | 不整脈，過度の血圧上昇，狭心痛，悪心など |
| ノルアドレナリン | 0.05 $\mu$g/kg/分〜 | 徐脈，心悸亢進，胸痛，呼吸困難，頭痛，めまい，悪心・嘔吐など |
| アドレナリン | 1 回 0.2〜1 mg を皮下注，筋注，静注 | 肺水腫，呼吸困難，心停止，心悸亢進，頭痛，めまいなど |
| イソプレナリン塩酸塩 | 0.2〜1.0 mg を等張溶液 200〜500 mL に溶解，心拍数または心電図をモニターしながら注入 | 心筋虚血，低カリウム血症，頭痛，発汗，悪心，頻脈など |

張作用と，α受容体による収縮作用がバランスをとるため，末梢血管抵抗の増加はおこりにくい。そのため，低血圧を伴わない心不全の治療に適している。

● **ノルアドレナリン** 内因性カテコールアミンで，アドレナリンの前駆体である。ノルアドレナリンは$\beta_1$受容体を刺激して，心拍数を増加させ，心収縮力を増大させる。また強力な末梢血管収縮薬（α受容体刺激薬）であり，末梢血管抵抗を増加させて平均動脈圧を増加させるため，敗血症性ショックの患者に有用である。

● **アドレナリン** 内因性カテコールアミンで，$\beta_1$，$\beta_2$，α受容体を刺激する。0.2 μg/kg/分の高用量ではα作用が$\beta_1$作用を上まわるため，心収縮力増大・心拍数増加・血管収縮にはたらき，血圧を上昇させる。そのため，心停止時の補助薬として使用される。

● **イソプレナリン** 合成アドレナリン類似化合物で，純粋なβ受容体作動薬である。α受容体刺激作用はほとんどないため，末梢血管抵抗は上昇させない。徐脈や伝導ブロックに対して，心拍数を上昇させるために用いることが多い。

## 3 病態に応じたカテコールアミンの投与量の調整

### ◆ 事例と処方例

#### ▌拡張型心筋症による急性左心不全のＡさん

> 背景 56歳，男性，体重50 kg。拡張型心筋症にて外来通院中であった。1週間前から労作時呼吸困難が出現し，徐々に増悪したため来院したところ，うっ血性心不全と診断されて集中治療室に緊急入院となった。血圧96/46 mmHg，脈拍数112/分。全身の浮腫が強く，胸部X線検査では肺野にうっ血像をみとめる。心エコー上の左室収縮能は約10%と低下していた。
>
> 処方 ドブタミン塩酸塩点滴静注液100 mg（/5 mL） 300 mgを生理食塩液35 mL（計50 mL）に調整し，シリンジポンプで1.5 mL/時（3 μg/kg/分）で投与開始

　心筋症による急性心不全に伴う循環不全である。左心機能低下による循環不全のため，カテコールアミン製剤が適用となる。収縮期血圧は90 mmHg台と低値であるがショック状態ではないため，末梢血管抵抗を上昇させる必要はない。そのため血管への作用がおだやかで，心収縮力を増大させるドブタミン塩酸塩が選択された。カテコールアミン製剤は消失半減期がきわめて短いため，持続点滴で投与される。

　投与後，心拍出量が増加し，うっ血が改善された。また長期間の投与では受容体のダウンレギュレーション❶がおこり，ドブタミンの効果が低減するので，通常は1週間以内の投与とする。

---NOTE

**❶ダウンレギュレーション**
　生体内で特定の物質が過剰に放出された際に，対応する受容体の数が減少し，その物質に対する感受性が低下すること。

## ▍肺炎による敗血症性ショックを発症した B さん

> **背景**　78 歳，女性，体重 45 kg。数日前から咳嗽が持続しており，本日に
> なって呼吸困難感と発熱をみとめて来院した。胸部 X 線検査により大葉
> 性肺炎と診断され，緊急入院となった。入院後より意識障害が出現し，血
> 圧 68/40 mmHg，脈拍数 128/分とショック状態になったため，集中治療
> 室に入室となった。手足はあたたかくウォームショックの状態である。
>
> **処方**　ノルアドレナリン注 **1 mg**(/1 mL)　5 mg を生理食塩液 45 mL(計 50
> 　 mL)に調整し，シリンジポンプで 3 mL/時(約 0.11 µg/kg/分)で投
> 　 与開始

　肺炎による敗血症性ショックに伴う循環不全である。ウォームショックで
あるため，末梢血管抵抗を上昇させて血圧を維持する必要があり，強力な末
梢血管収縮作用を有するノルアドレナリンが選択された。本症例では約 0.11
µg/kg/分で開始，収縮期血圧が 90 mmHg 以上になるまで，医師の指示の
もと，10 分ごとに 1 mL/時(約 0.037 µg/kg/分)ずつ，約 0.22 µg/kg/分(6
mL/時)まで増量した。一般的にショックの場合には，急速な細胞外液の補
充が並行して行われる。

## ▍心筋炎によるショックを発症した C さん

> **背景**　44 歳，男性，体重 70 kg。2 週間前に感冒に罹患し，昨夕より呼吸困
> 難感，全身倦怠感，意識レベルの低下をみとめて来院した。胸部 X 線検
> 査にてうっ血所見，心電図上に広範囲な ST 上昇，心エコー上に左室収縮
> 能の低下(約 20%)，心筋浮腫をみとめ，心筋炎に伴うショックと診断さ
> れて緊急入院した。血圧 76/40 mmHg，脈拍数 128/分で，来院後より無
> 尿の状態が継続している。
>
> **処方**　ドパミン塩酸塩点滴静注液 **50 mg**(/2.5 mL)　150 mg を生理食塩液
> 　 42.5 mL(計 50 mL)に調整し，シリンジポンプで 4 mL/時(約 2.9
> 　 µg/kg/分)で投与開始

　心筋炎による心原性ショックに伴う循環不全である。心拍出量の増加と，
末梢血管抵抗の増加による血圧上昇を期待して，ドパミン塩酸塩が選択され
た。また乏尿に対する腎血流の増加効果も期待された。

　約 2.9 µg/kg/分でドパミン塩酸塩の点滴を開始し，収縮期血圧が 90
mmHg 以上になるまで，医師の指示のもと 10 分ごとに 1 mL/時(約 0.7 µg/
kg/分)ずつ，約 5 µg/kg/分(7 mL/時)に漸増した。また，利尿薬であるフ
ロセミドの持続静脈内注射を併用し，尿量は維持された。

## ◆ カテコールアミンを投与する前の確認事項

### ▍アセスメント

　カテコールアミン製剤は原則として急性循環不全，ショック状態に使用さ
れる薬物である。循環動態に強い影響を与えるため，まずは補液・輸血・酸
素投与などの適切な治療がなされていることを確認する。それぞれの製剤の
薬理作用を理解して，血圧・脈拍・循環血液量の変化を把握する。

▌**禁忌**

　ドパミン塩酸塩は褐色細胞腫, ドブタミン塩酸塩は肥大型閉塞性心筋症, ノルアドレナリンはハロゲン含有吸入麻酔薬投与中の患者, コカイン中毒, 心室頻拍に対して禁忌である。

▌**実施にあたっての注意事項**

(1) 上記の禁忌以外にも, 併用注意薬として, フェノチアジン誘導体(クロルプロマジン塩酸塩などの抗精神病薬), ブチロフェノン誘導体(ハロペリドールなどの抗精神病薬), MAO阻害薬(パーキンソン病治療薬), 三環系抗うつ薬, メチルフェニデート塩酸塩(精神刺激薬), エルゴタミン製剤(片頭痛治療薬), 分娩促進薬, 抗ヒスタミン薬, 甲状腺ホルモン製剤, 利尿薬, アメジニウムメチル硫酸塩(昇圧薬), $\beta$遮断薬などがあるため, 併用薬を必ず確認する。

(2) 他剤と同一のルート(輸液路)を使用している場合, 他剤の輸液量を変更したり, 静注薬剤を投与したりする際に, 多量のカテコールアミンが短時間に流入し, 患者に重篤な影響を及ぼす危険性がある(●plus)。カテコールアミン製剤を使用しているルートを明確にして十分な注意をするか, ルートを併用することは避ける。

◆ **カテコールアミンを投与したあとの観察事項**

(1) 使用後の最も重要な観察事項は, 循環不全の臨床的な指標である。すなわち, 意識レベル, 末梢冷感の有無を含む体温, 上肢・下肢の血圧, 末梢を含む脈拍の触知, 湿性ラ音(水泡音)の有無を含む呼吸音, 浮腫など

---

| plus | **ルートの側管からの薬液投与時の注意** |

　1つのカテーテル内に２本のチューブが通っているダブルルーメンのCVカテーテルからグルコースの投与を行う際, 誤ってアドレナリンのルートからワンショット投与してしまい, ルート内のアドレナリンが押し出されて急速投与の状態となり, 患者が心室細動を生じたという事故が報告されている[1]。

　ルートの側管から薬液を投与する際には, ルート内の薬液を確認し, 細心の注意をはらう必要がある。

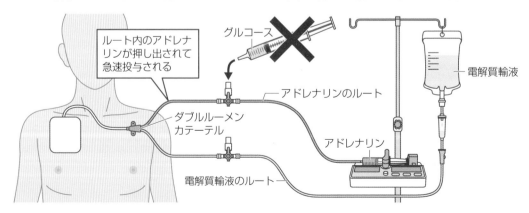

*1 医薬品医療機器総合機構：PMDA医療安全情報 No.47 薬液投与ルートの取扱いについて. 2015年9月.

のうっ血所見の有無，時間尿量について確認する。

（2）十分な量のカテコールアミン製剤を投与しても改善がみられない場合には，病態に応じて大動脈バルーンパンピングや経皮的心肺補助，補助人工心臓などを考慮する必要があり，漫然と薬物を投与してはならない。

（3）持続的な血行動態のモニタリングが必要である。医師の指示のもとで漸減・漸増する場合にも，投薬量変更後の血圧・心拍数の変化，不整脈の有無について注意する。異常値に対するアラームにつねに対応できる体制で使用することが望ましい。

（4）漸増・漸減するにあたっては，投与量が急激に変化しないように考慮する。1回の変更量は，ドパミン塩酸塩やドブタミン塩酸塩であれば0.5～1 µg/kg/分ごと，ノルアドレナリンであれば0.05～0.1 µg/kg/分ごとの変更にとどめるべきである。

## 4 カテコールアミンの投与に伴う重大な副作用とその対応

● **不整脈**　最も重要な副作用の1つは不整脈である。とくに心室性不整脈は重篤となる危険性があるため，医師に報告する。心室頻拍がみとめられる場合には，減量・中止もしくは抗不整脈薬の投与が必要となる。ときに心室細動・粗動といった致死性の不整脈が出現することがあるため，すみやかに電気的除細動が使用できるよう備えておくことも重要となる。

● **過度の血圧上昇**　過量投与や急激な投与量の増量により，血圧が過度に上昇することがある。過度の血圧上昇は，末梢血管抵抗の増強による心不全の増悪や，心筋酸素需要量と相まった虚血性心疾患の増悪につながる。脳血管障害の原因にもなりうるため，すみやかに適切な投与量に減量する。

● **消化器症状・末梢虚血症状**　末梢血管収縮作用をもつカテコールアミン製剤では，消化管への血流低下により麻痺性イレウスや悪心・嘔吐を引きおこすことがある。また四肢の血流不足から，末梢の虚血症状を呈することがある。いずれの場合にも適切な減量・中止が必要となる。

● **静脈炎・注射部位の腫脹・発赤**　投与部位の炎症により腫脹や発赤をみとめる場合がある。その場合は，投与部位の変更や薬液の希釈，中心静脈からの投与などについて考慮する。

# 3 持続点滴中の降圧薬の投与量の調整

## 1 降圧薬の持続点滴を要する主要疾患と病態

　降圧薬の持続点滴により血圧を下げる必要がある病態には，高血圧性心不全，急性心筋梗塞・不安定狭心症，二次性高血圧などがあげられる。

● **高血圧性心不全**　慢性的な高血圧による左室への圧負荷に伴い，左室心収縮能低下・拡張能低下がおこり，心不全が引きおこされる。慢性的な高血圧に加え，さまざまな原因による血圧の上昇に伴って後負荷❶が増大して，

急性非代償性心不全となる。肺うっ血による呼吸困難感，循環不全による末梢臓器不全の症状を呈する。

● **急性心筋梗塞・不安定狭心症**　冠動脈プラークの破裂に伴う血栓閉塞により心筋への血流が低下し，心筋虚血による狭心症状や，心筋壊死による心機能低下が引きおこされる。胸部絞扼感など，狭心症に特徴的な胸痛がみられる。心筋梗塞にいたると心不全症状をおこす場合があるが，心筋壊死の程度により症状はさまざまである。

● **二次性高血圧**　二次性高血圧の原因は，腎血管性の疾患やアルドステロン産生腺腫など，さまざまである。褐色細胞腫では，副腎髄質に発生した腫瘍からカテコールアミンが過剰産生され，高血圧・代謝亢進・高血糖・頭痛・発汗過多といった症状があらわれる。

## 2　降圧薬の種類・投与量とその調整の方法

### 降圧薬の作用

　降圧薬には，血管拡張作用を示すもの，心拍出量を低下させるもの，利尿作用をもつものなどさまざまな種類があり，組み合わせて使用される。静脈内注射に使用される利尿薬に関しては後述する（●229ページ）。

　降圧薬はおもに，血管拡張作用と交感神経遮断作用を期待して利用される。

● **血管拡張作用**　高血圧治療や高血圧を伴う心不全治療には，カルシウム拮抗薬や硝酸薬などの血管拡張薬が有用である（●97ページ，表3-6）。また血管抵抗の低下は後負荷の軽減につながるため，後負荷を原因とするうっ血性心不全を改善する。

● **交感神経遮断作用**　交感神経が刺激されると交感神経終末からノルアドレナリンが放出される。これにより血管平滑筋では，α受容体刺激により血管収縮が，β₂受容体刺激により血管拡張がおこる（●218ページ，図4-2）。末梢性α受容体遮断薬は血管拡張作用により血圧を低下させる。一方，β受容体遮断薬は，心臓に対するカテコールアミンの陽性変力作用（心収縮力増強作用）を抑制することにより血圧を低下させる。

### 降圧薬の種類

　ここでは静脈内注射が可能な薬物にしぼって解説する（●表4-2）。

● **カルシウム拮抗薬**　静脈内注射で使用できるカルシウム拮抗薬❶としては，ニカルジピン塩酸塩，ジルチアゼム塩酸塩，ベラパミル塩酸塩があり，最も降圧効果が強いのはニカルジピン塩酸塩である❷。

● **硝酸薬**　硝酸薬は虚血性心疾患や心不全の治療薬としても知られている（●91ページ）。ニトログリセリンは低用量では静脈系の拡張を，高用量では静脈のみならず広範な細動脈拡張作用を示す。ニトロプルシドナトリウム水和物は強力な血管拡張薬で，動脈と静脈の両方にはたらき，強力かつすみやかに血圧を低下させる。手術時の高血圧などに適応となる。

● **β遮断薬**　β遮断薬は，高血圧のみならず，虚血性心疾患・心不全・頻脈性不整脈などの心血管疾患に使用される。β受容体を遮断することにより，心収縮力低下と心拍数減少，伝導速度遅延をきたす❸。静脈内注射で使用で

**NOTE**

❶カルシウム拮抗薬は，平滑筋の細胞膜を介するカルシウムイオン（$Ca^{2+}$）チャネルを抑制し，$Ca^{2+}$の流入を抑制することで血管拡張作用をあらわす（●86ページ）。$Ca^{2+}$チャネルにはL型，T型，N型などがあり，降圧作用はL型チャネル抑制作用によりもたらされる。

❷ジルチアゼム塩酸塩とベラパミル塩酸塩には房室伝導抑制作用があり，臨床では，降圧薬としてよりも徐拍化を目的に使用されることがほとんどである。

❸β遮断薬は，高血圧患者では血圧を下げるが，正常患者に対する血圧降下作用は少ない。初期には陰性変力作用により降圧作用がもたらされるが，長期に使用した場合には，腎臓からのレニン分泌低下や中枢神経系への作用も関与するとされている。

○ **表 4-2　持続点滴に用いられるおもな降圧薬の種類と特徴**

| 分類 | おもな薬剤 | 用法・用量 | おもな副作用 |
|---|---|---|---|
| カルシウム拮抗薬 | ニカルジピン塩酸塩 | 0.5〜6 μg/kg/分 | 頭痛，頻脈，顔面紅潮，局所の静脈炎など |
| | ジルチアゼム塩酸塩 | 5〜15 μg/kg/分 | 徐脈，房室ブロック，洞停止など |
| | ベラパミル塩酸塩 | 1回 5 mg を 5分以上かけて静注 | 血圧低下，徐脈，房室ブロック，洞停止など |
| 硝酸薬 | ニトログリセリン | 0.1〜10 μg/kg/分 | 頭痛，嘔吐，頻脈，メトヘモグロビン血症など |
| | ニトロプルシドナトリウム水和物 | 0.25〜4 μg/kg/分 | 頭痛，嘔吐，頻脈，塩化シアン中毒など |
| $\beta$ 遮断薬 | プロプラノロール塩酸塩 | 1回 2〜10 mg を適宜静注 | 徐脈，ショック，心停止，房室ブロック，高度徐脈，心不全増悪，低血糖，異型狭心症，気管支喘息（$\beta_1$受容体選択性が低い場合はとくに注意する） |
| | ランジオロール塩酸塩 | 1〜10 μg/kg/分 | |
| 末梢性$\alpha$遮断薬 | フェントラミンメシル酸塩 | 1回 1〜5 mg を適宜静注または医師の指示のもと 0.5 μg/kg/分以上で持続静注 | 反射性頻脈，頭痛など |
| 直接作用性血管拡張薬 | ヒドララジン塩酸塩 | 1回 20 mg を静注または筋注 | 頭痛，頻脈，顔面紅潮，虚血性心疾患増悪など |

きる $\beta$ 遮断薬としては，プロプラノロール塩酸塩，ランジオロール塩酸塩，エスモロール塩酸塩があるが，降圧薬としてではなく，狭心症・不整脈・頻脈・褐色細胞腫の手術時に対する効能・効果にとどまっている。

● **末梢性$\alpha$遮断薬**　末梢性$\alpha$遮断薬であるフェントラミンメシル酸塩は，$\alpha_1$受容体を遮断することにより血管平滑筋拡張作用をもたらし，褐色細胞腫の治療に用いられる。$\alpha_1$受容体のみならず$\alpha_2$受容体も遮断するため，$\alpha_2$受容体刺激がもたらすネガティブフィードバックによるノルアドレナリン放出抑制がおこらず，反射性頻脈の原因となる。

● **直接作用性血管拡張薬**　ヒドララジン塩酸塩は毛細管前細動脈を直接的に拡張し，静脈系には作用しない。血管拡張の機序については十分解明されていない。また，細動脈拡張による血圧低下は，圧受容体を介して交感神経の活性化を引きおこすため，反射性頻脈がみられる。そのため，$\beta$遮断薬などと組み合わせて使用されることが多い。

## 3　病態に応じた降圧薬の投与量の調整

### ◆ 事例と処方例

#### ▌高血圧性心不全のAさん

**背景**　68歳，男性，体重60 kg。30年にわたって，近医にて高血圧の加療中であったが，本日朝から労作時に呼吸困難が出現したため，救急車で来院した。血圧 196/120 mmHg，脈拍数 118/分。胸部 X 線検査にて肺に

> うっ血像をみとめ，心エコー検査による左室収縮能は約 50% であった。
>
> 処方 **ニカルジピン塩酸塩注射液 10 mg**(/10 mL)　10 mg を生理食塩液 40 mL に調整し(計 50 mL)，シリンジポンプで 9 mL/時(0.5 µg/kg/分)で投与開始

　高血圧性心不全に伴う肺うっ血である。収縮期血圧は 190 mmHg 台と高く，すみやかな後負荷の軽減が必要となる。そのため，降圧効果がすみやかかつ強力なニカルジピン塩酸塩が選択された。投与後，血圧の低下が不十分であるため，収縮期血圧が 140 mmHg 以下になるまで 2 mL/時ずつ増量を行った。経口投与が可能となった時点で，アンギオテンシン変換酵素(ACE)阻害薬，アンギオテンシン II 受容体拮抗薬(ARB)，カルシウム拮抗薬，β遮断薬を適宜追加し，ニカルジピン塩酸塩は漸減中止とした。

　なお，ニカルジピン塩酸塩注射液は，高濃度では静脈炎をおこすため，高濃度で使用する場合には中心静脈から投与することが望ましい。

### ▌不安定狭心症を発症した B さん

> 背景 64 歳，女性，体重 45 kg。数日前から労作時に胸痛があり，本日になって胸痛が持続するため来院した。心電図検査では胸部誘導で ST 低下をみとめ，不安定狭心症と診断されて集中治療室入室となった。血圧は 160/80 mmHg であったため，医師よりニトログリセリン持続静注の指示が出た。
>
> 処方 **ニトログリセリン点滴静注 25 mg**(50 mL)　原液をシリンジポンプで 1 mL/時(約 0.19 µg/kg/分)で投与開始

　不安定狭心症に伴う高血圧症である。血管拡張作用に加えて，冠動脈拡張作用も期待し，ニトログリセリンが選択された。約 0.19 µg/kg/分で開始して，収縮期血圧が 120 mmHg 以下になって症状が消失するまで，医師の指示のもと，5 分ごとに 1 mL/時(約 0.19 µg/kg/分)ずつ，約 1 µg/kg/分(5 mL/時)まで増量した。その後，緊急経皮経管冠動脈形成術が施行された。術後，症状が消失したため静注が中止され，経口降圧薬への切りかえがなされた。

### ▌褐色細胞腫により高血圧緊急症を発症した C さん

> 背景 53 歳，女性，体重 40 kg。数か月程前から，頭痛・体重減少・発汗過多を訴えていた。1 か月前の健康診断で高血圧を指摘されたが，放置していた。昨夕より呼吸困難と意識レベルの低下をみとめ，来院した。血圧 236/128 mmHg，脈拍数 128/分。入院時の全身 CT 画像検査で左副腎の腫瘍像をみとめ，フェントラミン試験❶が陽性であったため，褐色細胞腫と診断された。
>
> 処方 **フェントラミンメシル酸塩(レギチーン®)注射液 5 mg**(/1 mL)　50 mg を生理食塩液 40 mL に調整し(計 50 mL)，シリンジポンプで 1.2 mL/時(約 0.5 µg/kg/分)で投与開始

── NOTE
**❶ フェントラミン試験**
　褐色細胞腫の補助診断として行われる。

　褐色細胞腫ではカテコールアミンが過剰産生され，高血圧の原因となる。

この場合，末梢性 $\alpha$ 遮断薬であるフェントラミンメシル酸塩が選択される。フェントラミンメシル酸塩は通常，褐色細胞腫の手術時に 1～5 mg の単回静注で使用されるが，医師の指示のもとに持続静注がなされる場合もある。C さんの場合，収縮期血圧が 140 mmHg 以下になるまで，医師の指示のもと適宜増量した。褐色細胞腫に対して $\beta$ 遮断薬を単独投与すると，$\beta$ 受容体刺激による血管弛緩作用が遮断されて症状が増悪するため，禁忌である。$\alpha$ 遮断薬が十分に投与された状態での $\beta$ 遮断薬の使用は適切である。

　C さんでは，フェントラミンメシル酸塩の使用後に，$\beta$ 遮断薬であるプロプラノロール塩酸塩の持続静注が併用され，血行動態が安定した時点で褐色細胞腫摘出術が施行された。その後は高血圧をみとめず，降圧薬の投与は中止となった。

### ◆ 降圧薬を投与する前の確認事項

#### ▌アセスメント

　静脈内注射で使用する降圧薬には，その降圧機序が血管拡張作用によるもの，交感神経受容体遮断作用によるものなどの差異があるため，選択された降圧薬の機序をまず理解する必要がある。患者の病態を把握し，適切な降圧薬が選択されているか，どの程度の量でどの程度の降圧効果が得られるのかを，患者の体格なども考慮しながら推定する必要がある。

#### ▌禁忌

(1) カルシウム拮抗薬は，大動脈弁狭窄や僧帽弁狭窄，肥大型閉塞性心筋症，低血圧，ショックのある心不全患者，または発症直後で病態の安定していない重篤な急性心筋梗塞患者には禁忌である。

(2) 硝酸薬は，閉塞隅角緑内障や高度貧血に禁忌である。

(3) $\beta$ 遮断薬は，気管支喘息や糖尿病性ケトアシドーシス，徐脈，房室ブロック，洞房ブロック，洞不全症候群，心原性ショック，および肺高血圧による右心不全，重度の末梢循環障害，異型狭心症，長期間絶食患者，未治療の褐色細胞腫には禁忌である。

(4) $\alpha$ 遮断薬であるフェントラミンメシル酸塩は，心筋梗塞・狭心症などの冠動脈疾患や低血圧，亜硫酸塩過敏症に禁忌である。

(5) ヒドララジン塩酸塩は，虚血性心疾患・頭蓋内出血の急性期では禁忌である。

#### ▌実施にあたっての注意事項

(1) 静注降圧薬は内服薬と比べて効果が強く，すみやかである。そのため過度の降圧には十分注意する。複数の降圧薬を併用する場合，効果が増強されるため慎重に投与する。集中治療室への入室前から内服の降圧薬を服用している場合，相乗効果に気がつかない場合があるため，問診などで可能な限り情報を得る努力をする。

(2) カルシウム拮抗薬はグレープフルーツジュースにより効果が増強されるため，患者の飲食物を確認する（●17 ページ）。

(3) カルシウム拮抗薬・硝酸薬・ヒドララジン塩酸塩などの血管拡張作用を

有する薬剤の使用中は，大動脈弁狭窄症や肥大型心筋症の患者では循環動態が急激に悪化することがあるので注意する。

(4) 脳卒中急性期では，過度の血圧降下を避けたい場合があるため，使用前の確認が必要である。

(5) カルシウム拮抗薬には子宮収縮抑制作用がある。妊婦に対しては，静注薬としてニカルジピン塩酸塩，ベラパミル塩酸塩が使用可能である。

(6) $\beta$遮断薬は，心臓に対して陰性変力作用（収縮抑制作用）と陰性変時作用（心拍数低下作用）をもつため，心不全と徐脈性不整脈の既往を確認するとともに，心電図検査と心エコー検査を行うことが望ましい。

#### ◆ 降圧薬を投与したあとの観察事項

　静注降圧薬を使用する患者の多くは，うっ血性心不全や高血圧緊急症など，すみやかな降圧を要する病態にある。そのため，使用後の観察事項として最も重要な事項は，血行動態のモニタリングである。

(1) 血管拡張作用をもつ降圧薬を使用する場合には，過度の血圧低下や反射性頻脈に注意する。

(2) $\beta$遮断薬を使用する場合には，陰性変力作用による心拍出量低下に伴ううっ血性心不全が増悪することがある。

(3) 糖尿病患者では，低血糖に対する交感神経の応答が抑制されることにより低血糖状態が遷延することがあるため，血糖値の確認も重要である。

(4) 静注降圧薬を医師の指示のもとで漸減・漸増する場合にも，投薬量の変更後の血圧・心拍数の変化，不整脈の有無について注意をはらう。異常値に対するアラームにつねに対応できる体制で使用することが望ましい。

### 4 降圧薬の投与に伴う重大な副作用とその対応

● **過度の血圧低下**　過量投与や急激な投与量の増量により，過度に血圧が低下し，脳を含む末梢臓器が血流不足に陥る危険性がある。とくに気管挿管中や意識障害のある場合は，脳虚血に気がつかないことがある。過度の血圧低下時には，すみやかに適切な投与量に減量する。

● **徐脈**　カルシウム拮抗薬のジルチアゼム塩酸塩やベラパミル塩酸塩は房室伝導を抑制する。そのため房室ブロックを含む徐脈が出現する可能性がある。$\beta$遮断薬では，その陰性変力作用により徐脈が出現する。いずれの場合でもすみやかに減量・中止する。

● **気管支喘息**　$\beta_1$受容体選択性の低い$\beta$遮断薬では，気管支喘息患者において喘息発作を誘発する場合がある。ランジオロール塩酸塩は，プロプラノロール塩酸塩に比べて$\beta_1$受容体選択性が高い薬物である。

● **低血糖**　糖尿病患者に$\beta$遮断薬を使用した場合，低血糖に対する交感神経の応答が抑制されることにより低血糖状態が遷延することがある。とくに気管挿管中などで意識状態が確認できない患者に対しては，注意が必要である。

● **異型狭心症**　$\beta$遮断薬により異型狭心症❶が誘発されることが知られて

---

⊟NOTE

❶異型狭心症
　安静狭心症のうち発作時にST上昇を伴う狭心症のことである。

いる。挿管患者や意識障害患者では胸痛の訴えが困難になるため，心電図の
モニタリングが重要となる。

# 4 持続点滴中の利尿薬の投与量の調整

## 1 利尿薬の持続点滴を要する主要疾患と病態

　利尿薬は心不全の治療薬として使用されている（◐87ページ）。うっ血性心
不全では，心拍出量が減少して腎血流量が低下するのに伴い，腎臓での水と
ナトリウムイオン（$Na^+$）の再吸収が亢進して細胞外液量が増え，浮腫や肺水
腫を引きおこす。利尿薬は水と $Na^+$ の体外への排泄を促進することから，
心不全治療の中心となる（◐図4-3）。しかし，高血圧性心不全のように，後
負荷を主因として細胞外液の増加（前負荷）を伴わないタイプの心不全では，
第一選択薬とはならない。

●**うっ血性心不全**　急性心筋梗塞や心臓弁膜症，心筋症，心筋炎，不整脈
などの心疾患による心収縮力低下・徐脈により引きおこされる。左室収縮力
低下がなくても，拡張不全がある場合にはおこりうる。細胞外液の過剰な貯
留に伴い，浮腫，呼吸不全，低血圧，ショック，小脈・無脈，乏尿・無尿，
意識障害などのうっ血症状がみられる。

●**急性腎不全**　腎血流の低下による**腎前性**，腎実質の障害による**腎性**，尿

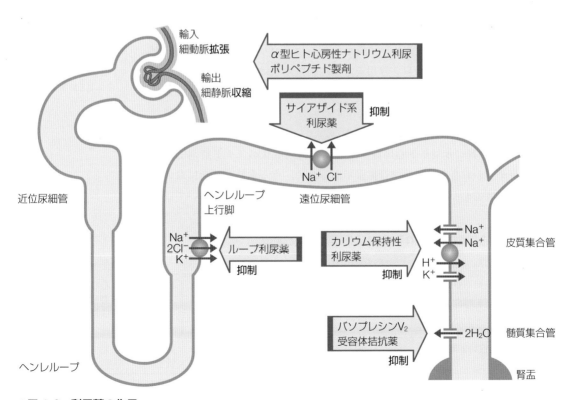

◐図4-3　利尿薬の作用

路に閉塞機転がある**腎後性**に大別される。腎前性は脱水や心不全などによる腎血流低下が，腎性は急性糸球体腎炎や薬剤が，腎後性は前立腺肥大などの機械的な尿路閉塞をきたす疾患が原因となる。いずれも腎臓からの水・電解質の排泄がとどこおることにより，細胞外液が過剰に貯留し，うっ血症状や，電解質異常による不整脈などを呈する代謝性アシドーシスによる意識障害もみられる。

## 2　利尿薬の種類・投与量とその調整の方法

　利尿薬は腎臓での作用部位の違いにより，①ループ利尿薬，②サイアザイド(チアジド)系利尿薬，③カリウム保持性利尿薬，④そのほかの利尿薬に大別される。そのほかの利尿薬としては集合管に作用するバソプレシン $V_2$ 受容体拮抗薬であるトルバプタン，$\alpha$ 型ヒト心房性ナトリウム利尿ポリペプチド製剤であるカルペリチドがある。

　これらの利尿薬のうち，静注薬として使用できるものは限られており，フロセミド，カンレノ酸カリウム，カルペリチドである(●表4-3)。

● **フロセミド**　ループ利尿薬[1]に分類される。ヘンレループでは，排泄された $Na^+$ の20〜25%が $Na^+/2Cl^-/K^+$ 共輸送により再吸収されており，ループ利尿薬はこの $Na^+$ の再吸収を阻害する。この部位での阻害は間質が高浸透圧になることを妨げるため，集合管での水の受動輸送が減り，結果として水利尿となる。

　フロセミドの静脈内注射は，ほかの利尿薬と異なって腎機能が低下していても効果が期待できる。単回静注による効果が乏しい場合には，持続静注が行われる。

● **カンレノ酸カリウム**　カンレノ酸カリウムは，カリウム保持性利尿薬[2]に分類され，抗アルドステロン作用をもつ。利尿効果は弱く，通常はループ利尿薬やサイアザイド系利尿薬と併用することが多い。また，$K^+$ 排泄を減少させて $K^+$ を保持し，ほかの利尿薬による低カリウム血症のリスクを減らす。おもに1日1回，単回静注で使用する。

● **カルペリチド**　$\alpha$ 型ヒト心房性ナトリウム利尿ポリペプチド製剤であるカルペリチドのおもな作用は血管拡張であるため，うっ血性心不全において，後負荷を下げて心不全症状を改善する目的で用いられる。腎臓においては，

**NOTE**

❶ループ利尿薬は，腎臓のヘンレループの太い上行脚に作用することから命名された。

❷**カリウム保持性利尿薬**

　遠位尿細管と皮質集合管での生理的な $Na^+$ 再吸収と拮抗する。カンレノ酸カリウムは細胞質のアルドステロン受容体に拮抗的にはたらき，アルドステロン感受性の $Na^+$ チャネルを抑制し，遠位尿細管における $Na^+$ 再吸収ならびに $K^+$，$H^+$ の排泄を抑制する。

● 表4-3　**持続点滴で用いられるおもな利尿薬の種類と特徴**

| 分類 | おもな薬剤 | 用法・用量 | おもな副作用 |
|---|---|---|---|
| ループ利尿薬 | フロセミド | 1日1回20 mg静注，適宜増減可，持続注射に関しては本文参照 | 血圧低下，低カリウム血症，低マグネシウム血症，聴覚障害，不整脈，水疱性類天疱瘡，再生不良性貧血など |
| カリウム保持性利尿薬 | カンレノ酸カリウム | 100〜200 mgを1日1〜2回静注 | 高カリウム血症，不整脈，血圧低下など |
| $\alpha$ 型ヒト心房性ナトリウム利尿ポリペプチド製剤 | カルペリチド | 0.0125〜0.2 μg/kg/分 | 血圧低下，過剰な利尿による電解質異常など |

輸入細動脈が拡張して輸出細動脈が収縮することより，糸球体濾過量が上昇し，利尿につながるとされている。

　投与量は患者の体重によって規定され，「µg/kg/分」（●219ページ）を単位として使用する。血圧低下作用があるため，低血圧のリスクのある心不全患者では，0.0125 µg/kg/分程度の低用量から開始し，漸増する。

## 3 病態に応じた利尿薬の投与量の調整

### ◆ 事例と処方例

#### ▌急性心筋梗塞による急性左心不全を発症した A さん

> 背景 65 歳，男性。朝から胸痛が持続するため来院した。急性心筋梗塞と診断されて，カテーテル治療を受けたあとに集中治療室に緊急入院となった。血圧 100/46 mmHg，脈拍数 112/分で，胸部 X 線検査にて肺野にうっ血像をみとめる。入室後，尿の流出がない。心エコー検査では左室前壁の運動低下をみとめ，左室収縮能は約 32％と低下していた。フロセミド注 20 mg を静注し，1 時間経過したが，尿の流出をみとめないため，追加で 40 mg を静注したところ，尿流出をみとめたが不十分であった。
>
> 処方 **フロセミド（ラシックス®）注 100 mg**（/10 mL）　生理食塩液 40 mL に溶解して計 50 mL とし，シリンジポンプを用いて 2 mL/時で投与開始

　急性心筋梗塞による急性心不全に伴う循環不全であり，腎血流が低下して腎前性腎不全となっている。経口投与が不可能であるため，フロセミドの静注が選択された。数時間ごとの尿量の状態によって，事前の医師の指示のもと，看護師による単回静注を行う。フロセミドは血圧低下作用があるため，血行動態のモニタリングは必須である。

　フロセミドの持続投与による尿量の増加に関するエビデンスは乏しく，確立された投与量もないため，ほとんどが経験的に用いられている。

#### ▌高血圧性心不全を発症した B さん

> 背景 68 歳，女性，体重 50 kg。数日前から持続する呼吸困難により来院した。胸部 X 線検査では肺うっ血像がみられ，全身の浮腫もみられたため緊急入院となった。心エコー検査では左室肥大がみられ，左室収縮力は 40％と軽度の低下をみとめた。血圧 178/40 mmHg。
>
> 処方 **カルペリチド（ハンプ®）注射用 1000**（1,000 µg）　1,000 µg を注射用水 5 mL に溶解し，5％ブドウ糖液 45 mL で調整して計 50 mL としたものを，シリンジポンプを用いて 2 mL/時（約 0.013 µg/kg/分）で投与開始

　高血圧性心不全に伴う循環不全の病態である。高血圧と肺うっ血が存在するため，血圧低下作用と利尿作用をあわせもつカルペリチドが選択された。約 0.013 µg/kg/分で開始し，3 時間尿量が 100 mL 以下であったため，医師の指示のもと 4 mL/時（約 0.026 µg/kg/分）まで増量し，利尿が得られた。

翌日まで継続したところ，心不全の改善がみられたため中止した。

### ▊ 心不全治療中に低カリウム血症を発症したCさん

> **背景** 76歳，男性。陳旧性心筋梗塞❶を基礎疾患とした心不全の治療のため，集中治療室に入院中である。治療により改善傾向にあったが，心電図検査では，心室性期外収縮の頻発をみとめるようになった。血清カリウム値が2.8 mEq/Lと低く，利尿薬による低カリウム血症が考えられた。
>
> **処方** カンレノ酸カリウム静注用200 mg　1日1回　静注

<br>**NOTE**<br>❶陳旧性心筋梗塞<br>　急性心筋梗塞の発症から1か月以上が経過し，心筋梗塞巣が線維化して病態が落ちついた状態である。

　Cさんは，ループ利尿薬による低カリウム血症が原因となり，不整脈をきたしている。緊急性の高い低カリウム血症を補正するため，カリウム製剤がまず使用された。そのうえで，今後もループ利尿薬もしくはサイアザイド系利尿薬が必要となることから，カリウム保持性利尿薬の投与が開始された。

　Cさんではカンレノ酸カリウムの1日1回静注を継続し，経口摂取が可能となったタイミングで，経口利尿薬であるスピロノラクトンに切りかえられた。

## ◆ 利尿薬を投与する前の確認事項

### ▊ アセスメント

　利尿薬のほとんどが血圧低下と電解質濃度の変化をきたす。また，ループ利尿薬を高用量で使用した場合，長期的には腎機能を悪化させる。

　それぞれの製剤の薬理作用を理解して，血圧，循環血液量，腎機能，電解質濃度（おもに$Na^+$，$K^+$）をモニターし，適切な薬剤が選択されているかどうかを確認する。

### ▊ 禁忌

(1)フロセミドは，低ナトリウム血症・低カリウム血症・肝性昏睡などに禁忌である。

(2)カンレノ酸カリウムは，無尿または急性腎不全，アジソン病の患者や，タクロリムス水和物（免疫抑制薬），エプレレノン（降圧薬），エサキセレノン（降圧薬）投与中の患者には禁忌である。

(3)カルペリチドは，重篤な低血圧や心原性ショック，右室梗塞，脱水の患者には禁忌である。

### ▊ 実施にあたっての注意事項

(1)他剤と同一のルートを使用している場合，静脈内注射により他剤が短時間に流入する危険性がある。とくにカテコールアミンを使用しているルートに関しては，十分な注意を要する（◗222ページ，plus）。

(2)カルペリチドを生理食塩液と混合すると，結晶が析出するため，ブドウ糖液もしくは蒸留水で溶解し，単独ルートで投与することが望ましい。

## ◆ 利尿薬を投与したあとの観察事項

(1)投与前の循環動態・尿量・腎機能・電解質濃度の確認に加え，投与後も適切なモニタリングを行う必要がある。

（2）利尿薬自体の危険性は小さくても，併用薬剤により急激な血圧低下や致死的な不整脈を発症する可能性を念頭においておく。

（3）全身状態が悪化した場合には，アシドーシスやアルカローシスについても確認する。

## 4　利尿薬の投与に伴う重大な副作用とその対応

● **循環血液量減少・血圧低下**　利尿薬は降圧薬でもあるため，低血圧の患者においてはモニタリングが重要である。とくにカルペリチドは血管拡張作用を有するため，血圧低下に対する一層の注意が必要である。

● **低カリウム血症**　ループ利尿薬では，ヘンレループでの$Na^+$の再吸収阻害により遠位尿細管に多くの$Na^+$が流れ，そこで通常より多くの$Na^+$と$K^+$の交換が行われることにより，$K^+$が排泄される。また，循環血液量の低下に伴いレニン-アンギオテンシン-アルドステロン系が活性化し，アルドステロン濃度が上昇し，$K^+$排泄にはたらく。低カリウム血症は，上室性および心室性不整脈，ジギタリス中毒の増悪などの原因となる。ときに，心室細動・粗動といった致死性の不整脈が出現することがある。また，脱力感・筋力低下・便秘などの症状もみられる。

● **低マグネシウム血症**　長期にわたりループ利尿薬を使用すると，低マグネシウム血症を呈することがある。症状は随伴する低カリウム血症に類似し，心室頻拍などの致死性不整脈の誘因となる。

● **低ナトリウム血症**　利尿薬の投与では低ナトリウム血症がしばしばみられる。サイアザイド系利尿薬と比較して，ループ利尿薬による低ナトリウム血症の発生ははるかに少ない。

● **高カリウム血症**　カリウム保持性利尿薬の投与により高カリウム血症となることがある。悪心・嘔吐などの消化器症状のほか，しびれ・脱力などの神経症状がみとめられる。最も重篤な副作用は不整脈である。とくに血清カリウム値が$7〜8 \text{ mEq/L}$をこえると，心停止の危険がある。

● **代謝性アルカローシス**　循環血液量の低下は，二次性アルドステロン症による遠位尿細管での$H^+$排泄および近位尿細管での炭酸水素イオン（$HCO_3^-$）再吸収促進にはたらき，代謝性アルカローシスを引きおこす。つづいておこる低カルシウム血症の症状，つまり頭痛，嗜眠，せん妄，テタニー，痙攣発作などがみられ，また併存する低カリウム血症により脱力が引きおこされることがある。

● **神経障害**　ループ利尿薬投与により，ときに聴力低下や，眩暈（めまい）などの前庭障害がおこる。内リンパ液の電解質バランスの障害が原因と考えられている。

# 5　持続点滴中の糖質・電解質輸液の投与量の調整

## 1　体液の浸透圧と輸液

### 体液と浸透圧

　ヒトの総体液量は体重の約 60％であり，細胞内液 intracellular fluid（ICF）は体重の約 40％，細胞外液 extracellular fluid（ECF）は体重の約 20％である（▶240ページ，図4-4）。電解質の組成は細胞の内外で異なり，浸透圧がつねに等しくなるよう平衡が保たれている。細胞外液はさらに，血管内の血漿と血管外の間質に，1：3 の割合で分布している。

　主要な溶質は，細胞内の $K^+$ と，細胞外の $Na^+$・グルコース（ブドウ糖）・尿素[1]である。このうち尿素は，細胞膜を自由に通過して体液全体に分布するため，細胞内外での水の移動に関与しない。これに対して，$Na^+$ とグルコースは有効浸透圧物質[2]であり，これらの濃度の変化は細胞膜を隔てて細胞内外での水の移動をおこす。

　溶質の 1 つに，血漿タンパク質であるアルブミンがある。アルブミンは，分子量 6 万という大きな物質であり，浸透圧は非常に小さいため，血漿浸透圧全体に与える影響はほぼ無視できる。しかし，細胞外液においては，血管内と間質の間で浸透圧物質としてはたらく。これは膠質浸透圧とよばれ，血管内に水をとどめる効果がある。

　溶液中の溶質の浸透圧は「Osm/L」であらわされる。

### 輸液

　輸液療法とは，電解質や生命維持に必要な物質を含む溶液を経静脈的に投与することで体液異常を是正し，栄養状態の改善や，体液の恒常性の維持をはかる治療法である。対象となるのは，経静脈的に体液異常の是正を要する場合と，経口摂取が不可能かあるいは不十分な場合である。そのほか，抗菌薬や化学療法薬などを溶解する目的で利用されることもあるが，ここでは，水分や電解質異常の是正と，恒常性の維持を目的とした糖質・電解質輸液について述べる。

## 2　輸液製剤の種類・投与量とその調整方法

● **補充輸液と維持輸液**　輸液は，補充輸液（是正輸液）と維持輸液に大別される。補充輸液とは，有効循環血漿量を確保して循環動態を安定させたり，不足した体液・電解質を補充して体液バランスを正常化するための輸液である。維持輸液は，経口摂取の不足や体液の持続的喪失に対して行う輸液である。生命を維持するために必要とされる 1 日の水分量と電解質を基本として，体液のバランスを維持することを目的とする。

● **維持輸液に必要な水分量**　腎機能が正常であれば，腎臓の最大濃縮力は 1,200 mOsm/L とされており，腎臓から排泄される溶質は 1 日約 10 mOsm/kg で，最低限必要な尿量は約 500 mL となる。臨床的には，1,000 mL/日以

**NOTE**

[1] 血中の尿素は，血中尿素窒素（BUN）として測定される。

[2] **有効浸透圧物質**
　細胞膜を自由に通過できない浸透圧物質を有効浸透圧物質といい，有効浸透圧物質によって生じる浸透圧を，有効浸透圧（張度）という。

上に保っておくことが無難である。

　尿以外では，皮膚や肺からの不感蒸泄や，糞便により，約100 mLの体液が生理的に喪失する。代謝によって代謝水が約300 mL産生されることを考慮すると，1日で喪失する水分は，「尿＋不感蒸泄＋便－代謝水」の式であらわされる[❶]。不感蒸泄は1日約15 mL/kgで，体温が1℃上昇するごとに15%増量するとされている。体重60 kgの人では，900 mL/日の不感蒸泄となり，尿量を1,000 mL以上に保つためには，1,000＋900＋100－300＝1,700 mL/日程度の水分の補給が必要となる。よって，維持輸液としての1日の水分量は，おおよそ1,500〜2,000 mLという計算になる。

● **必要な電解質の量**　水分量が決まったら，次に電解質，おもにNa$^+$とK$^+$の量を決定する。心不全や高血圧患者の塩分制限食に含まれる食塩は1日6 gである。一般的に，1日あたりの電解質の維持量は，Na$^+$が50〜100 mEq[❷]，K$^+$が20〜50 mEqとされており，これを目安に病態に応じて，水分・電解質の組成を決定する。

### 電解質輸液製剤

　電解質輸液製剤には，等張性のものと低張性のものがある（○表4-4）。

● **等張性電解質輸液製剤**　電解質の浸透圧が体液とほぼ同じで，細胞外に分布して細胞外液量を増やすものである。**生理食塩液**は，細胞外液とほぼ等張の塩化ナトリウム（NaCl）液である。生理食塩液を基本としてCa$^{2+}$やK$^+$を加えたものを**リンゲル液**とよぶ。リンゲル液に緩衝剤として乳酸あるいは酢酸を加えたものを，それぞれ**乳酸リンゲル液・酢酸リンゲル液**とよぶ。

● **低張性電解質輸液製剤**　体液の電解質濃度よりも低い輸液で，グルコースを配合して浸透圧を等張にしたものである。グルコース液は代謝されると水のみが残るので，結果的に体液より浸透圧の低い液になる。1〜4号液ま

**NOTE**
❶ただし，腸瘻などからの腸液の多量排泄や嘔吐・下痢などの病的な状態を除くと，腸管からの喪失は少量であり，あまり考慮しなくてよい場合もある。
❷食塩1 gは17 mEqなので，50〜100 mEqは食塩に換算すると3〜6 g程度である。

○表4-4　おもな輸液製剤の種類と組成

| 輸液製剤 | | Na$^+$ | Cl$^-$ | K$^+$ | Ca$^{2+}$ | Mg$^{2+}$ | 緩衝剤 | グルコース(%) | pH | 浸透圧比 |
|---|---|---|---|---|---|---|---|---|---|---|
| 血漿 | | 140 | 103 | 4 | 5 | 2 | 重炭酸(25) | 0.9 | 7.4 | 1.0 |
| 等張性 | 生理食塩液 | 154 | 154 | — | — | — | — | — | 4.5-8.0 | 1.0 |
| | 乳酸リンゲル液（ラクテック®） | 130 | 109 | 4 | 3 | — | 乳酸(28) | — | 6.0-8.5 | 約0.9 |
| | 酢酸リンゲル液（ヴィーン®F輸液） | 130 | 109 | 4 | 3 | — | 酢酸(28) | — | 6.5-7.5 | 約1 |
| 低張性 | 開始液（ソリタ®-T1号輸液） | 90 | 70 | — | — | — | 乳酸(20) | 2.6 | 3.5-6.5 | 約1 |
| | 脱水補給液（ソリタ®-T2号輸液） | 84 | 66 | 20 | — | — | 乳酸(20) | 3.2 | 3.5-6.5 | 約1 |
| | 維持液（ソリタ®-T3号輸液） | 35 | 35 | 20 | — | — | 乳酸(20) | 4.3 | 3.5-6.5 | 約1 |
| | 術後回復液（ソリタ®-T4号輸液） | 30 | 20 | — | — | — | 乳酸(10) | 4.3 | 3.5-6.5 | 約1 |

であり，番号が大きくなるにしたがい，電解質濃度が低くなる。

①**1号液（開始液）**　生理食塩水を半分に薄めたものである。脱水症および病態不明時の水分・電解質の初期補給，手術前後の水分・電解質の補給に適応となる。

②**2号液（脱水補給液）**　$K^+$ などの電解質を含む。脱水症および手術前後の水分・電解質の補給・補正に用いられる。

③**3号液（維持液）**　$K^+$ を含む。経口摂取が不能または不十分な場合に，水分・電解質の補給・維持を目的として用いられる。

④**4号液（術後回復液）**　$K^+$ を含まない。術後早期や，乳幼児の手術時，$K^+$ 貯留の可能性のある場合の水分・電解質の補給に用いられる。

### ▌単一電解質輸液製剤

　塩化ナトリウム液や塩化カリウム液は単一電解質輸液製剤とよばれ，生理食塩液やブドウ糖液に添加して，体内で不足している電解質を補充するために用いられる。ほかにも硫酸マグネシウム液やリン酸二カリウム液，乳酸ナトリウム液，塩化カルシウム液などがある。

●**カリウム製剤**　L–アスパラギン酸カリウムや KCL 注などの製剤がある。$K^+$ 濃度として 40 mEq/L 以下に必ず希釈し（◉plus），十分に混和したあとに投与する。ゆっくり静脈内に投与し，投与速度は $K^+$ として 20 mEq/時をこえてはならない。また，$K^+$ としての投与量は1日 100 mEq をこえてはならない。筋力の低下（脱力感），不整脈，悪心，しびれなどに注意する。過量投与や腎不全患者などでは高カリウム血症がおこることがある。

●**ナトリウム製剤**　塩化ナトリウム注 10% などの製剤がある。$Na^+$ 欠乏時の電解質補給の目的で，輸液製剤などに添加して必要量を静脈内投与または点滴静注する。希釈せずに単独で使用してはならない。循環器系機能障害のある患者では，心臓に負荷がかかり，症状が悪化するおそれがある。腎機能障害のある患者では，塩化ナトリウムの過剰に陥りやすく，症状が悪化するおそれがあるので注意する。

## 3 病態に応じた糖質・電解質輸液の投与量の調整

### ◆ 事例と処方例

#### ▌低ナトリウム血症のA さん

> **背景**　80歳，男性。脳梗塞により2か月前から入院しており，食事は塩分制限がなされていた。高血圧症に対して，サイアザイド系利尿薬であるトリクロルメチアジド 1 mg が投与されている。1週間ほど食欲不振があり，ソリタ®–T 3号輸液を 500 mL/日で補液されていた。脱力感も出現し，食事摂取量はさらに低下した。意識清明，血圧 110/80 mmHg，心拍数 70/分，血清ナトリウム値 128 mEq/L。
>
> **処方**　**ソリタ®–T 3号輸液**から**生理食塩液**に変更
> 　　　　**トリクロルメチアジド**を中止

病歴より，経口摂取が不良であるところに，サイアザイド系利尿薬を使用しつづけたことからNa⁺が喪失したと考えられる。体液中の総Na⁺が低下している状態で，さらに低張液であるソリタ®-T 3号が投与されたため，低ナトリウム血症をきたしていると考えられる。バイタルサインに異常はなく，有効循環血漿量は保たれている。低張液の制限を行い，経口摂取不良のため，輸液でのNa⁺補充が必要と考えられる。

Aさんは，翌日には脱力感は改善し，徐々に食事摂取量も回復したため，輸液を中止した。高血圧症に関しては，カルシウム拮抗薬やACE阻害薬などのほかの降圧薬への変更が行われた。

## ▌低カリウム血症のBさん

> **背景** 49歳，女性。胆嚢炎のため入院している。絶食のうえ，抗菌薬と輸液（生理食塩液500 mL，ソリタ®-T 1号輸液500 mL，ソリタ®-T 3号輸液500 mL）が投与されていた。入院2日目に，血清カリウム値が3.0 mEq/Lと低値であった。近医より，こむら返りに対して芍薬甘草湯エキスが処方されており，入院当日まで内服していた。

---

**plus** | ## カリウム製剤の誤投与の防止

カリウム製剤を急速静注すると，不整脈や，場合によっては心停止を引きおこすなど，患者に重篤な影響を与える。カリウム製剤のラベルには「点滴専用（要希釈）」などと注意喚起されている（○図a）。それにもかかわらず，誤って希釈せずにワンショットで静注する事例が複数報告されている[1, 2]。誤投与を防ぐためには，以下の点に留意して慎重に取り扱う必要がある。

①ほかの薬剤との取り違えを防ぐため，カリウム製剤は必ずほかの医薬品と区別して保管・管理・準備する。

②容器の形状や溶液の色など，思い込みが原因となる取り違えが発生している。記憶に頼らず，毎回きちんとラベルを確認し，複数人でチェックする。

③シリンジに充填してトレイなどに準備すると，投与方法を誤ってワンショットで投与してしまうリスクが高まる。あらかじめ薬剤がシリンジに封入されているプレフィルドシリンジ製剤などの誤投与防止対策品を活用する（○図b）。

④輸液製剤に混注して希釈する場合は，その希釈濃度や点滴速度をまもる。

⑤点滴の際は輸液ポンプを使用し，急速投与の事故のリスクを回避する。

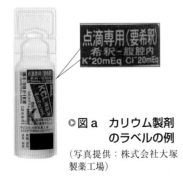

**○図a　カリウム製剤のラベルの例**

（写真提供：株式会社大塚製薬工場）

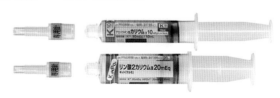

**○図b　プレフィルドシリンジ製剤の例**

ワンショット静注の防止のため，シリンジの先端部は外ネジになっており，付属の専用針以外は接続できないようになっている。また専用針は，薬液注入孔が針先部ではないため，輸液バッグ以外の機器に接続しても，薬液が注入されない構造となっている。

（写真提供：テルモ株式会社）

---

＊1 医薬品医療機器総合機構：PMDA医療安全情報 No.19 カリウム（K）製剤の誤投与について．2010年9月．
＊2 日本医療機能評価機構：医療安全情報 No.98 カリウム製剤の投与方法間違い．2015年1月．

> **処方** 生理食塩液に KCL 注 10 mEq を追加
> ソリタ®-T 1 号輸液に KCL 注 10 mEq を追加
> ソリタ®-T 3 号輸液

　低カリウム血症の治療は，経口療法のほうが安全であるが，経口摂取や消化管からの吸収に問題がある場合は，経静脈的な治療が必要となる。末梢静脈からの最大投与速度は 20 mEq/時，末梢からの最大濃度は 40 mEq/L 以下で，これ以上では静脈炎のリスクが増すとされている。また，甘草などに含まれるグリチルリチンは，偽性アルドステロン症❶を引きおこし，低カリウム血症の原因となるため，使用薬剤の問診が重要である。

　Bさんは，3日後の血液検査で，血清カリウム値 4.2 mEq/L となり，改善をみとめた。

### ◆ 糖質・電解質輸液を投与する前の確認事項

#### ▌アセスメント

　輸液が必要な状況と判断された場合は，投与の目的を明確にすることが非常に重要になる。
(1) 補充輸液であれば，どの体液区分が不足しているのかを評価する必要がある。Na$^+$濃度の異常であれば，体液量の評価が不可欠である。
(2) 維持輸液では，予想される生理的不足の補充だけでなく，病的な喪失に対しても予防的補充を要する。
(3) 合併症をきたす可能性のある病態として，心機能障害・腎機能障害・肝機能障害・糖尿病の有無は必ず確認する。

#### ▌禁忌

(1) カリウム製剤は，エプレレノン(降圧薬)との併用は禁忌である。
(2) 慢性低ナトリウム血症の治療では，橋中心髄鞘崩壊症❷に注意し，補正速度を 10〜12 mEq/L/日に抑える。

#### ▌実施にあたっての注意事項

　輸液合併症の背景を把握しておくことが重要である(◯表 4-5)。
(1) 口渇の感覚が低下している高齢者や，みずから経口飲水のできない経管栄養・中心静脈栄養管理中の患者などでは，水欠乏型脱水による高ナトリウム血症をきたすことがある。
(2) 嘔吐・下痢などにより体液が喪失している場合や，逆に浮腫や胸水，腹水により体液貯留傾向にある場合では，低ナトリウム血症などをみとめることがある。
(3) 腎機能障害があったりアシドーシスを呈する場合には，高カリウム血症のリスクが高い。
(4) 糖尿病患者では，高血糖に注意する。
(5) 電解質異常をきたす内服薬についての確認を行う。

---

**□NOTE**

**❶偽性アルドステロン症**
　血中アルドステロンは低値であるにもかかわらず，高血圧や低カリウム血症などの電解質コルチコイド過剰徴候を示す病態をさす。

---

**□NOTE**

**❷橋中心髄鞘崩壊症**
　低ナトリウム血症の性急な補正に続発しておこり，橋および脳のほかの領域の脱髄を引きおこし，不可逆的な神経障害をきたす。

○表 4-5　糖質・電解質輸液の投与に伴うおもな副作用と対応

| おもな副作用 | 症状・所見 | 対応 |
|---|---|---|
| 低ナトリウム血症<br>（＜135 mEq/L） | 頭痛，消化器症状（悪心・嘔吐，むかつきなど），倦怠感，傾眠，意識障害，痙攣など | • 偽性低ナトリウム血症の除外<br>• 体液量，尿浸透圧などの評価<br>• 水制限，利尿薬の中止，等張液の補充など，各病態に応じた対応 |
| 高ナトリウム血症<br>（＞145 mEq/L） | 口渇，倦怠感，頭痛，嘔吐，錯乱，神経・筋肉の興奮，痙攣，昏睡など | • 細胞内外の体液量の評価<br>• 病態に応じた適切な輸液<br>• 入院中は医原性であることも多い |
| 低カリウム血症<br>（＜3.0 mEq/L） | 脱力，四肢のしびれ，痙攣，弛緩性麻痺，心電図異常（ST-T 変化，U 波），不整脈（徐脈，QT 延長→心室頻拍など） | • 心電図モニタの装着<br>• 原因となる薬剤の中止<br>• $K^+$の補充 |
| 高カリウム血症<br>（＞5.0 mEq/L） | 脱力，しびれ，感覚異常，消化器症状，心電図異常（テント上 T 波，QRS 幅延長），不整脈（洞不全，心室性期外収縮，心室頻拍，心室細動など） | • 心電図モニタの装着<br>• $K^+$を含まない輸液への切りかえ<br>• 原因となる薬剤の中止<br>• グルコン酸カルシウムの投与<br>• 炭酸水素ナトリウム（$NaHCO_3$）などによるアシドーシスの補正<br>• グルコース-インスリン（GI）療法*<br>• 陽イオン交換樹脂の投与（経口・注腸）<br>• 利尿薬の投与，透析<br>• 偽性高カリウム血症の除外 |
| 体液量過剰 | 呼吸困難（肺水腫），浮腫，胸水，腹水貯留，血圧上昇，体重増加 | 輸液の減量，利尿薬の投与など |
| 高血糖 | 無症状，口渇，重篤であれば意識障害 | インスリンの投与など |
| 低血糖 | 動悸，冷汗，ふるえ，意識障害 | • グルコース投与<br>• インスリンの投与量減量など |

＊ GI 療法：インスリンは一次的に血液中の $K^+$を細胞内へ移行させる作用があり，血中カリウム濃度を低下させる。グルコースとともに投与することで，低血糖をきたさないようにする。肝炎の治療に用いられるグルカゴン-インスリン（GI）療法とは異なる。

## ◆ 糖質・電解質輸液を投与したあとの観察事項

　輸液の量や組成は各病態に応じて決定されるが，実際には理論通りにいかないことが多いため，つねにモニタリングを行い，修正を加えていく必要がある。具体的には，①バイタルサイン（血圧・脈拍数の安定），②水分摂取量・尿量などの水分出納（in/out）バランス，③体重の増減，④浮腫や胸水・腹水の有無，⑤呼吸状態（心不全の合併）などをもとに，輸液の過不足の確認を行う。また，電解質異常による症状の有無や，血液検査，尿検査所見，心電図モニタによる不整脈などのフォローアップを行う。

## 4　糖質・電解質輸液の投与に伴う重大な副作用とその対応

　輸液により水分を過剰に摂取すると，心不全や浮腫・胸水がもたらされる。また，輸液の内容によっては，電解質異常や高血糖，ビタミン $B_1$ 欠乏によるウェルニッケ脳症や脚気（かっけ）などが引きおこされる（○表 4-5）。

　手技・器具による合併症として，穿刺による血腫，留置針やカテーテルに

よる感染，浸透圧刺激などによる静脈炎，点滴もれによる組織障害などがある。これらがみとめられる場合は，すみやかに刺入部の変更など考慮する。

#  6 脱水症状に対する輸液による補正

## 1 脱水の病態生理と対応

### 脱水の病態生理

　脱水とは，臨床的には，体液量のうちとくに細胞外液量が減少した病態と定義される。体液喪失の主体が水分である場合には，細胞外液の浸透圧が上昇して**水欠乏性脱水（高張性脱水）**となり，$Na^+$が主体である場合には細胞外液の浸透圧が低下して**ナトリウム欠乏性脱水（低張性脱水）**となる（●図 4-4）。実際には両者の混合であることが多い。

　水欠乏性脱水は，経口摂取が不可能な状態や，発熱・大量発汗，尿崩症や

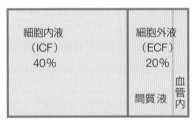

a. 正常な体液区分

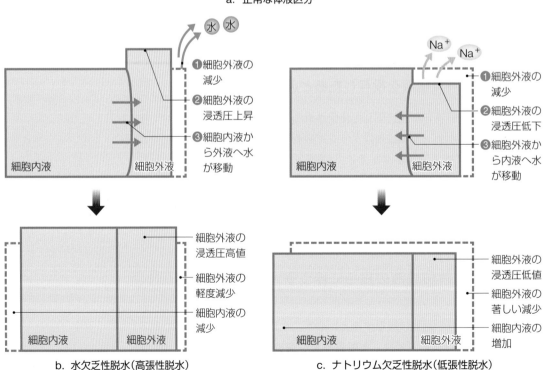

b. 水欠乏性脱水（高張性脱水）　　　　c. ナトリウム欠乏性脱水（低張性脱水）

●図 4-4　体液の分布と脱水

浸透圧利尿❶などが原因となる。細胞内液が減少するため，強い口渇感をおぼえる。ナトリウム欠乏性脱水は，嘔吐・下痢による消化液の喪失，利尿薬の過剰投与による体液の喪失，ドレナージによる滲出液の喪失などが原因となる。細胞外液が減少することにより皮膚の弾力性が低下し，また循環血液量が減少することにより血圧が低下する。

### █ 脱水への対応

● **経口補水液**　経口摂取が可能であれば，経口での脱水の補正および予防を行うことが望ましい。多くは塩類の喪失も少なからず伴うため，電解質を含まない水分のみの補充では，体液の浸透圧は低下して低張性脱水をきたしてしまう。そのため，水分とともに塩類も摂取する必要があり，経口補水液などの摂取を促す。

● **輸液療法**　脱水症に対する輸液療法には，3つの方法がある。

　①**補充輸液**　有効循環血漿量，つまり細胞外液を確保し，循環動態を安定させる。

　②**補充輸液・是正輸液**　不足した体液・電解質・酸塩基のバランスを是正する。

　③**維持輸液**　現在の体液バランスをそのまま維持する。

　病歴や症候，検査値などに基づき体液分布を評価し，投与する輸液がどの区分に分布していくかを把握することが重要である（◐図4-5）。

━ NOTE
**❶浸透圧利尿**
　尿細管に，尿素などの非吸収性の浸透圧物質が存在することにより利尿が生じること。糖尿病による高血糖や，マンニトール注射薬の投与などが原因となる。

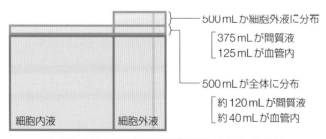

a. 生理食塩液 1,000 mL 投与
すべて細胞外液に分布
　750 mL が間質液
　250 mL が血管内

b. 5% ブドウ糖液 1,000 mL 投与
全体に分布
血管内にとどまるのは 80 mL

c. 0.45% 生理食塩液（低張電解質輸液） 1,000 mL 投与
500 mL が細胞外液に分布
　375 mL が間質液
　125 mL が血管内
500 mL が全体に分布
　約 120 mL が間質液
　約 40 mL が血管内

◐**図 4-5　輸液後の分布**

## 2 脱水に使用される輸液製剤の種類・投与量とその調整の方法

　細胞内外では，細胞膜を隔てて浸透圧勾配にしたがい平衡状態を保つように水が移動する。このとき主役となる浸透圧物質は $Na^+$ と考えてよい。各種の輸液製剤を投与した場合の分布は以下のとおりである。

● **生理食塩液**　生理食塩液は等張性電解質輸液であり，輸液によって細胞外液の有効浸透圧（張度）は変化しない。したがって，細胞内外の水の移動はなく，投与したすべての液が細胞外に分布する。血管内にはそのうち1/4が残ることになる（◐241ページ，図4-5-a）。

● **5%ブドウ糖液**　電解質を含まず，グルコース（ブドウ糖）のみで浸透圧を等張にした輸液である。血管内に入ったのち，グルコースはすみやかに代謝され，水のみが残る❶。細胞外液はいったん薄まって張度が低下するが，細胞膜を通して浸透圧勾配に従って細胞内へ水が移動し，血管内にはわずか8%しか残らない（◐241ページ，図4-5-b）。

　低張電解質輸液は，生理食塩液とブドウ糖液を混合したものと考えるとよい。たとえば，ソリタ®-T 1号輸液の $Na^+$ は77〜90 mEq/Lでグルコースは約2.6%である（◐235ページ，表4-4）。つまり，生理食塩液と5%ブドウ糖液を1:1で混合したものに近い組成（0.45%生理食塩液）となっている（◐241ページ，図4-5-c）。

**NOTE**

❶蒸留水の点滴は，低浸透圧の液体が入ることにより局所で溶血がおこるため，行ってはならない。浸透圧物質を含まない水は，自由水 free water とよばれる。

## 3 病態に応じた輸液の投与量の調整

### ◆ 事例と処方例

#### ▌熱中症で救急外来を受診したAさん

> **背景**　生来健康な28歳，男性。高温・多湿の環境で1日中仕事をしていた。全身倦怠感が強くなり，頭痛・悪心も出現し，救急外来を受診した。意識清明，血圧80/50 mmHg，心拍数120/分整，体温37.8℃，発汗著明。
> **処方**　ヴィーン®F輸液　500 mL　250〜500 mL/時

　病歴から熱中症が疑われ，意識は清明であるものの，血圧低下・頻脈がみられるため，循環血漿量の低下が示唆される。まずは循環血漿量を回復させる必要があり，細胞外液を早急に補充する必要がある。血液検査およびバイタルサイン，尿量などを確認し，その後の輸液を検討する。

　Aさんへは，酢酸リンゲル液であるヴィーン®F輸液500 mLを1時間かけて投与し，血圧110/60 mmHg，心拍数90/分となり，改善がみられた。経口摂取が可能であったため，経口補水液の飲水を指示して帰宅となった。

#### ▌腎盂腎炎による高ナトリウム血症のBさん

> **背景**　75歳，女性。1週間前から発熱と倦怠感がある。2日前からは食事摂取も不良で，尿量も低下し，濃縮尿となっていた。意識清明，血圧130/

70 mmHg，心拍数 80/分，体温 38.0℃。血清ナトリウム値 149 mEq/L，血中尿素窒素(BUN)68 mg/dL，血清クレアチニン値 2.1 mg/dL，尿比重 1.050。口腔内の乾燥をみとめ，腋窩(えきか)は湿潤していない。腎盂腎炎(じんう)の診断で，医師より抗菌薬(セフトリアキソンナトリウム水和物 1 g＋生理食塩液 100 mL，1 日 2 回)と，補液(①ソリタ®-T 1 号輸液〔500 mL〕80 mL/時，②ソリタ®-T 3 号輸液〔500 mL〕80 mL/時)が日中より開始された。12 時間経過して点滴は終了し，尿量 300 mL は得られたが，濃縮尿が続いている。バイタルサインに変化はみられない。

**処方** ソリタ®-T 1 号輸液　500 mL

　血圧低下や脈拍の上昇はなく，循環血漿量の不足は強くはないため，高ナトリウム血症と水欠乏性脱水をきたしているものと判断される。経口摂取量の低下と，発熱による不感蒸泄の上昇が原因と考えられる。初期輸液により利尿は得られているが十分量ではなく，濃縮尿は持続しており，補液量としては不十分と考えられる。血清クレアチニン値も高値であるため，尿量が得られ，カリウム値が確認されるまでは，K⁺を含まない輸液を選択するほうがよい。

　B さんは，輸液追加後に尿量の増加をみとめ，第 1 病日で尿量 800 mL/日が得られた。また，B さんは尿路感染症であり，尿が停滞すると感染の治癒が遅れるため，尿量は十分に保つ必要がある。よって，さらにソリタ®-T 1 号輸液 500 mL が追加され，これにより尿量の増加が得られた。

## ◆ 脱水時に輸液を投与する前の確認事項

### ▌アセスメント

　輸液を行ううえで最も重要なことは，患者の総体液量の評価である。尿量低下の原因として最も多いのは脱水であるが，心不全や腎不全(腎前性を除く)でも尿量低下がみられる。心不全・腎不全において過剰な輸液を行うと病態の悪化につながるため，病歴・経過・身体所見・検査所見などを総動員して体液量の評価を行う。

(1) 入院期間中や 2 週間以内の短期間で生じる体重変化は，ほとんどが総体液量の変化を反映したものと考えられる。ふだんの体重から 10％以上の体重減少があれば，高度な脱水があると考えられる(●表 4-6)。ただし，寝たきりで体重測定が困難な場合や外来診療など，ふだんの体重が不明な場合もあるので注意する。

●表 4-6　脱水の重症度

| 項目 | 軽症 | 中等症 | 重症 |
|---|---|---|---|
| 体重減少(体液喪失量) | 約 2％(1～2 L) | 約 6％(3～5 L) | 8～14％(5～10 L) |
| 血圧 | 正常 | 低下 | 高度低下 |
| 脈拍数 | 正常 | 増加 | 高度増加 |
| 尿量 | 正常 | 乏尿 | 無尿 |

（2）体液過剰（溢水〈いっすい〉）の所見として，体重増加，浮腫，胸水・腹水，肺水腫による呼吸困難・喘鳴，頸静脈怒張などがあげられる。

（3）脱水の所見は，口腔粘膜の乾燥，眼球陥凹，皮膚緊満度（ツルゴール〈かんおう〉）低下，毛細血管再充満時間[1]capillary refill time（CRT）の延長などがある。しかし，これらは高齢者では脱水がなくてもみとめられることが多く，同時に**腋窩の湿潤**などの確認も必要となる。

**NOTE**
**❶毛細血管再充満時間**
　母指の爪床を蒼白になるまで圧迫し，解除してから血色回復までの時間である。2〜3秒以上では脱水やショックが示唆される。

### ▌禁忌

　高張性脱水時でバイタルサインが保たれているような場合，つまり有効循環血漿量が保たれている場合には，等張液のように細胞外液のみを補充する輸液は行わない。また，低張性脱水時に，5％ブドウ糖液などの低張液のみを補液することは行わない。そのほか，高度腎機能障害や透析患者においては，$K^+$を含む輸液は原則控える。

### ▌実施にあたっての注意事項

　高齢者や，基礎疾患に心不全や腎不全，肝硬変などを有する患者では，輸液過剰によるうっ血性心不全のリスクがあるため，輸液量や速度に注意する。

## ◆ 脱水時に輸液を投与したあとの観察事項

　輸液開始後は，輸液量・輸液速度・輸液内容が適切かの評価をつねに行う必要がある。循環血漿量の低下を伴うような脱水であれば，バイタルサインについては1〜2時間，尿量については3〜6時間程度で評価する必要がある。改善が乏しければ，輸液速度を速めることなどを考慮する。脱水の重症度の項目を経時的にとらえることが望ましい（▶表4-6）。

　輸液による一般的な合併症（▶239ページ，表4-5）の徴候に留意する。

## 4　脱水時の輸液に伴う重大な副作用とその対応

● **心不全**　脱水時であっても，輸液量・速度などが過剰であった場合，心不全をきたすことがある。呼吸困難感・喘鳴・浮腫などがみられた場合は，投与量の減量・中止や，投与速度を遅くすることを考慮する。

● **不整脈**　急激な電解質濃度の変化は，徐脈性不整脈や心室性不整脈などの重篤な不整脈を引きおこすことがあり，適宜対応が必要となる。

● **高クロール性アシドーシス**　高度な脱水やショックに陥っている場合や，周術期などで多量の細胞外液の補充を行う目的で生理食塩液のみの投与を行った場合，血中の塩化物イオン（$Cl^-$）が増加し，高クロール（塩素）性アシドーシスをまねくことがある。生理食塩液には乳酸や酢酸などの緩衝剤が含まれていないためである。多量に輸液が必要な場合などはとくに，乳酸リンゲル液や酢酸リンゲル液などで補充することが望ましい。

# 7 持続点滴中の高カロリー輸液の投与量の調整

## 1 持続点滴による高カロリー輸液の投与を要するおもな疾患

　栄養療法には食事療法のほかに経腸栄養法と静脈栄養法がある。可能な限り経腸栄養法を用いるが，経腸栄養が不可能な場合には静脈栄養法の適用となる。

　14 日以内の静脈栄養法では，**末梢静脈栄養** peripheral parenteral nutrition（**PPN**）が適応される。14 日以上にわたって経口摂取・経腸栄養が不可能，不十分であったり，もしくはそういった状態が予想される患者に対しては，**中心静脈栄養** total parenteral nutrition（**TPN**）が適応となる（○表 4-7）。

　中心静脈栄養法は，**高カロリー輸液療法❶**ともよばれ，中心静脈カテーテル central venous catheter（CVC）を留置して，高浸透圧・高カロリーの糖質・アミノ酸・電解質を含む輸液を中心静脈から投与することによって，栄養状態の改善をはかるものである（○図 4-6）。ただし，経口摂取や経腸栄養は，腸管のはたらきを維持するだけでなく，侵襲時の生体反応の制御にも重要な役割を果たすため，静脈栄養を行っていても，経口・経腸が可能となれば，すみやかに移行や併用を検討することが肝要である。

□NOTE

❶高カロリー輸液療法のことを，日本では IVH（intravenous hyperalimentation）とよぶこともあるが，国際的にはTPN に統一される傾向にある。

## 2 高カロリー輸液製剤の種類

● **高カロリー輸液用基本液**　中心静脈栄養では，高カロリー輸液用基本液にアミノ酸製剤やビタミン剤，微量元素製剤を混注して用いられる。高カロリー輸液用基本液は糖質と電解質で構成されている。糖質としてはグルコース（ブドウ糖）が単独で使用されている製剤が多い。糖質濃度が 12〜15％ 程度の**開始液**と，20％ 程度の**維持液**がある。電解質の組成や濃度は，製剤により特徴があるため，状況に応じて使い分ける（○表 4-8）。

● **アミノ酸製剤**　高カロリー輸液では，おもに 10〜12％ 程度の高濃度のア

○表 4-7　静脈栄養法の適応疾患

| 絶対的適応 | 相対的適応 |
| --- | --- |
| ①短腸症候群急性期<br>②炎症性腸疾患急性期<br>③消化管瘻発症期<br>④腸閉塞・イレウス<br>⑤重症膵炎急性期<br>⑥消化管機能不全による<br>　栄養障害時 | ①消化管手術直後（静脈栄養が術後 1 週間以上続く場合：<br>　食道がん術後，膵頭十二指腸切除後，直腸低位前方切除<br>　後，骨盤内臓全摘術後など）<br>②消化管出血<br>③嘔吐が強い場合<br>④異化亢進時（広範熱傷，多発外傷）<br>⑤抗がん薬，放射線治療副作用の経口摂取障害<br>⑥神経性食欲不振症<br>⑦心臓悪液質<br>⑧その他種々の原因による栄養不良および経腸栄養ができ<br>　ないとき |

（山本哲久：高カロリー輸液の適応と使用の実際。日本内科学会雑誌 92（5）：807，2003，一部改変）

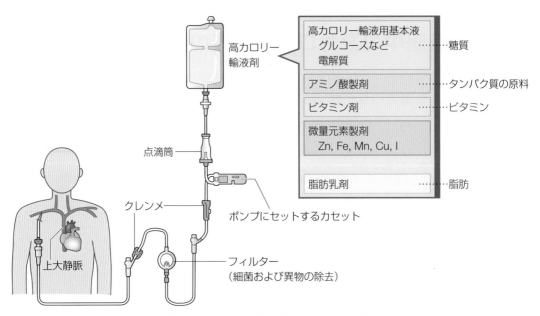

● 図4-6　高カロリー輸液療法（在宅療養における体外式カテーテルの場合）

テルフュージョン® ポンプ用チューブセット（フィルター付）の例を示す。

● 表4-8　おもな高カロリー輸液製剤の種類と特徴

| 種類 | おもな薬剤 | 特徴 |
|---|---|---|
| 高カロリー輸液用基本液 | ハイカリック液，ハイカリック RF，ハイカリック NC，リハビックス®-K | 含有電解質の種類によりさまざまな製品がある。リハビックス® は小児用である。 |
| 高カロリー輸液用総合アミノ酸製剤 | アミゼット® B，アミニック®，アミパレン®，モリアミン® S，モリプロン® F，プロテアミン® 12，ネオアミユー®，キドミン®，アミノレバン®，モリヘパミン®，プレアミン®-P | アミノ酸の配合率によりさまざまな製品がある。ネオアミユー®，キドミン® は腎不全用，アミノレバン®，モリヘパミン® は肝不全用，プレアミン®-P は小児用である。 |
| 高カロリー輸液用総合ビタミン剤 | マルタミン®，ビタジェクト，オーツカ MV | いずれも 13 種類のビタミン配合。ビタジェクト，オーツカ MV はシリンジにセットされている。 |
| 微量元素製剤 | エレメンミック® | 亜鉛(Zn)，鉄(Fe)，マンガン(Mn)，銅(Cu)，ヨウ素(I)を含有している。 |
| 脂肪乳剤 | イントラリポス® | 高カロリーであり，必須脂肪酸の補給に用いられる。 |
| 高カロリー輸液用キット製剤 | ピーエヌツイン®，ネオパレン®，フルカリック®，エルネオパ® NF，ワンパル®，ミキシッド® | 基本液にアミノ酸，総合ビタミン剤，微量元素製剤，脂肪乳剤が各種組み合わされており，組み合わせによりさまざまな製品がある。 |

ミノ酸製剤が用いられる。糖質製剤と併用する。アミノ酸の投与量が不十分
だと，エネルギーとして消費されてしまい，タンパク質合成の原料としての
アミノ酸が不足する。

● 総合ビタミン剤　高カロリー輸液投与時には，必ず総合ビタミン剤を投
与する。ビタミン $B_1$ が欠乏すると重篤な乳酸アシドーシスをきたすことが
ある。ビタミンは，高カロリー輸液用基本液に含まれる亜硫酸塩により分解
されるため，投与直前に混入し，混入後は遮光する必要がある。

● **微量元素製剤**　微量元素製剤には，亜鉛(Zn)，鉄(Fe)，マンガン(Mn)，銅(Cu)，ヨウ素(I)が含まれている。比較的欠乏しやすい Zn はすべての高カロリー輸液用基本液に含まれている。

● **脂肪乳剤**　静脈栄養法では，必須脂肪酸欠乏症の予防のため，原則として脂肪乳剤を添加する。脂肪乳剤は，大豆油に乳化剤であるレシチンと等張化剤であるグリセロールを添加した製剤である。高エネルギーであり，末梢静脈からの投与も可能である。糖質とアミノ酸のみの補充では，成人では約2～3週間で必須脂肪酸が欠乏する。そのため，成人では週3回，20%脂肪乳剤を 100 mL 以上投与する必要がある。脂肪乳剤の投与により，糖質の過剰投与を避け，肝機能障害や脂肪肝を予防することができる。

● **キット製剤**　基本液に，アミノ酸製剤・総合ビタミン剤・微量元素製剤・脂肪乳剤を組み合わせたキット製剤が市販されている。無菌調合が簡便で，調合時間や手間が省略され，配合時にシリンジなどを必要としないといった利点がある。糖質とアミノ酸は，混合後に配合変化をおこすため，隔壁❶にて分離された状態で封入されており，使用時に隔壁を開通させ混合する。

□NOTE
❶輸液バッグの隔室の数により，ダブルバッグ製剤・トリプルバッグ製剤・クワドラブルバッグ（クワッドバッグ）製剤などとよばれる。

## 3 病態に応じた高カロリー輸液の投与

　高カロリー輸液の投与量は，1日に必要な水分量に，適正なエネルギー量を算出して決定される。

● **必要な水分量**　1日の水分必要量は，尿量・不感蒸泄・糞便中水分を合算したものから，エネルギー反応によって生成される代謝水を引いたものである（●234ページ）。おおむね「体重×35 mL/日」で換算され，若年男性2,500 mL/日，若年女性・成人男子 2,000 mL/日，成人女性 1,800 mL/日，高齢者 1,200～1,500 mL/日である。

● **投与エネルギー量**　ハリスベネディクト式による基礎エネルギー量に，活動度に応じたアクティビティー係数や，病態に応じたストレス係数を乗じて，消費エネルギー量を算出して目安とする。

　1 **基礎エネルギー量** basal energy expenditure（BEE）　ハリスベネディクト式を用いて算出する。

　　男性：66+(13.7×体重 kg)+(5×身長 cm)−(6.8×年齢)
　　女性：665+(9.6×体重 kg)+(1.8×身長 cm)−(4.7×年齢)

　2 **アクティビティー係数**　安静 1.0，歩行可能 1.2，労働 1.4～1.8 として計算する。

　3 **ストレス係数**　熱傷 1.2～2.0，多臓器不全・重症外傷・敗血症 1.2～1.4，骨折 1.1～1.3，小手術 1.0～1.1 として計算する。

## ◆ 事例と処方例

### ▌クローン病で腸管狭窄をきたした A さん

> **背景**　36 歳，男性。22 歳のとき，1日 10 回程度の下痢と血便をきたし，来院した。クローン病の診断で 5-アミノサリチル酸製剤（5-ASA）と免疫調

節薬により加療し，寛解にいたった。その後，寛解と増悪を繰り返している。増悪時には副腎皮質ステロイド薬の投与や血球成分除去療法を受けていた。10日前より食後の腹部膨満感と嘔気・嘔吐，便秘傾向の持続を主訴に来院した。下部消化管内視鏡検査で下行結腸の粘膜浮腫と狭窄が確認された。身長168 cm，体重61 kg。

**処方**　開始液：エルネオパ® NF1 号輸液　2,000 mL/24 時間　3 日間
　　　　　維持液：エルネオパ® NF2 号輸液　2,000 mL/24 時間
　　　　　イントラリポス® 輸液 20%　100 mL をフィルターより近位の側管より 4 時間かけて点滴静注

　クローン病は，消化管に潰瘍・びらんを形成する炎症性腸疾患である。腹痛や下痢，血便がおもな症状であり，発熱・体重減少を伴うことが多い。高度の狭窄，瘻孔・膿瘍形成，大量出血により経腸栄養が困難であったり，効果不十分である場合に高カロリー輸液療法を行う。症状改善だけでなく，その後の治療を容易とする目的で行うため，漫然とした高カロリー輸液の投与は控えるべきである。

　エルネオパ®NF 輸液は，糖・電解質・アミノ酸・総合ビタミンおよび微量元素が 1 剤化されたクワッドバッグである。活動期のクローン病では 1 日 30 kcal/kg 以上の総エネルギー量と 1 日 1.5〜2.0 g/kg のアミノ酸の投与が必要である。食事療法では，脂肪摂取 1 日摂取量 30 g 以下の低脂肪食とするが，高カロリー輸液では総エネルギー量の 10〜30% 程度を脂肪乳剤（イントラリポス®）で投与する。

　クローン病のように慢性的な栄養障害がある場合には，高カロリーの輸液を急速に投与することで，リフィーディング症候群（◖251 ページ）をきたすことがあるので注意が必要である。

### ▮ 在宅静脈栄養法（HPN）を受ける B さん

**背景**　62 歳，男性。55 歳のときに心房細動を指摘され，アスピリンを内服して加療していた。激しい腹痛と嘔吐，血便を主訴に救急外来を受診した。急性上腸間膜動脈閉塞症と診断され，緊急で回腸約 100 cm を除く小腸摘出術が施行された。術後に短腸症候群となり，経口摂取するとすぐに下痢を発症し，術後 6 か月を経過しても改善傾向がなかった。栄養吸収が不十分で体重減少傾向であるため，CV ポートを留置し，在宅静脈栄養（HPN）が導入されることとなった。身長 172 cm，体重 55 kg。

**処方**　維持液：エルネオパ® NF 2 号輸液　2,000 mL/14 時間
　　　　　イントラリポス® 20%輸液　100 mL　フィルターより近位の側管より 4 時間で点滴静注

　短腸症候群は，腸管切除後の残存腸管❶の機能障害のために小腸からの吸収が低下し，標準的な経口あるいは経腸栄養では水分・電解質・主要栄養素・微量元素およびビタミンなどの必要量が満たされない状態である。病期や切除部位，残存腸管により病態が異なり，症例に応じた治療が必要である。

　**在宅中心静脈栄養法** home parenteral nutrition（**HPN**）では，24 時間投与ではなく，1 日に必要な輸液量を 8〜14 時間程度で投与する**間欠注入法**が行われ

**NOTE**
❶空腸では単糖類・二糖類・アミノ酸・脂肪酸・ビタミン（B$_{12}$以外）が吸収され，回腸では空腸と同様の成分に加えて，胆汁酸・ビタミン B$_{12}$・脂溶性ビタミンの吸収が行われる。

ることが多い。本人と家族は，入院中に在宅用の輸液ポンプの操作を修得し，輸液の管理，消毒と清潔操作・製剤の混注・輸液交換・輸液ルート交換，ポートへの専用針の穿刺法と入浴時の対処法，使用後の輸液バッグとラインの処分などについての教育を十分に受け，在宅時に備える。必要時は訪問看護師が指導や支援を行う。

　長期の在宅静脈栄養管理では長期留置型中心静脈カテーテル（**CV ポート**）を用いる。埋め込みには簡単な手術が必要ではあるが，適切に管理すれば感染リスクを抑えることが可能である。また，動作の制限はないため，患者の生活にほとんど支障がない。CV ポートには，セプタムとよばれるシリコンゴムに専用の針（**ヒューバー針**）を刺して薬剤を投与する。CV ポートへの針の抜き刺しは，患者自身で行うことも可能である。薬剤注入後は，生理食塩液を注入し，注入が終わる直前にヒューバー針を抜去する❶。

## ◆ 高カロリー輸液を投与する前の確認事項

### ▌アセスメント

　血圧・脈拍・意識レベル・呼吸回数といったバイタルサインの確認を行い，対象者の訴えに十分に耳を傾け，基礎疾患の増悪や発熱などの感染が疑われるような徴候はないか，高血糖や低血糖による意識障害がないかなどを確認し，問題があれば医師と相談のうえ対応する。また，食事・水分摂取量，尿回数と量，便回数と性状，体重が維持されているか，浮腫・脱水がないか，刺入部に発赤や腫脹がないか，カテーテル滴下不良や閉塞がないかを確認する。

● **製剤の確認**　輸液製剤は，空気遮断性の高い包装材と脱酸素剤によって品質が保たれているため，使用直前に開封して使用する。開封後はキット製剤の隔壁に開通などの破損がないことを確認し，投与開始時には隔壁がすべて開通していることを必ず確認する（●250 ページ，plus）。

● **適正な投与量・投与速度**　高血糖を防止するため，開始液（1 号液）を2～3 日投与したのち，維持液（2 号・3 号）に変更していく。1 日に必要な輸液量を 24 時間で投与するのが原則である。

● **カテーテルの管理**　マルチルーメンカテーテルは，同時に複数の輸液投与が可能であるが，シングルルーメンカテーテルに比べて感染の危険が高くなる。そのため，病態や使用目的，使用期間を考慮して必要最小限の内腔数のカテーテルを選択する。

　また，感染性微生物やガラス片などの異物の混入防止，配合変化により生じる沈殿物の補捉，空気塞栓の予防のため，輸液ラインはフィルター付きのものが望ましい。ただし，脂肪乳剤はフィルターを通過しないため，フィルターより近位側から投与する必要がある。

　輸液交換などに際して手指の洗浄・消毒は必須である。

### ▌確認事項

（1）持続注入ポンプを用いて，投与量や投与速度を管理する。投与速度はグルコースが 5 mg/kg/分以下（侵襲時は 4 mg/kg/分以下），脂肪乳剤は

0.10〜0.15 g/kg/時以下とし，定期的にチェックする。脂肪乳剤の投与速度が速い場合，脂質異常症などをおこすおそれがある。脂肪乳剤は1日1.0 g/kg以上の投与を避ける。

(2) 投与後，バイタルサインのチェックを行い，悪心・動悸・胸痛などの身体症状の訴えがないかを聴取する。定期的な体重測定を行い，挿入部を観察し，発赤・腫脹や疼痛がないかを観察する。

(3) 在宅静脈栄養法では，患者・介助者が，必要な清潔操作や無菌操作を正確に行えているかどうか，定期的に確認する。

---

**plus ✚　バッグ型キット製剤の隔壁未開通事故の防止**

　病院内の医療安全講習では，「バッグ型キット製剤は，使用前に隔壁開通作業を必ず行うこと」と一度ならず受講する。しかし残念ながら，バッグ型キット製剤で，隔壁が未開通のまま投与される事例が繰り返し報告されている[1]。バッグ型キット製剤は，各室の薬剤成分が異なる（◯図）。そのため，隔壁を開通せずに下室のみ投与してしまうと，予定した成分が適切な濃度・速度で投与されず，場合によっては高血糖や低血糖など，患者に重篤な影響を及ぼすこともある。

　隔壁未開通のおもな原因は，開通させる行為の「失念」と，開通させたという「思い込み」である。以下のような予防策を施し，誤投与を防ぐ必要がある。

(1) 輸液作成の準備手順のマニュアル化：開通方法・開通確認の手順を必ずまもる。開封したらすぐに投与し，作業の中断をしない。複数名でチェックする。確実に開通していることを，投与直前に再度目視で確認する。

(2) 開通確認シールの利用：多くのバッグ型キット製剤には，開通確認シールや装置が添付されている。開通を確認する前に開通確認のシールや装置を外さない。

(3) 医療安全講習を定期的に行い，作業手順の確認や情報の共有を行う。

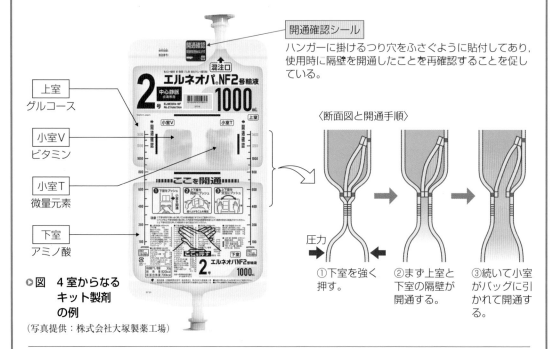

**開通確認シール**
ハンガーに掛けるつり穴をふさぐように貼付してあり，使用時に隔壁を開通したことを再確認することを促している。

上室　グルコース
小室V　ビタミン
小室T　微量元素
下室　アミノ酸

〈断面図と開通手順〉

①下室を強く押す。
②まず上室と下室の隔壁が開通する。
③続いて小室がバッグに引かれて開通する。

◯図　4室からなるキット製剤の例
（写真提供：株式会社大塚製薬工場）

*1 医薬品医療機器総合機構：PMDA医療安全情報 No. 61 二槽バッグ製剤（バッグ型キット製剤）の隔壁未開通事例について．2022年3月.

## 4　高カロリー輸液の投与に伴う重大な副作用とその対応

● **カテーテル留置に伴う有害事象**　気胸，血胸，皮下気腫，神経損傷，胸管損傷，空気塞栓，血管外輸液，カテーテル塞栓，不整脈などを引きおこすおそれがある。カテーテル刺入時には，エコーで穿刺ルートを確認し，誤穿刺を予防する。比較的安全でカテーテル刺入も容易な部位として，内頸静脈穿刺が第一選択となる。カテーテル先端と胸水の有無の確認のため，定期的に胸部 X 線撮影を行う。

● **輸液ルートに関する合併症**　カテーテル感染症，血栓形成，静脈炎，および誤接続に注意する。発熱などの臨床症状や白血球数増加などをモニタリングし，感染が疑われる場合にはカテーテルをすみやかに抜去し，必要に応じて抗菌薬の投与を行う。

● **高血糖高浸透圧状態**　高血糖に伴う重篤な糖代謝障害として高血糖高浸透圧状態に注意する。症状として，極度の脱水や血漿高浸透圧，意識障害などがある（◑159ページ，表3-20）。定期的に血糖値をモニタリングし，100〜200 mg/dL の範囲内に維持することを目標とする。急に中止する場合は，低血糖に注意する❶。

● **ビタミン $B_1$ 欠乏**　高濃度の糖質投与の結果としてビタミン $B_1$ 需要が増すため，ビタミン $B_1$ 欠乏となり，重篤な代謝性アシドーシスやウェルニッケ脳症を引きおこすことがある。そのため成人では，3 mg/日以上の十分なビタミンの投与が必要である。

● **微量元素の蓄積**　微量元素製剤の長期投与は，鉄過剰症やマンガンの脳内蓄積によるパーキンソン症状を引きおこすことがあり，注意が必要である。

● **リフィーディング症候群（再栄養症候群）**　リフィーディング症候群とは，慢性的な低栄養状態のあとに積極的な栄養補給を行うことによって発症する一連の代謝合併症の総称である。浮腫，心不全，胃腸障害，筋力低下，せん妄などの症状が発生することがある。低リン血症（＜1.0 mg/dL）になると症状がより重篤に出現して死につながることもある。リフィーディング症候群の予防のためには，エネルギー量を低めに設定して投与を開始し，血清リン値を厳重にモニターしながら増加させていくことが重要である。発症した際には，すみやかに投与エネルギーを減じて，リン酸ナトリウム補正液を電解質液に添加して静脈内投与を行い，血清リン値の補正を行う。

● **長期絶食に伴う合併症**　絶食状態が長期になれば，消化管を使用しないことによる消化器系合併症がおこるリスクがある。腸粘膜の萎縮や腸内細菌移行❷のリスクが高まり，また胆囊収縮能の低下に伴う胆石形成や肝機能障害が生じる。

─ NOTE

❶高濃度の糖質が投与されて高インスリン血症となっているため，急に中止すると反応性の低血糖となる。

─ NOTE

❷**腸内細菌移行**

　腸閉塞および免疫能低下などの基礎疾患を有する長期経管栄養中の患者において，腸管内の常在細菌が，なんらかの原因で腸管壁を通過して腸管以外の臓器に移行する現象である。敗血症とそれに続く多臓器不全など，重大な合併症が引きおこされる。

## B｜術後ならびに呼吸管理にかかわる薬物の投与と調整

### 1｜硬膜外カテーテルによる鎮痛薬の投与と投与量の調整

#### 1　硬膜外麻酔の目的

　硬膜外麻酔は，脊柱管内の硬膜外腔に，ブロック針や硬膜外カテーテルを経由して局所麻酔薬を注入し，脊髄神経を麻酔することにより鎮痛を得る方法で，強い痛みに対して行われる（◎図4-7）。硬膜外腔に注入された薬剤は硬膜外腔の周囲の神経にのみ作用するため，注入部位により区域ごとの麻酔（区域麻酔）が可能となる。区域によって，頸部・胸部・腰部・仙骨硬膜外麻酔に分けられる。各部位の周術期の鎮痛だけでなく，分娩時痛の管理や，緩和医療における痛みの管理など，幅広く利用される。

#### 2　硬膜外麻酔薬の種類・投与量とその調整の方法

　硬膜外麻酔に利用される薬剤は，大きく**局所麻酔薬**と**添加薬**に分けられる。

##### ▋局所麻酔薬

　局所麻酔薬は，神経細胞の細胞膜内側にある電位依存性 $Na^+$ チャネルを遮断することにより，神経伝達を抑制する。こうした効果は神経線維が太いほど弱いため，有髄神経のほうが弱い。すなわち，無髄で細い C 線維による痛覚と交感神経節後線維に対して最も効果が強く，有髄で太い Aα 線維からなる運動神経に対して最も効果が弱い。こうした特性により，運動障害を最小限にとどめながらの鎮痛が可能となる。

　作用時間から短期作動型・中期作動型・長期作動型に分けられ，目的に応

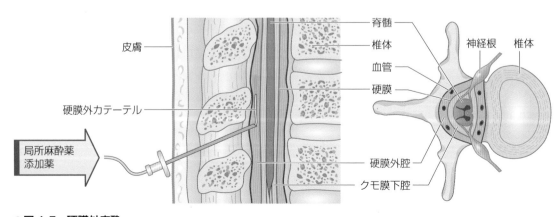

**◎図 4-7　硬膜外麻酔**

**▶表 4-9　おもな局所麻酔薬の種類と特徴**

| 作動型 | 薬剤 | 用法・用量 | 作用発現時間 | 作用時間*1 | 副作用 |
|---|---|---|---|---|---|
| 短期・中期作動型 | リドカイン塩酸塩 | 1回200 mgまで，7 mg/kg | 10〜15分 | 120分（180分） | 不整脈，局所麻酔薬中毒，アレルギー，悪性高熱症類似症状 |
| | メピバカイン塩酸塩 | 7 mg/kg | 15分 | 120分（200分） | 局所麻酔薬中毒，アレルギー |
| 長期作動型 | ブピバカイン塩酸塩水和物 | 1回2 mg/kgまで | 20分 | 224分（240分）*2 | 局所麻酔薬中毒，アレルギー |
| | レボブピバカイン塩酸塩 | | | | 局所麻酔薬中毒，不整脈，神経損傷 |
| | ロピバカイン塩酸塩水和物 | 3〜4 mg/kg | 20分弱 | | 局所麻酔薬中毒，不整脈 |

＊1 カッコ内はアドレナリン添加時の作用時間。
＊2 レボブピバカインではアドレナリン添加による作用時間の延長，鎮痛効果の増強はみとめられない。

**▶表 4-10　おもな添加薬**

| 分類 | | 薬剤 | 用法・用量 | 副作用 |
|---|---|---|---|---|
| オピオイド鎮痛薬 | 水溶性 | モルヒネ塩酸塩水和物 | 2〜5 mg/1回（上限10 mg/日），持続投与では2〜4 mg/日 | 呼吸抑制，瘙痒感，尿閉 |
| | 脂溶性 | フェンタニルクエン酸塩 | 25〜50 μg/時 | 呼吸抑制，瘙痒感，尿閉 |
| 血管収縮薬 | | アドレナリン | 10万〜20万倍（10 mLに1〜2滴）に希釈して添加 | 過度な血圧上昇，肺水腫，不整脈，心停止 |
| 電解質 | | 炭酸水素ナトリウム | 局所麻酔薬9 mLに対して1 mL添加 | 結晶によるカテーテル閉塞 |

じて使用される❶（▶表4-9）。

● **短期作動型・中期作動型**　プロカイン塩酸塩，リドカイン塩酸塩，メピバカイン塩酸塩がある。作用発現までの時間は10分から20分と短いが，持続時間は60〜120分である。添加薬を使用すると，作用時間が約1.5倍に延長される。硬膜外麻酔の導入時に使われる場合が多い。

● **長期作動型**　ブピバカイン塩酸塩水和物，レボブピバカイン塩酸塩，ロピバカイン塩酸塩水和物があげられる。作用発現まで20分以上かかるが，添加薬を使用しなくても作用時間は200分以上と長い。術後鎮痛など，長時間の硬膜外麻酔において使用されることが多い。

**NOTE**

❶本項では，現在おもに使用されている毒性の比較的少ない局所麻酔薬のみを取り上げる。

### 添加薬

添加薬はおもに，作用が発現するまでの時間の短縮や作用時間の延長，局所麻酔薬による運動抑制の緩和といった効果を得るため，局所麻酔薬と同時に投与される。作用発現時間の短縮には炭酸水素ナトリウム，作用時間の延長には血管収縮薬，運動抑制の緩和にはオピオイド鎮痛薬（麻薬）が使われる（▶表4-10）。

### 鎮痛の評価

投与量を調整するにあたり，鎮痛の評価を行うことが重要である。痛みの強さは元来主観的なものであるが，各種のペインスケールを用いて，鎮痛前

○**表4-11　PHPS**

| |
|---|
| 0：咳をしても痛まない |
| 1：咳をすると痛むが深呼吸では痛まない |
| 2：深呼吸をすると痛むが安静にしていれば痛まない |
| 3：多少安静時痛はあるが鎮痛薬は必要でない |
| 4：安静時痛があり鎮痛薬が必要 |

○**表4-12　ブロメージスケール**

| |
|---|
| Scale 0：膝や足を十分に曲げることができる<br>　　　　（筋機能の消失なし） |
| Scale 1：足を伸ばしたまま上げることができない<br>　　　　（膝を曲げることは可能） |
| Scale 2：膝を伸ばしたまま上げることができない<br>　　　　（足を動かすことは可能） |
| Scale 3：足首を動かすことができない<br>　　　　（足や膝を曲げることもできない） |

後の痛みの度合いを数値化して客観化させる。術後痛の評価には，数値的評価スケール（**NRS**）などの患者の自己申告による評価（○48ページ）のほか，**プリンス-ヘンリー疼痛スケール** Prince Henry pain scale（**PHPS**, ○表4-11）が用いられる。さらに，硬膜外麻酔の効果の有無を調べるツールとしては，冷覚を判定する**コールドテスト❶**，痛覚を判定する**ピンプリックテスト❷**のほか，運動神経遮断の効果を評価するツールとして**ブロメージスケール** Bromage scale（○表4-12）がある。

□**NOTE**

❶**コールドテスト**
　氷やアルコール綿などを皮膚にあてて，「冷たい」と感じるかどうかで，麻酔の効果の範囲を調べるテストである。麻酔された部分では，触れられた感覚が残っていても，「冷たい」と感じなくなる。

❷**ピンプリックテスト**
　注射針のパッケージの角などを皮膚にあてて，チクチクした痛みを感じるかどうかで，麻酔の効果の範囲を調べるテストである。

**3**　**病態に応じた硬膜外麻酔薬の投与と投与量の調整**

　以下の条件を満たす患者においては，医師の指示のもと，訓練を受けた看護師が硬膜外麻酔の投与と調整を行う対象となることが考えられる。

（1）全身状態が安定しており，痛みのコントロールを目的とした硬膜外カテーテルが挿入されている。

（2）硬膜外麻酔が効果的である。

（3）硬膜外麻酔の副作用がみとめられない。

◆　**事例と処方例**

▌**直腸がんで開腹下低位前方切除を行ったAさん（1日目）**

　　背景　直腸がんに対して，全身麻酔と硬膜外麻酔を併用して，開腹下での低位前方切除術が施行された。術後も硬膜外カテーテルを使用し，インフューザーポンプ（携帯型ディスポーザブル注入ポンプ）から持続硬膜外麻酔を継続し，病棟に帰室した。

　　処方　**0.2%ロピバカイン塩酸塩水和物** 192 mL＋**フェンタニルクエン酸塩** 400 μg（8 mL）を4 mL/時で持続投与開始

　　＜医師の指示＞

　　（1）創部痛がNRS 4以上：コールドテストを実施して，麻酔域が不十分であれば0.2%ロピバカイン塩酸塩水和物を4 mL投与する。

　　・投与後20分間は5分ごとにバイタルサインの確認を行う。

　　・血圧異常・血圧低下時はドクターコールを行う。

　　・次の投与まで1時間以上あける。

　　（2）悪心・嘔吐時：コールドテストを実施して，麻酔域が十分であれば持続注を2 mL/時に減量する。

　術後の鎮痛においては，運動障害を防止するため，通常 0.1〜0.2％のロピバカイン塩酸塩水和物が使用される。開腹術では術後の痛みが強いため，オピオイド鎮痛薬であるフェンタニルクエン酸塩を添加することも多い。これにより，最低限の運動抑制で，効果的な鎮痛が得られる。

　硬膜外麻酔は，消化管麻痺などの手術操作に対する生体の侵襲反応を軽減させる。また，鎮痛薬の経静脈的な全身投与ほどの鎮静効果はないため，術後の早期離床にも有利である。とくに侵襲の大きい開腹手術においては，術後回復強化 enhanced recovery after surgery（ERAS❶）の観点からも，硬膜外麻酔が推奨されている。下肢の麻痺や感覚鈍麻は歩行に支障をきたすため，過剰な効果がみとめられる場合には，局所麻酔薬（ここでは 0.2％ロピバカイン塩酸塩水和物）の濃度を下げることがある。

　鎮痛効果が過剰になると，悪心・嘔吐の原因となるため，オピオイド鎮痛薬の減量や，メトクロプラミド，ドロペリドール，オンダンセトロン塩酸塩水和物，グラニセトロン塩酸塩水和物などの制吐薬の投与が検討される。

⊟ NOTE

❶ERAS
　術後回復強化（ERAS，イーラス）は，術後の早期回復を目的とした周術期管理のためのプログラムであり，早期離床と早期経口摂取を推奨している。

## ▌病棟帰室 1 時間後に痛みを訴える A さん

> 背景　A さんが病棟へ帰室したあと 1 時間後に痛みの訴えがあった。訪室したところ意識状態は清明，NRS 7，痛みによる血圧・心拍数の増加以外にはバイタルサインに異常所見はなかった。創部の異常もなく，カテーテルの挿入部も問題なかった。コールドテストを実施したところ，鎮痛域が創部の頭側に届いていなかった。
>
> 処方　看護師は，医師の指示に従い，硬膜外カテーテルより **0.2％ロピバカイン塩酸水和物** を 5 mL 注入した。その結果，鎮痛が得られ，血圧・心拍数ともに正常範囲に落ち着いた。NRS 1 に低下し，コールドテストの結果，$T_7$〜$L_4$ と鎮痛域が広がっていた。

　A さんは硬膜外カテーテルを術中より使用しており，また，カテーテル先端位置の変化を疑わせる所見もないことから，投与量不足による痛みの増強が考えられた。実際，コールドテストでも鎮痛域が不十分であったが，局所麻酔薬のボーラス投与（◖74 ページ）により改善がみとめられた。

## ▌術後 2 日目で悪心を訴える A さん

> 背景　術後 2 日目。術後 1 日目より硬膜外カテーテルの持続注入量は 4 mL/時で，継続している。痛みの訴えはないが，悪心の訴えがある。訪室したところ意識状態は清明，NRS 0，悪心によって血圧・心拍数が軽度に増加している以外は，バイタルサインに異常所見はない。腹部の異常所見もない。創部の異常もなくカテーテルの挿入部も問題なかった。
>
> 処方　コールドテストでは創部は完全に鎮痛域となっていたため，看護師は医師の指示に従い，硬膜外持続注入量を 2 mL/時に減量した。2 時間後，症状が改善したが，悪心がまだ続くためにさらに減量し，持続注入をやめた。持続注入の停止後も，痛みは自制内であり歩行も可能なため，そのまま硬膜外麻酔を終了した。

　術後痛は，経過が良好であれば経時的に軽減し，硬膜外麻酔以外の鎮痛法によるコントロールが可能となっていく。A さんのように，痛みの減少に

伴って悪心・嘔吐などの副作用が顕在化することもあるので，定期的に鎮痛効果を評価し，痛みの程度に応じて硬膜外麻酔の減量や終了を検討する。

## ▌ 術後3日目で右大腿前部に感覚鈍麻を訴えるAさん

> **背景** 術後3日目。経過が良好のため硬膜外麻酔を終了し，担当医により硬膜外カテーテルが抜去された。抜去後1時間して「右脚がしびれる」という訴えがあった。意識状態は清明，NRS 0，バイタルサインはとくに異常をみとめなかったが，右大腿前部に感覚鈍麻があった。
>
> 看護師はすぐにドクターコールを行った。右下肢でブロメージスケールが2であり，バビンスキー反射❶もみられたため，ただちにMRIが施行された。脊椎硬膜外血腫と診断され，緊急血腫除去術が行われた。神経症状などの後遺症は残らなかった。

硬膜外麻酔における重篤な合併症の1つに硬膜外血腫がある。頻度としては少ないが，早期に発見して治療することが重要である。多くはカテーテルの挿入時と抜去時から数時間後に発症するため，硬膜外麻酔終了後も，背部痛や下肢のしびれなどの神経症状の有無は確認すべきである。

□ NOTE
**❶ バビンスキー反射**
　足底の外側を，棒などを用いて踵から足趾に向かってこすり上げると，錐体路の障害がある場合，母趾が甲のほうにそり，他趾が開く。

## ◆ 硬膜外カテーテルから鎮痛薬を投与する前の確認事項

### ▌ アセスメント

（1）まずは，鎮痛が必要な部位と痛みの程度を評価する。各種のペインスケールを利用すると効果判定が数値化され，経時的な評価が容易となる。

（2）禁忌については，通常は硬膜外カテーテル挿入前に評価するが，鎮痛薬投与前にも禁忌が存在しないか，再評価と確認を行う。

（3）硬膜外鎮痛の効果との混同を避けるため，鎮痛薬投与前に感覚障害や運動障害，低血圧，呼吸抑制，悪心・嘔吐，尿閉が存在しないかをアセスメントする。

### ▌ 禁忌

局所麻酔薬に対するアレルギーがある場合や，神経障害，ショック状態❷，高度の脱水や貧血などによる循環血液量不足の場合は禁忌である。また，背部の皮膚に感染症があり硬膜外麻酔後の感染が予想される場合や，穿刺部位近くの脊髄・脊椎に悪性腫瘍の転移をみとめる症例，血液凝固系の異常をみとめる症例，そのほか硬膜外麻酔が不適当と考えられる症例，硬膜外腔の穿刺が困難な症例では禁忌である。

□ NOTE
**❷** 消化管穿孔，腸閉塞，異所性妊娠による子宮や卵管の損傷，分娩弛緩の子宮手術などがあげられる。

### ▌ 実施にあたっての注意事項

（1）硬膜外カテーテルは体動によって容易に先端の位置がかわる。そのため，硬膜外麻酔薬の投与前には必ず吸引テストを行い，カテーテルの先端が血管内やクモ膜下に迷入していないことを確認する。クモ膜下腔へ誤投与がなされると全クモ膜下麻酔となり，呼吸停止や急激な血圧低下を引きおこすことがある。静脈内への誤投与は，局所麻酔薬中毒により心停止を引きおこすことがある。

（2）1回目の投与後には血圧低下がしばしばみとめられるので，投与直後か

ら血行動態が安定するまでの約 30 分間は血圧を頻回に測定し，患者の状態を観察する必要がある。

(3) 近年では，抗凝固薬や抗血小板薬を服用している患者や，同様の効果を有するサプリメントを利用している患者が増えている。このような患者では，硬膜外血腫の発症を防ぐため，硬膜外カテーテル挿入前とカテーテル抜去後に適切な休薬期間が必要である。サプリメントは薬物と認識されていないことが多く，問診時に確実に聞きとることが重要である。

(4) 薬剤を扱うときは，誤接続を防止するため，必ず神経麻酔分野専用の製品を用いる（◎plus）。静脈内注射用のシリンジなど，ほかの分野のものを誤って使用しないように気をつける。

---

**plus｜誤接続防止コネクタの導入**

コネクタの誤接続による医療事故事例が国内外で報告されており，経腸栄養分野や神経麻酔分野においては，輸液ラインと物理的に接続できないよう，相互接続防止コネクタにかかわる国際規格（ISO-80369 シリーズ）への切りかえが進んでいる。

スパイナル針や硬膜外針，神経ブロック針，硬膜外麻酔用フィルタといった神経麻酔分野に特有の製品については，旧規格製品の出荷は 2020 年 2 月に終了している。しかし，シリンジや三方活栓といった製品については，神経麻酔分野以外にも適応があるため，現在においても新規格と旧規格の製品の両方が存在しており，注意が必要である（◎図 a）[*1]。

たとえば，メピバカイン塩酸塩やキシロカインなどのプレフィルドシリンジ製剤においては，旧規格のものと新規格のものがある。また，ロピバカイン塩酸塩水和物のポリエチレンアンプル製品は旧規格のままであるため，採液針を使ってシリンジに吸引する必要がある。

誤接続防止コネクタを採用しているからといって安心していると，神経麻酔分野での使用薬剤を静脈内注射用のシリンジに用意してしまったり，逆に静脈内注射用の薬剤を神経麻酔分野のシリンジに用意してしまうといった間違いもおこりうる。器具に依存せず，自分の目で確認することが大切である。

また，新規格の神経麻酔分野コネクタの内径は，従来製品より細い（◎図 b）。そのため，材質上，割れやすく，接続時に強く締めると，外れなくなったりねじ切れたりすることがあるので，丁寧に扱う必要がある。

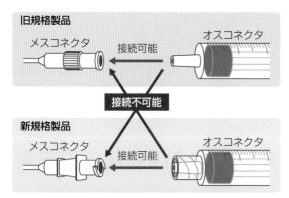

◎図 a　新規格製品と旧規格製品
それぞれのコネクタは，太さや形状が異なるため，相互に接続できない。

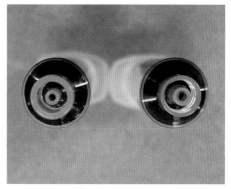

◎図 b　神経麻酔分野用コネクタ（左）と静脈注射用コネクタ（右）の内径の比較
神経麻酔用のコネクタ（左）の内径は，細い。

[*1] 医薬品医療機器総合機構：ＰＭＤＡ医療安全情報 No.55 誤接続防止コネクタの導入について（神経麻酔分野）．2018 年 8 月．

#### ◆ 硬膜外カテーテルから鎮痛薬を投与したあとの観察事項

　硬膜外カテーテルから鎮痛薬を投与したあとは，①硬膜外鎮痛の効果判定と，②合併症の早期発見を目的に，確認を行う。

● **効果判定の項目**　ペインスケールを使用して，痛みの度合いを数値化し，麻酔効果の程度を評価する。また，コールドテストやピンプリックテストを用いて，麻酔域の評価もあわせて行う。

● **合併症の早期発見**　合併症の早期発見のためには，定期的な血圧測定および呼吸様式と回数の確認，経皮的動脈血酸素飽和度（SpO₂）の測定，運動機能の確認❶，悪心・嘔吐，瘙痒感，尿閉の有無の確認を行う。可能であればカプノメータ❷（呼気終末二酸化炭素分圧モニタ）を装着する。

<aside>
**NOTE**

❶膝立て運動や，足背の運動が可能かを確認する。

❷**カプノメータ**
　呼気中の二酸化炭素を検出する装置である。安定した呼気終末二酸化炭素分圧曲線（カプノグラム）が連続的に測定できれば，安定した自発呼吸があると判断でき，呼吸状態のモニターとして有用である。
</aside>

### 4　硬膜外鎮痛に伴う重大な副作用とその対応

　硬膜外鎮痛による副作用には，低血圧，呼吸抑制，運動麻痺，悪心・嘔吐，瘙痒感，尿閉がある。なかでも，低血圧，呼吸抑制，運動麻痺は重大な合併症となりうるため，早期発見に努めなければならない。

● **低血圧**　低血圧は約7%の症例で発症する。重篤な低血圧ならば早急に昇圧し，局所麻酔薬の過量投与が原因であれば，減量する必要がある。添加薬としてオピオイド鎮痛薬を併用すると局所麻酔薬の減量をはかることができる。脱水が原因であれば補正を行う。

● **呼吸抑制**　呼吸抑制は0.1～0.9%の症例で発症する。高用量で使用する際にはとくに注意する。オピオイド鎮痛薬が原因となることが多く，呼吸数の減少が特徴である。モルヒネによる遅発性呼吸抑制は，投与の約12時間後におこるため，硬膜外カテーテル開始直後だけではなく，継続的な呼吸のモニタリングが必要である。この際，パルスオキシメータによるSpO₂のモニタリングのみでは呼吸抑制の発見が遅れるため，呼吸回数の定期的な確認に加えて，カプノメータによる呼吸モニタリングが推奨される。

● **運動麻痺**　運動麻痺は2～3%の発生率である。下肢のしびれによって発見されることが多い。局所麻酔薬を適切に希釈にすることで軽減できる。局所麻酔薬を希釈したり，薬剤投与を2時間以上停止しても改善がみとめられない場合には，硬膜外血腫あるいは硬膜外膿瘍，カテーテルの髄腔内への迷入の可能性があるため，担当医に連絡のうえ，早急に原因を検索し，必要に応じてすみやかに治療を開始する必要がある。

## 2　人工呼吸管理中の患者に対する鎮静薬の投与量の調整

### 1　人工呼吸管理中の鎮静

　人工呼吸器は，肺のガス交換能が著しく低下した状態や，呼吸筋の動きが低下した状態に対して，呼吸機能を機械的に代行する生命維持装置である。

人工呼吸管理が行われている患者においては，まずなにが問題となって現在の管理がなされているかを把握することが大切である。

### ▌人工呼吸管理中の鎮静の目的

広義の人工呼吸には非侵襲的陽圧換気（NPPV）も含まれるが，ここでは経口気管挿管下の人工呼吸管理について述べる。

人工呼吸管理中の鎮静は，①不安・不穏の防止などによる患者の快適性・安全性の確保，②酸素消費量・基礎代謝量の減少，③換気の改善と圧外傷の減少などを目的として行われる（●表4-13）。経口気管挿管を行うにあたり，気管チューブ挿入による苦痛や不快感が生じるため，対処が必要である。また治療中の安全をはかるため，十分な安静も必要となる。人工呼吸器との同調を得るために気管刺激を軽減する必要もある。これらのさまざまな理由から，一般的に気管挿管下の人工呼吸管理中には鎮静薬・鎮痛薬が使用される。

鎮静の管理においては，まず不穏の原因となりうる状況・病態を確認する（●表4-14）。そのうえで，治療・除去することが重要である。

● **浅い鎮静**　人工呼吸管理中の鎮静においては，過度の鎮静が人工呼吸器装着期間や集中治療室（ICU）入室期間を延長させ，ICU退室後の心的外傷後ストレス障害 post-traumatic stress disorder（PTSD）の発生と関連することが指摘されるなど，患者の長期的な予後に悪影響を及ぼすことが明らかとなっている。そこで，鎮痛は十分に行い，かつ鎮静薬の使用を必要最小限にする鎮静管理，つまり**浅い鎮静** light sedation が推奨されている。

● **鎮痛優先の鎮静**　適正な鎮静管理には，騒音防止などの環境整備を実施するとともに，疼痛対策を十分に行うことが重要である[1]。これは**鎮痛優先の鎮静** analgesia-first sedation とよばれる。鎮静薬の持続投与を行う際，オピオイド鎮痛薬を併用することで，鎮静薬の投与量の減量が可能となり，鎮静

---

●**表4-13　人工呼吸管理中の鎮静・鎮痛の目的**

1. 患者快適性・安全性の確保
   - ①不安をやわらげる
   - ②気管チューブ留置の不快感の減少
   - ③動揺・興奮を抑え安静を促進する
   - ④睡眠の促進
   - ⑤自己抜管の防止
   - ⑥気管内吸引の苦痛を軽減
   - ⑦処置・治療の際の意識消失（麻酔）
   - ⑧筋弛緩薬投与中の記憶消失
2. 酸素消費量・基礎代謝量の減少
3. 換気の改善と圧外傷の減少
   - ①人工呼吸器との同調性の改善
   - ②呼吸ドライブの抑制

（日本呼吸療法医学会・多施設共同研究委員会：ARDSに対する Clinical Practice Guideline，第2版．人工呼吸21（1）：44-61，2004による，一部改変）

●**表4-14　不穏の原因**

- 痛み
- せん妄（ICUにおける興奮・不穏状態の原因として最も多い）
- 強度の不安
- 鎮静薬に対する耐性，離脱症状
- 低酸素血症，高二酸化炭素血症，アシドーシス
- 頭蓋内損傷
- 電解質異常，低血糖，尿毒症，感染
- 気胸，気管チューブの位置異常
- 精神疾患，薬物中毒，アルコールなどの離脱症状
- 循環不全

（日本呼吸療法医学会：人工呼吸中の鎮静のためのガイドライン．人工呼吸24（2）：146-167，2007による，一部改変）

---

1）日本集中治療医学会 J-PAD ガイドライン作成委員会：日本版・集中治療室における成人重症患者に対する痛み・不穏・せん妄管理のための臨床ガイドライン．日集中医誌21：539-579，2014.

の適正深度が得やすくなる。

## 2 人工呼吸管理中に使用する鎮静薬の種類・投与量とその調整の方法

### ▌鎮静深度のコントロール

不穏の原因の除去を極力行ったうえで，鎮静深度のコントロールを行う。鎮静スケールを使用して患者の鎮静状態を一般化・定量化し，適切な鎮静深度を目ざす。患者の病態と各施設の人員や設備を考慮して，目標とする鎮静深度が決められる。設定された鎮静プロトコルは医療チーム全体で共有する。

● **鎮静の評価**　人工呼吸管理中の成人患者の鎮静深度と鎮静の質の評価に有用な主観的鎮静スケールとして，**リッチモンド興奮・鎮静スケール** Richmond agitation-sedation scale（**RASS**）と **鎮痛・鎮静スケール** sedation-agitation scale（**SAS**）が知られている[1]（◐表4-15，表4-16）。鎮静深度の目標は，RASS＝−2〜0，SAS＝3〜4を指標にするとよい。これらのスケールを指標に，目標とする深度に向けて鎮静薬の投与量を調整する。

### ▌鎮静薬の種類

人工呼吸管理中に使用されているおもな鎮静薬には，ミダゾラム，プロポフォール，デクスメデトミジン塩酸塩がある（◐表4-17）。また，鎮静薬と併用される鎮痛薬としては，フェンタニルクエン酸塩，モルヒネ塩酸塩といったオピオイド鎮痛薬が推奨されている（◐表4-18）。鎮静の目的は患者の不安感をやわらげ，快適さを確保することであり，けっして眠らせることではないことを十分に理解する必要がある。

過剰鎮静ではさまざまな弊害が生じる（◐表4-19）。しかし，過小鎮静では

□NOTE
❶これらは，計量心理学的スコア（評価者間信頼性，収束性・弁別的妥当性）が高く，RASSおよびSASによる鎮静スコアと，脳波やBIS値（脳波より算出した鎮静の程度を示す指標）との間には，中等度から高度の相関がみとめられる。

◐表4-15　リッチモンド興奮・鎮静スケール（RASS）

| スコア | 用語 | 説明 | |
|---|---|---|---|
| +4 | 好戦的な | 明らかに好戦的な，暴力的な，**スタッフに対する差し迫った危険** | |
| +3 | 非常に興奮した | **チューブ類またはカテーテル類を自己抜去；攻撃的な** | |
| +2 | 興奮した | **頻繁な非意図的な運動，人工呼吸器ファイティング** | |
| +1 | 落ち着きのない | **不安で絶えずそわそわしている**，しかし動きは攻撃的でも活発でもない | |
| 0 | 意識清明な 落ち着いている | | |
| −1 | 傾眠状態 | 完全に清明ではないが，呼びかけに**10秒以上の開眼及びアイ・コンタクト**で応答する | 呼びかけ刺激 |
| −2 | 軽い鎮静状態 | 呼びかけに**10秒未満**のアイ・コンタクトで応答 | 呼びかけ刺激 |
| −3 | 中等度鎮静 | 呼びかけに動きまたは開眼で応答するが**アイ・コンタクトなし** | 呼びかけ刺激 |
| −4 | 深鎮静状態 | 呼びかけに無反応，しかし，**身体刺激で動きまたは開眼** | 身体刺激 |
| −5 | 昏睡 | 呼びかけにも身体刺激にも**無反応** | 身体刺激 |

（日本呼吸療法医学会人工呼吸中の鎮静ガイドライン作成委員会：人工呼吸中の鎮静のためのガイドライン．人工呼吸24（2）：146-167，2007による，一部改変）

▶**表 4-16　鎮痛・鎮静スケール（SAS）**

| スコア | 状態 | 説明 |
|---|---|---|
| 7 | 危険なほど興奮 | 気管チューブやカテーテルを引っぱる。ベッド柵をこえる。医療者に暴力的。ベッドの端から端まで転げ回る。 |
| 6 | 非常に興奮 | 頻回の注意にもかかわらず静まらない。身体抑制が必要。気管チューブを噛む。 |
| 5 | 興奮 | 不安または軽度興奮。起き上がろうとするが，注意すれば落ち着く。 |
| 4 | 平静で協力的 | 平静で覚醒しており，または容易に覚醒し，指示に従う。 |
| 3 | 鎮静状態 | 自然覚醒は困難。声がけや軽い揺さぶりで覚醒するが，放置すれば再び眠る。簡単な指示に従う。 |
| 2 | 過度に鎮静 | 意思疎通はなく，指示に従わない。自発的動きがみとめられることがある。目覚めていないが，移動してもよい。 |
| 1 | 覚醒不能 | 強い刺激にわずかに反応する，もしくは反応がない。意思疎通はなく，指示に従わない。 |

（日本集中治療医学会 J-PAD ガイドライン作成委員会：日本版・集中治療室における成人重症患者に対する痛み・不穏・せん妄管理のための臨床ガイドライン．日集中医誌 21：554，2014）

▶**表 4-17　人工呼吸管理中に使用するおもな鎮静薬の一般的な投与量**

| おもな薬剤 | ボーラス投与量 | 維持用量 |
|---|---|---|
| ミダゾラム注射液 | 1 分以上かけて 0.03 g/kg | 0.03〜0.18 mg/kg/時 |
| プロポフォール静注* | ——— | 0.3〜3.0 mg/kg/時（麻酔用量として 4〜10 mg/kg/時まで） |
| デクスメデトミジン静注液 | 初期負荷投与量として，10 分かけて 6 µg/kg/時 | 0.2〜0.7 µg/kg/時 |

＊　集中治療における人工呼吸の鎮静において，プロポフォールは小児へは使用しない。

▶**表 4-18　人工呼吸管理中に使用するおもな鎮痛薬の一般的な投与方法・投与量**

| おもな薬剤 | 投与方法・投与量 |
|---|---|
| フェンタニル注射液 | 1〜2 µg/kg/時の持続投与 |
| モルヒネ塩酸塩注射液 | 5〜10 mg 静注，4〜5 時間ごとに間欠投与<br>0.5〜2 mg/時で持続投与，疼痛時は 1 時間量を急速静注 |

▶**表 4-19　過剰鎮静の弊害**

- 鎮静され，安静臥床が長期に及ぶと廃用萎縮をおこす。
- 不動化により，褥瘡・深部静脈血栓症・肺梗塞のリスクが増加する。
- 鎮静薬使用による臥床と陽圧換気によって下側肺傷害を生じる。
- 呼吸筋の萎縮や筋力低下により，人工呼吸器離脱が困難となり，人工呼吸器装着期間が遷延する。
- 持続鎮静は，人工呼吸器関連肺炎（VAP）発症の独立危険因子である。
- 免疫機能の低下により易感染状態となる。鎮静により高度意識障害をつくると肺炎などの感染症が惹起しやすくなる。意識レベルや精神状態と免疫能は密接な関係がある。
- ICU 入室中の場合，入室中の記憶を残さない状態でいると，ICU 退室後の病状回復後に抑うつ状態などの精神障害の原因となる場合がある。

（日本呼吸療法医学会：人工呼吸中の鎮静のためのガイドライン．人工呼吸 24(2)：146-167，2007 による，一部改変）

鎮静の目標が達成されない。よって，まず理想とする鎮静深度が得られるように鎮静薬の種類と投与量が決定される。

　投与後には，鎮静スケールに準じて鎮静評価を行い，鎮静薬の過不足を判断し，鎮静薬の投与量の調整を行う。鎮静レベルの評価は 1 時間〜数時間ごとに行うことが望ましい。

## 3 病態に応じた鎮静薬の投与と投与量の調整

　鎮静薬に対する感受性には個人差があるため，同一薬の同一投与量であっても患者ごとに得られる鎮静深度は異なる。一般論としては，高齢者や全身状態不良の患者では，比較的少用量で深い鎮静深度が得られる。

　また，肝臓や腎臓など，使用薬物の代謝経路に機能障害がある病態においては，薬物の蓄積を考慮する必要がある。長期持続投与においては，薬物の消失半減期が短い薬物であっても，薬効が遷延することがあるため，注意が必要である。

### ◆ 事例と処方例

#### ▌重症肺炎で人工呼吸管理中の A さん

> 背景　70 歳，男性。身長 165 cm，体重 60 kg。特記すべき既往はない。重症肺炎にて気管挿管・人工呼吸管理が開始され，ICU に入室した。第 2 病日。
> 処方　**フェンタニル注射液**　50μg/時　持続静注
> 　　　**デクスメデトミジン静注液**　0.3μg/kg/時　持続静注

　A さんは，呼吸状態さえ落ち着かせることができれば，意識は清明のはずである。吸気酸素濃度（$FiO_2$）や呼気終末持続陽圧（PEEP）をはじめとした呼吸器設定を調整し，低酸素状態が回避できれば，極力浅い鎮静で管理することが可能となる。

　まずフェンタニルを使用して十分な鎮痛を行ったあと，デクスメデトミジン塩酸塩で鎮静を行った。高齢であるため，鎮静薬の必要量はそれほど多くないことが予想されたため，まずは低用量で開始し，RASS ＝ －1 を目標に鎮静薬をコントロールした。

#### ▌脳挫傷で意識障害のある B さん

> 背景　50 歳，男性。身長 175 cm，体重 90 kg。高血圧の既往がある。頭部外傷にて脳挫傷となり搬送された。痙攣・意識障害をきたしたため，気管挿管・人工呼吸管理を行うこととなった。第 1 病日。
> 処方　**フェンタニル注射液**　75μg/時　持続投与
> 　　　**プロポフォール 1％静注**　270 mg/時

　B さんは意識障害を伴う頭部外傷の急性期管理として，十分な安静と呼吸・循環動態のコントロールが必要となり，気管挿管のうえ人工呼吸管理を行った。この場合，患者を覚醒させて快適な治療環境を提供することよりも，

十分に深鎮静をかけることが優先される。よって，RASS＝−4を目標に管理することが決定された。もし，十分な鎮静が得られない場合は，プロポフォールのさらなる増量を検討する。

## ◆ 人工呼吸管理中に鎮静薬を投与する前の確認事項

### ▊ アセスメント

気管挿管により人工呼吸管理中の患者に鎮静薬を投与するときは，以下の事項に注意する[1]。

(1) 鎮静薬を用いないで解決できる問題がないか，たとえば以下のような方法を検討する。

- 患者とのコミュニケーションを確立する。
- 患者に対して，患者本人のおかれた状況の詳しい説明をする。
- 除圧マット類などを用いて体位を調節し，安静により苦痛を取り除く。
- 気管チューブによる疼痛や術後疼痛などに対しては，ペインスケールによる評価を行いつつ，痛みを積極的に取り除く。
- ベッド周辺の環境を整える。
- 日常生活のリズムを整え，睡眠を確保する。
- 患者家族の面会を延長し，家族とともに過ごす時間を多くする。

(2) 人工呼吸器の換気条件がその患者に適切な設定になっているかを観察し，必要に応じて修正する。

(3) 鎮静の目的に合致する鎮静薬(鎮痛薬)を選択する。

### ▊ 実施にあたっての注意事項

管理のしやすさを優先するあまり，無動を得るための深鎮静を目的として鎮静薬が増量されることがある。しかし，過剰な深鎮静には弊害があるため，まずは医療チームで目標とする鎮静深度を確認し，それを目ざした鎮静管理を行うことが重要である。

## ◆ 人工呼吸管理中に鎮静薬の投与量を変更したあとの観察事項

(1) 鎮静薬の投与量を変更したのち，目標とする鎮静深度に達したか，過剰鎮静となっていないかを確認するために，鎮静深度スケールを用いて再評価を行う。

(2) 投与量を増量した場合，血圧の低下や呼吸数の減少が生じることがある。投与量を減量した場合，血圧の上昇や呼吸数の増加が生じることがある。厳密な管理を要する患者はとくに，頻回にバイタルサインを確認する。

1) 日本呼吸療法医学会：人工呼吸中の鎮静のためのガイドライン．人工呼吸 24(2)：146-167，2007.

# C 感染徴候がある者に対する薬物の臨時投与

## 1 細菌感染症

　細菌感染症は，宿主であるヒトと細菌のバランスがくずれ，細菌が宿主の体内で増殖し，宿主の生体応答がおこった状態である。宿主の生体応答が軽く，細菌の増殖が進行していない時点で有効な抗菌薬を投与することにより，その効果は最大限に発揮される。感染症の急速な進行や重症化が予想される状況では，できるだけ早期に治療を開始すべきである（●表4-20，表4-21）。

　疾患や医療行為によって宿主の物理的なバリア機能が破綻して，感染症に罹患したものを**医療関連感染**とよぶ。手術などの観血的医療行為は，ふだんは閉鎖されている組織を外界と接触させることになる。たとえば，腹腔や胸腔は健常では無菌空間だが，手術による破綻に伴って病原体が侵入すると，重症感染症にいたる危険性がある。手術創部自体，もしくは関連した組織の感染症を，**手術部位感染** surgical site infection（**SSI**）とよぶ。

　また，血管内や膀胱内へカテーテルを挿入したり，組織内に器具を留置したりする場合も，挿入に伴って病原体が侵入するリスクが高まる。さらに，いったん侵入した病原体は器具に付着して残存しやすく，感染症の原因となる。血管内カテーテルと尿道カテーテルの留置に伴っておこる感染症を，それぞれ**カテーテル関連血流感染症** catheter-related bloodstream infection（**CR-BSI**），**カテーテル関連尿路感染症** catheter-associated urinary tract infection（**CA-UTI**）とよぶ。

　院内感染も医療関連感染の1つである。

## 2 臨時投与に用いられる抗菌薬の種類

　チーム医療のなかで，医師の直接指示や手順書により，看護師が抗菌薬を患者に臨時投与することがある。

### 抗菌薬の臨時投与の目的

　抗菌薬は感染症の原因となっている細菌の増殖を阻止する薬物（●表4-21）であり，患者の症状を改善させる直接的な効果はない。したがって臨時投与

●**表4-20　抗菌薬の臨時投与が必要となる病態**

| | |
|---|---|
| 1）細菌の性質や毒性から重症化が想定される場合 | • グラム陽性球菌（レンサ球菌，黄色ブドウ球菌，肺炎球菌など）による侵襲性感染症<br>• グラム陰性桿菌（腸内細菌，緑膿菌など）によるエンドトキシンショック |
| 2）敗血症もしくは敗血症が疑われる場合 | • バイタルサイン（血圧，体温，脈拍，呼吸数，意識状態）の不良を伴う場合 |
| 3）免疫不全状態における感染症が疑われる場合 | • 発熱性好中球減少症（FN）：血液疾患またはその治療中，固形腫瘍に対する化学療法後，臓器移植や造血幹細胞移植後，放射線療法後，薬物の副作用など<br>• 大きな侵襲（手術，観血的治療など）後の発熱などの症状変化<br>• 副腎皮質ステロイド薬や免疫抑制薬による治療中<br>• リスクが高い患者背景（高齢者，妊婦，糖尿病など） |

▶表 4-21　臨時投与に用いられるおもな抗菌薬の種類と特徴

| 分類 | おもな薬剤 | 投与経路・おもな特徴と副作用 |
|---|---|---|
| ペニシリン系 | アンピシリンナトリウム，スルバクタムナトリウム | ・点滴静注<br>・アンピシリンはペニシリン系薬，スルバクタムは $\beta$-ラクタマーゼ阻害薬である。嫌気性菌やグラム陰性菌にも有効である。<br>【副作用】アレルギー歴に注意する。 |
| | セフトロザン硫酸塩，タゾバクタムナトリウム，ピペラシリンナトリウム | ・点滴静注<br>・ピペラシリンは広域ペニシリン系薬，タゾバクタムは $\beta$-ラクタマーゼ阻害薬である。緑膿菌や嫌気性菌にも有効である。<br>【副作用】アレルギー歴に注意する。 |
| | クラブラン酸カリウム，アモキシシリン水和物 | ・スルバクタム・アンピシリンと類似の内服薬である。<br>【副作用】内服でもアレルギーはおこりうるので注意する。 |
| 第 1 世代セフェム系 | セファゾリンナトリウム水和物 | ・点滴静注，筋注<br>・MRSA 以外の黄色ブドウ球菌の第一選択薬である。周術期感染予防や創感染などで使用する。<br>【副作用】アレルギー歴に注意する。 |
| 第 2 世代セフェム系 | セフメタゾールナトリウム | ・点滴静注，筋注<br>・腸内細菌や嫌気性菌にも有効。腹部手術周術期に使用する。<br>【副作用】アレルギー歴に注意する。 |
| 第 3 世代セフェム系 | セフタジジム水和物 | ・点滴静注<br>・緑膿菌や腸内細菌に広く有効である。<br>【副作用】アレルギー歴に注意する。 |
| | セフトリアキソンナトリウム水和物 | ・点滴静注<br>・肺炎球菌や腸内細菌に有効だが緑膿菌には無効である。消失半減期が長く，1 日 1～2 回投与で有効である。外来での投与に適している。<br>【副作用】アレルギー歴に注意する。カルシウムを含む製剤との同時投与で，沈殿形成の可能性があるため，併用は禁忌である。 |
| | セフカペン ピボキシル塩酸塩水和物 | ・内服<br>・肺炎球菌やインフルエンザ菌に有効である。小児にも適応がある。<br>【副作用】アレルギー歴に注意する。 |
| 第 4 世代セフェム系 | セフェピム塩酸塩水和物 | ・点滴静注<br>・発熱性好中球減少症(FN)のエンピリック治療に用いられる。<br>【副作用】アレルギー歴に注意する。 |
| カルバペネム系 | メロペネム水和物 | ・点滴静注<br>・緑膿菌を含む広い範囲の細菌に有効だが，MRSA には無効である。<br>【副作用】アレルギー歴に注意する。 |
| アミノグリコシド系 | アミカシン硫酸塩 | ・点滴静注，筋注<br>・緑膿菌などのグラム陰性桿菌に有効である。<br>【副作用】腎機能障害と第 8 脳神経障害に注意する。血中濃度モニタリングが望ましい[*1]。 |
| マクロライド系 | アジスロマイシン水和物 | ・点滴静注，内服<br>・マイコプラズマ属や肺炎クラミジアなどの細胞内に感染する菌に有効である。消失半減期が長いため，投与回数を減らすことができる。<br>【副作用】ほかの薬剤との相互作用が多い。不整脈を誘発することがある。 |
| テトラサイクリン系 | ミノサイクリン塩酸塩 | ・点滴静注，内服<br>・マイコプラズマ属やクラミジア属などに有効である。<br>【副作用】妊婦・乳幼児・小児には使用しない。 |
| グリコペプチド系 | バンコマイシン塩酸塩 | ・点滴静注<br>・MRSA を含むグラム陽性菌に有効だが，グラム陰性菌には無効である。<br>【副作用】投与速度が速いとレッドマン症候群(●269 ページ)をおこすことがある。血中濃度モニタリングが望ましい[*]。 |
| ニューキノロン系 | レボフロキサシン水和物 | ・点滴静注，内服<br>・緑膿菌を含むグラム陰性菌にも肺炎球菌にも有効だが，嫌気性菌には効果が弱い。<br>・内服でも同等の血中濃度が得られる。1 日 1 回投与で有効である。<br>【副作用】非ステロイド性消炎鎮痛薬との併用で痙攣のリスクが上昇する。 |
| オキサゾリジノン系 | リネゾリド | ・点滴静注，内服<br>・MRSA を含むグラム陽性菌に有効。バンコマイシン耐性腸球菌にも有効である。<br>【副作用】多剤耐性菌への切り札的薬剤なので濫用してはならない。長期使用(14 日以上)により血液障害が多くあらわれる。 |

\* アミノグリコシド系薬やグリコペプチド系薬は，腎機能障害を防ぐため，投与後の血中濃度を測定して投与量を調節することが望ましい。具体的にはトラフ値(最低血中濃度)から類推することが多い(●17 ページ)。

の目的は，できるだけ早く抗菌薬を体内の感染巣へ到達させ，体内の細菌の数を減少させることである。一方，すでにおこっている生体応答とそれに伴う症状の改善のためには，十分な補液によって循環血液量を維持し，酸素投与や人工呼吸によって呼吸を補助するなど，患者自身の体内環境の回復を補助する治療を並行して行うことになる。

　抗菌薬を確実にすばやく感染巣に到達させるためには，静脈内投与が最良の手段である。その場合，投与早期の状態の確認や投与速度の調節が必要となることもあり，点滴静注で投与するのが一般的である。一方，病原体とその抗菌薬への薬剤感受性が推定でき，患者の状態が良好かつ経口摂取が可能な状況では，経口抗菌薬による治療を開始することも可能である。

## 抗菌薬による治療の特徴

● **エンピリック治療**　培養検査により細菌が同定されるまでには数日を要することから，実際の診療では，感染症が疑われた時点でさまざまな状況証拠に基づいて病原体が推定され，有効性が期待される薬物が選択される。これをエンピリック（経験的）治療とよぶ。この段階では，病原体を完全にしぼり込むことはむずかしく，抗菌スペクトルが広い❶抗菌薬が選択されることが多い。

● **ディ-エスカレーション**　エンピリック治療の開始後に原因菌が判明したあとには，最も有効でスペクトルが狭い薬剤へ積極的に変更する。これを，ディ-エスカレーション de-escalation とよぶ。抗菌薬の濫用によって多剤耐性菌が蔓延し，感染症が難治化することを阻止するために，抗菌薬適正使用antimicrobial stewardship program（ASP）❷を意識した治療が重要である。

## 抗菌薬の有害事象

● **アレルギー反応**　抗菌薬投与に伴う最も重要な有害事象は，アレルギー反応である。静脈内投与にあたっては，投与初期には全身状態を慎重に観察し，アレルギー徴候の出現に十分に注意する。とくにペニシリン系・セフェム系・カルバペネム系薬は，化学的性質からアレルギー反応を引きおこす危険性が高い。投与開始後の皮膚のかゆみ，発疹や全身の発赤をはじめ，喘鳴や呼吸困難，血圧低下など，アナフィラキシーを疑う症状の出現にはとくに注意する。

● **使用歴・副作用情報の収集**　アレルギー反応のほか，肝機能障害・腎機能障害・血液障害なども有害事象としてみられるが，臨時投与において問題になることはほとんどない。しかし臨時投与計画をたてる際には，抗菌薬の過去の使用歴や発現した副作用について，情報を集めておくことが重要である。

**NOTE**

❶**抗菌スペクトル**
　抗菌薬は薬物によって有効な細菌の種類が異なっており，そのパターンを抗菌スペクトルとよぶ。多くの種類の細菌に有効性が高い抗菌薬を，「広域スペクトル」あるいは「抗菌スペクトルが広い」と表現する。

❷**抗菌薬適正使用（ASP）**
　ASP は，抗菌薬の使用制限だけでなく，医師・看護師・薬剤師・臨床検査技師など複数の職種で構成する感染制御チームを通じて，双方向の情報交換によって適正な抗菌薬使用へ誘導する活動である。薬剤耐性antimicrobial resistance（AMR）のコントロールが国際的な課題となっている。厚生労働省は 2016（平成 28）年に「薬剤耐性（AMR）対策アクションプラン」を発出した。このプランは 2020年に終了したが，その後もフォローアップが継続されている。

## 3 病態に応じた抗菌薬の臨時投与とその判断基準

### ◆ 事例と処方例

#### ▌在宅医療においてカテーテル関連尿路感染症（CA-UTI）を引きおこした A さん

> 背景 81 歳，男性。3 年前に脳梗塞を発症し，高度の片麻痺のためおむつを着用している。同居している妻も高齢であり，ヘルパーが毎日訪問しているわけではない。よって，感染症の危険はあるものの，尿道留置カテーテルを留置して，週 1 回の在宅診療の際に交換している。在宅診療予定日の前日，朝から 38.6℃の発熱をみとめた。発熱以外のバイタルサインに変化はなく，$SpO_2$ は 98％であった。尿バッグにたまった尿は混濁していた。
>
> 処方 タゾバクタム・ピペラシリン（ゾシン®）配合点滴静注用バッグ　血液培養と尿培養検体❶を採取のあと，4.5 g を 60 分かけて点滴静注，8 時間ごとに反復投与

　尿道留置カテーテルに定着した細菌が上行して腎臓に達すると腎盂腎炎❷となる。尿路感染の原因菌としては，腸内細菌であるグラム陰性桿菌が最も多いが，複雑性腎盂腎炎ではそれ以外の細菌によるものがやや多い。

　タゾバクタムとピペラシリンの配合薬であるゾシン®は，グラム陰性菌全般に広く有効である。また，β-ラクタマーゼ❸産生細菌にも有効で，尿路への移行性もよいため，尿路感染症に対するエンピリック治療においてよく用いられる。

#### ▌開胸手術後に手術部位感染症（SSI）を引きおこした B さん

> 背景 74 歳，男性。左肺がんと診断され，左開胸肺葉切除とリンパ節郭清術を受けた。術後に閉鎖式ドレーンを留置してリハビリテーションを開始した。術後 3 日目に左胸全体の痛みと 38.8℃の発熱，胸腔ドレーン留置部の発赤と膿の付着をみとめた。発熱以外のバイタルサインはいつもと同様で，呼吸回数は 18 回/分であった。数年前に慢性副鼻腔炎の手術を受け，術後にメチシリン耐性黄色ブドウ球菌（MRSA）感染症を合併したことがある。今回の術前に行った鼻腔の監視培養でも MRSA が検出されていた。
>
> 処方 セファゾリンナトリウム注射用 1 g　ドレーン挿入部の膿と血液培養検体を採取したあと，1 g を 30〜60 分で点滴静注，8 時間ごとに反復投与
> バンコマイシン点滴静注用 0.5 g　1.5 g を 60 分以上かけて点滴静注，12 時間ごとに反復投与

　SSI の原因菌は，処置を行う組織や部位によって異なる。表皮や外界と接する組織では，ブドウ球菌やレンサ球菌などのグラム陽性菌による感染症の可能性が高い。グラム陽性菌にはペニシリン系や第 1 世代セフェム系であるセファゾリンナトリウム水和物が有効だが，MRSA が原因菌の可能性がある場合は，バンコマイシン塩酸塩などの抗 MRSA 薬を併用する。

---

📝 **NOTE**

❶バッグにたまった尿は多種類の細菌で汚染されていることが多いため，尿検体として適さない。カテーテルを入れかえた直後の尿を採取し，そのあと抗菌薬の投与を開始する。

❷**腎盂腎炎**
　基礎疾患のない健常女性で散発的にみられる腎盂腎炎を単純性腎盂腎炎とよぶのに対し，なんらかの基礎疾患や尿路障害を伴った腎盂腎炎を複雑性腎盂腎炎として区別する。

❸**β-ラクタマーゼ**
　ペニシリン系およびセフェム系抗菌薬の基本構造である β-ラクタム環を分解する酵素である。β-ラクタマーゼ産生は抗菌薬への耐性が生じる機序の 1 つである。スルバクタムナトリウムやタゾバクタムナトリウムはこの酵素の作用を阻害し，抗菌薬の効果を回復させる。

## ▌長期療養型病院へ入院中に医療・介護関連肺炎（NHCAP）を引きおこしたＣさん

> **背景**　83歳，女性。5年前に認知症と診断され，病状の進行とともに身の
> まわりのことができなくなり，半年前に長期療養型病院に入院した。日中
> は横になっていることが多く，食後にむせることもあった。昨日から痰の
> 量が増加し，呼吸時に痰のからみをみとめた。喀痰検査の速報では肺炎球
> 菌を疑うグラム陽性双球菌が確認された。今朝の起床時の体温は 37.2℃，
> 呼吸数は 22 回/分，血圧は 152/80 mmHg で，いつもと同様であった。聴
> 診により下肺野に痰がからむ音が聴取され，SpO₂ は 96％であった。
>
> **処方**　アモキシシリン水和物・クラブラン酸カリウム（オーグメンチン®）配
> 　　　合錠　排痰を促して喀痰と血液培養検体を提出したあと，1 回 250
> 　　　mg を，6 時間ないし 8 時間ごとに内服

　病院を含む医療機関や養護施設では，複数の要因によって肺炎のリスクが
高くなる。施設に入院・入所してケアを受けている患者におこる肺炎を，**医
療・介護関連肺炎** nursing and healthcare-associated pneumonia（**NHCAP**）とよ
ぶ❶。NHCAP の原因菌は患者背景によって異なるが，肺炎球菌やインフル
エンザ菌といった市中肺炎の原因菌に加えて，嚥下機能が低下した高齢者で
は口腔内の常在細菌や嫌気性細菌による頻度も高い。最近の抗菌薬の使用歴
があったり，経管栄養を行っている場合には，緑膿菌などの薬剤耐性菌に罹
患するリスクが高くなる。

　Ｃさんにはこれらのリスク因子はなく，喀痰検査の結果から，まずは肺炎
球菌を想定して治療を行う。アモキシシリン水和物は肺炎球菌などのグラム
陽性菌に有効であり，クラブラン酸カリウムは β-ラクタマーゼ阻害薬であ
る。この配合剤はインフルエンザ菌などのグラム陰性菌や嫌気性菌にも有効
である。

### ◆ 抗菌薬を臨時投与する前の確認事項

#### ▌アセスメント

　感染症のアセスメントでは，感染巣を想定し，それに基づく感染巣の局所
所見と全身所見を評価することが重要である。

（1）局所所見：創部やカテーテル挿入部の感染では，発赤や腫脹，圧痛およ
　　び膿性分泌物の付着・排出がある。呼吸器の感染では，喀痰の増加ない
　　し膿性所見，咳，呼吸困難などがみられる❷。尿道カテーテル留置患者
　　では，バッグ内の尿の混濁や膿性沈殿などに注目する。

（2）全身所見：バイタルサインによって評価する。高熱だけでなく，低体温
　　も重症化の徴候である。意識状態も重要なバイタルサインの 1 つであり，
　　血圧，呼吸数とともに注意深く評価する。

#### ▌禁忌

（1）抗菌薬の最も重要な禁忌は，その薬剤によるアレルギー反応の既往歴を
　　有する場合である。抗菌薬の使用歴とアレルギー反応の既往について，
　　十分に情報を入手しなければならない。

□ NOTE
❶これに対し，市中で自立
した生活を送っている状況
でおこる肺炎を，市中肺炎
community acquired pneumonia
（CAP）とよぶ。

□ NOTE
❷高齢者でははっきりしな
い場合も多い。

（2）セフトリアキソンナトリウム水和物はカルシウムイオンと反応して沈殿するため，溶解液や同時に投与されている補液が，カルシウムを含有していないことを確認する必要がある。

### ▌注意事項

　細菌感染症の診療で重要なことは，可能な限り原因菌を同定することである。エンピリック治療が失敗しても，原因菌が判明すれば，適切な治療方針に修正することが可能である。原因菌の確実な同定のためには，治療開始の直前に可能な限り培養検査用の検体を採取しておく必要がある。とくに血液培養からの菌の検出は原因菌同定に直結することから，喀痰や尿といった感染巣由来の検体とともに，血液培養用の血液を採取することが重要である。

## ◆ 抗菌薬を臨時投与したあとの観察事項

　抗菌薬に対するアレルギー反応に早期に対応するために，バイタルサインを含めた全身状態を観察する必要がある。

● **レッドマン症候群**　バンコマイシン塩酸塩では，投与と並行して発疹や発熱などがみられる場合があり，レッドマン症候群とよばれる。バンコマイシン塩酸塩はヒスタミンの放出を誘発するため，アレルギー反応と似た症状がおこるとされている。レッドマン症候群は急速静注で出現することが多いため，投与の際は60分以上かけて緩徐に開始し，慎重に経過観察を行う。

## 4 抗菌薬による重大な副作用とその対応

● **薬剤耐性菌**　感染症の早期治療を意識するあまり，抗菌薬を濫用することは薬剤耐性菌の増加につながる。近年では，欧米やアジアにおいて，多剤耐性アシネトバクター属❶やカルバペネム耐性腸内細菌科細菌❷といった多剤耐性菌が問題化している。抗菌薬の濫用を防ぐためには，臨時投与が必要な状況について，事前に医師と十分に協議しておくことが重要である。

● **胃腸障害**　抗菌薬により腸内細菌叢が変化し，嫌気性菌であるクロストリディオイデス−ディフィシル *Clostridioides difficile*（CD）が増殖して毒素を産生するようになったものを，クロストリディオイデス−ディフィシル感染症 CD infection（CDI）とよぶ。重症型は，腸管粘膜に黄色の偽膜の付着がみられる偽膜性腸炎として知られているが，実際には軽微な下痢程度の症例も多い。投与中の抗菌薬を可能な限り中止し，メトロニダゾールやバンコマイシン塩酸塩などの CDI 治療薬を内服する。

● **薬疹**　抗菌薬は薬疹の頻度が比較的高い薬物の1つである。発疹の性状やパターンに一定のものはなく，投与後に出現した症状であれば関連性は否定できない。投与中に発疹が出現した場合には投与を中止するが，終了後に出現した場合はまずは医師に相談する。

▽NOTE

**❶アシネトバクター属**
　環境に定着しやすいグラム陰性桿菌である。多剤耐性化したアシネトバクター−バウマニがアメリカやアジアを中心に広がっている。

**❷カルバペネム耐性腸内細菌科細菌**
　抗菌スペクトルが広いカルバペネム系抗菌薬に耐性を獲得した腸内細菌科の細菌で，世界では肺炎桿菌（クレブシエラ−ニューモニエ）や大腸菌が問題になっている。日本ではエンテロバクター属の報告が多い。

# D がん薬物療法における有害事象のマネジメント

## 1 がん薬物療法と有害事象

　がん患者に発生した好ましくない医療上のできごとを**有害事象** adverse event（**AE**）と総称し，とくに薬剤に起因する有害事象のことを**副作用**という。がん薬物療法で用いられる薬物はおもに，細胞傷害性抗がん薬・分子標的治療薬・ホルモン療法薬に区分され，それぞれ異なった機序による抗腫瘍効果を示す（●表 4-22）。その一方で，特徴的な副作用ももたらされる。がん薬物療法においては，有害事象を**重症度**（**Grade**）によって区分した**有害事象共通用語規準** Common Terminology Criteria for Adverse Events（**CTCAE❶**）が治療計画に活用されている（●表 4-23，表 4-24）。CTCAE を，医療者間だけではなく，医療者と患者・家族間で共有することにより，質の高いがん薬物療法

**NOTE**
**❶CTCAE**
　アメリカの国立がん研究所 National Cancer Institute（NCI）が作成している。日本臨床腫瘍グループ Japan Clinical Oncology Group（JCOG）による翻訳版が Web で公開されている。

●表 4-22　がん薬物療法で用いられる薬物

|  | 細胞傷害性抗がん薬 | 分子標的治療薬 | ホルモン療法薬 |
|---|---|---|---|
| 特徴 | 自然界に存在する物質のなかから抗がん作用を有するものをさがし出して製剤化したもの。 | がんの生存や増殖にかかわる分子のはたらきを阻害する物質を人工的に作製したもの。 | 性ホルモンによって増殖するがん細胞の増殖を抑える。 |
| 種類 | アルキル化薬，代謝拮抗薬，抗がん性抗生物質など | ・低分子阻害薬<br>・モノクローナル抗体薬 | ・女性ホルモンの阻害薬<br>・男性ホルモンの阻害薬 |
| 剤形 | 注射，経口 | 注射，経口 | 経口，注射 |
| 作用 | 細胞分裂が盛んながん細胞または正常細胞に作用する。 | がんまたはがんにかかわる細胞に作用する。 | 女性ホルモンのはたらきまたは男性ホルモンのはたらきを抑制する。 |

●表 4-23　CTCAE による有害事象の重症度区分と対応

| 重症度（Grade） | 状態*1 |
|---|---|
| 1 | 軽症；症状がない，または軽度の症状がある；臨床所見または検査所見のみ；治療を要さない |
| 2 | 中等症；最小限/局所的/非侵襲的治療を要する；年齢相応の身のまわり以外の日常生活動作の制限*2 |
| 3 | 重症または医学的に重大であるが，ただちに生命をおびやかすものではない；入院または入院期間の延長を要する；身のまわりの日常生活動作の制限*3 |
| 4 | 生命をおびやかす；緊急処置を要する |
| 5 | 有害事象による死亡 |

＊1 セミコロン（；）は「または」を意味する。
＊2 食事の準備，日用品や衣類の買い物，電話での会話，金銭の管理などの日常生活活動（IADL）
＊3 入浴，着衣・脱衣，食事の摂取，トイレの使用，薬の内服が可能で，寝たきりではない日常生活活動
（日本臨床腫瘍研究グループ：有害事象共通用語規準 v5.0 日本語訳 JCOG 版［CTCAE v5.0/MedDRA v20.1（日本語表記：MedDRA/J v25.1）対応-2022 年 9 月 1 日］．〈http://www.jcog.jp/〉〈参照 2023-08-08〉による，一部改変）

## 表4-24　CTCAEの例

| 重症度<br>(Grade) | 悪心 | 好中球減少 | 手足症候群 | 注入部位血管<br>外漏出 | 甲状腺機能低下症 |
|---|---|---|---|---|---|
| 1 | 摂食習慣に影響の<br>ない食欲低下 | <基準値下限 | 疼痛を伴わない軽微な皮膚<br>の変化または皮膚炎<br>(例：紅斑，浮腫，角質増<br>殖症) | 疼痛を伴わな<br>い浮腫 | 症状がない；臨床<br>所見または検査所<br>見のみ；治療を要<br>さない |
| 2 | 顕著な体重減少，<br>脱水または栄養失<br>調を伴わない経口<br>摂取量の減少 | <1,500/μL | 疼痛を伴う皮膚の変化<br>(例：角層剝離，水疱，出<br>血，亀裂，浮腫，角質増殖<br>症)；身のまわり以外の日<br>常生活動作の制限 | 症状を伴う紅<br>斑(例：浮腫，<br>疼痛，硬結，<br>静脈炎) | 症状がある；甲状<br>腺ホルモンの補充<br>療法を要する；身<br>のまわり以外の日<br>常生活動作の制限 |
| 3 | カロリーや水分の<br>経口摂取が不十<br>分；経管栄養/<br>TPN/入院を要す<br>る | <1,000/μL | 疼痛を伴う高度の皮膚の変<br>化(例：角層剝離，水疱，<br>出血，亀裂，浮腫，角質増<br>殖症)；身のまわりの日常<br>生活動作の制限 | 潰瘍または壊<br>死；高度の組<br>織損傷；外科<br>的処置を要す<br>る | 高度の症状；身の<br>まわりの日常生活<br>動作の制限；入院<br>を要する |
| 4 | —— | <500/μL | —— | 生命をおびや<br>かす；緊急処<br>置を要する | 生命をおびやか<br>す；緊急処置を要<br>する |
| 5 | —— | | —— | 死亡 | 死亡 |

注：セミコロン(；)は「または」を意味する。
(日本臨床腫瘍研究グループ：有害事象共通用語規準 v5.0 日本語訳 JCOG版[CTCAE v5.0/MedDRA v20.1(日本語表記：Med-DRA/J v25.1)対応-2022年9月1日]. 〈http://www.jcog.jp/〉〈参照 2023-08-08〉による，一部改変)

のケアにつなげることができる。

　ここでは，おもに外来化学療法中にみられる主要な有害事象を取り上げ，各事象ごとに，看護師が注意すべき事項を中心に述べる。

# 2　がん薬物療法に伴う悪心・嘔吐(CINV)

## ◆ CINVの病態と分類

　がん薬物療法に伴う悪心・嘔吐 chemotherapy induced nausea and vomiting (CINV)は，発生時期により，薬剤投与24時間以内に発生する急性CINV，薬剤投与24時間以降に発生する遅発性CINV，薬剤投与後に時期不定に発生する突出性CINV，薬剤投与の数日〜数時間前に発生する予期性CINV❶に分けられる(◯図4-8)。

　また，がん薬物療法による催吐性の強さは，抗がん薬の性質や薬剤の組み合わせや投与日数に基づいて，高度，中等度，軽度，最小度の4段階に区分され，区分に応じた制吐薬(◯54ページ)が選択される❷。

## ◆ CINVに用いられる制吐薬と処方例

　急性および遅発性CINVを予防する目的で投与される制吐薬には，セロトニン5-HT₃受容体拮抗薬(グラニセトロン塩酸塩，パロノセトロン塩酸塩など)，副腎皮質ステロイド薬(デキサメタゾン)，NK-1受容体拮抗薬(アプ

### NOTE

**❶予期性CINV**
　治療前日に治療について考えたり，治療当日に病院や点滴を見て治療をイメージするなどした際に生じるCINVのことである。精神的な要因からおこるもので，嘔吐の体験や過度の緊張・不安が要因となることが多い。

**❷** 軽度(催吐リスク>10%)ではデキサメタゾン4〜8 mg，中等度(催吐リスク>30%)では，グラニセトロンとデキサメタゾン，高度(催吐リスク>90%)ではアプレピタント，グラニセトロン，デキサメタゾンが用いられる。最小度(催吐リスク≦10%)では薬物使用は推奨されない。

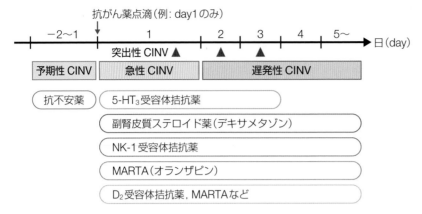

●図4-8　CINV の種類と制吐薬

レピタント，ホスネツピタントなど），多元受容体作用抗精神病薬 multi-acting receptor-targeted antipsychotics（MARTA）❶に属するオランザピンがあり，催吐性の強さや個人差に応じて組み合わせて投与される。

　突出性 CINV には，ドパミン $D_2$ 受容体拮抗薬（ドンペリドン，メトクロプラミド，プロクロルペラジンなど）が使用される。予期性 CINV の対策にはベンゾジアゼピン系の抗不安薬などが選択される。

NOTE

**❶多元受容体作用抗精神病薬（MARTA）**

　ドパミン受容体やセロトニン受容体など，多種類の受容体に作用することで，精神症状の改善だけでなく，CINV の抑制作用も得られる。

### ▌乳がん術後の補助療法で CINV の発症が予測される A さん

> 背景　40代，女性。乳がん術後の再発抑制を目的とした補助療法として，ドキソルビシン（A）とシクロホスファミド（C）による AC 療法が行われることになった。AC 療法の開始当日（day 1）には，パロノセトロンとデキサメタゾンの点滴が行われ，アプレピタントとオランザピンの内服も始められることとなり，次の処方がなされた。
>
> 処方　デキサメタゾン錠（デカドロン®）4 mg　1回2錠　1日1回　朝食後　3日間（day 2 から内服，飲みきって終了）
>
> 　エソメプラゾールカプセル 20 mg　1回1カプセル　1日1回　朝食後　21日間
>
> 　アプレピタントカプセル 80 mg　1回1カプセル　1日1回　朝食後　2日間（day 2 から内服，飲みきって終了）
>
> 　オランザピン錠 5 mg　1回1錠　1日1回　眠前　5日分（day 1 から内服，飲みきって終了）
>
> 　プロクロルペラジン（ノバミン®）錠 5 mg　1回1錠　悪心時頓用　5回分
>
> 　アルプラゾラム錠 0.4 mg　1回1錠　頓用　3回分（day 1 または治療前日の朝に悪心を感じる場合）

　AC 療法の催吐リスクは「高度」に相当し，急性および遅発性 CINV が強い。そのため，予防を目的として，AC 療法の開始当日に，パロノセトロンとデキサメタゾンの点滴がなされ，また，アプレピタント，デキサメタゾン，オランザピンの内服薬が処方された。同時に，突出性 CINV の対策として，プロクロルペラジンが頓用で処方された。また，前回の治療前に予期性 CINV があったことから，今回の処方では，ベンゾジアゼピン系抗不安薬で

あるアルプラゾラムが追加された。

### ◆ 看護師の役割

　前回の治療後の CINV の状況について，医師を含めたチームで共有し，最善策を検討する。5-HT$_3$受容体拮抗薬による便秘や，デキサメタゾンによる血糖上昇，オランザピンによる眠けやふらつきなどといった，制吐薬や抗精神病薬による副作用にも留意が必要である。

## 3 発熱性好中球減少症（FN）

### ◆ 発熱性好中球減少症の病態と症状

　**発熱性好中球減少症** febrile neutropenia（**FN**）とは，高度の好中球減少❶に発熱を伴った状態のことである（○表4-25）。がん患者における FN のほとんどは，がん薬物療法に伴う骨髄抑制により高度の好中球減少が生じ，感染による発熱をきたしたものである。細胞傷害性抗がん薬や一部の分子標的治療薬を用いた際におこりやすい。また，患者の骨髄機能が潜在的に低下していた場合❷は，抗がん薬による治療後に FN をおこすリスクが高まる。一般に，細胞傷害性抗がん薬による FN は，治療開始から1〜2週後に生じやすい。

　好中球が高度に減少すると，口腔内や腸管から細菌が体内に侵入して感染が成立し，さらに循環血液中にまで流入して菌血症となり，発熱をきたす。この状態は敗血症に進展して生命をおびやかす事態にまで悪化する可能性があるため，緊急対応が必要となる。

### ◆ 発熱性好中球減少症の治療と処方例

　FN と診断された場合，各種の培養検査が行われたあと，すみやかに抗菌薬の投与が開始される。G-CSF❸製剤が，FN の発症リスクの高いがん薬物療法に併用されることがある。これにより，好中球数の減少の程度と期間が抑えられ，FN 発症のリスクを軽減できることがある。

#### ▌外来治療後に発熱した B さん

> **背景** 70代，男性。転移性大腸がんに対して FOLFIRI 療法❹が行われていた。自宅療養中に発熱し，近医による検査でウイルス感染は否定された。外来に電話相談をしたところ，すでに処方されていたレボフロキサシン水和物を服用し，発熱による苦痛に対しては，アセトアミノフェンを使用し

○**表4-25　発熱性好中球減少症（FN）の診断基準**

- 高度の好中球減少：以下に示すいずれかの場合
  好中球数＜500/mm³（Grade 4）または，好中球数＜1,000/mm³（Grade 3）で，48時間以内に＜500/mm³（Grade 4）へ低下すると予測される場合
- 発熱：腋窩温（口腔温）が37.5℃（38.0℃）をこえた場合

て様子を見るよう伝えられた。

> **処方**　レボフロキサシン錠 **500 mg**　1回1錠　1日1回　朝食後　5日間
> 　（38℃以上の発熱時から開始する）
> 　アセトアミノフェン錠 **300 mg**　1回2錠　発熱時頓用　5回分

　外来治療の期間中に自宅で発熱し，新型コロナウイルスなどへの感染が否定された場合には，レボフロキサシン水和物などのあらかじめ処方されていた抗菌薬の内服を開始する。患者によっては，アセトアミノフェンだけを内服して解熱をはかり，抗菌薬を内服していないケースもある。内服の最優先は抗菌薬であり，解熱剤の使用は補助的なものであるということを，患者に十分に理解させる必要がある。熱が下がらないときは外来に再度連絡するよう伝える。

### ◆ 看護師の役割

　抗菌薬を所持していない場合や，抗菌薬を内服したにもかかわらず，悪寒が強かったり，ぐったりしていたり，40℃近い発熱がある場合，解熱剤を使用しても熱が下がらない場合など，いつもと体調が異なる場合には，翌日まで待たずに電話相談や臨時受診をするように指導をしておく。

# 4　皮膚障害

## ◆ がん薬物療法による皮膚障害の病態

　抗がん薬による皮膚障害として色素沈着や爪の変形がよく知られており，慢性的に出現しつづけることが多い。ほかにも，カペシタビンなどの5-FU系抗がん薬により手掌や足底部が発赤・腫脹する**手足症候群** hand-foot syndrome（**HFS**），分子標的治療薬であるスニチニブやレゴラフェニブなどにより足底部に発赤や過角化❶などが出現する**手足皮膚反応** hand-foot skin reaction（**HFSR**），抗EGFR抗体薬であるセツキシマブやパニツムマブによる痤瘡様皮疹，瘙痒，皮膚乾燥，爪囲炎などがある（◐図4-9，図4-10）。

▭NOTE
❶過角化
　角質層が厚くなる現象のことである。

## ◆ 皮膚障害の予防・治療と処方例

　いずれにおいても，皮膚の保護，保湿，保清，角質処理といった日常のケアによって悪化を抑えることができる。外用薬では，保湿のためのヘパリン類似物質クリームや，角質を溶解して軟化させる尿素クリーム，皮膚の炎症を抑えるステロイド外用薬が用いられる。内服薬では，抗炎症作用のある抗菌薬であるドキシサイクリン塩酸塩水和物やミノサイクリン塩酸塩などが用いられる。

### ▌カペシタビンにより手足症候群を発症したCさん

> **背景**　70代，男性。再発胃がんに対して，経口抗がん薬のカペシタビン

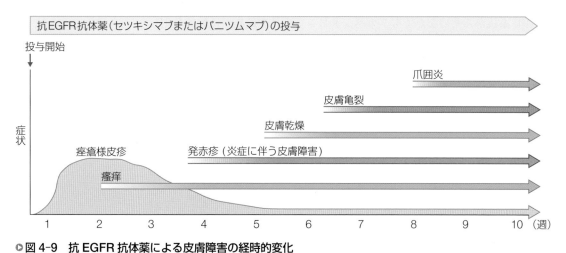

● **図 4-9　抗 EGFR 抗体薬による皮膚障害の経時的変化**

（Eric, V. C.: Challenges in the Use of Epidermal Growth Factor Receptor Inhibitors in Colorectal Cancer. *The Oncologist*, 11（9）： 1010-1017, 2006 をもとに作成）

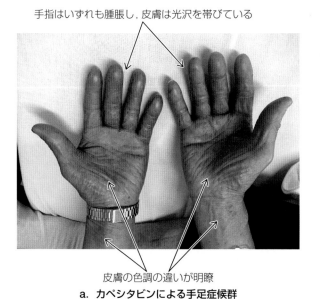

**a. カペシタビンによる手足症候群**

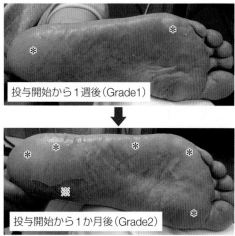

＊：足底皮膚の圧迫部位で，過角化が次第に拡大している。
※：過角化した角質の一部が剝離，脱落している。

**b. レゴラフェニブによる皮膚の過角化**

● **図 4-10　がん薬物療法による皮膚障害**

（Cape）が選択されていた。Cape 開始時から手足症候群の予防として，処方1）のヘパリン類似物質クリームを塗布していた。内服開始の1週間後から，両側の手掌と手指にじんじんする痛みと熱感が出現し，発赤と腫脹もみとめられたことから，Cape による手足症候群と診断された（●図4-10-a）。そのため，処方2）のステロイド外用薬とヘパリン類似物質クリームの混合薬に変更となった。

処方　1）ヘパリン類似物質油性クリーム 0.3％（25 g）　8本　手掌と足底に塗布
　　　2）ベタメタゾン酪酸エステルプロピオン酸エステル軟膏 0.05％＋ヘパリン類似物質油性クリーム 0.3％混合　手掌と足底に塗布

5-FU系抗がん薬のなかでも，カペシタビンは手足症候群が比較的発生しやすい薬剤である。ヘパリン類似物質クリーム単剤から，ステロイド外用薬との混合薬に変更したところ，症状は軽減して日常生活が通常どおりに過ごせるようになり，カペシタビンによる治療も遅滞なく，継続することができた。

### ┃ レゴラフェニブ水和物による手足皮膚反応を発症したDさん

> 背景 40代，女性。転移性大腸がんに対して，内服の分子標的治療薬であるレゴラフェニブ水和物(Reg)が選択された。投薬前の皮膚の観察で，足底部に過角化がみとめられたが，軽度であったため角質処理は行わず，尿素クリームの塗布のみでRegが開始された。1週後，足底部の過角化が目だちはじめ，1か月後には過角化が拡大し，RegによるHFSRと診断された(◯図4-10-b)。
>
> 処方 ヘパリン類似物質油性クリーム0.3%(25 mg) 8本 手掌と足底に塗布
> 尿素クリーム10%(50 g) 1本 足底の角質部に塗布

歩行などにより，足底部とその周囲に繰り返し圧力や摩擦が加わると，表皮が部分的にかたく肥厚してくる。角質処理には，爪ヤスリなどによる物理的除去や，角質を溶解する尿素クリームの塗布などの方法がある。分子標的治療薬による過角化が予測される場合には，投与前から角質処理を行っておくことが望ましく，日常生活においては靴などを工夫するとよい。

Dさんは，日中は立ち仕事を行っており，革靴による皮膚圧迫が続き，尿素クリームを塗布しても過角化が拡大していた。そのため，中敷がやわらかい靴❶に変更したところ，足底部の過角化の進行は抑えられ，レゴラフェニブの内服が継続できた。

### ◆ 看護師の役割

分子標的治療薬による皮膚障害は慢性的で，治療継続のモチベーションが低下する要因となることもある。そのため，皮膚観察を行い，皮膚保清を心がけ，外用薬塗布を継続して，悪化しないようにすることが大切であることを十分に指導する。

ステロイド外用薬は，塗布部位によって強さの異なる製剤が処方される❷。使い分け方については，そのつど指導する必要がある。

## 5 抗がん薬の血管外漏出

### ◆ 抗がん薬の血管外漏出による皮膚障害の病態

**抗がん薬の血管外漏出** extravasation of anti-neoplastic agent(**EA**)とは，血管内に投与されるべき抗がん薬が留置カテーテルから血管周囲の皮下組織などに漏出した状態のことである。ここでは，末梢静脈からの血管外漏出を中心に述べる。

NOTE
❶**中敷がやわらかい靴**
ムートン(羊毛)やそれに類似した素材のものなどが適している。

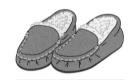

NOTE
❷たとえば，顔面には弱いタイプのステロイド外用薬が処方される(◯51ページ，表2-5)。

　抗がん薬が留置カテーテルから血管外に漏出すると，漏出部を中心とした皮膚および皮下組織，ときには深部の筋組織に組織障害をおこすことがある（◉図4-11，図4-12）。抗がん薬は，血管外漏出に伴う組織障害の強さに基づいて，**壊死起因性，炎症性，非壊死起因性❶**の3種類に分類される（◉表4-26）。アントラサイクリン製剤の血管外漏出に伴って発生する皮膚または軟部組織の障害を軽減させるための薬剤に，デクスラゾキサン（サビーン®）がある。

NOTE

❶臨床では，壊死起因性抗がん薬 vesicant drugs を「ベシカント」，炎症性抗がん薬 irritant drugs を「イリタント」，非壊死起因性抗がん薬 non-vesicant drugs を「ノンベシカント」とよんでいる。

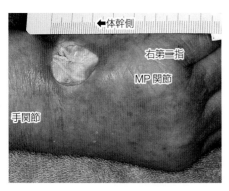

**◉図4-11　ドキソルビシン塩酸塩の血管外漏出による皮膚障害**
ドキソルビシン塩酸塩の血管外漏出を生じ，壊死性潰瘍にまでいたった例である。CTCAE による重症度評価で Grade 3 に相当する。

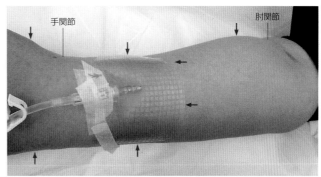

**◉図4-12　パクリタキセルの血管外漏出**
サーフロー針（22G）の留置部から近位側（肘関節方向）と遠位側（手関節方向）に腫脹と発赤がみとめられる（赤矢印）。

**◉表4-26　皮膚軟部組織の障害の強さに基づく抗がん薬の分類**

| 分類 | 特性 | 薬剤の例 |
|---|---|---|
| 壊死起因性抗がん薬 | 漏出部を中心とした疼痛とともに皮膚の発赤や腫脹が生じる。漏出がわずかであれば，小水疱が形成され硬結となって軽快していくこともあるが，比較的多い量が漏出した場合には，漏出部を中心に自潰（組織壊死）が生じて皮膚潰瘍が形成され，障害が筋肉や神経に及ぶと運動障害の合併にまで進展することがある。 | アクチノマイシン D，イダルビシン塩酸塩，エピルビシン塩酸塩，ダウノルビシン塩酸塩，ドキソルビシン塩酸塩，トラベクテジン，ビノレルビン酒石酸塩，ビンクリスチン硫酸塩，ビンデシン硫酸塩，ビンブラスチン硫酸塩，ブスルファン，マイトマイシン C，アムルビシン塩酸塩，オキサリプラチン，ドセタキセル，パクリタキセル，ミトキサントロン塩酸塩，ラニムスチン |
| 炎症性抗がん薬 | 漏出部に発赤や腫脹などの炎症は生じるが，皮膚軟部組織の壊死を伴うまでには重症化しない。 | イホスファミド，イリノテカン塩酸塩水和物，カルボプラチン，ゲムツズマブオゾガマイシン，ドキソルビシン塩酸塩，ノギテカン塩酸塩，ブレオマイシン塩酸塩，シクロホスファミド水和物，フルオロウラシル |
| 非壊死起因性抗がん薬 | 漏出部にきわめて軽度の炎症が生じる程度，または明らかな変化はみとめられない。 | L-アスパラギナーゼ，アフリベルセプト，イノツズマブオゾガマイシン，エリブリンメシル酸塩，カルフィルゾミブ，クラドリビン，クロファラビン，シタラビン，チオテパ，テムシロリムス，トラスツズマブ エムタンシン，ネララビン，フルダラビンリン酸エステル，ブレンツキシマブ ベドチン，ペメトレキセドナトリウム水和物，ペントスタチン，ボルテゾミブ，各種モノクローナル抗体製剤，メトトレキサート |

### ◆ 抗がん薬の血管外漏出の予防と看護師の役割

　血管外漏出への対策では，血管穿刺を行う前にリスクを把握して予防策に重点をおくことが大切である（◐表4-27）。そして，早期発見から迅速対応ができる体制を整えておくことが求められる（◐図4-13）。

　なお，鎖骨下静脈や頸静脈から刺入された中心静脈カテーテルの場合では，抗がん薬が胸腔や縦隔内に漏出して重症化することがある。薬剤を投与する前には，カテーテルの留置長を計測し，刺入固定時とかわらず，抜けてきていないことを確認する。また，カテーテル内の血液逆流（逆血）の確認を励行することが大切である。

◐**表4-27　抗がん薬の血管外漏出予防のための留意点**

| ①静脈穿刺の準備段階 | ②静脈穿刺の実施段階 | ③抗がん薬の投与段階 |
|---|---|---|
| • 静脈血管の脆弱性を知る。<br>• 静脈血管が収縮・虚脱すると穿刺は困難になる。<br>• 静脈穿刺を行う上肢の循環動態を観察する。 | • 静脈留置に適した針を選択する。<br>• 関節付近の静脈穿刺は極力避ける。<br>• 静脈の再穿刺部位は慎重に選択する。<br>• 針固定の際は刺入角の保持にも配慮する。 | • 抗がん薬投与に適したルートの接続を行う。<br>• 抗がん薬の静脈内注入には細心の注意をはらう。 |

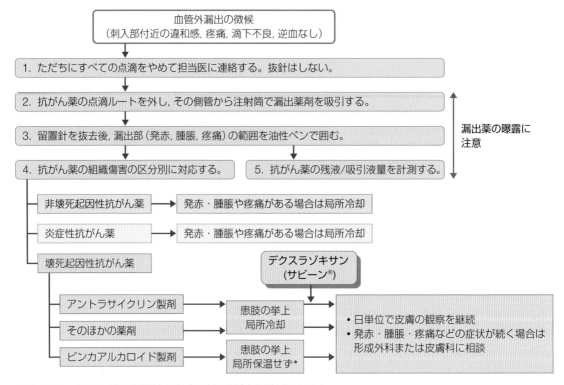

◐**図4-13　抗がん薬の血管外漏出時の対応例（末梢静脈の場合）**

＊『がん薬物療法に伴う血管外漏出に関する合同ガイドライン2023年版』では，ビンカアルカロイド製剤が血管外漏出した場合は，局所の温罨法（加温）をしないことを弱く推奨するとされている。

血管外漏出が発生した際には，院内マニュアルに従って迅速に対応する。ただちにすべての点滴をとめ，抜針せずに医師に連絡する。注射筒で点滴管内および漏出薬液を吸引しながら抜針し，経過観察ができるように，油性マジックで漏出範囲に印をつける。抗がん薬の種類別に漏出箇所を冷却し，経過観察を行う❶。疼痛があれば鎮痛薬を併用する。漏出部に悪化の傾向があれば，皮膚科または形成外科の受診が考慮される。

### ▍パクリタキセルの血管外漏出をおこした E さん

> 背景　60歳，女性。転移性卵巣がんに対して，病勢制御を目的としたカルボプラチンとパクリタキセル（PTX）を併用する薬物療法を施行中であった。治療の当日，主治医によって左前腕から末梢血管の刺入が行われた。逆血およびフラッシュ用生理食塩液の滴下は良好で，制吐薬などの点滴も順調であった。抗がん薬の投与はPTX→カルボプラチンの順で計画されていた。PTXの点滴（3時間予定）を開始してから約20分の時点で急速に滴下が不良となり，血管刺入部の近位側と遠位側の体表に腫脹と発赤が確認された（◐図4-12）。これらの部位に自発痛はなかったが圧痛があり，逆血をみとめなかったことから，PTXの血管外漏出と判断された。

パクリタキセルは壊死起因性抗がん薬に分類されている。繰り返される点滴治療の影響で，末梢静脈のルート確保が困難な事例も少なくない。当日の刺入状況を確認したうえで，定期的な観察を行い，患者に異常の申告を促すことが重要である。Eさんでは，血管外漏出が比較的早期に発見され，局所冷却などの処置により数日で発赤・腫脹は消退し，皮膚壊死は生じなかった。

投与時の状態を確認すると，腕まくりをした袖が前腕上部をやや締めつけているようにも見える（◐277ページ，図4-12）。血管外漏出のリスク回避のためには，血流を妨げないよう，衣服の管理にも配慮する必要がある。

## 6　免疫関連有害事象（irAE）

### ◆ 免疫チェックポイント阻害薬と irAE

**免疫チェックポイント阻害薬** immune checkpoint inhibitor（**ICI**）は，患者の免疫機構に作用して抗腫瘍作用を得る薬物であり，がん細胞に直接作用する従来の抗がん薬とは作用機序がまったく異なる（◐図4-14）。ICIには，免疫チェックポイント分子❷であるPD-1，PD-L1，CTLA-4に対する抗体薬があり，単剤で用いられることもあるが，ほかの抗がん薬やICIとの併用で用いられることもある。悪性黒色腫や非小細胞肺がん，腎細胞がん，頭頸部がん，胃がん，尿路上皮がん，肝細胞がん，ホジキンリンパ腫などの多くのがんで抗腫瘍効果がみとめられている。

NOTE

❶従来から経験的に，漏出部位の周囲などに副腎皮質ステロイド薬の局所注射または外用薬塗布が行われることがあった。しかし，これらの薬剤の至適用量，手技ならびに有効性のエビデンスは明確ではなく，『がん薬物療法に伴う血管外漏出に関する合同ガイドライン2023年版』においても推奨度は低い1)。

NOTE

❷免疫チェックポイント分子

活性化したT細胞を抑止する機能を有する分子の総称である。がん細胞はT細胞の活性化を妨げて免疫からの攻撃を回避して生存し，増殖を続けている。ICIによって免疫チェックポイント分子が阻害され，T細胞の活性化抑止が解除されると，がんに対する抗腫瘍免疫作用が発揮できるようになる。

1）日本がん看護学会・日本臨床腫瘍学会・日本臨床腫瘍薬学会：がん薬物療法に伴う血管外漏出に関する合同ガイドライン，2023年版．金原出版，2022．

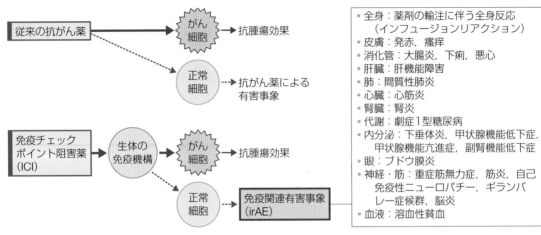

**図4-14　免疫チェックポイント阻害薬(ICI)の作用と免疫関連有害事象(irAE)**

　**免疫関連有害事象** immune-related adverse events(**irAE❶**)とは，ICI で誘導された免疫機能が正常細胞を標的として攻撃することにより生じる有害反応のことである。irAE では，細胞傷害性抗がん薬でみられる悪心・嘔吐や白血球減少といった副作用はほとんどみとめられないが，肝機能障害や，大腸炎による下痢，間質性肺炎，甲状腺機能低下，副腎皮質機能低下などが出現することがある。まれに劇症1型糖尿病や重症筋無力症，心筋炎などの重篤なirAE が発生することもある。

### ◆ irAE への対処と看護師の役割

　irAE は，発症初期は軽症でも急速に悪化して重症化することがあるため，あらかじめ患者説明やオリエンテーションを他職種とともに十分に行い，ICI の初回投与後から注意深く経過を観察する必要がある。irAE への初期対応としては，重症度に応じて ICI の休薬または中止，副腎皮質ステロイド薬による治療❷，低下したホルモンの補充療法❸などが行われる。

> NOTE
>
> ❶irAE は，免疫介在性有害事象 immune mediated adverse events(imAE) とよばれることもある。

> NOTE
>
> ❷間質性肺炎や腸炎，肝炎などに対して行われる。
> ❸甲状腺機能低下症，副腎皮質機能低下症に対して行われる。

**参考文献**
1. 日本がん看護学会・日本臨床腫瘍学会・日本臨床腫瘍薬学会：がん薬物療法に伴う血管外漏出に関する合同ガイドライン，2023年版．金原出版，2022.
2. 日本がんサポーティブケア学会：がん薬物療法に伴う皮膚障害アトラス＆マネジメント．金原出版，2018.
3. 日本癌治療学会：G-CSF 適正使用ガイドライン，改訂第2版．金原出版，2022.
4. 日本癌治療学会：制吐薬適正使用ガイドライン，第2版．金原出版，2015.
5. 日本臨床腫瘍学会：がん免疫療法ガイドライン，第3版．金原出版，2023.
6. 日本臨床腫瘍学会：発熱性好中球減少症(FN)診療ガイドライン，改訂第2版．南江堂，2017.
7. 日本臨床腫瘍研究グループ：有害事象共通用語規準 v5.0 日本語訳 JCOG 版．(http://www.jcog.jp/doctor/tool/ctcaev5.html)(参照 2023-06-30).

# 索引

## 数字・ギリシャ文字

5-HT **55**, 183
5-HT$_{1A}$ 受容体作動薬 194
5-HT$_{1A}$ 受容体部分アゴニスト 189
5-HT$_{2A}$ 受容体アンタゴニスト 189
5-HT$_2$ 受容体拮抗薬 108
5-HT$_3$ 受容体拮抗薬 271
5-HT$_4$ 受容体作動薬 56
5-ヒドロキシトリプタミン 55
$\alpha/\beta$ 遮断薬 **87**, 91, 97
$\alpha_1$ 受容体遮断作用 183
$\alpha_2$ 受容体 **72**, 183
$\alpha_2$ 受容体作動薬 71, **72**, 73
$\alpha$-GI 140, 146, 150, 152, **153**
$\alpha$ 型心房性ナトリウム利尿ペプチド 99
$\alpha$ 型心房性ナトリウム利尿ペプチド製剤 230
$\alpha$-グルコシダーゼ 153
$\alpha$-グルコシダーゼ阻害薬 153
$\alpha$ 遮断薬 87, **88**
$\alpha$ 受容体 **72**, 88, 219
$\alpha$ 受容体遮断薬 224
$\beta_1$ 受容体 219
$\beta_1$ 受容体刺激作用 98
$\beta_2$ 受容体 219
$\beta_2$ 受容体刺激 114
$\beta$ 遮断薬 87, 88, 91, **92**, 97, 99, 104, 224, 225
——による異型狭心症 228
——による徐脈 **89**, 228
——による心不全の増悪 **101**, 228
——による喘息 **94**, 106, 228
$\beta$ 受容体 **72**, 88
$\beta$-ラクタマーゼ 267
$\beta$-ラクタマーゼ阻害薬 265
$\gamma$-アミノ酪酸 71
$\gamma$-アミノ酪酸代謝阻害作用 199

## A

ACE 86
ACE 阻害薬 **86**, 87, 97, 140, 146
——による咳嗽 67

AChE 阻害薬 211, **212**, 214
ACOS 120
ACS 89
ADP **92**, 108
ADP 受容体拮抗薬 **91**, 108
AMPA グルタミン酸受容体遮断作用 199
ANP **87**, 97, 99
ARB **86**, 87, 97, 140, 146
ARNI **87**, 100
ASP 266
AUC 15

## B

bDMARDs **174**, 175
BEE 247
BNP 87
BPRS 191
BPSD 190, **211**
BUN 234
B 型肝炎ウイルス 132
B 型慢性肝炎 **134**, 135

## C

Ca$^{2+}$ チャネル **86**, 98
Ca$^{2+}$ チャネル遮断薬 **104**, 199
cAMP 98
CA-UTI **264**, 267
CDI 131, **269**
CGM 151
cGMP **92**, 99
CINV 271
CKD 138
——，高齢者の 143
——，糖尿病に伴う 141
CKD-MBD 139, **141**, 146
CKD に伴う骨・ミネラル代謝異常 139
$C_{max}$ 15
$C_{min}$ 15
CO$_2$ ナルコーシス 196
COMT 阻害薬 206
COPD 119
——，高齢者の 122
COPD 治療薬 121

COX **42**, 109
COX-2 阻害薬 **43**, 46
COX 阻害薬 **43**, 91, 92, 108, 109
CR-BSI 264
csDMARDs **174**, 175
CSII 154
CTCAE 270
CTLA-4 279
CTLA-4 製剤 175
CTZ 54
CVD 139
CV ポート 249
CYP **17**, 19, 109, 185
——の遺伝子多型 17
CYP3A4 **17**, 86
C 型肝炎ウイルス 132
C 型慢性肝炎 **134**, 135

## D

D$_2$ 受容体 **55**, 187
D$_2$ 受容体拮抗薬 **56**, 187, 272
D$_2$ 受容体遮断薬 125
DAAs 133, **134**
DDS 44
DIC 107
DIEPSS 192
DMARDs 174
DOAC 109
DPI 116
DPP-4 149
DPP-4 阻害薬 140, 146, 150, **151**, 152
DVT 107

## E

eGFR **139**, 143
EPA 108, 166, **167**
ERAS 255

## F

FGM 151
FPS 48
Friedewald 式 164

## G

GABA　71
GABA$_A$ 受容体　71, **72**, 78, 199
GABA$_A$ 受容体活性化薬　200
G-CSF 製剤　273
GERD　128
GIP　149
GIP/GLP-1 受容体作動薬　152, **153**
GI 療法　239
GLP-1　149
GLP-1 受容体作動薬　150, 152, **153**
GOLD　120
Grade　270

## H

H$_1$ 受容体　55
H$_1$ 受容体拮抗薬　56
H$_2$RA　125, **126**
H$_2$ 受容体拮抗薬　125, **126**
H$_2$ ブロッカー　126
HbA1c　151
HBe セロコンバージョン　134
HBV　132
HCN チャネル遮断薬　97, **99**
HCV　**132**, 135
HDL　163
HDL-C　163
HDL コレステロール　**163**, 164
*Helicobatcter pylori*　123
　——感染潰瘍　**124**, 126
　——除菌療法　**124**, 126
HF　94
HFmrEF　95
HFpEF　95
HFrEF　95
HIF-PH 阻害薬　140, **141**, 146
HMG-CoA 還元酵素阻害薬　91, 92, **167**
HPN　248

## I

IBS　57
IBS 治療薬　59, **60**, 63
ICI　279
ICS　**114**, 120
IDL　163
IF　43
IL　**43**, 112
IL-6　173
IL-6 阻害薬　175
imAE　280
irAE　280

ISO80369 シリーズ　257
IVH　245

## J・K

JAK 阻害薬　176
K$^+$ チャネル遮断薬　104
K$^+$ 保持性利尿薬　99
KCL 注　**236**, 238
KCL 補正液　11

## L

LABA　**114**, 120
LAI　**187**, 191
LAMA　**114**, 120
LDL　163
LDL-C　163
LDL コレステロール　92, **163**, 164
LDL 受容体　167
LDL 受容体分解促進タンパク質　167
LES　128
LH 比　165
LPL　164
LT　112
LTRA　114
LVEF　95
L-アスパラギナーゼ　277
L-アスパラギン酸カリウム　236
L-アスパラギン酸カルシウム水和物　170
L-カルボシステイン　67

## M

M$_1$ 受容体拮抗薬　126
M$_3$ 受容体　114
MAO-B 阻害薬　206
MARTA　272
MMP　173
MRA　**86**, 87, 97, 99
MRSA　267
MTP 阻害薬　166, **167**

## N

Na$^+$-K$^+$ ポンプ　98
Na$^+$ チャネル遮断薬　**103**, 199
Na$^+$ 貯留力価　50
NaSSA　182, **183**
NERD　128
NF-$\kappa$B 活性化受容体リガンド　170
NHCAP　268
NK$_1$ 受容体　55
NK$_1$ 受容体拮抗薬　271
NMDA　211

NMDA 型グルタミン酸受容体拮抗薬　212
Non-HDL コレステロール　164
NPC1L1　167
NRS　48, **254**
NS3/4A プロテアーゼ阻害薬　134
NS5A 阻害薬　134
NS5B 阻害薬　134
NSAIDs　40, **42**, 45, 175, 176
　——による胃腸障害　**48**, 123
　——による出血傾向　48
　——の剤形　46
　——の薬物相互作用　46
NSAIDs 潰瘍　124, **126**
NYHA 分類　**95**, 96
*N*-メチル-D-アスパラギン酸　211

## O

OD 錠　10
Osm/L　234
OTC 医薬品　9

## P

PANSS　191
P-CAB　**124**, 125, 130
PCSK9 阻害薬　92, 166, **167**
PD-1　279
PDE　98
PDE 阻害薬　97, **98**, 108
PD-L1　279
PG　**42**, 123
PGI$_2$　**42**, 109
PGI$_2$ 誘導薬　108
PHPS　254
PMDA　38
pMDI　**116**, 117
PPAR-$\alpha$　167
PPAR-$\gamma$　153
PPI　**124**, 125, 129, 131
PPN　245
PSCK9　167
PTH　139, **169**
PTH 製剤　170
PT-INR　110
PTP シートの誤飲防止　37

## R

RAAS　**86**, 99
RAAS 阻害薬　**86**, 87, 97, 99
RANKL　**170**, 173
RASS　260

## S

SABA　114
SAMA　**114**, 120
SAP　154
SAS　260
sd LDL　165
SERM　170
sGC 刺激薬　97, **99**
SGLT　151
SGLT2 阻害薬　97, 99, 140, 150, **151**, 152
　──による脱水　156
　──による尿路感染　101
SJS　24, **204**
SMBG　151
SMI　120
SNRI　182
SP トローチ　10
S-RIM　182, **183**
SSI　**264**, 267
SSRI　**182**, 185
SU 受容体　153
SU 薬　150, 152, **153**, 155

## T

$t_{1/2}$　16
TDM　**16**, 29
TEN　24, **204**
TF　106
TG　163
TLESR　128
$t_{max}$　15
TNF-$\alpha$　173
TNF-$\alpha$ 受容体製剤　175
TNF-$\alpha$ 阻害薬　175
t-PA　91, **92**, 109
TPN　245
tsDMARDs　175, **176**
TSLP　112
TXA$_2$　**42**, 92, 109

## V・X

VAS　**48**, 173
VEGF　173
VKORC1　109
VLDL　163
VRS　48
Xa 阻害薬　108, **109**

## あ

アカルボース　152
悪性症候群　**192**, 196, 210

アクチノマイシン D　277
アクティビティー係数　247
アクリジニウム臭化物　121
浅い鎮静　259
アジスロマイシン水和物　265
アスパラギナーゼ　277
アスパラギン酸カリウム　236
アスパラギン酸カルシウム水和物　170
アスピリン　**45**, 108
　──，抗血小板薬としての　91, 92, **109**
　──による消化管出血　94
アスピリン喘息　43, 48, 94
アスピリン・ダイアルミネート　**45**, 108
アスピリン腸溶錠　**93**, 110, 147
アズマネックス® ツイストヘラー®　115
アセチルコリン　54, **71**, 206, 210, 212
アセチルコリンエステラーゼ阻害薬　211
アセチルコリン受容体　**72**, 124
アセトアミノフェン　40, **44**, 45, 274, 47
アゼルニジピン　17, **87**
アゾセミド　97
アダリムマブ　81, **75**
アテキュラ®　115
アデニル酸シクラーゼ　98
アデノシン二リン酸　92
アデノシン二リン酸受容体　108
アテノロール　**87**, 104
アテローム　164
アテローム血栓性脳梗塞　164
アテローム性動脈硬化症　107
アドエア エアゾール　115, **121**
アドエア ディスカス　**115**, 121
アトーゼット®　166
アドヒアランス　**26**, 180
アトルバスタチンカルシウム水和物　91, 147, **166**
アドレナリン　72, 218, 219, **220**, 253
　──の濃度間違い　34
　──のルートの注意　222
アドレナリン受容体　72
アトロベント® エロゾル　121
アナグリプチン　152
アナフィラキシー　75, **266**
アニュイティ エリプタ　115
アノーロエリプタ　121
アバタセプト　175

アバロパラチド酢酸塩　170
アピキサバン　108
アピドラ®　152
アフリベルセプト　277
アプリンジン塩酸塩　104
アプレピタント　**271**, 272
アヘンアルカロイド　69
アポリポタンパク質　163
アマンタジン塩酸塩　207
アミオダロン塩酸塩　**104**-106
アミカシン硫酸塩　265
アミゼット®B　246
アミティーザ®　60
アミニック®　246
アミノグリコシド系抗菌薬　17, **265**
アミノ酸製剤　**245**, 246
アミノフィリン水和物　121
アミノレバン®　246
アミパレン®　246
アミロイド$\beta$タンパク質　210
アムルビシン塩酸塩　277
アムロジピンベシル酸塩　87, **88**, 91, 140, 146, 147
アモキシシリン水和物　125, **126**, 127, 265, 268
アラキドン酸　**42**, 43, 109
アリスキレンフマル酸塩　87
アリピプラゾール　183, 184, **188**, 192
アリピプラゾール OD 錠　190
アリピプラゾール持続性水懸筋注用　190
アルカロイド　69
アルギン酸ナトリウム　125
アルツハイマー型認知症　210
アルツハイマー型認知症治療薬　212
アルテプラーゼ　91
アルドステロン　49, **86**, 238
アルドステロン受容体　230
アルファカルシドール　140, 146, **170**
アルファロール　142
アルブミン　**18**, 234
アルプラゾラム　**194**, 272
アレルギー　24
　──，インスリン製剤による　163
　──，局所麻酔薬による　256
　──，抗菌薬による　**266**, 269
　──，抗てんかん発作薬による　204
　──，生物学的製剤による　177
　──，鎮静薬による　75

（アレルギー）
　――の既往　**34**, 48
アレルギー性喘息　112
アレンドロン酸ナトリウム水和物
　　　　　14, **170**
アローゼン®　147
アログリプチン安息香酸塩　140,
　　　　　142, **152**
アンカードラッグ　174
アンギオテンシノゲン　86
アンギオテンシン　86
アンギオテンシンⅡ受容体拮抗薬
　　　　　86
アンギオテンシン受容体ネプリライ
　　シン阻害薬　**87**, 100
アンギオテンシン変換酵素　86
安全性速報　23
アンチトロンビン　107
安定狭心症　89
アンドロゲン　49
アンピシリンナトリウム　265
アンピロキシカム　45
アンプル　11
アンブロキソール塩酸塩　67, **68**

**い**

イーフェン®バッカル　10
イーラス　255
イエローレター　23
胃潰瘍　123
イグラチモド　175
異型狭心症　228
医原性クッシング症候群　53
イコサペント酸エチル　108, 166,
　　　　　**167**
胃酸　**124**, 128
維持液　235, **236**, 245
胃・十二指腸潰瘍　123
胃・十二指腸潰瘍治療薬　125
維持輸液　**234**, 241
胃食道逆流症　128
イソプレナリン　72, 218-**220**
イソプロテレノール　218
イソプロピルフェノール誘導体　73
イダルビシン塩酸塩　277
一硝酸イソソルビド　91
胃腸機能調整薬　55
一過性下部食道括約筋弛緩　128
一酸化窒素　92
一般名　8
一般用医薬品　8, **9**
遺伝子多型　17
　――, CYPの　17

――, ワルファリンカリウムの
　　　　　109
イトプリド塩酸塩　56
イトラコナゾール　14, **19**, 36
イニシンク®　152
イノツズマブ オゾガマイシン　277
イノレット®30R　152
イバブラジン塩酸塩　97
イバンドロン酸ナトリウム水和物
　　　　　170
イブプロフェン　45
イプラグリフロジン L-プロリン
　　　　　152
イプラトロピウム臭化物水和物
　　　　　121
イホスファミド　277
イミダプリル塩酸塩　**140**, 146
イメグリミン　150, 152, **153**
医薬品　8
　――の取り違え　31
医薬品医療機器総合機構　38
医薬品, 医療機器等の品質, 有効性
　　及び安全性の確保等に関する法律
　　　　　13
医薬品医療機器等法　13
医薬品の適正使用　22
医薬品副作用被害救済制度　38
医薬分業　20
胃抑制ペプチド　149
イリタント　277
イリノテカン塩酸塩　273, **277**
　――による下痢　64
医療安全情報　38
医療・介護関連肺炎　268
医療関連感染　264
医療裁判　4
医療事故調査制度　30
医療事故の再発防止に向けた提言
　　　　　31
医療用医薬品　8
医療用医薬品添付文書　23
イルベサルタン　**140**, 146
陰イオン交換樹脂　166, **167**
インヴェガ®　189
院外処方箋　20
インクレチン　149
インシデント　31
インシデントレポート　38
インスリン　36, **149**
インスリン アスパルト　**152**, 155,
　　　　　160
インスリン グラルギン　152
インスリン グルリジン　152

インスリン抗体　163
インスリン自己注射　158
　――, 高齢者の　161
インスリン製剤　150, 152, **153**, 154
　――に対するアレルギー　163
インスリン専用注射器　34, **162**
インスリン単位　162
　――の誤認　34, **161**
インスリン抵抗性　149
インスリン抵抗性改善薬　**151**, 152
インスリン デグルデク　**152**, 155
インスリン デテミル　152
インスリン ヒト　152
インスリン分泌促進薬　**151**, 152
インスリンボール　158
インスリンポンプ　153
インスリン リスプロ　152
インスリン療法　**150**, 153
　――, 高齢者の　158
　――による低血糖　157
陰性症状　186
陰性変時作用　219
陰性変伝導作用　219
陰性変力作用　219
インターフェロン　**43**, 134
インターフェロン製剤　133, **134**,
　　　　　137
インターロイキン　**43**, 112
インダカテロール酢酸塩　**115**, 121
インダカテロールマレイン酸塩　121
インドメタシンクリーム　46
インドメタシン ファルネシル　45
イントラリポス®　246, **248**
院内処方箋　20
インフリキシマブ　175
インフルエンザ脳症　48
インフルエンザ様症状　**134**, 136
インヘラー　116

**う**

ヴィーン®F輸液　**235**, 242
ウイルス性肝炎　132
ウェアリングオフ　206
ウォームショック　218
右心不全　217
うっ血性心不全　**94**, 220, 229
うつ状態　181
うつ病　181
ウパダシチニブ水和物　175
ウメクリジニウム臭化物　121
ウルティブロ® ブリーズヘラー®
　　　　　121

## え

エアゾール　116
エイコサペンタエン酸　108, **167**
栄養療法　245
エカベトナトリウム水和物　125
液剤　**10**, 11
エキセナチド　152
エクメット®　152
エクリラ® ジェヌエア®　121
エサキセレノン　**87**, 97
壊死起因性抗がん薬　277
エスケープ現象　175
エスシタロプラムシュウ酸塩　182
エストロゲン受容体　170
エスワン　25, **36**
エゼチミブ　166
エソメプラゾールマグネシウム水和
　物　**125**, 126, 130, 272
エタネルセプト　175, **176**, 177
エタネルセプトBS皮下注 ペン
　　　　　　　　　　　　176
エチゾラム　194
エチドロン酸二ナトリウム　170
エドキサバントシル酸塩水和物
　　　　　　　　108, **110**
エトレチナート　36
エナジア®　**115**, 121
エナラプリルマレイン酸塩　**87**, 97
エピネフリン　218
エビリファイ®OD錠　10
エビリファイ® 散　10
エビリファイ® 持続性水懸筋注用
　　　　　　　　　11, **190**
エビリファイ® 持続性水懸筋注用シ
　リンジ　11
エビリファイ® 錠　10
エビリファイ® 内用液　10
エピルビシン塩酸塩　277
エフェドリン注　11, **33**
エプラジノン塩酸塩　67
エプレレノン　**87**, 97
エポエチン ベータ ペゴル　**140**, 146
エボロクマブ　166
エラスターゼ　166
エリスロポエチン製剤　140, **141**,
　　　　　　　　　　　　146
エリスロマイシン　67
エリプタ　116
エリブリンメシル酸塩　277
エルカトニン　170
エルデカルシトール　170

エルネオパ®NF　246
エルネオパ®NF1号輸液　248
エルネオパ®NF2号輸液　11, **248**,
　　　　　　　　　　　　250
エルロチニブ塩酸塩　14
エレメンミック®　246
エロビキシバット水和物　59, **60**
塩化カリウム液　236
塩化カルシウム液　236
塩化ナトリウム液　235, **236**
鉛管様強剛　**192**, 205
エンクラッセ エリプタ　121
炎症性抗がん薬　277
炎症性サイトカイン　43, 50, 173
エンタカポン　207
エンテカビル水和物　133
エンドポイント　29
エンパグリフロジン　97, **152**
エンピリック治療　266
塩類下剤　59
エンレスト®　**87**, 97, 100

## お

嘔気　54
黄色腫　167
嘔吐　54
　──, がん薬物療法に伴う　271
嘔吐中枢　54
嘔吐反射　54
横紋筋融解症　168, **192**, 196, 210
オーグメンチン®　268
オーソライズドジェネリック　8
オーツカMV　246
オキサゾリジノン系薬　265
オキサプロジン　45
オキサリプラチン　277
オキシコドン塩酸塩水和物　12
オキシコンチン® 錠　12
オキシメテバノール　67
オキノーム® 散　12
お薬カレンダー　**27**, 213
お薬手帳　**25**, 214
悪心　54
　──, がん薬物療法に伴う　271
オステオカルシン　171
オゾラリズマブ　175
オノン®　115
オピオイド受容体　40
オピオイド鎮痛薬　36, **40**, 253, 260
オマリグリプチン　152
オメガ-3脂肪酸エチル　166
オメプラゾール　125

オランザピン　183, 185, **188**-190,
　　　　　　　　　　　　272
オランザピン筋肉内注射　189
オルベスコ® インヘラー　115-**117**
オルメサルタン メドキソミル
　　　　　　　**87**, 88, 97, 100
オレキシン受容体拮抗薬　78, **79**
オロダテロール塩酸塩　121
オンダンセトロン塩酸塩水和物
　　　　　　　　　　　　255
オンライン資格確認等システム　20

## か

加圧噴霧式定量吸入器　116
開始液　235, **236**, 245
概日リズム睡眠・覚醒障害　77, **80**
咳嗽　**65**, 112, 119
　──, ACE阻害薬による　66, **67**
開通確認シール　250
改訂長谷川式簡易知能評価スケール
　　　　　　　　　　　　191
潰瘍　123
外用剤　**10**, 11
カイロミクロン　163
過角化　**274**, 276
化学受容器引金帯　54
過覚醒　77, **80**
かかりつけ薬局　28
顎骨壊死　172
核酸アナログ薬　133, **134**
覚醒　77
覚醒剤取締法　13
喀痰　65
隔壁未開通　**250**
ガストリン受容体　124
過鎮静　**192**, **260**, 261
褐色細胞腫　226
活性化X因子阻害薬　108, **109**
活性型ビタミンD$_3$　169
活性型ビタミンD$_3$製剤　**141**, 146,
　　　　　　　　　　　　171
　──による高カルシウム血症
　　　　　　　　　　　　143
活動電位　71
　──, 心筋細胞の　**101**, 102
活動電位持続時間　102
滑膜炎　174
滑膜線維芽細胞　173
家庭血圧　85
家庭麻薬　68
カテーテル管理　249
カテーテル関連血流感染症　264
カテーテル関連尿路感染症　267

カテーテル留置に伴う有害事象 251
カテーテルロック 249
カテコール-*O*-メチル基転移酵素阻害薬 206
カテコールアミン 97, 98, 206, **218**
── による不整脈 223
── のルート管理 **222**, 232
カナグリフロジン水和物 152
カナリア® 152
過敏性腸症候群 **57**, 62
下部食道括約筋 128
カプセル剤 10
カプノメータ 258
過分極 71
過分極活性化環状ヌクレオチド依存性チャネル 99
カペシタビン 36, **274**, 275
可溶性グアニル酸シクラーゼ 99
空咳 65
──, ACE 阻害薬による 89
ガランタミン OD 錠 190
ガランタミン臭化水素酸塩 212
カリウムイオン競合型アシッドブロッカー **124**, 129
カリウム吸着薬 140, **141**, 146, 147
カリウム製剤 36, **236**
── の誤投与 5, 34, **237**
カリウム保持性利尿薬 87, 97, 99, **230**
── による高カリウム血症 233
顆粒球コロニー刺激因子 273
顆粒剤 10
カルシウム拮抗薬 **86**, 87, 91, 92, 140, 146, 224, 225
──, グレープフルーツジュースの影響 **18**, 86, 89, 227
カルシウム受容体作動薬 146
カルシウム製剤 171
カルシウムチャネル遮断薬 86
カルシトニン製剤 170
カルシトリオール 170
カルバペネム系薬 265
カルバペネム耐性腸内細菌科細菌 269
カルバマゼピン 200, **201**
カルフィルゾミブ 277
カルベジロール **87**, 91, 97, 100
カルペリチド 97, **230**, 231
カルボシステイン 67, **68**, 121
カルボプラチン **277**, 279
眼圧上昇 93, **122**, 196
簡易精神症状評価尺度 191

肝炎ウイルスマーカー 133
緩下剤 58
間欠注入法 248
肝硬変 **132**, 135
監査 22
鑑査 22
肝細胞がん 132
間質性肺炎 **66**, 67, 106, 137, 176
環状アデノシン一リン酸 98
環状グアノシン一リン酸 92, **99**
乾性咳嗽 65
関節超音波検査 174
関節リウマチ 172
関節リウマチ治療薬 175
含嗽剤 11
乾燥水酸化アルミニウムゲル 125
カンデサルタン シレキセチル 87
含糖酸化鉄 146
冠動脈狭窄 89
冠動脈血栓症 107
冠動脈疾患 89
肝庇護薬 133
がん薬物療法 270
カンレノ酸カリウム **230**, 232
冠攣縮性狭心症 92

**き**

奇異反応 81, **196**
規格 9
気管支拡張薬 120
気管支喘息 **112**
気管支喘息治療薬 115
疑義照会 20
キサンチン誘導体 **114**, 121
器質性便秘症 57
偽性アルドステロン症 238
基礎エネルギー量 247
基礎分泌 **149**
気道潤滑去痰薬 **66**, 69
気道粘液溶解薬 66
気道粘膜正常化薬 66
気道リモデリング 112
キドミン® 246
機能性便秘症 57
キプレス® 115
偽膜性腸炎 269
逆流性食道炎 127, **129**, 130
球形吸着炭 140, **141**
急性咳嗽 66
急性冠症候群 89
急性冠症候群治療薬 91
急性下痢 62
急性左心不全 **220**, 231

急性症候性発作 198
急性心筋梗塞 **93**, 224
急性心不全 **95**, 216, 218
急性腎不全 229
吸入器 116
吸入剤 10
吸入指導 **116**, 118, 122
吸入ステロイド薬 **114**, 120
── による嗄声 118
吸入補助器具 118
吸入薬 10
吸入療法 **115**, 120
休薬期間 **13**, 36
──, 抗血栓薬の **111**, 257
──, 硝酸薬の 93
── の誤り **33**, 178
──, メトトレキサートの 176, **178**
──, リセドロン酸ナトリウムの 14
キュバール® エアゾール 115
境界域高 LDL コレステロール血症 164
境界域高 non-HDL コレステロール血症 164
強化インスリン療法 **151**, 155, 160
凝固因子 109
狭心症 89
強心配糖体 98
強心薬 **96**, 97
── による心室性不整脈 101
橋中心髄鞘崩壊症 238
強直間代発作 197
胸痛 90
局所吸収型貼付剤 11
局所作用型 17
局所麻酔薬 **252**, 253
虚血性心疾患 89
去痰薬 **66**, 67
拒薬 191
キレート **18**, 172
キロミクロン 163
禁忌 **23**, 25
緊急安全性情報 23
筋強剛 192, **205**, 210

**く**

グアニル酸シクラーゼ C 受容体作動薬 **58**, 59
区域麻酔 252
クエチアピンフマル酸塩 **188**, 190, 212, 213
クエン酸第二鉄水和物 146

くすりのしおり　38
くすりの適正使用協議会　38
クッシング症候群　53
クラドリビン　277
グラニセトロン塩酸塩　**255**, 271
クラブラン酸カリウム　265, **268**
クラリスロマイシン　**67**, 125, 126
クリーム剤　11
グリクラジド　152
グリコアルブミン　151
グリコピロニウム臭化物　115, **121**
グリコペプチド系薬　265
グリシン $\alpha_1$ 受容体拮抗薬　69
グリセリン浣腸液　59, **61**
グリチルリチン　238
グリニド薬　150, **153**
グリベンクラミド　152
グリメピリド　152
グルカゴン-インスリン療法　239
グルカゴン点鼻粉末剤　158
グルカゴン様ペプチド1　149
グルコース　242
グルコース依存性インスリン分泌刺
　激ポリペプチド　149
グルコース-インスリン療法　239
グルココルチコイド　49
グルコン酸カルシウム　239
グルタミン酸　**71**, 210, 212
グルタミン酸受容体　199
グルベス®　152
グレープフルーツジュース　**17**, 18,
　　　　　　　　89, 203, 227
グレカプレビル水和物・ピブレンタ
　スビル　133, **135**
クレゾールスルホン酸カリウム　67
クローン病　247
クロキサゾラム　194
クロザピン　188
クロストリディオイデス-ディフィ
　シル感染症　131, **269**
クロチアゼパム　56, 80, **194**
クロナゼパム　200
クロバザム　200
クロピドグレル硫酸塩　91, **92**, 93,
　　　　　　　　108, 110
クロファラビン　277
クロベタゾールプロピオン酸エステ
　ル軟膏　51
クロペラスチン塩酸塩　67
クワッドバッグ　247, **248**

**け**

経験的治療　266

経口活性型ビタミン $D_3$ 製剤　140,
　　　　　　　　　　　　　**141**
経口血糖降下薬　**150**, 151
経口補水液　**241**, 242
経口利尿薬　232
刑事責任　5
経皮吸収型貼付剤　11
計量心理学的スコア　260
痙攣　198
激越　189
劇薬　13
下剤　58
血圧　84
血液凝固機構　109
血液透析　144
血管外漏出　36, **271**, 276
血管拡張薬　**91**, 97, 99, 224
血管内皮細胞増殖因子　173
血漿　235
血小板　92
血小板血栓　106
欠神発作　197
血栓症　107
血栓溶解薬　91, **92**
血栓溶解療法　90, **109**
血中尿素窒素　234
血中濃度-時間曲線下面積　15
血中濃度モニタリング　**16**, 205, 265
結腸無力症　62
血糖降下薬　150
血糖自己測定　**151**, 157, 159-161
血糖値　149
血糖マネジメント　157
血餅　106
ケトプロフェン　44, **45**
ケトプロフェン筋注　46
ケトプロフェンテープ　**46**, 148
解熱鎮痛薬　40, 44, 45
ゲノタイプ　135
ゲムツズマブオゾガマイシン　277
下痢　**62**, 64
下痢治療薬　63
下痢どめ　63
腱鞘滑膜炎　174
懸濁剤　10
ゲンノショウコエキス　63
原末　68
原薬量　9

**こ**

誤飲　28
　──, PTP シートの　37
　──, 子どもによる　28

抗 CCP 抗体　173
抗 EGFR 抗体薬　**274**, 275
抗 IgE 抗体　115
抗 IL-4/13R　115
抗 IL-4/13 受容体抗体　115
抗 IL-5R　115
抗 IL-5 抗体　115
抗 IL-5 受容体抗体　115
抗 IL-6 受容体抗体　175
高 LDL-C 血症　168
高 LDL コレステロール血症　164
抗 MRSA 薬　267
高 non-HDL コレステロール血症
　　　　　　　　　　　　　164
抗 RANKL モノクローナル抗体
　　　　　　　　　　　　　170
抗 TNF-$\alpha$ 抗体製剤　175
抗 TSLP 抗体　115
抗悪性腫瘍薬　**13**, 14, 36
　──による嘔吐　55, **271**
　──による下痢　64
　──の血管外漏出　36, **276**
降圧薬　**85**, 87, 223-225
抗アルドステロン作用　230
抗アルドステロン薬　86
抗アレルギー薬　115
高インスリン血症　153
　──, 高カロリー輸液による
　　　　　　　　　　　　　251
抗ウイルス療法　133
抗うつ薬　179, **182**
　──の薬物相互作用　185
抗うつ薬増強療法　183
抗炎症タンパク質　50
抗炎症薬　40
抗炎症力価　50
高カリウム血症　139, **141**, 146
　──, カリウム製剤による　236
　──, カリウム保持性利尿薬によ
　る　233
　──, プロポフォールによる　72
　──, 輸液による　239
高カルシウム血症　143
　──, 活性型ビタミン $D_3$ 製剤に
　よる　**141**, 143, 172
　──, ポリカルボフィルカルシウ
　ムによる　**59**, 63
高カロリー輸液製剤　245
高カロリー輸液用基本液　245, **246**
高カロリー輸液療法　**245**, 246
　──による高インスリン血症
　　　　　　　　　　　　　251
交感神経刺激症状　157

交感神経遮断薬　87, **88**, 91, 97, 224
抗がん薬　277
　──による嘔吐　55, **271**
　──による皮膚障害　274
　──の血管外漏出　36, **276**
抗凝固薬　91, **92**, 107, 108
抗凝固療法　109
抗菌スペクトル　266
抗菌薬　**264**, 265
　──によるアレルギー反応　**266**, 269
抗菌薬適正使用　266
口腔内カンジダ症　118
口腔内崩壊錠　10
抗グルタミン酸作用　199
高クロール性アシドーシス　244
攻撃因子抑制薬　124
高血圧緊急症　85, **226**
高血圧症　85
高血圧性心不全　**223**, 225, 231
高血圧性脳症　85
抗血小板薬　91, **92**, 107, 108
　──による出血　111
　──の術前中止　25, **111**
抗血小板療法　108
抗血栓薬　108
　──による出血　109
　──の薬物相互作用　111
抗血栓療法　92, **108**
高血糖　149
　──, 輸液による　239
高血糖高浸透圧状態　251
高血糖性昏睡　159
抗コリン作用　**69**, 183, 184, 210
抗コリン薬　**114**, 122, 125, 126, 206
高コレステロール血症　165
高コレステロール血症治療薬　166, **167**
鉱質コルチコイド　49
膠質浸透圧　234
甲状腺機能低下症　271
高浸透圧高血糖状態　159
抗スクレロスチンモノクローナル抗体　171
合成カテコールアミン　218
抗精神病作用　187
抗精神病薬　179, **186**, 192
向精神薬　13, **179**
酵素誘導　19
好中球減少　271, **273**
高張性脱水　240
抗てんかん発作薬　**198**, 200
　──によるアレルギー反応　204

──による呼吸抑制　36, **204**
　──のエンドポイント　29
　──の血中濃度モニタリング　16, **198**
　──の薬物相互作用　203
抗てんかん薬　198
口頭式評価スケール　48
高トリグリセライド血症　164
高トリグリセリド血症　167
高トリグリセリド血症治療薬　166, **167**
高ナトリウム血症　**239**, 242
効能・効果　23
後発医薬品　8
高比重リポタンパク質　163
抗ヒスタミン薬　56
抗ビタミンK薬　108
抗不安薬　179, **193**, 194
後負荷　223
口部自動症　201
抗不整脈薬　**103**, 104
　──による心室性不整脈　106
　──による心不全の増悪　106
高プロラクチン血症　192
興奮性神経伝達物質　**71**, 199
硬膜外カテーテル　252
硬膜外血腫　256
硬膜外麻酔　252
高マグネシウム血症　61
抗リウマチ薬　174
高リン血症　139, **141**, 145, 146
コールドテスト　254
小型高密度LDL　165
呼気終末二酸化炭素分圧モニタ　258
呼吸抑制　36
　──, 過鎮静による　76
　──, 抗てんかん発作薬による　204
　──, 抗不安薬による　196
　──, 硬膜外鎮痛による　258
　──, コデインリン酸塩による　68
　──, 睡眠薬による　81
　──, モルヒネによる　258
黒質線条体経路　187
固縮　205
誤接続防止コネクタ　257
骨芽細胞　169
骨吸収　169
骨吸収抑制薬　170
骨形成　169
骨形成促進薬　170

骨折予防薬　169
骨粗鬆症　169
　──, 副腎皮質ステロイド薬による　53
骨粗鬆症治療薬　170
骨代謝改善薬　171
骨代謝回転　169
骨のリモデリング　169
骨破壊　174
骨びらん　174
骨密度　170
骨・ミネラル代謝異常　139
コデインリン酸塩散　67
コデインリン酸塩水和物　**67**-69
　──の禁忌　68
コネクタの誤接続　257
ゴリムマブ　175
コルチゾル　49
コルチゾン　49
コルチゾン酢酸エステル　50
コレカルシフェロール　171
コレスチミド　166
コレスチラミン　166
コレステロール　163
コレステロール異化排泄促進薬　166, **167**
コレステロール低下薬　92
コロネル®　61
混注　6
コンプライアンス　26

**さ**

サーカディアンリズム　77
サーファクタント　66
サイアザイド系利尿薬　**87**, 229, 236
再栄養症候群　251
催奇形性　109
　──, バルプロ酸ナトリウムの　202
　──, リバビリンの　137
　──, ワルファリンカリウムの　109
細菌感染症　264
剤型　9
剤形　**9**, 10
　──, NSAIDsの　46
　──, 抗精神病薬の　189
　──の変更　**28**, 35
　──, 副腎皮質ステロイド薬の　51
採血のタイミング　16
最高血中濃度　15
最高血中濃度到達時間　15

在宅静脈栄養法 248
最低血中濃度 15
サイトカイン 43, **112**
催吐作用 **55**, 271
サイトテック® 126
催不整脈性 **103**, 106
再分極 102
細胞外液 234
細胞傷害性抗がん薬 270
細胞内液 234
サキサグリプチン水和物 152
作為体験 190
酢酸リンゲル液 235
サクビトリルバルサルタンナトリウ
　ム水和物 **87**, 97, 100
坐剤 **11**, 17, 46
左室駆出率 95
左心不全 217
嗄声 114, **118**
させらせ体験 190
痤瘡様皮疹 274
サビーン® 277
ザファテック® 160
サプリメント **25**, 28, 142, 185, 257
坐薬 11
サラゾスルファピリジン **33**, 175
サリルマブ 175
サルタノール インヘラー 115
サルブタモール硫酸塩 115
サルポグレラート塩酸塩 108
サルメテロールキシナホ酸塩
　　　　　　　　　**115**, 121
残遺症状 186
酸化 LDL 164
酸化 LDL コレステロール 89
酸化マグネシウム 59, **60**, 67
三環系抗うつ薬 **183**, 184
散剤 10
酸中和薬 125, **126**

### し

ジアゼパム **73**, 147, 194, 200, 202
　——換算 193
シーブリ® 吸入用カプセル 121
ジェットラグ 80
ジェネリック医薬品 8
視覚的アナログスケール 48
歯牙酸蝕症 129
ジギタリス 36, 97, **98**, 101
ジギタリス中毒 101
シクレソニド **115**, 117
シクロオキシゲナーゼ **42**, 109
ジクロフェナクナトリウム **44**, 175

ジクロフェナクナトリウム SR
　　　　　　　　　**44**-47
ジクロフェナクナトリウムゲル 46
ジクロフェナクナトリウム坐剤
　　　　　　　　　17, **44**-46
ジクロフェナクナトリウム錠 47
シクロホスファミド水和物 277
刺激性下剤 59, **60**
止血 106
ジゴキシン **97**, 100
自己注射 3
　——, インスリンの 13, **158**, 161
　——, 抗リウマチ薬の 177
自己免疫性肝炎 **132**, 136
時差ぼけ 80
持参薬 **9**, 33
指示書 22
脂質異常症 164
脂質異常症治療薬 166
止瀉薬 63
姿勢反射障害 206
持続血糖モニタ 151
持続性心房細動 102
持続性注射剤 **187**, 191
持続性不整脈 104
持続痛 41
持続皮下インスリン注入療法 154
ジソピラミド 104
シダキュア® スギ花粉舌下錠 10
シタグリプチンリン酸塩水和物
　　　　　　　　　152, **154**
シタラビン 277
市中肺炎 268
シックデイ 156
失神 103
湿性咳嗽 65
シトクロム P450 17
シトルリン化ペプチド 173
シナカルセト塩酸塩 146
シナプス小胞タンパク質 199
ジピリダモール 108
ジフェンヒドラミン塩酸塩 56
ジフェンヒドラミンクリーム 148
ジフルプレドナート軟膏 51
ジプレキサ® 190
ジプレキサ® 筋注用 189
ジプロフィリン 56
シプロフロキサシン 33
ジペプチジルペプチダーゼ-4 149
脂肪乳剤 246, **247**
シムビコート® タービュヘイラー®
　　　　　　　　　**115**, 121
シメチジン 125

ジメモルファンリン酸塩 67, **68**
若年ミオクロニーてんかん 202
芍薬甘草湯 237
社交不安症 193
ジャディアンス® 100
ジャヌビア® 154
周術期ステロイドカバー 52
重症喘息 113
重症低血糖 **157**, 158
重症度 270
自由水 242
重曹 140, **141**
重篤副作用疾患別対応マニュアル
　　　　　　　　　38
十二指腸潰瘍 123
収斂薬 63
粥腫 164
手術部位感染症 **264**, 267
出血傾向 **48**, 93, 111
出血性潰瘍 124
出血性ショック 218
術後回復液 235, **236**
術後回復強化 255
術前中止薬 **25**, 111
消化管運動賦活薬 59
消化管出血 94
消化性潰瘍 123
照合型チェック **31**, 32
硝酸イソソルビド 91, 97, 147
硝酸イソソルビド徐放カプセル 93
硝酸イソソルビドテープ 17
硝酸薬 **91**, 97, 224, 225
　——による眼圧上昇 93
　——の休薬期間 93
消失速度 16
消失半減期 16
　——, 解熱鎮痛薬の 44
　——, 睡眠薬の 78
　——, 鎮静薬の 72
小腸コレステロールトランスポー
　ター阻害薬 166, **167**
焦点意識減損発作 198
焦点意識保持発作 197, **198**
焦点起始発作 **198**, 202
焦点てんかん 198
消毒剤 11
商品名 8
静脈栄養法 245
静脈血栓 107
少量長期マクロライド療法 67
初回通過効果 15
除菌療法 124
食塩感受性高血圧 87

食道裂孔ヘルニア　128
徐拍化薬　97
処方監査　22
徐放性製剤　**12**, 46
　——の粉砕　35
処方箋　20
処方入力　**21**, 32
　——の間違い　9, **33**
徐脈性不整脈　**101**, 102, 105
止痢薬　63
ジルチアゼム塩酸塩　**91**, 104, 225
シロスタゾール　108
シロップ剤　10
心因性疼痛　41
腎盂腎炎　**242**, 267
侵害受容性疼痛　**41**, 42
心筋梗塞　89, 100, 105, **107**, 110
シングリックス®　178
シングレア®　115
神経原線維変化　210
神経障害性疼痛　**41**, 42
神経伝達物質　71
心血管疾患　139
心原性ショック　**218**, 221
心原性脳血栓塞栓症　110
人工呼吸管理中の鎮静　258
人工透析　144
腎後性腎不全　230
診察室血圧　85
心室性不整脈　103
　——，カテコールアミンによる
　　　　　　　　　　　　223
　——，強心薬による　101
　——，抗不整脈薬による　106
心室頻拍　102
滲出性下痢　62
腎性腎不全　229
腎性貧血　139, **141**, 145
腎前性腎不全　**229**, 231
心臓リモデリング　**95**, 98
深鎮静　**70**, 262
心停止などに注意が必要な医薬品
　　　　　　　　　　　　36
心電図　102
浸透圧　234
浸透圧下剤　**58**, 59
浸透圧性下痢　62
浸透圧利尿　241
心拍出量　84
シンバスタチン　166
深部静脈血栓症　**107**, 110
心不全　88, **94**

　——の増悪，β遮断薬による
　　　　　　　　　**101**, 228
　——の増悪，抗不整脈薬による
　　　　　　　　　　　　106
　——，輸液による　244
心不全治療薬　97
深部痛　41
心房性ナトリウム利尿ペプチド
　　　　　　　　　**87**, 99
心房頻拍　102
新レシカルボン®坐剤　59, **61**

**す**

錐体外路症状　**56**, 187, 192, 210,
　　　　　　　　　　　　212
推定糸球体濾過値　139
睡眠呼吸障害　77
睡眠障害　77
睡眠薬　**78**, 179
　——の薬物相互作用　82
スージャヌ®　152
数値的評価スケール　**48**, 254
すくみ足　206
スクラルファート水和物　125
スクレロスチン　171
スクロオキシ水酸化鉄　146
スタチン　91, 92, 166, **167**
スタンダードスタチン　167
スティーヴンス-ジョンソン症候群
　　　　　　　　　24, **204**
ステロイド　49
ステロイド外用薬　**51**, 274
ステロイド精神病　53
ステロイドホルモン　49
ステロイド離脱症候群　51
ステロイドレセプター　50
ステント内血栓症　93
ストック薬　22, **31**
ストリキニーネ中毒　69
ストレス係数　247
ストロングスタチン　**167**, 168
スニチニブ　274
スピオルト®レスピマット®　121
スピリーバ®吸入用カプセル　121
スピリーバ®レスピマット®　121
スピロノラクトン　**87**, 97, 232
スペーサー　**118**, 119
スボレキサント　78, **80**
スリンダク　45, **46**
スルバクタムナトリウム　265
スルピリド　125
スルホニル尿素薬　153

**せ**

製剤量　9
静止電位　71
正常洞調律　101
整腸薬　59, **63**
制吐薬　**55**, 56, 255
生物学的製剤　**174**, 177
生物学的利用能　15
成分量　9
性ホルモン　49
セイヨウオトギリソウ　137
生理食塩液　**235**, 236, 238, 241-243
咳　65
咳受容体　**65**, 66
赤色血栓　107
咳喘息　**66**, 112, 116
咳中枢　65
責任インスリン　158
咳反射　65
是正輸液　**234**, 241
舌下錠　10
セツキシマブ　274
絶対リスク　164
セトラキサート塩酸塩　125
セファゾリンナトリウム水和物
　　　　　　33, 265, **267**
セフェピム塩酸塩水和物　265
セフェム系薬　265
セフカペン ピボキシル塩酸塩水和
　　物　33, **265**
セフジトレン ピボキシル　33
セフタジジム水和物　265
セプタム　249
セフトリアキソンナトリウム水和物
　　　　　　33, 243, **265**, 269
セフトロザン硫酸塩　265
セフメタゾールナトリウム　265
セベラマー塩酸塩　146
セマグルチド　152
セルトラリン塩酸塩　**182**, 184
セルトリズマブ ペゴル　175
セレギリン塩酸塩　207, **209**
セレコキシブ　**45**, 47, 147, 175
セレコックス®　45
セロクエル®　33
セロクラール®　33
セロトニン　54, **55**, 181
セロトニン再取り込み阻害・セロト
　　ニン受容体調節薬　183
セロトニン再取り込み阻害薬　182
セロトニン受容体作動薬　194
セロトニン・ドパミン拮抗薬　188

セロトニン-ノルアドレナリン再取り込み阻害薬 182
線維素溶解 106
遷延性咳嗽 66
前向性健忘 81
センサー付きポンプ療法 154
全身吸収型貼付剤 11
全身作用型 17
全身麻酔 70
喘息 **112**-114
──，β遮断薬による **94**, 106, 228
──，アスピリンによる **43**, 48, 94
喘息 COPD 合併症 120
喘息発作 113
選択的 COX-2 阻害薬 43
選択的 $M_1$ 受容体拮抗薬 125, **126**
選択的 PPAR α モジュレーター 166
選択的エストロゲン受容体モジュレータ 170
選択的クロライドチャネル賦活薬 **58**, 59
選択的セロトニン再取り込み阻害薬 182
浅鎮静 **70**, 259
疝痛 42
蠕動運動性下痢 62
セントジョーンズワート 137
センナ 147
センノシド 59, **60**
先発医薬品 8
全般性不安症 193
全般てんかん 197
せん妄 186
──，ベンゾジアゼピン系薬による 195
線溶 106

**そ**

爪囲炎 274
躁エピソード **181**, 186
双極症 **181**, 183, 185
相互接続防止コネクタにかかわる国際規格 257
早朝覚醒 79
瘙痒症 146
速放性製剤 12
組織因子 106
組織型プラスミノゲンアクチベータ 92, **109**
咀嚼錠 10

ゾシン® 8, **267**
速効型インスリン分泌促進薬 152, **153**
ソニアス® 152
ゾニサミド 207
ゾピクロン 78
ソファルコン 125
ソフトミスト吸入器 120
ソホスブビル・ベルパタスビル 133, **136**
ソリクア® 152
ソリタ®-T1号輸液 **235**, 238, 242, 243
ソリタ®-T2号輸液 235
ソリタ®-T3号輸液 **235**, 236, 238, 243
ソリタ®-T4号輸液 235
ゾルトファイ® 152
ゾルピデム酒石酸塩 78, **80**, 147
ゾレドロン酸水和物 170

**た**

ターゲット療法 46
タービュヘイラー 116
体液過剰 244
体液量 243
体液量過剰 239
大建中湯エキス 59
代謝水 235
代謝性アシドーシス 72, **141**, 230
代謝性アルカローシス 233
大豆油 247
耐性 180
耐性ウイルス **134**, 136
体性痛 **41**, 42
代替エンドポイント 29
大腸刺激性下剤 59, **60**, 62
怠薬 191
タウタンパク質 210
ダウノルビシン塩酸塩 277
ダウンレギュレーション 220
多価不飽和脂肪酸 166
タキソール® 33
タキソテール® 33
タクロリムス水和物 175
タケキャブ® **126**, 127, 130
多元受容体作用抗精神病薬 272
多剤耐性アシネトバクター 269
多剤耐性菌 266
タゾバクタムナトリウム 265, **267**
タゾバクタム・ピペラシリン 8
タゾピペ® 8
脱水 **240**, 243, 244

──，SGLT2 阻害薬による 156
──，下痢による 64
脱水補給液 235, **236**
脱分極 **71**, 102
妥当性チェック **31**, 32
ダパグリフロジンプロピレングリコール水和物 97, 100, 140, **152**
ダビガトランエテキシラートメタンスルホン酸塩 108
ダブルバッグ製剤 247
ダルベポエチン アルファ **140**, 146
単位 9
単一電解質輸液製剤 236
単剤主義 183
炭酸カルシウム製剤 141
炭酸水素ナトリウム 59, 125, 140, **141**, 142, 200
炭酸ランタン水和物 146
炭酸リチウム 185
短時間作用性 $β_2$ 刺激薬 114
短時間作用性抗コリン薬 **114**, 120
胆汁酸 163
胆汁酸トランスポーター阻害薬 59, **60**
単純性腎盂腎炎 267
単純部分発作 197
短腸症候群 248
タンドスピロンクエン酸塩 194
ダントロレンナトリウム水和物 **192**, 196
タンニン酸アルブミン 63
断眠 77

**ち**

チアゾリジン薬 150, 152, **153**, 156
チアマゾール 36
チアラミド塩酸塩 45
チオテパ 277
チオトロピウム臭化物水和物 121
チキジウム臭化物 125
チクロピジン塩酸塩 91, **92**
──による重篤な副作用 **29**, 36
腟坐剤 11
チペピジンヒベンズ酸塩 67
チメピジウム臭化物水和物 125
チュアブル錠 10
注意義務違反 5
中核症状 210
中間比重リポタンパク質 163
注察妄想 189
注射剤 **11**, 46
──の混合忘れ 37
──の成分量 9

注射薬　11
注射薬処方　21
注射薬処方箋　20, **22**
中心静脈栄養　245
中心静脈カテーテル　245
中枢神経症状　158
中枢性嘔吐　55
中枢性鎮咳薬　66
中性脂肪　163
注腸剤　51
中等度鎮静　70
中途覚醒　**79**, 80
中毒性表皮壊死症　24, **204**
中毒濃度　16
中脳皮質経路　187
中脳辺縁系経路　187
腸管運動促進剤　59
腸管狭窄　247
長期管理薬　114
長期留置型中心静脈カテーテル
　　　　　　　　　　　　249
調剤　22
調剤インシデント　31
長時間作用性$\beta_2$刺激薬　**114**, 120
長時間作用性抗コリン薬　**114**, 120
腸注液　11
腸注フォーム　11
超低比重リポタンパク質　163
張度　234
腸内細菌移行　251
貼付剤　**11**, 17, 46
腸溶性製剤　9
直接作用型経口凝固薬　109
直接作用型抗ウイルス薬　134
直接作用性血管拡張薬　225
直接指示　22
直腸刺激性下剤　59
治療薬物モニタリング　16
チルゼパチド　152
鎮咳薬　**66**, 67
陳旧性心筋梗塞　**100**, 232
鎮痙薬　126
沈降炭酸カルシウム　**140**, 142,
　　　　　　　　　146, 147
鎮静　**70**, 258
鎮静深度　**70**, 260
鎮静薬　36, **72**, 73, 260
　　──の拮抗薬　76
　　──の薬物相互作用　73
鎮痛・鎮静スケール　260
鎮痛薬　40
鎮痛優先の鎮静　259

**つ**

追加分泌　149
ツベルクリン反応用注射器　162
ツロブテロールテープ　17

**て**

手足症候群　271, **274**
手足皮膚反応　**274**, 276
低 HDL コレステロール血症　164
ディーエスカレーション　266
低カリウム血症　**232**, 237, 239
　　──，抑肝散エキスによる　214
　　──，ループ利尿薬による　233
低カルシウム血症　172
定型抗精神病薬　187
低血糖　157
　　──，輸液による　239
定常状態　15, **16**
低張性脱水　240
低張性電解質輸液製剤　235
低張電解質輸液　241, **242**
低ナトリウム血症　**236**, 239
　　──，利尿薬による　233
低比重リポタンパク質　163
低マグネシウム血症　233
定量噴霧器　116
テオドール®　33
テオフィリン　36, **114**, 120, 121
テオフィリン中毒　114, **118**
テオロング®　121
デカドロン®　272
適応障害　193
適応反応症　**193**, 194
デキサメタゾン　50, 271, **272**
デキサメタゾンパルミチン酸エステ
　ル注射液　51
デキストラン硫酸エステルナトリウ
　ム イオウ18　166
デキストロメトルファン臭化水素酸
　塩水和物　67
適用外使用　23
デクスメデトミジン塩酸塩　**72**, 73,
　　　　　　　　　260-262
デクスラゾキサン　277
テグレトール®　33
手順書　3
テストステロン　49
鉄剤　**140**, 146
テトラサイクリン系薬　265
テネリグリプチン臭化水素酸塩水和
　物　152
デノスマブ　170, **171**

テノゼット®　133
デノタス®　171
デノパミン　97
テノホビル アラフェナミドフマル
　酸塩　133, **135**
テノホビル ジソプロキシルフマル
　酸塩　133
デヒドロエピアンドロステロン　49
テプレノン　125
デポ剤　187
テムシロリムス　277
テモゾロミド　14
デュラグルチド　152
デュロキセチン塩酸塩　182, **184**
テリパラチド酢酸塩　170
テリルジーエリプタ　121
テルミサルタン　87
デルモベート® 軟膏　51
電解質コルチコイド　**49**, 50
電解質コルチコイド過剰徴候　238
電解質輸液製剤　235
添加薬　253
てんかん　197
　　──，高齢者の　201
点眼剤　11
てんかん発作　197
てんかん発作重積　198
電子カルテ　21, **22**
点耳剤　11
電子処方箋　20
点滴速度の間違い　34
伝導遅延　102
天然型ビタミン $D_3$ 製剤　171
天然ケイ酸アルミニウム　63
点鼻剤　11
添付文書　23

**と**

動悸　103
糖吸収抑制薬　152
統合失調症　**186**, 189, 190
動作緩慢　205
糖質コルチコイド　**49**, 50
糖新生　49, **149**
透析患者　**143**, 147
　　──，高齢の　**145**, 148
透析療法　144
等張性電解質輸液製剤　235
疼痛　41, 42, 48
糖毒性　150
糖尿病　140, **149**
　　──に伴う CKD　141
　　──の3大合併症　149

糖尿病性ケトアシドーシス　159
糖尿病性細小血管合併症　149
糖尿病性神経障害　149
糖尿病性腎症　142, 148, **149**
糖尿病性大血管症　149
糖尿病治療薬　152
糖尿病網膜症　149
糖排泄調整薬　152
洞不全症候群　102
動脈血栓症　106, **107**, 109, 110
　──の予防　110
動脈硬化性疾患　**149**, 164
動揺病　56
投与経路の間違い　**34**, 37
投与速度の間違い　34
投与量の間違い　34
糖類下剤　59
ドキサゾシン　147
ドキサゾシンメシル酸塩　**87**, 142
ドキシサイクリン塩酸塩水和物
　　274
ドキソルビシン塩酸塩　277
特定行為に係る看護師の研修制度
　　3
毒薬　13
トコフェロールニコチン酸エステル
　　166
トシリズマブ　175
ドセタキセル　277
突出痛　12, **41**
ドネペジル塩酸塩　**211**, 212
ドネペジル塩酸塩 OD 錠　212, **213**
ドパ脱炭酸酵素阻害薬　206
ドパミン　54, **186**, 218, 219
ドパミンアゴニスト　206
ドパミン塩酸塩　97, 100, 219, 221
ドパミン過感受性精神病　180
ドパミン受容体　55, **188**, 219, 272
ドパミン受容体刺激薬　206
ドパミン受容体部分アゴニスト
　　188
ドパミン神経変性　205
ドパミン放出促進薬　207
トファシチニブクエン酸塩　175
ドブタミン　218, **219**
ドブタミン塩酸塩　97, **219**, 220
トホグリフロジン水和物　152
ドライパウダー定量噴霧器　116
トラスツズマブ エムタンシン　277
トラゼンタ®　**141**, 147
ドラッグデリバリーシステム　44
トラディアンス®　152
トラフ値　**15**, 17, 265

トラベクテジン　277
トラベルミン®　**55**, 56
トリアゾラム　78
トリアムシノロンアセトニド　50,
　　51
トリグリセライド　**163**, 164
トリグリセリド　163
トリクロルメチアジド　87, **88**, 236
トリプルバッグ製剤　247
トリヘキシフェニジル塩酸塩　207
トレシーバ®　152, 154, **160**
トレシーバ® 注フレックスタッチ®
　　155
トレラグリプチンコハク酸塩　**152**,
　　160
トローチ　10
トロキシピド　125
ドロペリドール　255
トロポニン　98
トロンビン　107
トロンビン阻害薬　108, **109**
トロンボキサン $A_2$　42, 92, 109
トロンボキサン阻害薬　115
頓服　42
ドンペリドン　**55**, 56, 208, 272

## な

内臓痛　**41**, 42
内服薬処方　21
内用剤　10
ナテグリニド　152
ナトリウムイオン依存性グルコース
　共役輸送体　151
ナトリウムイオンチャネル阻害作用
　　199
ナトリウムイオン貯留力価　50
ナトリウム欠乏性脱水　240
ナトリウム製剤　236
ナトリウムポンプ　49
ナトリウム利尿ペプチド　86
ナプロキセン　45
ナルデメジントシル酸塩　59
ナルフラフィン塩酸塩　146
ナロキソン塩酸塩　76
軟膏　11
難治てんかん　198

## に

ニカルジピン塩酸塩　225, **226**
ニコチン酸誘導体　166, **167**
ニコモール　166
ニコランジル　91
ニザチジン　125

二次性高血圧症　**85**, 224
二次性全般化　199
ニセリトロール　166
ニトロ化合物　92
ニトログリセリン　91, **92**, 97, 225
ニトログリセリン点滴静注　226
ニトロプルシドナトリウム水和物
　　225
ニフェカラント塩酸塩　104
ニフェジピン　**87**, 140, 142
ニフェジピン CR 錠　12
ニフェジピン L 錠　12
ニフェジピンカプセル　12
日本医療機能評価機構　38
ニューキノロン系薬　18, **265**
乳酸アシドーシス　155
　──，高カロリー輸液による
　　246
　──，ビグアナイド薬による
　　25, **156**
乳酸菌製剤　63
乳酸ナトリウム液　236
乳酸リンゲル液　235
ニュープロ® パッチ　208
入眠困難　79
ニューロキニン受容体　55
尿素クリーム　274, **276**
尿毒症　139, **141**
尿毒症物質吸着薬　140
尿路感染症　243
　──，SGLT2 阻害薬による
　　101, **156**
　──，カテーテル留置による
　　264, **267**
認知症　190, **210**
　──患者の薬剤管理　213
認知症に伴う行動・心理症状　210
忍容性　**30**, 180

## ね

ネオアミユー®　246
ネオパレン®　246
ネオフィリン®　121
熱性痙攣　198
熱中症　242
ネブライザ　116
ネプリライシン　84, **86**
ネプリライシン阻害薬　**86**, 97, 100
ネララビン　277
ネルボン® 錠　33
粘膜保護薬　125

## の

脳梗塞　107
脳性ナトリウム利尿ペプチド　87
脳動脈血栓症　107
ノギテカン塩酸塩　277
ノバミン®　272
ノボラピッド®　152, **154**
ノボラピッド®注　160
ノボラピッド®注フレックスタッチ®
　　155
ノボラピッド®ミックス　152, **154**,
　　160
ノボリン®　152
乗り物酔い　56
ノルアドレナリン　72, 88, 97, 181,
　　218, 219, **220**, 221
ノルアドリナリン®注　33
ノルアドレナリン作動性・特異的セ
　ロトニン作動性抗うつ薬　183
ノルエピネフリン　218
ノンコンプライアンス　26
ノンベシカント　277

## は

パーキンソン症候群　**56**, 205
パーキンソン病　205
パーキンソン病治療薬　207
ハーボニー®　133
バイアスピリン®　93
バイアル　11
肺うっ血　95
バイオアベイラビリティ　15
バイオ医薬品　8
バイオ後続品　8
バイオシミラー　8
ハイカリック　246
肺気腫　119
敗血症　264
敗血症性ショック　**218**, 221
肺サーファクタント　66
配置薬　22, **31**
　　——の取り違え　37
排便回数減少型便秘症　57
排便困難型便秘症　57
吐きけ　54
白色血栓　106
バクタ®配合錠　33
パクリタキセル　277, **279**
歯車様筋強剛　205
破骨細胞　**169**, 173
播種性血管内凝固　107
バゼドキシフェン酢酸塩　170

バッカル錠　10
バッグ型キット製剤　247
　　——の隔壁未開通　36, **250**
バッグ製剤　11
発熱性好中球減少症　273
パニック症　193
パニック発作　**193**, 195
パニツムマブ　274
バラクルード®　133
バリシチニブ　175
ハリスベネディクト式　247
パリペリドン　**188**, 189
バルプロ酸ナトリウム　12, 200, **201**
バルプロ酸ナトリウム徐放錠　12,
　　**202**
パルミコート®吸入液　115
パルミコート®タービュヘイラー®
　　115
バレット食道腺がん　131
パロキセチン塩酸塩水和物　182,
　　**184**
パロノセトロン塩酸塩　271
ハロペリドール　25
半夏瀉心湯　64
バンコマイシン塩酸塩　265, **267**
　　——によるレッドマン症候群
　　269
　　——の投与経路間違い　35
反射性頻脈　**225**, 228
反跳現象　**79**, 82, 180, 196
パンヌス　173
販売名　8
ハンプ®　231

## ひ

非アレルギー性喘息　112
ピーエヌツイン®　246
ピーク値　**15**, 17
非壊死起因性抗がん薬　277
ピオグリタゾン塩酸塩　152
非オピオイド鎮痛薬　40
ビオフェルミン®　**59**, 63, 64
ビオフェルミン®R　63
被害関係妄想　189
ビグアナイド薬　25, **150**-152, 156
ピコスルファートナトリウム水和物
　　59
ピコスルファートナトリウム内用液
　　60
　　——の投与経路間違い　35
ビサコジル　59, **61**
ビジクリア®　25
ヒスタミン　112

ヒスタミン受容体　**55**, 124, 126
非ステロイド性抗炎症薬　40, **42**
ビスホスホネート　170
　　——の服薬指導　14, **172**
ビスホスホネート関連顎骨壊死
　　172
ビソプロロール　87, 91, 97
ビソプロロールフマル酸塩　**93**,
　　104, 105
ビタジェクト　246
ピタバスタチンカルシウム　166,
　　**168**
ビタミン $B_1$ 欠乏　246, **251**
ビタミン $D_3$　169
ビタミン $K_2$ 製剤　111, **171**, 172
ビタミン K 依存性凝固因子　109
ビタミン K エポキシド還元酵素
　　109
ビタミン K 阻害作用　109
ビタミン剤　246
必須脂肪酸欠乏症　247
非定型抗精神病薬　183, 185, **187**,
　　188, 211
ヒドララジン塩酸塩　225
ヒドロキシトリプタミン　55
ヒドロクロロチアジド　87
ヒドロコルチゾン　50, **51**
ヒドロコルチゾン酪酸エステル軟膏
　　51
ビノレルビン酒石酸塩　277
非びらん性食道炎　128
ビフィズス菌製剤　**59**, 63
皮膚外用剤　46
皮膚障害　**274**, 276
皮膚粘膜眼症候群　24, **204**
ビベスピ®エアロスフィア®　121
ピペラシリンナトリウム　**265**, 267
ビペリデン塩酸塩　207
ピペリドレート塩酸塩　125
非ベンゾジアゼピン系薬　78
非麻薬性鎮咳薬　**66**, 67
非麻薬性鎮痛薬　36
ピモベンダン　97, **98**
ヒューバー針　249
ヒューマリン®　152, **154**
ヒューマログ®　152
ヒュミラ®　8
表在痛　41
びらん　123
びらん性 GERD　128
びらん性食道炎　128
ビランテロールトリフェニル酢酸塩
　　**115**, 121

微量元素製剤 246, **247**
ピルケース 27
ピルシカイニド塩酸塩 104, **105**
ビルダグリプチン 152
ビレーズトリ® エアロスフィア®
　　　　　　　　　　　121
ピレンゼピン塩酸塩水和物 125
広場恐怖症 193
ビンクリスチン硫酸塩 277
ビンデシン硫酸塩 277
ビンブラスチン硫酸塩 277
ピンプリックテスト 254
頻脈性心房細動 100
頻脈性不整脈 **101**, 102, 104

**ふ**

ファモチジン 125
不安症 193
不安障害 193
ファンタスティック4 **96**, 100
不安定狭心症 **89**, 224, 226
フィアスプ® 152
フィブラート系薬 166, **167**
フィブリン 92, **106**
フィブリン溶解 **106**, 109
フィルグラスチム 273
フィルゴチニブマレイン酸塩 175
フィルムコーティング錠 10
フェイススケール 48
フェニトイン 16, **200**
　　──の血中濃度モニタリング
　　　　　　　　　　　205
フェノチアジン系薬 56, **187**
フェノバルビタール 19, **200**, 204
フェノフィブラート 166
フェブキソスタット 142
フェロベリン® 63
フェンタニルクエン酸塩 33, **253**,
　　　　　　　　254, 260
フェンタニルクエン酸塩テープ 17
フェンタニル注射液 74, 261, **262**
フェントラミン試験 226
フェントラミンメシル酸塩 **225**,
　　　　　　　　　　　226
不応期 102
フォシーガ® 100
フォリアミン® 176
不穏 **186**, 259
賦活症候群 **185**, 186
深掘れ潰瘍 123
不感蒸泄 235
副甲状腺ホルモン 139, **169**
副甲状腺ホルモン製剤 170

複雑性腎盂腎炎 267
副作用 **30**, 270
副腎皮質ステロイド薬
　　40, **49**, 50, 135, 175, 176
　　──が使用される病態 52
　　──による骨粗鬆症 53
　　──による白内障 53
　　──による離脱症候群 177
　　──の吸入薬 114
　　──の剤形 51
副腎皮質ホルモン 49
副腎不全 52
服薬アドヒアランス 27
ブシラミン 175
ブスルファン 277
不整脈 101
　　──, カテコールアミン製剤によ
　　る 223
　　──, 気管支拡張薬による 118
　　──, 輸液による 244
ブチルスコポラミン臭化物 125
ブチロフェノン系 187
普通薬 13
ブデソニド **115**, 121
ブドウ糖液 158, 241, **242**
ブドウ糖毒性 150
フドステイン 67
ブトロピウム臭化物 125
ブピバカイン塩酸塩水和物 253
部分てんかん 197
ブホルミン塩酸塩 152
不眠症 77
プラーク 89
プラスグレル塩酸塩 **91**, 108
プラスチックアンプル 11
プラスミノゲン 92
フラッシュグルコースモニタリング
　　　　　　　　　　　151
フラノクマリン類 17
プラノプロフェン 45
プラバスタチンナトリウム 91, **166**
プラミペキソール塩酸塩 207, **208**
プラリア® 171
プランルカスト水和物 115
ブリーズヘラー® 116, **122**
プリンス-ヘンリー疼痛スケール
　　　　　　　　　　　254
プリンペラン® 8
ブルーレター 23
フルオロウラシル **273**, 277
フルカリック® 246
フルタイド エアゾール 115
フルタイド ディスカス 115

フルタイド ロタディスク 115
フルダラビンリン酸エステル 277
フルチカゾンフランカルボン酸エス
　　テル 115
フルチカゾンプロピオン酸エステル
　　　　　　　　**115**, 121
フルティフォーム® エアゾール 115
フルニトラゼパム 78
フルバスタチンナトリウム 166
フルボキサミンマレイン酸塩 182
フルマゼニル **76**, 196
フルラゼパム塩酸塩 78
フルルビプロフェン アキセチル
　　　　　　　　　　45, 46
プレアミン®-P 246
ブレオマイシン塩酸塩 277
フレカイニド酢酸塩 104
プレガバリンカプセル 147
ブレクスピプラゾール 188
プレドニゾロン **50**, 51, 133, 136,
　　　　　　　　　　　175
プレドニゾロン軟膏 51
プレフィルドシリンジ製剤 **11**,
　　　　　　　　237, 257
プレミネント® 87, **88**
ブレンツキシマブ ベドチン 277
プロカイン塩酸塩 253
プロカテロール塩酸塩水和物 115
プロクロルペラジン **56**, 272
プロスタグランジン **42**, 123
プロスタグランジン E₂ 42
プロスタグランジン製剤 125
プロスタサイクリン **42**, 109
フロセミド 97, 100, 142, **230**, 231
ブロチゾラム 78
プロテアミン®12 246
プロテインC 107
プロテインS 107
プロドラッグ **44**, 46, 117
プロトロンビン時間 110
プロトンポンプ阻害薬 **124**, 125,
　　　　　　　　　　　129
プロパフェノン塩酸塩 104
プロブコール 166
プロプラノロール塩酸塩 **104**, 225
プロベネシド 19
プロポフォール **72**-74, 260-262
プロポフォール注入症候群 72
ブロマゼパム 194
ブロムヘキシン塩酸塩 67
ブロメージスケール 254
ブロモクリプチンメシル酸塩 196
分子標的治療薬 270

分泌性下痢　62
噴霧剤　11

## へ

閉塞隅角緑内障の禁忌　**93**, 121, 122, 227
併用禁忌　36
ペインスケール　29
ペースメーカ植え込み　103
ペガシス®　**133**, 135
ペグインターフェロン アルファ-2a　**133**, 135
ベクロメタゾンプロピオン酸エステル　115
ベザフィブラート　166
ベシカント　277
ベタメタゾン　50
ベタメタゾン吉草酸エステル軟膏　51
ベタメタゾン酪酸エステルプロピオン酸エステル軟膏　275
ベタメタゾンリン酸エステルナトリウム　51
ベニジピン塩酸塩　**87**, 91
ペニシリン系薬　265
ベネキサート塩酸塩 ベータデクス　125
ベネトリン吸入液　115
ヘパリン　91, **92**, 108, 109
―――の単位　36
ヘパリンカルシウム　108
ヘパリンナトリウム　**91**, 93
ヘパリン類似物質クリーム　27, 42, 75, 276
ペフィシチニブ臭化水素塩酸　175
ベプリジル塩酸塩水和物　104
ベポタスチンベシル酸塩　147
ペマフィブラート　166
ベムリディ®　**133**, **135**
ペメトレキセドナトリウム水和物　277
ベラパミル塩酸塩　**104**, 225
ベラプロストナトリウム　108
ベランパネル水和物　200
ヘリコバクター―ピロリ　123
ペリンドプリルエルブミン　**87**, 97
ベルイシグアト　97
ペルオキシソーム増殖活性化受容体 *a*　167
ベルソムラ®　80
ベルベリン塩化物水和物　63
ベンゾジアゼピン系抗てんかん薬　199

ベンゾジアゼピン系抗不安薬　**193**, 194
―――, 制吐薬としての　**56**, 272
ベンゾジアゼピン系睡眠薬　78
ベンゾジアゼピン系鎮静薬　**72**, 73
ベンゾジアゼピン系薬　**193**, 195
―――の拮抗薬　**76**, 196
―――の副作用　79, **81**
ベンゾジアゼピン結合部　78
ペントスタチン　277
ペントバルビタールカルシウム　73
便秘　57
―――, カリウム吸着薬による　143
―――, コデインリン酸塩による　69
便秘型過敏性腸症候群　57
便秘治療薬　58, 59
ベンラファキシン塩酸塩　182

## ほ

防御因子増強薬　126
放散痛　90
房室ブロック　102
抱水クロラール　73
膨張性下剤　59
泡沫細胞　164
ボーラス投与　74
ボーン＝ウィリアムズ分類　103
ボグリボース　**140**, 146, 152
―――の服用タイミング　14
保険医療機関及び保険医療養担当規則　20
保険診療　23
補充輸液　**234**, 241
ホスネツピタント　272
ホスホジエステラーゼ阻害薬　98
発作性心房細動　105
発作性不整脈　104
発作治療薬　114
ボノサップ®パック　125, **127**
ボノピオン®パック　125, **127**
ボノプラザンフマル酸塩　125, 126, **130**
ポラプレジンク　125
ポリエチレンアンプル　11
ポリエチレングリコール　59
ポリカルボフィルカルシウム　59, **61**, 63
ポリスチレンスルホン酸カルシウム　**140**, 146
ポリスチレンスルホン酸ナトリウム　**140**, 142, 146

ポリファーマシー　27
ボルタレン®SR　**44**, 45
ボルタレン®SR カプセル　10
ボルタレン® ゲル　11
ボルタレン® サポ　11, 17, **44**, 45
ボルタレン® 錠　10
ボルタレン® テープ　11
ボルチオキセチン臭化水素酸塩　182
ボルテゾミブ　277
ホルモテロールフマル酸塩水和物　**115**, 121
ホルモン療法薬　270
本態性高血圧症　85

## ま

マイザー® 軟膏　51
マイスタン®　33
マイスリー®　33
マイトマイシンC　277
マヴィレット®　133, **135**
マキサカルシトール　146
膜電位　71
マクロゴール 4000　59
マクロライド系薬　67, **265**
末期腎不全　**139**, 142
末梢血管抵抗　84
末梢静脈栄養　245
末梢性 *a* 遮断薬　225
末梢性嘔吐　54
マトリックスメタロプロテアーゼ　173
麻痺性イレウス　**210**, 223
麻薬　**13**, 68
麻薬及び向精神薬取締法　13
麻薬処方箋　**20**, 21, 68
麻薬性鎮咳薬　**66**, 67
―――の服薬指導　69
マルタミン®　246
マルチルーメンカテーテル　249
慢性咳嗽　66
慢性肝炎　132
慢性肝炎治療薬　133
慢性気管支炎　119
慢性下痢　62
慢性糸球体腎炎　140
慢性腎臓病　138
慢性心不全　**95**, 216
慢性心房細動　105
慢性閉塞性肺疾患　119
慢性便秘症　57
マンニトール注射薬　241

## み

ミオクロニーてんかん　202
ミオクロニー発作　197
ミオグロビン尿症　192
ミオパチー　**53**, 168, 214
ミカムロ®　87, **88**
ミキシッド®　246
ミキシング　22
ミグリトール　152
ミクロソームトリグリセリド輸送タ
　ンパク質　167
水欠乏性脱水　**240**, 243
ミソプロストール　125, **126**
ミダゾラム　72-74, 260, 261
ミチグリニドカルシウム水和物
　　　　　　152
ミトキサントロン塩酸塩　277
ミネブロ®　100
ミネラルコルチコイド　49
ミネラルコルチコイド受容体拮抗薬
　　　86, 87, 97, 99
ミノサイクリン塩酸塩　**265**, 274
ミノドロン酸　170, **171**
ミルタザピン　182, **184**
ミルナシプラン塩酸塩　182
ミルリノン　97

## む

無顆粒球症　204
無菌性骨壊死　53
無菌調剤　21
無菌調製　22
無自覚性低血糖　158
ムスカリン受容体　114, **126**

## め

メキシレチン塩酸塩　104
メジコン®　67
メタクト®　152
メチシリン耐性黄色ブドウ球菌
　　　　　　267
メチルプレドニゾロン　50
メトアナ®　152
メトクロプラミド　8, **55**, 56, 255,
　　　　　　272
メトジェクト®　174
メトトレキサート　36, **174**-176, 277
　── の過剰投与に伴う骨髄抑制
　　　　　　178
　── の休薬期間　14, 33, **177**
メトホルミン塩酸塩　25, 152, **154**
メトロニダゾール　**125**, 126

メナテトレノン　170
メネシット®　208
メピバカイン塩酸塩　253
メプチンエアー®　115
メプチンキッドエアー®　115
メプチン®吸入液ユニット　10, **115**
　──，投与経路の間違い　35
メプチン®スイングヘラー®　115
メマンチン塩酸塩　**211**-213
メラトニン　**77**
メラトニン受容体作動薬　78, **79**
メロキシカム　**45**, 175
メロペネム水和物　265
免疫関連有害事象　280
免疫チェックポイント阻害薬　279

## も

毛細血管再充満時間　244
モービック®　45
モサプリドクエン酸塩水和物　**55**,
　　　　　56, 59
もちこし効果　79
モノアミン　181
モノアミン仮説　181
モノアミン酸化酵素B　206
モビコール®配合内容剤LD　59
モメタゾンフランカルボン酸エステ
　ル　**115**, 121
モリアミン®S　246
モリプロン®F　246
モリヘパミン®　246
モルヒネ　**40**, 69
モルヒネ塩酸塩　253, 260, 261
　── による呼吸抑制　258
モルヒネ塩酸塩内用液剤　12
モルヒネ硫酸塩水和物徐放錠　12
モンテプラーゼ　91
モンテルカストチュアブル錠　10
モンテルカストナトリウム　115

## や

薬原性錐体外路症状評価尺度　192
薬剤アレルギー　**24**, 34
薬剤性便秘症　57
薬剤耐性　135, **266**
薬剤耐性菌　269
薬剤調製　22
薬剤抵抗性てんかん　201
薬疹　**204**, 269
薬袋　27
薬杯　37
薬物アレルギー　24
薬物依存　**180**, 196

薬物相互作用　18
　──，NSAIDs の　46
　──，抗うつ薬の　185
　──，抗血栓薬の　111
　──，抗てんかん薬の　203
　──，サプリメントとの　25
　──，睡眠薬の　82
　──，鎮静薬の　73
薬機法　13
ヤヌスキナーゼ　176

## ゆ

有害事象　270
有害事象共通用語規準　270
有効浸透圧物質　234
有効濃度　16
遊離型　**18**, 201
遊離脂肪酸　163
輸液　234
輸液過剰　244
輸液合併症　238
輸液製剤　**234**, 242, 244
輸液バッグ　247
輸液ポンプの設定　34
輸液療法　**234**, 241
輸液ルートに関する合併症　251

## よ

陽イオン交換樹脂製剤　141, **146**
葉酸　**174**, 176
要指導医薬品　9
陽性・陰性症状評価尺度　191
陽性症状　186
陽性変時作用　219
陽性変伝導作用　219
陽性変力作用　219
要注意薬　36
用法・用量　23
ヨード（ヨウ素）造影剤　24
予期不安　195
抑うつエピソード　**181**, 183, 185
抑うつ症群　181
抑肝散エキス　**212** 214
抑制性神経伝達物質　**71**, 199
四環系抗うつ薬　183

## ら

ライエル症候群　24
ライゾデグ®　152, 154, **161**
ラクツロース経口ゼリー　59
ラクテック®　235
ラグノス®NF　59
ラコサミド　200

ラシックス® 231
裸錠 10
ラックビー 59, **60**, 63
ラニムスチン 277
ラフチジン 125
ラベキュア® パック 125
ラベファイン® パック 125
ラベプラゾールナトリウム **125**,
　　　　　　　　　　　　　130
ラメルテオン 78, **80**
ラモトリギン 200
ラロキシフェン塩酸塩 170
ランジオロール塩酸塩 225
ランソプラゾール **125**, 147
ランタス® 152, 154, **161**

### り

リアノジン受容体 98
リウマチ肺 173
リウマトイド因子 173
リエントリー 101
リオベル® 152
力価 193
リキシセナチド 152
リスペリドン 188
リスペリドン細粒 9
リスペリドン内用液 189
リセドロン酸ナトリウム 170
　　——の休薬期間 14
離脱症候群 **177**, 185
離脱症状 **79**, 180, 196
律速酵素 167
リッチモンド興奮・鎮静スケール
　　　　　　　　　　　　　260
リドカイン塩酸塩 **104**, 253
リナグリプチン 140, **141**, 146, 147,
　　　　　　　　　　　　　152
リナクロチド **58**, 59
利尿薬 **87**, 97, 99, 229, 233
リネゾリド 265
リバーロキサバン 108
リバスチグミン 212
リバスチグミンテープ 11, 17, **212**
リハビックス®-K 246
リバビリン 36, 133, **135**-137
リフィーディング症候群 251
リフィル処方箋 20
リポタンパク質 163

リポタンパク質リパーゼ 164
隆起漏斗経路 187
硫酸鉄 140
硫酸マグネシウム液 236
緑内障発作 196
リラグルチド 152
リン吸着薬 140, **141**, 143, 146
リンゲル液 235
リン酸水素カルシウム水和物 170
リン酸ナトリウム補正液 251
リン酸二カリウム液 236
リン脂質 163
リンデロン®-V 軟膏 51
リンデロン® 点眼・点耳・点鼻液
　　　　　　　　　　　　　11
リン濃度 139

### る

類天疱瘡 155
ルート側管からの薬液投与 222
ループ利尿薬 97, **230**
　　——による副作用 233
ルセオグリフロジン水和物 152
ルビプロストン **58**, 59, 60
ルムジェブ® 152
ルラシドン塩酸塩 188

### れ

レギチーン® 226
レゴラフェニブ 274-276
レシチン 247
レジパスビル アセトン付加物・ソ
　　ホスブビル 133
レジメン **33**, 273
レジン 166, **167**
レスキュー 12
レスキュー薬 **12**, 42
レッドマン症候群 269
レニン 86
レニン-アンギオテンシン-アルドス
　　テロン系 **86**, 99
レニン阻害薬 **86**, 87
レパグリニド 152
レバミピド 125
レベチラセタム 200, **201**
レベトール® 133, **136**
レベミル® 152
レボセチリジン塩酸塩 25

レボドパ **206**, 207
レボドパ・カルビドパ水和物 207
レボドパ賦活薬 206
レボブピバカイン塩酸塩 253
レボフロキサシン水和物 **33**, 265,
　　　　　　　　　　　　　274
レボホリナート 273
レミフェンタニル塩酸塩 33
レルベア エリプタ 115, **116**

### ろ

ロイコトリエン **42**, 112
ロイコトリエン拮抗薬 114
労作性狭心症 93
老人斑 210
ロキサチジン酢酸エステル塩酸塩
　　　　　　　　　　　　　125
ロキサデュスタット **140**, 146
ロキソニン® 45
ロキソプロフェンナトリウム水和物
　　　　　　　　　**45**, 46, 175
ロコイド® 軟膏 51
ロサルタンカリウム **87**, 97, 140,
　　　　　　　　　　　　　141
ロスーゼット® 166
ロスバスタチンカルシウム 91, 93,
　　　　　　　　　　　　　**166**
ロチゴチン 207
ロチゴチン経皮吸収型製剤 208
ロピニロール塩酸塩 207
ロピバカイン塩酸塩水和物
　　　　　　　　　　　253-255
ロフラゼプ酸エチル 194
ロペラミド塩酸塩 63, **64**
ロミタピドメシル酸塩 166
ロモソズマブ 170
ロラゼパム 194, **195**
ロルノキシカム 45

### わ

ワルファリンカリウム 36, **108**-110
　　——によるビタミンK欠乏 111
　　——の遺伝子多型 109
ワンショット 34
　　——静注の防止 237
ワンパル® 246